临床心胸外科诊疗进展

LINCHUANG XINXIONG WAIKE
ZHENLIAO JINZHAN

姜金栋　等　主编

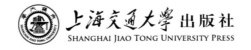

上海交通大学出版社
SHANGHAI JIAO TONG UNIVERSITY PRESS

内容提要

本书首先介绍了心胸外科学的新进展与心胸外科常用检查；然后介绍了心胸外科疾病诊疗内容，涵盖了小儿先天性心脏病、心脏瓣膜病、食管疾病等。针对疾病的病因、临床表现、诊断、鉴别诊断、治疗、预后等方面进行了详细的阐述。本书适用于心胸外科医师及相关专业医务工作者参考使用。

图书在版编目（CIP）数据

临床心胸外科诊疗进展 / 姜金栋等主编. --上海 ：
上海交通大学出版社，2021.12
ISBN 978-7-313-25892-2

Ⅰ．①临… Ⅱ．①姜… Ⅲ. ①心脏外科学－诊疗②脑腔外科学－诊疗 Ⅳ．①R65

中国版本图书馆CIP数据核字（2021）第233170号

临床心胸外科诊疗进展
LINCHUANG XINXIONGWAIKE ZHENLIAO JINZHAN

主　　编：姜金栋 等
出版发行：上海交通大学出版社　　　　　　　　　地　　址：上海市番禺路951号
邮政编码：200030　　　　　　　　　　　　　　　电　　话：021-64071208
印　　制：广东虎彩云印刷有限公司
开　　本：889mm×1194mm 1/16　　　　　　　经　　销：全国新华书店
字　　数：512千字　　　　　　　　　　　　　　印　　张：16
版　　次：2023年1月第1版　　　　　　　　　　　插　　页：2
书　　号：ISBN 978-7-313-25892-2　　　　　　　印　　次：2023年1月第1次印刷
定　　价：198.00元

编委会

主　编

姜金栋　贾少军　李延来　曹永军

程传刚

副主编

张学忠　王青涛　张　燕　魏培培

米　静　唐　勇　李世豪　李　斯

编　委（按姓氏笔画排序）

王青涛　孔德海　米　静　李　斯

李世豪　李延来　张　燕　张学忠

张绍华　赵　峰　姜金栋　贾少军

唐　勇　曹永军　程传刚　魏培培

　　心血管疾病是临床常见病、多发病,因其发病急,致死率和致残率高,已成为危害人类健康的"头号杀手"。近年来,随着科学技术的进步,我国心胸外科学发展迅速,已成为外科学领域内一门重要学科。心胸外科的手术数量和手术质量都较过去有了大幅度提高,部分病种手术已经接近或达到世界先进水平。与此同时,心胸外科的许多观念也在发生变化,新技术、新理论层出不穷,特别是一些极具权威性的心胸外科疾病治疗指南的相继问世,对规范和指导心胸外科临床工作发挥了重要作用。但不可忽视的是,我国心胸外科整体水平较欧美国家还是有一定差距,在我国,从事心胸外科专业的医师大多都是年轻的医师,而能够独立担当心胸外科临床工作的医师需要有10年以上的临床实践经验。心胸外科手术笼罩着一层层神秘面纱,使他们在临床工作中感觉力不从心。而较高年资的医师总是程序化地手术、再手术,无暇总结经验,更无暇带教。基于上述现实情况,我们组织心胸外科专家编写了《临床心胸外科诊疗进展》一书,一方面总结当前心胸外科取得的可喜成果;另一方面,也让年轻医师在临床技能方面能尽快成熟起来,也让资深医师能够更加注重细节,更好地为患者服务。

　　本书采用理论基础与实践相结合的方式进行论述,共12章。首先介绍了心胸外科学的新进展及常用检查;然后介绍了心胸外科疾病诊疗,涵盖了小儿先天性心脏病、心脏瓣膜病、食管疾病等。在具体章节安排和内容的编写中,本书从疾病的病因、临床表现、诊断、鉴别诊断、治疗、预后等方面入手,着重强调实战性,围绕目前心胸外科手术难点与手术技巧,从手术细节着手,由浅入深、循序渐进地介绍胸外科手术技术,并对重要的手术步骤做了详细解读。本书使临床医师对手术能够充分理解,达到易记、易学的目的,为今后的深入学习打好基础,最终达到"运用自如,医法自然"的手术境界。本书图文并茂,内容实用,重点突出,是编者们集体智慧与经验的结晶,希望能为心胸外科医师的临床实践提供帮助,成为有益的参考资料。

本书为临床医师更好地参与临床实践而编写，涉及的专业面广。尽管我们已竭尽全力，但由于时间仓促，且编者的知识水平有限，书中难免会存在疏漏与不足之处，希望广大读者包涵和指正。

《临床心胸外科诊疗进展》编委会
2021 年 7 月

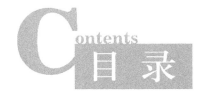

第一章　心胸外科学的新进展 ··· （1）

　　第一节　微创技术在心胸外科的进展 ··· （1）

　　第二节　心胸外科器官移植技术的进展 ·· （4）

第二章　心胸外科常用检查 ··· （7）

　　第一节　X线检查 ·· （7）

　　第二节　CT和MRI检查 ·· （10）

　　第三节　心电图检查 ·· （12）

第三章　小儿先天性心脏病 ··· （18）

　　第一节　室间隔缺损 ·· （18）

　　第二节　房间隔缺损 ·· （20）

　　第三节　动脉导管未闭 ··· （22）

　　第四节　肺动脉瓣狭窄 ··· （24）

　　第五节　主动脉缩窄 ·· （26）

　　第六节　法洛四联症 ·· （29）

　　第七节　大动脉错位 ·· （32）

　　第八节　三尖瓣下移畸形 ·· （35）

第四章　心脏瓣膜病 ··· （38）

　　第一节　二尖瓣狭窄 ·· （38）

　　第二节　二尖瓣关闭不全 ·· （45）

　　第三节　三尖瓣狭窄 ·· （51）

　　第四节　三尖瓣关闭不全 ·· （52）

　　第五节　主动脉瓣狭窄 ··· （53）

第六节　主动脉瓣关闭不全 …………………………………………………………………（59）

第五章　食管疾病 …………………………………………………………………………（67）

第一节　食管烧伤 ……………………………………………………………………………（67）

第二节　食管穿孔 ……………………………………………………………………………（72）

第三节　食管憩室 ……………………………………………………………………………（77）

第四节　食管平滑肌瘤 ………………………………………………………………………（78）

第五节　胃食管反流病与食管裂孔疝 ………………………………………………………（82）

第六节　贲门失弛缓症 ………………………………………………………………………（86）

第六章　气管疾病 …………………………………………………………………………（96）

第一节　气管良性狭窄 ………………………………………………………………………（96）

第二节　气管肿瘤 ……………………………………………………………………………（99）

第七章　肺部疾病 …………………………………………………………………………（113）

第一节　支气管扩张症 ………………………………………………………………………（113）

第二节　肺结核 ………………………………………………………………………………（122）

第三节　脓胸 …………………………………………………………………………………（126）

第四节　肺脓肿 ………………………………………………………………………………（133）

第五节　肺真菌病 ……………………………………………………………………………（138）

第六节　肺囊肿 ………………………………………………………………………………（142）

第八章　胸壁疾病 …………………………………………………………………………（147）

第一节　漏斗胸 ………………………………………………………………………………（147）

第二节　胸壁感染 ……………………………………………………………………………（150）

第三节　胸廓出口综合征 ……………………………………………………………………（153）

第九章　胸膜疾病 …………………………………………………………………………（156）

第一节　乳糜胸 ………………………………………………………………………………（156）

第二节　自发性气胸 …………………………………………………………………………（157）

第三节　急性化脓性胸膜炎 …………………………………………………………………（167）

第四节　结核性胸膜炎 ………………………………………………………………………（168）

第五节　胸膜间皮瘤 …………………………………………………………………………（170）

第十章　纵隔疾病 …………………………………………………………………………（176）

第一节　纵隔感染 ……………………………………………………………………………（176）

第二节　纵隔气肿 ……………………………………………………………………………（180）

第三节　胸内甲状腺肿 ………………………………………………………………………（181）

第四节　胸腺上皮肿瘤 ………………………………………………………………………（189）

第五节　神经源性肿瘤 ……………………………………………………………………（195）

第十一章　胸部大血管疾病 ………………………………………………………………（200）

　　第一节　主动脉夹层动脉瘤 ……………………………………………………………（200）

　　第二节　胸主动脉瘤 ……………………………………………………………………（212）

　　第三节　胸腹主动脉瘤 …………………………………………………………………（219）

第十二章　胸部损伤 ………………………………………………………………………（228）

　　第一节　气管、支气管异物 ……………………………………………………………（228）

　　第二节　气管、支气管损伤 ……………………………………………………………（230）

　　第三节　创伤性窒息 ……………………………………………………………………（232）

　　第四节　创伤性血胸 ……………………………………………………………………（233）

　　第五节　创伤性气胸 ……………………………………………………………………（238）

　　第六节　肺损伤 …………………………………………………………………………（241）

　　第七节　胸壁软组织损伤 ………………………………………………………………（243）

　　第八节　肋骨骨折 ………………………………………………………………………（244）

　　第九节　胸骨骨折 ………………………………………………………………………（246）

参考文献 …………………………………………………………………………………（249）

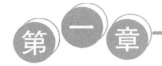

心胸外科学的新进展

第一节　微创技术在心胸外科的进展

一、微创技术在胸外科的应用

在微小切口或无切口下完成与常规开胸手术同等质量的胸部手术一直是外科医师努力的方向。电视胸腔镜手术(VATS)是始于20世纪90年代初的一种全新的胸外科技术。该技术创伤小、痛苦轻,术后恢复快,疗效可靠,切口符合美容要求,众多的优点使其深受广大患者的欢迎。与传统胸腔镜检查不同的是,它更多地用于胸部疾病的治疗。同时,该手术需要在全麻双腔管插管及健侧单肺通气下进行。

近年来,电视胸腔镜手术已发展为一门成熟的手术学科,成为胸外科常用的手术方法。其临床应用改变了一些胸外疾病的治疗概念,被认为是自体外循环问世以来胸心外科领域的又一重大技术革新。可采用电视胸腔镜胸部外科手术治疗的胸部疾病包括自发性气胸、胸腔积液、漏斗胸、手汗症、重度肺气肿、食管癌、肺癌等。

广义的胸外科微创技术还包括电视胸腔镜辅助下的中、小切口胸部手术。

(一)治疗自发性气胸

自发性气胸是指胸内脏器因肺癌、肺炎、肺大疱等原因出现了破损,气体进入胸腔引起的气胸。手术的目的就是清除产生气胸的根源,如切除肺大疱,再修补肺部表面。传统开胸手术的切口很大,常需做＞10 cm的后外侧胸切口。而微创胸腔镜手术只需要切开3个1 cm左右的切口,称纽扣式切口。胸腔镜可将胸内的图像放大很多倍,任何部位都可以清楚地看到,方便发现病变。术中借助经小切口进入胸腔的腔内直线切割缝合器,可同时切除病灶和缝合肺部表面,效果与开胸手术基本相同。

(二)治疗胸腔积液

胸腔积液分为漏出液和渗出液两种。胸膜病变或胸内淋巴引流被阻塞时发生的胸腔积液为渗出液。渗出性胸腔积液病因较多,最常见的为结核性胸腔积液,其次为恶性肿瘤引起的胸腔积液。渗出性胸腔积液在治疗前应首先明确病因。而仅凭胸腔积液化验和细胞学检查有时很难得出诊断,致使许多胸腔积液久治不愈,成为医学难题。在电视胸腔镜技术出现后此种情况已大为改观。通过在胸壁上做两个长1～2 cm的切口,放入胸腔镜设备,可以直接观察整个胸腔,包括纵隔、膈肌表面以及肋膈角等较隐蔽处,能全面观察胸膜有无病变,以及病变的部位、形态、大小、颜色等特征。能在直视下对病变进行多方位取样,确保了病理诊断的准确性。

目前公认的最为有效的方法是在胸腔镜直视下于胸膜表面均匀喷洒滑石粉,造成化学性胸膜炎、胸膜粘连胸腔闭锁。其控制恶性胸腔积液的成功率在80%以上,使患者生活质量明显提高,生存期得以延长。

（三）治疗漏斗胸

漏斗胸是一种先天性的遗传性疾病，患者主要表现为胸骨体下端、剑突根部及其相应的两侧第3～6肋软骨向内凹陷，致使前胸壁呈漏斗状。严重的漏斗胸患者，其下陷的胸骨和肋骨会压迫心脏、肺等胸腔内脏器，引起相应症状。手术治疗是治愈该疾病的唯一手段。传统的Ravitch手术是切断胸骨两侧的多根肋软骨，行胸骨的抬举或胸骨的反转手术，手术时间长、出血多、创伤大，手术后胸前留有终身的纵行长瘢痕，严重影响美观。1998年，美国外科专家Nuss博士发明了微创漏斗胸矫形系统（Nuss）手术。该手术在胸腔镜的辅助下将Nuss钢板送入胸骨下段的后方，将下陷的胸骨抬举，并且仅在胸壁两侧做一个2 cm的小切口，具有手术时间短、创伤小、术中出血少、术后恢复快、胸前无瘢痕、保持了术后外形的美观等优点，经多年的临床应用已取得极好的治疗效果。

（四）治疗手汗症

手汗症是一种由外分泌腺引起多汗的疾病，其病因尚未完全明了。该病虽对身体健康无大碍，但由于手掌、足底及腋下经常多汗，且往往淋漓不止，致患者手掌经常湿冷，不敢与人握手和牵手。腋下的出汗常伴有狐臭。足底多汗常使女孩子不敢穿高跟鞋，怕脚滑摔跤。这些症状给患者的生活和工作带来难堪与不便。手汗症的非手术治疗方法包括给予收敛剂、止汗剂、镇静剂、抗胆碱能药物等，还有催眠疗法、心理疗法、电子透入疗法、针灸等。以上治疗方法除了抗胆碱能药物治疗一项外其他均无明确疗效，而抗胆碱能药物因其不良反应大也使应用受到限制。近年来开展的胸腔镜胸交感神经切除术只需要在腋下胸壁做两个0.5 cm的隐蔽小切口就可解决问题，手汗立刻消失，效果立竿见影，是目前治疗手汗症唯一有效且作用持久的方法。

（五）治疗重度肺气肿

重度慢性阻塞性肺气肿的肺组织，因为长期过度通气，肺泡壁变薄，致肺泡相通、融合，肺容积异常增大，导致正常肺组织被压迫、肺泡减少。肺组织被压迫后致排痰不畅，长期痰液淤积致肺组织产生炎症，气道黏液分泌异常、黏液纤毛清除系统受损害，黏液进一步淤积加重了气道狭窄，最后使患者出现通气不良和呼吸障碍。黏液纤毛清除系统损伤与气道炎症之间形成恶性循环，如此反复发作和反复加重，使肺功能进行性地下降，最后患者常因心肺功能衰竭而死亡。

肺容积减少术（LVRS）为部分重度慢性阻塞性肺病（COPD）患者提供了一种全新的治疗方法，并已取得较为确切的临床效果，近年来受到广泛关注。胸腔镜下施行的LVRS，创伤小，可两侧同期进行，配合腔内直线切割缝合器和专用的牛心包材料，可有效防止肺切缘漏气，有利于按需要尽量切除没有功能的气肿化肺组织，从而取得较理想疗效，且术后并发症少、恢复快。缺点是由于必须使用较多的一次性腔内直线切割缝合器和专用的牛心包材料，费用较高。

（六）治疗食管癌

1991年，Collard和Gossot首先开展了电视胸腔镜食管癌切除术。VATS下食管癌切除手术克服了传统胸部长切口手术使患者创伤大、术后恢复慢、并发症多等诸多缺点。特别是新一代电视胸腔镜的出现，为在微创条件下安全地切除病变食管和清除纵隔淋巴结提供了更好的视野及照明条件，可达到肿瘤外科学根治的要求。手术时先在胸腔镜下游离胸内食管，然后开腹开颈，胃上提经胸入颈与食管残端进行吻合。该技术比传统开胸手术失血量减少，术后早期和长期的疼痛减少，对术后肺功能的损害较轻，减少了术后呼吸道并发症，胸部无影响美观的长瘢痕。

目前存在的不足之处主要是手术时间稍长，手术费用昂贵，胸腔粘连严重时无法操作，尚不能确保清除效果切实达到肿瘤外科学的原则要求。

（七）治疗肺癌

胸腔镜手术适用于早期肺癌的诊断和根治切除，以及晚期肺癌的诊断和姑息治疗，是近年来肺癌外科的一项重大进展。

在该技术应用初期，是否用微创进行解剖性肺叶切除甚至全肺切除仍有较大争议。随着微创手术技术的不断提高、经验的积累、手术器械的完善，现阶段有关的争议已趋于平息。

目前对于肿瘤<3 cm且位于肺周边,肺功能不能耐受肺叶切除术的肺癌可用胸腔镜行肺楔形切除术治疗。通常用内镜缝合切割器按"V"形或"剥香蕉法"将肿瘤切除,后者更常用。切除的标本放入标本袋中取出。胸腔镜肺楔形切除术亦是诊断困难的周围型肺癌的最佳确诊手段之一。

Ⅱ$_a$～Ⅲ$_a$期肺癌:随着手术技术的提高和手术器械的完善,目前已能在胸腔镜辅助下为部分Ⅱ$_a$～Ⅲ$_a$期肺癌施行肺叶和全肺切除术。后者对血管和支气管的处理方法同肺叶切除术。

Ⅵ期肺癌:对于原发肿瘤为T$_1$但伴有脑或其他器官可切除单发转移的肺癌,可考虑用胸腔镜行肺楔形切除术或肺叶切除术,同时或先后处理原发灶。

胸腔镜还可用于肺癌的分期。肺癌的治疗前分期和开胸术前肿瘤切除的可行性评估是胸腔镜在肺癌临床中的又一贡献。手术时患者取侧卧位,手术侧胸壁放置3个胸壁套管。首先了解胸膜有无侵犯或转移;然后探查肺内肿瘤部位、大小、侵犯情况等;最后纵行切开纵隔胸膜探查,根据情况分别切除或切取多组淋巴组(左侧:2～10组;右侧:2～4组和7～10组)送病理检查。

二、微创技术在心脏外科的应用

微创技术在心脏外科的应用仅有十余年的发展历史。随着心脏外科手术技术的提高、经验的积累以及麻醉技术的进展,微创心脏外科已逐渐成为一个热门的临床及实验室课题。心脏外科本身较为复杂,手术的靶器官在不停地跳动,如果要在心脏上进行精确的操作,需要一个安静及无血的手术野,这就给微创技术带来更多的挑战性难题。与传统的心脏外科手术相比,电视胸腔镜心脏外科手术具有很多优越性,在保证了手术效果的前提下,可以最大限度地减少创伤、减轻术后疼痛、缩短术后恢复时间、降低手术费用、减少术后瘢痕,深受广大患者的欢迎。

就心脏外科而言,微创手术的目的是尽量减少患者术后生理功能的紊乱,尽快使患者从各种创伤中康复。由于体外循环常对行心脏直视手术的患者机体造成一系列不良影响,因而微创心脏外科的概念应包括免除体外循环的创伤和小切口显露两方面的含义。目前国内外已能在全腔镜下进行动脉导管未闭结扎术、心包开窗引流术、心肌激光打孔血运重建、心脏起搏器安装、冠状动脉旁路移植术、简单的先天性心脏病微创手术、瓣膜修复及置换术以及房颤治疗等手术。而现行的微创心脏手术还包括开胸心脏不停跳下多支冠状动脉搭桥术、开胸后复合式心脏外科手术等。

(一)微创冠状动脉旁路移植术

1.小切口直视冠状动脉旁路移植术

该术式目前分成两类:不停跳心脏手术和小切口开胸加胸部打孔体外循环。微创措施还包括腔镜下的乳内动脉游离、大隐静脉和桡动脉的分离采取。

微创小切口直视下冠状动脉旁路移植术(MIDCABG),目前一般是指不同于传统正中大切口开胸的小切口下常温心脏不停跳的冠状动脉旁路移植术。其中根据手术径路的不同分左侧开胸(经典的MIDCABG)、右侧开胸、胸骨小切口(上段和下段)和剑突下小切口等。

经典的MIDCABG经过左胸前外侧小切口在心脏跳动下将左乳内动脉与左前降支吻合。这种手术仅限于冠状动脉病变局限心脏前壁的患者。目前,适合采用该手术的患者占适用冠状动脉旁路移植术患者的2%～3%。

2.非体外循环冠状动脉旁路移植术

常规体外循环冠状动脉旁路移植术(CCABG)用以治疗多支冠状动脉病变已有30多年时间。然而,升主动脉上的操作所导致的神经系统损伤和与体外循环有关的全身性炎症反应是术后出现并发症的主要原因。

现今,一种新的冠心病治疗方法——非体外循环冠状动脉旁路移植术(OPCABG)已被广泛接受。最近的研究进一步证实了OPCABG的安全性和有效性。心脏机械稳定器和定位装置可使OPCABG用于多支冠脉病变患者。该方法有降低高危患者手术风险和减少术后并发症等优点,尤其对于年龄在80岁以上的老年人优势更加突出。但也有研究认为CCABG长期生存率和生存质量要优于OPCABG。

3.机器人辅助下的冠状动脉旁路移植术

机器人辅助下手术是微创 CABG 的下一步发展方向。机器人系统应用内镜技术在有限的视野范围内可进行冠状动脉吻合操作。目前有两种此类系统在进行临床实验:Intutive Surgical 公司的达·芬奇系统和 Computer Motion 公司的宙斯系统。这两套系统都包括高质量的图像传送显示器、医师手控的计算机辅助手术器械、能翻译和传送外科医师手部动作的网络及支撑移动该系统机械臂的活动支架。在手术中,医师都是坐在控制台前,观察患者体腔内三维图像,利用操作手柄"扶镜"和控制执行手术操作的 3 只机械臂完成外科手术。只不过"宙斯"的"扶镜"手是声控的,而"达·芬奇"的手术器械头端增加了"手腕关节",扩大了活动范围和灵活性。

机器人技术使内视镜下通过局限的显露视野完成心肌再血管化成为可能。近期,研究的重点是研制能使心肌再血管化的手术野发生革命性变化的无缝线吻合技术,以期微创冠状动脉旁路手术能得到更广泛的接受。现在,外科医师可以不用传统的缝线进行近端和远端吻合的新技术已经出现,如"U"形夹吻合装置、对称"旁路系统"和磁性血管吻合器。

机器人辅助冠脉搭桥术的优点是创伤小、美容效果好;既提高了手术精度也提高了速度和安全性;外科医师可坐着操作,减少了手术疲劳;通过网络和卫星可实施远程操作。

(二)电视胸腔镜下治疗先天性心脏病

以往传统的先心病手术治疗,如房间隔缺损修补,需要切开患者胸骨进行。由此造成的手术伤口较大,手术瘢痕长,影响美观,患者恢复时间也相对较长。目前利用微创技术,仅在患者身上做 3 个小切口,通过电视胸腔镜及手术器械就可顺利实施修补手术,大大减轻了患者的痛苦,术后美容效果好。

(三)微创心脏瓣膜置换术

微创心脏瓣膜置换术包括小切口开胸,加胸部打孔、体外循环下的瓣膜置换术和经皮主动脉瓣膜置换术。

2006 年,加拿大 Ye J 等报道了世界首例经左心室途径不停跳下进行带压缩支架的微创主动脉瓣手术。此后,在欧洲的一些研究中心也开始进行类似的临床研究,其适应证主要是那些常规体外循环下主动脉瓣置换风险很大的高龄者,以主动脉瓣狭窄为主。然而,这些全新可撑开式瓣膜的应用同样给外科医师提供了新的机遇。对于二尖瓣和主动脉瓣病变,瑞士和美国学者已经尝试在大型动物模型上开胸后经右心房或心尖途径植入可撑开式瓣膜。这些实验进展有可能对未来瓣膜外科产生深远的影响。这种术式特别适用于髂血管存在狭窄、纤细和扭曲无法进行股动脉逆行操作者。

(四)Hybrid 技术(开胸后复合式心脏外科)

Hybrid 技术因在很大程度上避免了体外循环,且在实时影像学的指引下可以实时评估手术疗效,所以很可能成为未来微创心脏外科学发展的主要方向。由于开胸后实施介入治疗,所以没有经皮途径对球囊和输送鞘管大小的限制,同时由于直视下操作,可以同期对合并的心脏病变进行矫治。

Hybrid 技术可在实时的 X 线或超声引导下实施各类先天心脏病手术。该技术常用于开胸后房间隔缺损、室间隔缺损封堵,开胸后双侧肺动脉捆绑＋动脉导管支架置入＋房间隔球囊扩大术Ⅰ期治疗新生儿左心发育不良综合征,合并房间隔缺损的冠心病(经房缺损封堵＋非体外循环下冠脉搭桥),婴儿重度肺动脉瓣狭窄肺动脉扩张术等。

(李延来)

第二节　心胸外科器官移植技术的进展

一、心脏器官移植技术进展

心脏移植术是最普遍的器官移植手术之一,每年在美国有超过 1 500 名患者进行心脏移植手术。一直以来,供体心脏取出后,传统的处理方法是将心脏保存于低温保护液中冷冻起来,然后在 4～6 小时内进行器官移植。这样做非常容易导致待移植的器官受到损伤。对此,美国波士顿 Trans Medics 公司开发出一种名为 Organ Care System 的移植器官护理系统。该系统能使离体心脏器官在模拟供体的生理环境下保持含氧温血灌注及营养供应,使离体心脏器官在转运过程中保持跳动,借此实质性地提高供体保存质量并有效地延长供体离体耐受时间。

心脏器官移植技术进展还包括手术方法的改善,术后移植器官早期排异反应监测手段的无创化和多样化,以及选择更加合理有效的免疫抑制方案等。例如,手术方法选择双腔静脉吻合的术式代替传统标准术式,能够减少因心脏十字结构扭曲引起的关闭不全,去除了受体自身的右心房后壁和窦房结,从而降低了心律失常发生的可能,保留了右心房结构的完整性,且房室结功能保持较好。

二、肺脏器官移植技术进展

在首次施行人体肺移植后 20 年,全世界多个医院共进行了 40 余例的肺移植手术。可惜术后效果不尽如人意,全部患者无一长期存活。死亡的主要原因有移植肺失功能、排斥反应、支气管愈合不佳及感染等。随着环孢素 A 的问世和肺移植技术的进步,肺移植术的效果有了显著的改观。

目前全世界等待肺移植手术的患者中,最多的是肺气肿患者。肺移植术后患者的呼吸功能得到很大改善。5 年生存率大约在 50%。但由于肺气肿患者数量多,供体来源不足,供需矛盾突出。不少患者在等待肺移植手术中常因呼吸衰竭加重而身亡。为缓解这一矛盾,德国学者 Fischer 在 2003 年研制出一种简易的体外膜氧合装置——NovaLung。目前,这种新技术已在欧洲开始应用。该技术操作简单,采用股动、静脉插管的方式,不用人工血泵,只需将体内部分血引出体外氧合。氧合效率高,二氧化碳清除完全,收到比较好的效果。它的出现使更多的终末期呼吸衰竭患者成功过渡到接受肺移植手术。另外,另一种扩大供体肺来源的方法就是放松供体肺的选择标准,包括选用一些已无心跳的供体肺和某些带有轻度病变的所谓"边缘肺",用于补充供体来源的不足。手术方法的创新措施方面也有一些进展,例如,手术切口从传统的横断胸骨的前胸长切口,改良为在电视胸腔镜辅助下的微创双侧前胸小切口等。

三、心肺器官联合移植技术进展

心肺联合移植手术是当今胸心外科领域的最高端手术,被认为是终末期心肺疾病的有效治疗方法。心肺联合移植手术同其他器官移植手术一样,面临的最大挑战仍然是排斥反应和感染。心肺移植手术处理难度较大,操作复杂。肺组织内富含的大量组织相容性抗原,可刺激机体产生强烈的排斥反应。由于心脏和肺两大器官的排斥反应可能不同步发生,给术后的监测和对症治疗增加了不小的困难。同时肺脏作为开放器官,比其他器官移植更容易发生感染,给患者长期生存带来极大困难。目前,心肺联合移植手术只限于一些设备条件较好且有一定移植经验的中心开展。20 世纪 80 年代迄今,全球心肺联合移植手术病例数约为 3 000 例,国内手术病例数为 20 余例。较新的心肺联合移植技术进展主要是通过手术技术方案的改善、免疫抑制剂和抗感染药物的合理规范应用及加强术后管理等手段,提高了手术成功率和患者的长期生存率。

四、人工心脏和心脏辅助装置的技术进展

所谓人工心脏和心脏辅助装置,主要是指采用人造血泵代替或帮助自然心泵。人工心脏可全部代替心泵,而心脏辅助则是代替部分心泵功能。两者本质上都是高性能的血泵,所以一般不做严格区别。人工心脏的来源不会像人类的自然心脏供体那样受到严格的法律和道德限制。因此,如能造出性能完善的血泵,心功能衰竭的治疗问题将被最终解决。到目前为止,世界各国科学家所作的努力正在接近这一目标。2009 年,英国纽卡斯尔的 Freenman 医院为 13 岁的 Andrew Ames 进行了人工心脏辅助装置安装手术,这是全球患者年龄最小的手术病例。

由于器官捐献存在严重短缺以及心脏病发病率不断上升,研制出耐用、低价、安全的人造心脏,一直是

生物医学工程的目标之一。目前全世界有 30 多种的人造心脏辅助装置,主要应用于终末期心脏衰竭,包括已经广泛在临床应用的主动脉球囊反搏、左心辅助装置、右心辅助装置等。目前正向小型化、电驱动、完全植入体内可以长期进行辅助的方向发展。

全人工心脏(TAH)是指能够支持肺循环和体循环的双心室机械辅助装置,原位植入患者胸腔(心包腔)内,方式与心脏移植时供体植入相似。它按照驱动源方式分为气动和电动两类。电动式人工心脏在 20 世纪 90 年代被成功地植入实验动物体内,近期已应用于临床。

近年来国际上较广泛地开展了心室辅助技术。该技术可应用于急、慢性心力衰竭的治疗,在心室辅助装置的帮助下可逐渐恢复患者的心脏功能,或者作为一个过渡桥梁,为需要进一步进行心脏移植的患者赢得时间。

(李延来)

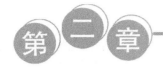

心胸外科常用检查

第一节 X 线 检 查

一、胸部 X 线表现

(一)正位投照

摄片条件是患者取标准直立后前位,片距 2 m 左右,深吸气屏住时摄片。

优质胸片标准为:①胸部端正,包括全部肺野、胸廓、肋膈角、横膈肌、颈下部。②肺野必须清亮,对比鲜明,可清晰显示肺纹理的细微结构。③能见到较清晰的 1~4 胸椎,其下部胸椎隐约见到整体轮廓。④两侧胸锁关节到中线距离相等,其间隙宽度也应一致,两肩胛骨不应与上肺野重叠。⑤骨性胸廓影与周围软组织能分清,四角软组织应变黑。胸廓软组织与骨骼在胸片上形成的影像,易致误诊。

(二)软组织

在后前立位胸片上可以看到的软组织影自上而下有胸锁乳突肌、锁骨上皮肤皱褶、伴随的阴影、胸大肌、乳房及乳头。

(三)骨骼

构成胸廓的骨骼有肩胛骨、胸椎、锁骨、胸骨和肋骨。其中肋骨有许多先天性变异,如肋骨分叉、肋骨联合、颈肋等。

(四)肺门阴影肺门点位置

(1)肺门阴影位置以肺门点为标志,肺门点是上下肺静脉干与下肺动脉的交界点。右侧肺门点与水平叶裂相对应,相当于腋中线的第 5、6 肋骨水平面。97％的左侧肺门点比右侧高。

(2)肺门高度比率:从肺门最高点与胸椎平行面垂直线至膈肌,至两侧肺门点各引一条交叉线与其垂直,即得出肺尖至肺门与肺门至膈肌的距离比率。正常右侧为 1.13,左侧为 0.84。正常右肺门影位于右胸腔偏下部,左肺门则位于左胸腔偏上部。如卧位、胸廓畸形,此比值则不适用。

(3)肺门组成及大小:两肺门一般对称,位于纵隔两旁。左肺门常被心影遮盖难以辨认。两肺门显示清楚时,外形如"八"字状。

(五)肺野

1.肺野的划分

通常将肺分为 9 区,第 2 肋骨前端下缘以上称为上肺野,由此至第 4 肋骨前端下缘为中肺野。以下部分为下肺野。此外,再将肺野纵行分为 3 带(即外、中、内),共分为 9 个区。

2.肺野透亮度

正常人两肺野透亮度相同,也可因胸廓软组织不对称(如乳房、胸大肌等)而有差异。

3.肺血管(肺纹理)

从外围向肺门检查肺野,外侧肺野较为清晰,不会忽略较细的血管纹理和病灶。肺上部血管较下部同级分支血管精细,两侧肺相应部位的血管数目及大小相同。肺纹理自肺门向外周发散,其管径由粗到细,直达中外带交界处。有关肺血管数可通过测量来计算。

4.叶间裂

约45%的正常人可见右侧水平叶间隙,水平叶裂与肺门点相对应,向外与腋中线第6肋骨相交。

5.前锯肌

附于肋骨上,偶尔在胸片上显影,多位于两侧胸壁外侧,一般不投影到胸内,甚似胸膜。

6.侧胸壁脂肪影

沿侧胸壁的条状密度增高影,为肥胖者的正常表现。

7.下肺动脉干

肺门阴影主要由下肺动脉干和肺静脉近端构成。

(六)气管

1.气管宽度

气管阴影为一透亮柱,长10~13 cm,宽度上下大致一致,为1.5~2.2 cm。

2.气管位置

正常人气管多居中,下1/3段轻度向右偏移。观察气管位置体位必须对称。在标准胸片正位上,锁骨内端与邻近椎体或椎弓根相邻接。

3.右气管旁带

在充气的右肺和含气的气管腔间,可见一软组织带影。

(七)胸椎旁线

胸椎旁线系纵隔胸膜(肺与纵隔交界面)矢状面投照形成,左侧较右侧多见。有时左侧纵隔胸膜起始点较高,表现为经主动脉结向上延伸的致密阴影,如对左肺尖内侧软组织内的这种正常解剖结构认识不足,常可误以为是早期病变。

(八)横膈

1.膈及穹隆平面

正常呈抛物线弧状,与后肋骨排列大致平行。呼吸时横膈运动自如,肺纹理分布正常。正常人约90%右侧横膈高于左侧1~2 cm,约10%的人两膈肌高度相等。有时膈肌在中前方局限性膨出,显示不出双重膈影是一种正常变异,系膈肌部分肌束短且张力不均匀所致。

2.肋膈角

膈面外侧缘切线与胸壁内侧缘切线的夹角称为肋膈角。横膈穹隆高度正常者,其肋膈角清晰锐利,正常平均为30°,最大不超过50°。

3.心膈角

心膈角指膈面内侧缘切线与心包外缘切线的夹角。正常时右侧呈锐角,左侧呈钝角,心膈角处常可见一比心影密度要低、比肺密度要高的淡薄阴影,系正常脂肪垫,呈片状或三角形,有时右心膈角处亦可见到。勿误认为病变。

4.横膈清晰度

正常横膈轮廓锐利,为肺与胸膜、膈肌或肝的分界面。有时于深吸气时,附着于肋骨端的膈肌被牵拉,使膈面呈锯齿状的轮廓,勿认为膈肌粘连。

二、胸部 X 线读片方法

(一)读片顺序

胸片检阅顺序,因个人习惯和熟练程度各异,不强求特定的规律。一般习惯首先辨明姓名和日期,将全张照片做总的检阅,注意有无明显异常的阴影;然后检视肺部,从肺尖顺着每个肋间隙向下至肺底;再顺着每根肋骨向上至肺尖,两侧对比仔细观察。其次检查心脏和大血管的中央阴影,特别注意有无增大、变形和移位等征象。再观察纵隔、横膈、肋膈角和心膈角。最后检查胸廓的骨骼和软组织以及颈部的情况。阅片时强调认真、全面、有顺序,结合临床及其他资料,综合分析,以做出正确的结论。

(二)病变的分析方法

1.定位

阅读胸片发现阴影时,首先要判断它的解剖部位——肺内或肺外。在肺内应确定在肺的何叶何段;确定属于肺泡、间质、支气管、血管还是淋巴病变。在肺外应分析在胸腔何部位:位于中央的要确定病变与纵隔的关系以及在纵隔的哪一部位,与心脏大血管的关系;位于肺底的病变要确定与横膈的关系,位于膈上和膈下,或是横膈本身的病变。

2.定性

确定为肺内异常阴影后,应进行下列分析。

(1)病灶形态:肺部炎性病变显示为片状模糊阴影,结核病灶呈浸润状,肿瘤性病变呈块状致密阴影。

(2)病灶位置和分布:上肺病变为结核病可能性大;下肺病变多为支气管肺炎和支气管扩张症;位于肺叶后段病变以结核病或炎性病变可能性大;前段病变多考虑肿瘤性病变;粟粒性病变均匀布满于双侧肺野者(从肺尖到肺底),多为结核病;如在两肺的内中带较多,而肺尖和肺外带较少,要考虑其他性质的粟粒性病变,如血吸虫病、某些职业病(硅肺、铁末沉着症等)、转移性肿瘤、含铁血黄素沉着症等。

(3)病灶的密度:空洞病灶显示密度减低或透亮阴影,肿瘤或炎性实变或肺不张则显示密度增高的致密阴影。

(4)病灶的外形和边缘:炎性和结核浸润病灶外形多不整齐,边缘多模糊不清。肿瘤性病变特别是良性肿瘤外形整齐,边缘光滑。急性或活动性病灶边缘都较为模糊,慢性或较稳定或已硬结的病灶,边缘多较光滑,外形也较整齐。

(5)病灶发展情况:动态观察病灶的变化可作为诊断的依据。如病灶经内科治疗后逐渐缩小或完全消散,多为炎性和结核病变;相反如逐渐增大,则多为肿瘤,特别是恶性肿瘤。

(6)病灶周围组织或结构的改变:结核病周围常有卫星病灶,而肿瘤常无。一侧肺透亮度减低或不透光,同时有胸膜收缩、肋间隙变窄、横膈上升、心和纵隔向病侧移位,对侧肺有代偿性肺气肿的表现,提示病侧肺有萎缩性改变,如肺不张。肺内看到块状阴影,同侧的膈肌上升(膈神经麻痹)。肺门和纵隔有肿大淋巴结,几乎可以肯定为恶性肿瘤。

(7)病灶大小和范围:结核球的直径常不超过 3 cm。而肿瘤体积很大,甚至占据一侧胸腔。

3.分析

病变在定位定性后需结合临床、化验以及其他资料进行分析。在读片分析过程中,应充分注意到矛盾的普遍性及特殊性,必要时提出几个诊断意见,经进一步检查及讨论后再行诊断,必能提高 X 线的诊断正确率。

(张　燕)

第二节　CT 和 MRI 检查

一、胸部 CT 检查

CT 用于临床后,扩大了影像学检查范围,目前已发展到了大容积多层螺旋扫描,每 0.5 秒旋转 360°,实时图像重建技术,以及在轴、冠、矢状位上获得各向同性分辨率的图像,并从单纯形态学图像发展到功能性检查(CT 内镜仿真成像 CTVE 技术)。更因多层面 CT 技术的应用,进一步提高了图像的质量,适合于三维立体重建。

(一)胸部正常 CT 解剖

(1)在 CT 纵隔窗像应着重观察几个平面:胸骨切迹层面、胸锁关节平面(主动脉弓上平面或无名动脉平面)、主动脉弓平面、主动脉窗平面、左肺动脉层面、右肺动脉层面、主动脉根部层面、心室层面、膈角后层面等。

(2)在纵隔窗层面还应注意观察下面特殊解剖结构,纵隔淋巴结、气管(形态、气管后隐窝、右气管旁带)、食管(奇静脉-食管隐窝、肺脊)、胸腺、奇静脉系统、胸导管、脊椎旁线及下肺韧带等。

(3)肺窗可清楚地显示支气管与肺门的解剖结构,薄层扫描可提高肺段、亚段支气管显示率。在肺窗应着重观察下面几个层面:双侧主支气管分叉平面、右上叶支气管平面、右中间支气管层面、右中叶支气管层面、右下叶支气管层面、右上叶支气管层面、左下叶支气管层面、亚段支气管层面。其次应观察肺叶和肺段。在高分辨 CT 上还可观察到次级肺小叶的小叶间隔、小叶核心及小叶实质等解剖结构。

(4)脏层胸膜紧紧包裹肺并向叶间延伸至主裂和水平叶裂。此外有时还可观察到奇叶裂与副叶裂等变异叶裂。

(5)在胸部 CT 上,组成胸壁的肌肉、骨骼、脂肪等结构更加明显,应仔细观察,避免错判。必要时进行增强 CT 检查以鉴别。

(6)横膈腹侧面有气体和脂肪时,CT 上可观察到前膈肌、膈肌角、膈肌裂孔及弓状韧带。

(二)胸部基本病变的 CT 表现

CT 可用组织对 X 线的吸收程度说明其密度高低,提示了病变的性质。实际工作中用 CT 值说明密度,单位为 HU。不同组织的 CT 值不同:骨($+100\sim+1\,000$ HU),软组织($+50$ HU),液体(±10 HU),脂肪($-140\sim-20$ HU),空气($-1\,000\sim-300$ HU)。

1.肺基本病变

肺实变、肺肿块、肺纤维化、肺空洞、肺空腔、空洞(腔)内含物、肺钙化、肺间质病变、肺气肿等。

2.胸腔基本病变

胸腔积液、胸膜增厚粘连钙化、胸膜结节或肿块、气胸和液气胸等。

3.纵隔内病变

在 CT 图像上依据密度差异通常可见到 4 种不同密度病变:脂肪组织肿块、囊性肿块、实性肿块、血管性肿块。

(三)CT 对胸部疾病的诊断价值

1.肺病变

(1)能清楚地显示隐蔽于肺尖区、心后区、脊椎旁沟、奇静脉-食管隐窝、后肋膈区、中间支气管叶段周围等部位的结节和肿块病灶,并能显示病灶全貌,对于较小的病变(直径<3 mm)明显优于普通 X 线检查。

(2)薄层 CT 与高分辨 CT 扫描,对肺弥漫性小结节病变、支气管扩张及肺间质纤维化具有重要的诊断价值。多层面 CT 或多探头 CT(MDCT)可行肺的三维立体重建。

2.纵隔疾病

(1)显示纵隔淋巴结及其他病灶,可准确显示病变解剖部位及邻近结构的关系,做出定性诊断。

(2)食管病变的诊断主要依靠钡餐检查,CT 仅用于确定肿瘤向食管壁外生长的大小和范围,以及邻近结构受累情况。另外,可早期发现纵隔淋巴结转移,有利于肿瘤分期。

3.胸膜痰病

CT 对胸膜病变敏感性、准确性较高,能明确胸膜腔积液、增厚、粘连以及肿瘤性病变,还能显示胸壁及其与周围组织的受累关系。CT 对确定来自膈肌、膈上和膈下病变有重要意义,多数病变可明确诊断。

4.CT 引导下穿刺活检

选择病灶最大层面作为穿刺层面,测出病灶中心与表面皮肤的距离及其与垂直面的交角,确定穿刺点与进针方向,进针后再行 CT 核实。取材后应再行扫描观察有无气胸和肺出血。

(四)胸部 CT 诊断的局限性

(1)对较小病灶(直径<5 cm)不能真实反映病变特征,容易漏诊和误诊。

(2)对密度相差较大的相邻结构边缘失真或变形,对诊断有一定影响。

(3)对气管、支气管、食管等黏膜病变敏感性较低,对轻度支气管狭窄诊断的敏感性不及支气管造影。

(4)对纵隔型肺癌,特别是右上纵隔型肺癌往往易误诊为纵隔肿瘤,原因是右上纵隔较左侧血管多而脂肪少的缘故。

(5)对肺部肿块的定性诊断、良恶性的判断尚有一定难度,不能仅仅依靠 CT,应结合临床及其他结果综合判断。

CT 已在很多方面取代了某些常规诊断方法,如一些部位的 X 线平片及断层,CT 在发现病变、定位与定性方面均优于传统 X 线检查。胸片由于受各种组织重叠的影响,对于较隐蔽的部位,如肺尖、心后区、纵隔、横膈及大血管附近的病变常不易发现。而在胸片已确诊的一些病变当中,CT 可进一步明确病变的范围,从而确定手术方式。

目前的 CT 有低剂量 CT、高分辨 CT、CT 三维重建、CT 仿真内镜技术、CT 血管造影技术和PET/CT,每种技术都有一定的适用范围。

二、胸部 MRI 检查

MRI 技术在胸部的应用较前大为改进,在某些方面,特别是肺门和纵隔结构的检查,其价值已超过 CT。

(一)MRI 的简要原理

(1)目前磁共振成像主要是指氢质子共振。在主磁场外垂直地施加一个与氢质子振动频率一致的射频脉冲,引起质子的共振并迁到高能态。停止射频脉冲后,将吸收的能量释放出来,产生磁共振信号,质子恢复到原来的平衡状态,这种过程叫弛豫。弛豫分为横向弛豫(T_2)和纵向弛豫(T_1)两种。

(2)决定 MRI 图像的对比度是 T_1、T_2 弛豫时间。T_1 长,信号强度低呈黑色;T_2 短,信号强度高呈白色。而 T_2 则与之相反。此外血液的流速(快者为黑色,慢者为白色)及顺磁性物质(铁等)均影响磁共振信号。

(3)通过改变施加脉冲序列可以获得偏重于 T_1、T_2 及偏重于质子密度加权像的图像。

(二)MRI 在胸部疾病诊断中的应用

在 MRI 临床检查中,一般采用 T_1 加权像显示解剖最好,如纵隔内脂肪、血管、胸壁肌肉等解剖结构具有不同的信号,易于显示病变。T_2 加权像对发现肺内较小病变并显示病灶的组织结构以及鉴别肿瘤与液体等方面效果较好。在 MRI 图像上胸部形态特征与 CT 所见相同,但其信号特点必须掌握。

1.气管,支气管

在 T_1、T_2 加权像上,气体无信号呈黑色。气管、支气管壁在 T_1 像上为中等信号,在 T_2 加权像上黏膜呈高信号,平滑肌及软骨环仍为低信号。血管腔内也无信号,有时与支气管无法鉴别。

2.肺实质

肺内的气体、构成肺纹理的血管和支气管均呈黑色,故不能在图像上显示。

3.肺门

肺门中的血管与支气管均呈黑色低信号,淋巴结为中等信号,极易区别。此外还有高信号的脂肪组织极易与肺门的解剖结构区别。

4.纵隔

纵隔脂肪在 T_1 加权像上为高信号,在 T_2 加权像上略有降低呈灰白色;而气管、支气管及大血管为黑色无信号组织;其他如淋巴结呈中等信号。其信号差异提供了良好对比,对诊断纵隔疾病十分有利。

5.胸壁、横膈

胸壁肌肉、软组织为中等偏低信号;肋骨皮质为黑色,髓腔部分因有脂肪而信号高。横膈主要为肌肉信号。

(三)MRI 对胸部疾病的诊断价值

1.肺实质病变(包括肺炎、肺结核)

肺实质病变在 MRI 的 T_1 加权像上是一个中等信号强度,在 T_2 时其信号强度略有增高。其信号与周围的低信号对比明显,但对于较小斑点、片状病灶显示稍差。

2.肺恶性病变

MRI 能清楚显示紧靠纵隔、肺门区的中央型肺癌,并通过脂肪间隙分辨肿瘤是侵犯还是紧邻。对癌性肺不张,T_1 像肿块信号高于肺不张信号。对残留肿瘤、复发与放疗后纤维化的鉴别,更优于 CT。肺野内周围性肺癌在 T_1 像上呈肌肉信号,T_2 像上略比肌肉信号高。肺转移瘤在 T_1 上略高于肌肉信号,若出现坏死、囊性变则强度减低,在 T_2 上强度增高。

3.纵隔病变

MRI 能清楚地分辨纵隔的实性或囊性肿瘤,如囊性肿块内含黏液、蛋白含量高或实性肿块内含脂肪时,T_1 像上可呈短 T_1 高信号。此外,还可分辨淋巴和放射性纤维化。在 T_1 加权像上,较高信号强度为肿瘤残留或复发,低信号区往往是放射性纤维化。在淋巴瘤的随访中,MRI 优于 CT。在判断后纵隔神经源性肿瘤是否有椎管内侵犯的诊断方面,MRI 有较大的帮助,可明确病变的范围。

4.纵隔肺门淋巴结肿大

凡淋巴结短径>1 cm 均可称为淋巴结肿大。在 T_1 像上淋巴结较肌肉信号略高,在 T_2 像上信号强度有所增强,程度与病因有关。一般炎症较肿瘤所致的信号强度增高更明显。

5.胸膜疾病

MRI 可显示各种类型的胸腔积液,在 T_1WI 图像上,为长 T_1 低信号,T_2 上则显示高信号,同时根据信号的强弱分辨出漏出液、渗出液或出血。对胸膜间皮瘤,T_1WI 上呈中等信号强度,T_2WI 上强度略增高。对肿瘤是否侵犯心包、纵隔,MRI 比 CT 更为敏感。

(张学忠)

第三节　心电图检查

一、基本原理

心脏机械收缩前,心脏发生电激动,从而影响身体表面的部位产生电位差。心电图就是记录表面变动着的电位差的写图。它在心脏疾病的诊断上有着重要的意义。

(一)临床常用的心电图导联

1.标准导联(双极导联)心电图

(1)Ⅰ导联:左上肢接正极,右上肢接负极。

(2)Ⅱ导联:左下肢接正极,右上肢接负极。

(3)Ⅲ导联:左下肢接正极,左上肢接负极。

2.加压(单极)肢体导联

(1)aVR:右上肢接正极,左上肢和左下肢共同接负极。

(2)aVL:左上肢接正极,右上肢和左下肢共同接负极。

(3)aVF:左下肢接正极,右上肢和左下肢共同接负极。

3.单极心前区导联

将左上肢、右上肢、左下肢3个电极连在一起,作为中心电端,接负极,正极位置如下。

(1)V_1:胸骨右缘第4肋间处。

(2)V_2:胸骨左缘第4肋间处。

(3)V_3:V_2和V_4的中点处。

(4)V_4:左胸锁骨中线第5肋间处。

(5)V_5:和V_4同一水平左腋前线处。

(6)V_6:和V_4、V_5同一水平左腋中线处。

除以上6个心前区导联外,在特殊情况下电极放在与V_3、V_4、V_5对称的右侧胸壁被称为V_{3R}、V_{4R}、V_{5R}。

(二)正常心电图

在正常心脏除极过程中,心脏的激动发源于窦房结,沿着心房内传导组织激动左、右两个心房,并传送至房室结,然后沿房室束,左、右房室束支分别传到左、右心室内膜面,沿浦肯野纤维网,进而使心室肌从内膜面除极。

1.P波

P波代表左、右心房的除极方向是自右上方向左下方进行的,产生向左下的向量。正常的电压不超过0.25 mV,P波的时间不超过0.11秒。导联Ⅱ的导联轴与心房除极方向几乎是平行的,所以$P_Ⅱ$是直立的。Ⅰ、aVF的导联轴和心房除极向量方向相一致。故$P_Ⅰ$、P_{aVF}也常常直立。而aVR导联轴和心房除极向量相反,故P_{aVR}是倒置的。在心前导联中,PV_1可能双向,PV_5常直立。

2.P-R间期

P-R间期指P波的开始至QRS波群开始的一段时间,它是激动通过心房及房室结、房室束的时间。成人在正常心率下,P-R间期为0.12~0.20秒。幼儿或心率过速时,这个间期略微减短。

3.QRS波群

QRS波群代表心室除极过程。整个心室除极时间不超过0.04~0.11秒。根据心室除极过程中向量的演变规律和各导联轴的特点,不难理解各有关导联中QRS波形的原理。

QRS波群的形态在心前导联中比较恒定,V_1可呈rS,R/S比例<1;V_5呈qR型(或Rs型)R/S接近于1,肢体导联的QRS波群不恒定,在aVR中以负向波为主(rS或Qr型),在Ⅰ、Ⅱ导联中多以R波为主,Ⅲ导联的变异较大。AVL和aVF的QRS波群可能以R波为主,也可能以S波为主。

(1)Q波:aVR可呈Qr型。V_1可呈QS型。aVL、aVF、V_5导联等常呈qR型,而q波的宽度<0.04秒,电压不超过R波的1/4。

(2)R波:aVL和aVF如以R波为主,一般不超过1.2 mV及2 mV。aVR的r波<0.5 mV。V_1及V_5的R波分别不超过0.7 mV及2.5 mV,$R_{V5}+S_{V1}$不超过4 mV(女性不超过3.5 mV),$R_{V1}+S_{V5}$不超过1.2 mV。心前区导联的QRS波群由开始到达R(或r)波顶峰的时间称为"室壁激动时间"。正常V_1不超过0.03秒,V_5不超过0.05秒。

4.ST 段

ST 段应和基线相平,如果降低 0.05 mV 或升高 0.1 mV 以上,有临床意义。

5.T 波

T 波系心室复极过程的电位改变。心室的复极过程大致是整个心室肌同时复极,而心外膜的复极比心内膜面稍早。复极过程的电力构成复极向量,一般它和除极过程的向量是一致的。故以 R 波为主的导联(如 Ⅰ、Ⅱ、aVF、V_5),其 T 波应为直立的,T 波的电压应大于同导联 R 波的 1/10,T 波低平,双向或倒置是不正常的。反之,以 S 波(或 Q 波)为主的导联(如 aVR、V_1 等),其 T 波常是倒置的。

6.Q-T 间期

Q-T 间期代表心室除极复极的全部时间。正常时与心率有关,心率越快,它越短。在 70 次/分时的最大值是 0.4 秒。

7.U 波

目前对 U 波认识较少,少数情况下可辅助诊断。

8.J 点

J 点指 QRS 波终点与 ST 段起点的连接点。

9.心电轴

心电轴指心室除极过程的电轴,通常以心电轴测定法测量,即根据 Ⅰ 和 Ⅲ 导联中 QRS 波群的电压来测定。

心电轴偏移的意义:心电轴左偏或右偏对诊断左心室或右心室肥厚有重要的意义。电轴左偏认为可能是与左束支(尤其是左前束支)传导阻滞有关。心电轴对于鉴别是 Ⅰ 孔型还是 Ⅱ 孔型房间隔缺损有参考价值。Ⅱ 孔型房间隔缺损的额面心电轴多右偏,心电图上导联 aVF 的 QRS 波群以正向为主;Ⅰ 孔型房间隔缺损的额面心电轴多左偏,心电图上导联 aVF 的 QRS 波群以负向为主。

二、常见异常心电图的表现

(一)左心室肥厚

1.QRS 波群电压改变

诊断左心室肥厚的电压标准如下所述。

(1)肢体导联:$R_Ⅰ + S_Ⅲ \geqslant 2.5$ mV,$R_{aVL} \geqslant 1.2$ mV,$R_{aVF} \geqslant 2$ mV。

(2)心前区导联:$R_{V5} \geqslant 2.5$ mV,$R_{V5} + S_{V1} \geqslant 4$ mV(女性 3.5 mV)。

2.QRS 时间

QRS 时间稍延长并不超过正常范围(0.11 秒),V_5 的室壁激动时间(VAT_{V5})常超过正常范围(0.05 秒)。

3.ST 段和 T 波的改变

ST 段和 T 波的改变主要表现在以 R 波为主的导联(如 Ⅱ、aVF 及 V_5 等)ST 段降低、T 波低平、双向或倒置。

心电图诊断左心室肥厚有假阳性和假阴性的可能。因此,仅在个别导联中 QRS 波群的电压刚达到或超过正常值者可列为"左心室高电压"。如果电压超过正常值并有 ST-T 改变,确诊为"左心室肥厚伴劳损"。

(二)右心室肥厚

1.QRS 波群电压改变

(1)$R_{V1} \geqslant 1$ mV,V_1 的 R/S $\geqslant 1$。

(2)$R_{V1} + S_{V5} \geqslant 1.2$ mV,V_5 的 R/S $\leqslant 1$。

(3)V_1 可能呈 R、RS、$rsR'S'$ 及 qR 等型。

2.心电轴右偏 $\geqslant +100°$

心电轴右偏 $\geqslant +100°$ 是诊断右心室肥厚的重要指标之一。

3.V_1 的室壁激动时间(VAT_{V_5})

V_1 的室壁激动时间延长超过 0.03 秒。

4.ST 段和 T 波的改变

V_1 中 R 波虽高,ST 段可能降低,T 波可能倒置。

右心室肥厚较轻时,心电图上往往没有表现。一旦有表现,则诊断较有把握。

(三)双侧心室肥厚

心电图由于电压的抵消,可无任何特征性表现。如有下列其中一项,即可诊断双侧心室肥厚。

(1)右侧心前区导联(V_1、V_{3R})呈现右心室肥厚的图形,而左侧心前区导联(V_5、V_6)又呈现左心室肥厚的图形。

(2)心电图呈现左心室肥厚,但 V_1 的 S 波>R 波,或 aVR 的 R 波>Q 波。

(3)心前区导联的改变为左心室肥厚,但电轴右偏。

(四)窦性心动过缓

由于窦房结的放电频率低于正常水平,窦性 P 波频率<60 次/分,波形和间期完全正常。

(五)交界区逸搏心律

(1)频率 40～60 次/分。

(2)P 波形态及与 QRS 波的关系取决于交界区激动的前传或逆传,即 P 波位于 QRS 波的前、中、后。

(六)室性逸搏心律

(1)频率 25～50 次/分。

(2)QRS 波的形态与室性期前收缩相似。

(七)房室传导阻滞

1.一度房室传导阻滞

心率在 70 次/分以下的成年人,P-R 间期≥0.21 秒。

2.二度房室传导阻滞。

(1)二度Ⅰ型房室传导阻滞:P-R 间期逐渐延长,在一窦性 P 波后,脱落 1 次 QPS 波群,并呈周期性变化。

(2)二度Ⅱ型房室传导阻滞:在 P-R 间期固定的基础上,窦性P 波后突然脱落 1 次 QPS 波群,每分钟脱落<50 次。

3.三度房室传导阻滞

(1)P-P 间期相等,R-R 间期相等。

(2)P-R 间期不等。

(3)P-P 间期<R-R 间期。

(4)心室律为交界区心律或室性心律。

(八)窦性心动过速

(1)窦性 P 波。

(2)P-R 间期在 0.12～0.20 秒。

(3)正常成年人 P 波频率在 100～150 次/分。

(九)阵发性房室交界区心动过速

结性期前收缩持续出现 3 个以上,称为交界性阵发性心动过速。

(1)波形特征同交界性期前收缩。

(2)频率在 150～250 次/分。

(3)呈阵发性突然起止。

(十)阵发性室性心动过速

室性期前收缩持续出现 3 个以上,称为阵发性室性心动过速。

(1)波形特征同室性期前收缩。

(2)频率在140～240次/分。

(3)突然起止呈阵发性。

(十一)心房扑动

各导联窦性P波消失,代之以大小相等、形态相同的f波,其频率在240～400次/分,一般以2∶1、3∶1、4∶1下传,R-R间期相等,同一导联QRS波群相同。

(十二)心房颤动

各导联窦性P波消失,代之以大小不等,形态不一的f波,其频率在350～600次/分,R-R间期绝对不等,同一导联QRS波群形态不一。

(十三)房性期前收缩

(1)在各导联中出现期前的P'波,其形态与窦性P波形态略有差异。

(2)其P'波后继一个近似于窦性的QRS波。

(3)P'-R间期≥0.12秒。

(4)代偿间期大多数不完全。

(十四)房室交界区期前收缩

(1)QRS波群前后均无P波,代偿间期不完全。

(2)交界性期前收缩的QRS波群前有直立P波。

(3)QRS波群前有倒置P波,P'R<0.12秒。其P'波后继一个近似于窦性的。

(4)QRS波群后有逆行P波,P'-R<0.20秒。

(十五)室性期前收缩

(1)期前出现宽大而畸形的QRS波群前无P波,QRS波群≥0.12秒,主波方向与T波方向相反。

(2)有完全代偿间期。

(十六)急性心肌梗死

心电图对心肌梗死的诊断、定位、病情观察和判断预后有很大帮助。不同程度心肌缺血,心电图会有不同表现。轻度缺血表现为T波倒置(缺血型);中度缺血表现为ST段抬高,与T波融合为单向曲线(损伤型);重度缺血则产生Q波(坏死型),提示有组织学上的坏死。

急性心肌梗死心电图改变,随时间的推移而有一定演变规律,表现在ST段和T波上。心肌严重缺血,ST段迅速上升,甚至形成单向曲线;心肌发生坏死,会出现Q波。ST段抬高在梗死后数小时达到最高阶段,又在数小时至数天内逐渐降到基线。同时,倒置的T波在数天至数周内逐渐加深,然后变浅,有的于数月后T波恢复直立,有的经久不变。可根据上述演变规律作出诊断,并大体上估计心肌梗死的病程。有些心肌梗死可能表现不典型,如心内膜下心肌梗死大多不出现Q波,而且急性期ST段明显降低。心肌梗死形成室壁瘤者,ST段可长期升高不降回。

心肌梗死的部位诊断可根据导联轴的原理进行判断。心室间隔梗死,典型的心电图改变出现在V_1、V_2;左心室前壁梗死,典型的心电图改变出现在V_3、V_4、V_5;左心室侧壁梗死,典型的心电图改变出现在Ⅰ、aVL、V_6;左心室膈面(通常称为下壁)梗死,典型的心电图改变出现在Ⅱ、Ⅲ、aVF。

(十七)慢性冠状动脉供血不足

慢性冠状动脉供血不足,在心电图上往往表现为以R波为主的导联中ST段降低,T波低平、双向或倒置。除非倒置的T波较深,其下行支和上行支很对称,称为"冠状T",才是冠状动脉供血不足的表现。多数心电图并不具备典型的"冠状T",单凭1次心电图往往不易确诊。

有些患者虽有慢性冠状动脉供血不足,但心电图是正常的,仅心绞痛发作时或发作后的短时间内,心电图上出现ST-T改变。如果在心绞痛发作时描记到这类改变,便是有力的证据。

对有些心电图正常的可疑患者,可进行负荷实验,常用的负荷实验有运动实验和葡萄糖负荷实验,对负荷实验阳性者,如不能排除其他原因,则应考虑冠状动脉硬化的可能。

(十八)镜像右位心

(1)aVL 导联的 P、QRS、T 波都以负向为主。

(2)aVR 导联的 P、QRS、T 波常不以负向为主,与一般心电图的 aVL 相同。

(3)aVF 导联的特点与一般心电图相同。

(4)心前区导联自 V_1 至 V_5 的移行规律与正常迥异,R 波依次减小,S 波渐次加深,R/S 值是逐渐减小的。

若把右位心的左、右手电极线反联,记录肢体导联心电图,另记 V_2 代替 V_1,V_{3R} 代替 V_3,V_{5R} 代替 V_5,这样就把右位心的图形人为地转变为左位心了。再按左位心的心电图原则进行分析、诊断。

(十九)洋地黄引起的心电图改变

洋地黄类制剂过量引起中毒的心电图改变,可呈各种类型的心律失常。在一般剂量下,则呈特征性 ST-T 改变称为洋地黄影响,其 ST 段下降与 T 波的前支融合成为向下斜行的直线,倒置的 T 波达到最低点后突然上升,可能稍超过等位线略呈双向波。

(二十)血钾改变时的心电图变化

血钾开始降低,心电图 T 波降低,U 波明显,与 T 波融合,以致 Q-T 间期难以测定。如血钾继续降低,则 ST 段下降,融合的 T-U 波倒置。血钾过高时,T 波高耸,Q-T 延长。继而进一步产生 R 波降低,S 波增深,ST 段下降,P-R 间期延长,QRS 时间延长等。持续的高血钾可引起心室停搏或心室纤颤而死亡。

（张学忠）

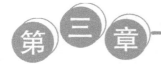

小儿先天性心脏病

第一节　室间隔缺损

室间隔缺损为最常见的先天性心脏病,占先天性心脏病总数的25%～50%。室间隔缺损可分为单纯性、室间隔与圆锥间隔的发育畸形两类,可伴有大动脉错位等复杂畸形。本节主要涉及单纯性室间隔缺损。

一、病理

室间隔缺损的大小、形状、位置等变异很大,多为单发,缺损直径多为0.6～1.0 cm,但可小至0.3 cm,最大可超过4.5 cm。一般缺损直径<0.5 cm为小型室间隔缺损,0.5～1.5 cm为中型室间隔缺损,>1.5 cm为大型室间隔缺损。

(一)分类

1.漏斗部缺损

漏斗部缺损占20%～30%。①Ⅰ型:干下型,位于胚胎期动脉总干的下方,其上缘无肌组织,紧邻肺动脉瓣环;②Ⅱ型:嵴上型,位于室上嵴上方。

2.膜部缺损

膜部缺损最多见,占60%～80%。①Ⅰ型:嵴下型。累及膜部及一部分室上嵴,位于圆锥乳头肌之前。②Ⅱ型:单独膜部型。仅限于膜部室间隔的小缺损。③Ⅲ型:隔瓣下型。缺损累及膜部和一部分窦部,位于圆锥乳头肌之后。

3.肌部缺损

肌部缺损约占10%。包括窦部和肌小梁部缺损,缺损四周均为肌组织。

4.左心室右心房型缺损

左心室右心房型缺损为膜部间隔心房部的缺损,位于三尖瓣隔瓣之上和二尖瓣前瓣之下。

(二)合并畸形

常合并动脉导管未闭、房间隔缺损、二尖瓣关闭不全、主动脉瓣关闭不全、部分肺静脉畸形引流、肺动脉瓣狭窄、主动脉瓣狭窄、主动脉窦瘤破裂、主动脉缩窄、主动脉弓离断等。

(三)病理生理

舒张期左心室压超过右心室压不多,压差不大,分流量不多,不产生心脏杂音。收缩期左右心室间压差明显,大量左心室血向右心室分流,产生心脏杂音。左向右分流使肺循环血流量增加,久之肺动脉压力增高(动力型肺高压),进一步发展,使肺小动脉收缩,管壁增厚,肺血管阻力增高(梗阻型肺高压),最终出现双向分流或右向左分流,形成艾森门格综合征。

二、诊断

(一)临床表现

1.小型室间隔缺损(Roger病)

患儿无症状,多在体检时于胸骨左缘3～4肋间闻及全收缩期杂音,常伴有震颤。

2.中型室间隔缺损

临床可无症状,但大部分在婴儿期出现症状,吸奶时气急,体重较轻,易发生肺部感染。体查:心尖冲动明显,心界扩大,杂音及震颤与 Roger 病相同,偶于心尖部闻及舒张中期杂音(相对性二尖瓣狭窄所致),P2亢进、分裂。

3.大型室间隔缺损

出生后2～3周即可出现症状,喂奶困难,呼吸困难呈进行性加重,反复呼吸道感染。体查:心前区隆起,心界明显扩大,胸骨左缘3～4肋间闻及明显收缩期杂音并伴有收缩期震颤,心尖区可闻及短而响亮的舒张中期杂音,P_2亢进。如出现艾森门格综合征,则发绀明显,杵状指(趾),红细胞增多。听诊杂音很轻,一般为非特异性的喷射性杂音,无震颤,P_2亢进明显,可能伴有肺动脉瓣反流的舒张早期杂音。

(二)辅助检查

1.心电图

小型室间隔缺损心电图可正常。中型室间隔缺损:左、右心室均有肥大,以左心室肥大明显。大型室间隔缺损:左、右心室肥大,TV5倒置。伴肺动脉高压时以右心室肥大为主,电轴右偏。

2.X线检查

(1)小型室间隔缺损:X线平片正常。

(2)中型室间隔缺损:可见心影增大,肺动脉及其主干稍有增粗,主动脉结多属正常。

(3)大型室间隔缺损:左、右心室均有增大,以左心室为主。肺动脉段突出,"肺门舞蹈",主动脉结正常或缩小。合并重度肺高压时,肺动脉段突出更为明显,部分呈瘤样扩张,肺门血管亦呈相应的明显扩张,有时呈残根状,肺野外带血管变细、扭曲。

3.超声心动图

可显示缺损的位置。B超能显示 0.5 cm 以上的缺损,表现为室间隔回声中断,两断端反光增强。<0.5 cm的缺损,可用彩超于室间隔右心室面可见到左向右的过隔五彩血流信号,并记录到收缩期湍流频谱。

4.心导管检查及心血管造影

心电图和 X 线大致正常的小缺损不必行此检查。心导管检查:右心室比右心房血氧含量高 0.009 mL 可诊断。肺动脉与主动脉血流量之比(QP/QS)在小型缺损不到 1.5:1、中型缺损为(1.5～3.0):1、高分流型缺损超过 3:1。高肺血管阻力型缺损因肺血管阻力达外周血管阻力的 40%～70%,分流量因此减低。艾森门格综合征时,肺血管阻力超过外周血管阻力的 70%,主动脉、肺动脉血流量相仿,重者单纯为右向左分流。左心室造影特点:左心室充盈后右心室立即显影,根据右心室显影的密度及最早部位、分流剂柱的喷射方向可粗略地判断分流量及缺损部位。

三、治疗

(一)内科治疗

内科治疗包括防治心力衰竭、控制呼吸道感染、治疗感染性心内膜炎。

(二)自行闭合

自行闭合的可能性达 20%～63%,多在 6 岁内,其中多为小缺损和肌部缺损,但最大闭合年龄可达 31 岁。

（三）介入治疗

介入治疗适用于肌部或部分膜部室间隔缺损。

（四）外科治疗

小型室间隔缺损一般不必手术。在婴儿期如果有大的左向右分流，使左心负担过重，产生难以控制的心力衰竭，生长发育受影响或反复肺部感染，应尽量在 2 岁前关闭缺损。如有明显症状，存在大的左向右分流或肺动脉压有升高趋势者，尽早手术治疗。如合并心力衰竭或感染性心内膜炎，必须在充分控制后再考虑手术治疗。对小到中等大小的室间隔缺损患者，如 6～10 岁缺损仍无自行闭合倾向，且心电图及 X 线胸片出现病理改变时，即使症状不明显，亦应积极手术治疗。严重肺动脉高压，产生右向左分流者属手术禁忌。手术有直接缝合修补缺损和补片修补两种，后者适合于缺损直径＞1.5 cm 者。

四、预后

儿童期，随年龄增大，70％患儿缺损可变小。5％～10％的大型室间隔缺损可出现漏斗部狭窄，而转变成无发绀型或发绀型四联症。小型室间隔缺损多预后良好，但需定期检查。

（张学忠）

第二节　房间隔缺损

房间隔缺损是胚胎心房分隔过程中的异常，可产生继发孔型缺损、原发孔型缺损、房间隔缺如（单心房）及卵圆孔未闭等畸形。卵圆孔未闭一般不引起两心房间分流，没有临床意义。本节主要叙述继发孔型房间隔缺损。

一、病理

房间隔缺损常是单个，也可以多个，呈筛状，直径一般为 2～4 cm。

（一）分型

1.中心型（卵圆孔型缺损）

中心型占继发孔型房间隔缺损的 76％。缺损位于房间隔中心，相当于卵圆窝部位，冠状静脉窦开口于缺损的前下方，可伴右肺静脉回流异常。可分为：①卵圆瓣残缺，卵圆瓣有一处或两处缺损，但仍有部分组织残存呈筛状；②卵圆瓣缺如，缺损较大，四周为卵圆环，常呈椭圆形。

2.下腔型（低位缺损）

下腔型占 12％。缺损位于房间隔的后下方，其下缘完全缺如或仅残留极少膜样组织，下腔静脉瓣的下端和缺损边缘相连。对于下腔静脉瓣很大的病例，手术缝合时注意不要将下腔静脉瓣误认为缺损边缘，否则，将把下腔静脉隔入左心房。

3.上腔型（高位缺损）

上腔型占 3.5％，又称静脉窦型缺损。缺损位于房间隔后上方，与上腔静脉口没有明确界线，常合并右上肺静脉畸形引流。

4.混合型

混合型为两种或两种以上畸形同时存在，占 8.5％。缺损巨大，占房间隔的极大部分。

（二）合并其他畸形

发生率为 15％～32％。如动脉导管未闭、肺动脉瓣狭窄、室间隔缺损、肺静脉畸形引流、二尖瓣关闭不全、二尖瓣脱垂、二尖瓣狭窄（称卢滕巴赫综合征）等，极少数可合并主动脉缩窄。

（三）病理生理

房间隔缺损时，左右两房的压力趋于相等，以此压力容易充盈右心室，但充盈左心室则稍显不足，所以造成左心房的血流在心室舒张期通过缺损大量向右心房、右心室分流。在心室收缩期,两房之间也有左向右分流发生。由于左向右分流,肺循环的流量可数倍于体循环,右心房、右心室和肺动脉都扩张,而左心室、主动脉及整个体循环的血流量减少。由于肺血管阻力小,所以肺动脉高压发生往往较晚,多在 20 岁以后。当病情晚期出现严重肺动脉高压,右心房压力高于左心房时,可出现右向左分流而持久发绀。

二、诊断

(一)临床表现

缺损小者无症状。缺损大者有消瘦、乏力、心悸、多汗、活动后气促,因肺循环充血而易患肺炎。当剧烈哭泣、患肺炎或心力衰竭时,右心房压力可超过左心房而出现暂时性发绀。体查:体型多消瘦。心前区较饱满,心尖冲动弥散,10%患者于肺动脉瓣区可触及震颤,心界可扩大,胸骨左缘 2~3 肋间可闻及 2~3/6 级收缩期喷射性杂音,向两肺传导。此系右心室排血增多,产生右心室流出道相对性狭窄缘故。最具特征性的是肺动脉瓣第二音(P2)亢进且固定分裂,年龄越大越明显。左向右分流量较大时,因三尖瓣相对狭窄,可在胸骨左缘下方听到舒张期杂音。

(二)辅助检查

1.心电图

多有右心室肥大伴右束支传导阻滞,V1 呈 rsR′图形,电轴右偏。20%可见 P-R 间期延长。如系静脉窦型缺损则 P 波在 Ⅱ、Ⅲ、aVF 导联倒置。原发孔型房间隔缺损见电轴左偏及左心室肥大。

2.X 线检查

婴幼儿患者心脏可正常或稍增大,肺血增多不明显。如缺损大,分流量多,则右心房、右心室、肺动脉总干及其分支均扩大,搏动强烈,透视下可见"肺门舞蹈",左心房不大,左心室及主动脉影相对较小。

3.超声心动图

M 超显示右心室舒张期容量增大,室间隔与左心室后壁呈矛盾运动。B 超显示右心房、右心室内径增大,远离心脏十字交叉处房间隔回声中断,断端回声增强。多普勒取样容积置于房间隔缺损右心房侧,可见舒张期湍流频谱。彩超可见心腔内血流的方向、容量及缺损大小。

4.心导管检查及心血管造影

右心房平均血氧含量高于上、下腔静脉血氧含量 0.019 mL,说明心房水平由左向右分流。导管可由右心房进入左心房,在缺损处有一定的活动度。一般不需造影。如导管从右心房进入左心房,并注射造影剂可证实左向右分流。晚期肺动脉高压病例则肺动脉压力增高至接近或超过主动脉压,伴有动脉血氧饱和度降低。

三、治疗

(一)对症治疗

加强护理和营养,有心力衰竭者抗心力衰竭治疗。

(二)自行闭合

1 岁内有 50%可以自行闭合,1 岁后可能性小。

(三)介入治疗

介入治疗适用于:①有手术指征的继发孔型房间隔缺损(直径<30 mm,房间隔边缘>4 mm,房间隔大于缺损最大伸展径的 2 倍);②卵圆孔未闭;③外科术后残余分流的房间隔缺损;④二尖瓣球囊扩张术后遗留明显的心房水平分流。

(四)手术治疗

有心脏扩大和肺充血改变者,即使是儿童或没有症状者也应手术修补。手术以 5~7 岁为宜。发展到右向左分流,出现艾森门格综合征为手术的禁忌证。

四、预后

大多数患儿无症状。不手术者平均成活年龄 36～49 岁。

（张学忠）

第三节　动脉导管未闭

动脉导管未闭发病率占先天性心脏病的 10％～15％。

一、病理

动脉导管位于左锁骨下动脉远侧的降主动脉与左肺动脉根部之间。导管直径为 0.2～2.0 cm，长度多在 0.6～1.0 cm。

（一）分型

1.管型

导管两端直径基本相等，约占 80％。

2.漏斗型

导管一端大，另一端小，形似漏斗，直径大的一端常在主动脉侧，约占 19％。

3.窗型

导管极短，粗大，似主动脉与肺动脉之间的窗口，此型少见。

4.哑铃型

导管中间细，两头粗，形似哑铃。

5.瘤状型

导管本身中间扩张，呈瘤状，或伴随肺动脉段呈瘤样扩张。

6.钙化型

有的导管壁钙化，或主动脉壁一部分钙化。

（二）合并畸形

可与任何先天性心脏病并存。如室间隔缺损、房间隔缺损、法洛四联症、大动脉错位、右心室双出口、心内膜垫缺损、二叶主动脉瓣等。如并存室间隔完整的肺动脉闭锁、主动脉弓离断等称代偿性动脉导管未闭。

（三）病理生理

由于主动脉压力在收缩期和舒张期均高于肺动脉，所以在收缩期和舒张期均通过动脉导管产生左向右分流。分流量的多少决定于导管的大小、肺血管阻力及主动脉和肺动脉间的压差。肺动脉接受来自右心室和主动脉两处的血流，肺循环血流量增加，回到左心房、左心室的血流量也增多，心排血量达到正常 2～3 倍时，产生左心房、左心室增大，左心衰竭。大量分流使肺动脉压增高，右心室压力负荷增加，引起右心室肥大、右心衰竭。大量分流首先使肺小动脉反射性痉挛，继之内膜增厚，阻力增加，出现肺动脉高压。当肺动脉压力≥主动脉压力时，则出现双向分流或右向左分流（艾森门格综合征），产生发绀。右上肢常被完全氧合的血液灌注，左上肢接受部分来自动脉导管的未饱和血，而双下肢接受大量的未饱和血。因此，双下肢发绀较明显，左上肢较轻，而右上肢正常，称差异性发绀。主动脉血流在收缩期和舒张期均流入肺动脉，使周围动脉舒张压下降而脉差增大。

二、诊断

(一)临床表现

1.症状

中、小型导管可毫无症状,仅于体检时发现杂音。粗大的导管,可于生后 2~3 个月时产生左心衰竭,至 1 岁后因肺血管床大量增长,心力衰竭症状消失,但 20 岁后又偶可并发心力衰竭。婴儿期后,并发感染性动脉内膜炎的机会较心力衰竭多。

2.体征

患者成年后多属瘦长体型。自幼分流量大者可有鸡胸,心前区突出或肋膈沟。心脏冲动强烈。于胸骨左缘 2~3 肋间可闻及响亮的连续性机器样杂音,收缩期增强,伴有震颤。但婴儿期、心力衰竭、肺动脉压增高时可仅有收缩期杂音,P_2 亢进。分流量大者可于心尖区闻及舒张中期杂音,甚至可闻及二尖瓣开放拍击音。由于主动脉血向肺动脉分流,可出现周围血管征,如脉压增宽、水冲脉、毛细血管搏动、股动脉枪击音等。当产生艾森门格综合征时,则出现差异性发绀,并在发绀相应的肢体出现杵状指(趾)。

(二)辅助检查

1.心电图

小导管正常。中等大小的导管可见电轴左偏,左心室负荷增加,或左右心室均肥大,左心房肥大。大导管则左、右心室肥大,但以左心室肥大为主。当肺血管阻力严重增高时,电轴可由左偏变为右偏,双室肥大或单纯右心室肥大或劳损。

2.X 线检查

(1)小导管:X 线检查可正常或心影稍大,肺动脉段轻凸或平直,肺血正常或略多,主动脉结正常或稍增宽,偶有"漏斗征"。

(2)中等导管:心影增大,以左心房、左心室增大为主,肺动脉中段凸出,肺血增多,主动脉结增宽,可有"漏斗征"。

(3)大导管:心影明显增大,为左心房、左心室、右心室增大,肺动脉及其分支扩大,肺血明显增多,多有"漏斗征"。透视下有"肺门舞蹈"。

3.超声心动图

B 超于胸骨旁大动脉短轴观和胸骨上窝主动脉短轴观显示肺动脉分叉处与降主动脉起始部有沟通。彩超于这两个切面上可见降主动脉红色血流分流入肺总动脉内并沿左肺动脉上行。此处多普勒取样可记录到异常连续性(以舒张期为主)的湍流频谱。此外,尚可见到左心系统扩大,房、室间隔完整,主动脉内径增宽等间接征象。

4.心导管检查及心血管造影

小、中型导管一般不做心导管检查。大导管并肺动脉高压及为排除其他病变需行心导管检查。心导管检查发现,肺动脉血氧含量高于左心室 0.5% 容积以上,99% 的导管可由肺总动脉经未闭的动脉导管进入降主动脉。逆行主动脉和左心室造影特点是升主动脉和主动脉弓增粗。左侧位在左锁骨下动脉下方、主动脉狭部、相当于动脉导管开口处下缘可见漏斗状突出阴影,并见肺动脉早期显影。

三、鉴别诊断

(一)静脉哼鸣

静脉哼鸣为颈静脉回到锁骨下静脉的血液因流向急转而产生的连续性功能性杂音。多见于幼儿,转动头颈和呼吸可影响杂音的响度,压迫颈静脉和平卧时尚可使杂音消失。

(二)肺动静脉瘘

在整个肺叶均能听到,并伴有发绀及杵状指(趾)。肺动脉造影可清楚显示瘘管部位。

（三）室间隔缺损伴主动脉瓣关闭不全

杂音呈往返性而非连续性，部位较低，于胸骨左缘3～4肋间最响。主动脉瓣区有较响的舒张期杂音，并向颈后传导。X线示心脏增大，以左心室为主，但与肺野充血及肺动脉干突出不相称，主动脉结不大。逆行主动脉造影示升主动脉显影的同时，左心室有造影剂逆流，右心室及肺动脉亦早期显影。

四、治疗

（一）内科治疗

加强营养，防治感染，控制心力衰竭。对于早产儿，可用前列腺素酶抑制剂关闭动脉导管。常用吲哚美辛，初剂0.2 mg/kg，如出生不到48小时，第二剂、第三剂用0.1 mg/kg，2～7天用0.2 mg/kg，超过8天用0.25 mg/kg，每12小时1次，共3剂。应防止出血倾向及坏死性小肠炎发生。急性肾衰及血胆红素>171 μmol/L者禁用。对于代偿性动脉导管未闭如法洛四联症、肺动脉瓣闭锁等需应用前列腺素以保持其开放。可用前列腺素E1、E2，开始用0.05～0.1 μg/(kg·min)，病情好转后减为0.01～0.02 μg/(kg·min)，用药24～48小时。

（二）自行闭合

动脉导管多在1岁以内关闭，1岁以后自然关闭的可能性很小。

（三）介入治疗

介入治疗适用于单纯动脉导管未闭及动脉导管未闭结扎术后再通者。

（四）外科治疗

婴幼儿患者，如有心力衰竭或进行性心脏扩大；早产儿有顽固性心力衰竭或伴有呼吸窘迫综合征，经内科治疗无效；合并肺动脉高压，仍以左向右分流为主者，均积极采用手术治疗。动脉导管未闭合并其他畸形，根据情况可同时矫治两种畸形。但代偿性动脉导管未闭，在根治术前不能闭合导管。严重肺动脉高压，以右向左分流为主时不宜手术。手术结扎或切断导管即可治愈。

五、预后

未闭的动脉导管小者预后佳，粗大者预后差。本病两个最重要的阶段是婴儿期和30～40岁，婴儿如能存活，至45岁大约有42%死亡。构成死亡的常见并发症为心力衰竭、肺动脉高压、感染性动脉内膜炎和动脉瘤（瘤型导管）破裂。

（张学忠）

第四节　肺动脉瓣狭窄

广义肺动脉狭窄包括肺动脉瓣膜、瓣环、肺动脉分支、周围肺动脉及右心室漏斗部狭窄。其中以肺动脉瓣狭窄最常见，占70%～80%，漏斗部狭窄较少，肺动脉主干狭窄更少。狭义的肺动脉狭窄是指单纯肺动脉瓣狭窄，占先天性心脏病的10%～20%，多为单发，亦可合并其他畸形。

一、病理

肺动脉瓣的三个瓣缘互相融合，融合中央形成一个小孔，严重者瓣口直径仅1～2 mm。有的瓣叶畸形如双叶瓣畸形或肺动脉瓣发育不良、瓣叶增厚、瓣环偏小。右心室腔继发性向心性肥厚，心室腔偏小。肺动脉主干通常扩张，但扩张的程度与狭窄的严重性不成比例。

（一）分型

1.广义肺动脉狭窄

按狭窄的范围分 4 型：①肺动脉瓣狭窄；②漏斗部狭窄；③肺动脉瓣和漏斗部狭窄；④肺动脉干、环、分支狭窄。按狭窄部位分 3 型：①肺动脉瓣狭窄；②瓣上狭窄；③瓣下狭窄。

2.肺动脉瓣狭窄

按瓣叶数目分 4 型：①单叶瓣型；②双叶瓣型；③三叶瓣型；④四叶瓣型。按狭窄的程度分 3 型：①轻度狭窄，右心室收缩压＜6.7 kPa（50 mmHg）；②中度狭窄，右心室收缩压＞6.7 kPa（50 mmHg），但尚未达左心室收缩压水平；③重度狭窄，右心室收缩压超过左心室收缩压。

（二）合并畸形

房间隔缺损、室间隔缺损。

（三）病理生理

肺动脉瓣口面积较正常减少 60％时出现血流动力学变化。由于肺动脉瓣狭窄，右心室排血受阻，使右心室压力增高，肺动脉压力降低，右心室和肺动脉间形成不同程度的收缩期压差。当房间隔缺损或卵圆孔未闭，在右心房压显著升高超过左心房时，出现右向左分流，产生发绀。长期右心室压力负荷过重引起右心室肥厚，可使右心室腔缩小，随之继发流出道梗阻，进一步加重排血困难，促使右心室压力更加增高，最后发生右心衰竭。当血液从高压的右心室通过狭窄的瓣口进入压力骤减的肺动脉时，产生喷射性涡流，使肺动脉主干形成狭窄后扩张。

二、诊断

（一）临床表现

轻度狭窄可无症状。中度狭窄在 2～3 岁内无症状，但年长后劳动时易疲乏和气促。严重狭窄时中等强度的体力劳动亦出现呼吸困难。有时劳动时感胸痛和上腹痛，若有此症状预后不良，应早手术。患儿多无发绀，面颊和指端可能暗红。狭窄严重者，如卵圆孔处出现右向左分流，可有发绀、杵状指（趾），但蹲踞现象少见。

体查：生长发育往往正常。心前区可较饱满，胸骨左缘可触及右心室的抬举性搏动，在胸骨左缘 2～3 肋间可触及收缩期震颤。S1 正常，可闻及收缩早期喀喇音；S2 分裂，分裂程度与狭窄严重性成正比；P2 减轻或听不到。肺动脉瓣区有响亮、粗糙的 4/6 级收缩期喷射性杂音，向左上胸、心前区、颈、腋下及背面传导。

常见并发症：①心力衰竭，是肺动脉瓣狭窄的直接死亡原因；②缺氧发作：小婴儿重型肺动脉瓣狭窄常有发绀者易出现，可在无明显心力衰竭前致死；③感染性心内膜炎。

（二）辅助检查

1.心电图

轻度狭窄，心电图在正常范围。中度狭窄，电轴右偏 90°～180°，右心室肥大呈收缩期负荷过重，V1 呈 rsR′、RS 或 Rs 型，RV1 在 5～10 mm。重度狭窄，电轴右偏 120°～150°，V1 呈 R 或 qR 型，RV1 多在 10～15 mm。极重度狭窄者，电轴右偏 150°～180°，V1 及 V3R 呈 qR 型，RV1、V3R＞20 mm，心导联 T 波倒置，P 波高尖。

2.X 线检查

轻度至中度狭窄患者心脏一般不大，重度狭窄心脏多有轻度增大。约 1/3 患者有右心房增大，常见于重度狭窄伴三尖瓣关闭不全者。心影呈二尖瓣型，肺动脉段凸出（狭窄后扩张）并升高是肺动脉狭窄的特征性改变。肺血少，肺野清晰，两肺门影不对称。

3.超声心动图

胸骨旁大动脉短轴观示肺动脉瓣增厚，反光强，收缩期呈弧形，运动受限。有时只能见到肺动脉瓣的一部分，有一个凹向内的弧度为其特征。肺动脉内径增宽。M 型显示肺动脉 a 凹加深＞7 mm。彩超在肺动脉瓣狭窄口的远端及右肺动脉可记录到收缩期湍流频谱,在肺动脉内见到异常的过瓣口散射的五色相间的血流束。

4.心导管检查及心血管造影

右心导管检查示股动脉及各心腔血氧饱和度正常。肺动脉压正常或降低,右心室压增高,右心室与肺动脉收缩压差＞2.7 kPa(20 mmHg)。从肺动脉到右心室拉管连续测压的压力曲线可区别狭窄的类型。正常:右心室收缩压与肺动脉压持平,舒张压较肺动脉低。肺动脉瓣狭窄:右心室收缩压明显高于肺动脉压。漏斗部(圆锥部)狭窄:漏斗部收缩压与肺动脉相同,舒张压与右心室相同,右心室收缩压明显增高。瓣膜与漏斗部联合狭窄:收缩压呈阶梯上升,漏斗部收缩压高于肺动脉而低于右心室。右心室造影:右心室显影后,于收缩期见融合的肺动脉瓣口呈鱼口状膨向肺总动脉腔内,亦可见到瓣膜增厚。含有造影剂的血液自狭窄瓣口喷出,称"喷射征",以此可测量瓣口狭窄程度。还可显示继发性漏斗部肥厚造成的右心室流出道阻塞、肺总动脉及左肺动脉窄后扩张。

三、鉴别诊断

应与三尖瓣下移畸形、法洛四联症、特发性肺动脉干扩张鉴别。无症状的轻型肺动脉瓣狭窄应与房间隔缺损鉴别。

四、治疗

(一)内科治疗

右心室与肺动脉差＜6.7 kPa(50 mmHg),或右心室收缩压＜6.7 kPa(50 mmHg),临床无症状,心电图及 X 线示右心室无明显变化,应定期随诊复查。有心力衰竭者,可用洋地黄、利尿剂等常规治疗,并积极准备手术。

(二)介入治疗

右心室压＞6.7 kPa(50 mmHg),可行肺动脉瓣球囊扩张术(PBPV)。

(三)手术治疗

心脏扩大,心电图示右心室劳损或右心室压＞9.3 kPa(70 mmHg)者行直视下肺动脉瓣切开术。

五、预后

轻度肺动脉瓣狭窄,右心室与肺动脉差＜6.7 kPa(50 mmHg),可正常生活。中度肺动脉瓣狭窄,任何年龄均可出现症状。重度肺动脉瓣狭窄在 20 岁左右丧失劳动力,出现发绀,随之心力衰竭。病情轻重与瓣口面积有关。少数病例存活超过 40 岁,偶达 60～70 岁者。手术效果良好。

(张学忠)

第五节　主动脉缩窄

主动脉缩窄占先天性心脏病的 7%,男性多于女性,指自无名动脉到第一对肋间动脉之间的主动脉管腔缩窄。主动脉管壁局限性均匀缩窄,管腔内为膜样结构,管腔缩小至仅几毫米的中心小孔,称"真性"狭窄。若腔内无隔膜结构的较长狭窄段,称"管性"狭窄。

一、导管前型主动脉缩窄

导管前型主动脉缩窄又称复杂型或婴儿型主动脉缩窄,约占 10%。缩窄常位于左锁骨下动脉和动脉导管之间,呈广泛性狭窄,动脉导管常粗大,位于缩窄部远端。

(一)病理生理

胎儿期,血流动力学正常。出生后,由于主动脉缩窄,降主动脉血压低,肺动脉血液仍可经粗大的动脉导管流入降主动脉,下半身发绀,上半身肤色正常,其交界线在骨盆缘。右心因负荷过重而扩大。如出生后动脉导管闭合,其他侧支循环尚未建立,更易引起严重循环障碍,可因心力衰竭而早年夭折。合并其他心内畸形者,尤易发生心力衰竭。

(二)诊断

1.临床表现

生后当肺动脉血通过未闭的动脉导管进入降主动脉,双下肢即可出现发绀,而上肢正常,交界线位于骨盆缘。如同时伴有左、右两心腔交通的心内畸形时,则发绀分布均匀。伴有多发心内缺损者,生后头几天即可出现体重不增、哭声微弱、面色苍灰、呼吸困难、心跳加快、喂养困难,易肺部感染,早期发生心力衰竭。体查:左心室搏动强烈,胸骨左缘中部及上部可闻及收缩期杂音,背部亦可听到。危重患儿可无杂音,肺底有啰音、肝脏增大、四肢和面部水肿。如心排血量正常,上肢脉搏清楚易摸,股动脉脉搏减弱或消失。

2.辅助检查

(1)心电图:电轴右偏,右心室肥大,甚至双室肥大,T波可平坦、双向或倒置。

(2)X线检查:肺血增多,弥散性心脏扩大,合并畸形者有其他心血管畸形征象。

(3)超声心动图:胸骨旁大动脉短轴观和胸骨上窝主动脉弓长轴观可显示狭窄的部位、程度和范围,彩超可明确伴发畸形。

(4)心导管检查及心血管造影:常需进行左、右心导管检查以明确有无心内分流及畸形。逆行主动脉造影可确定缩窄的部位、范围和程度,有无主动脉弓发育不良。左心室造影可明确是否伴心内畸形。

(三)鉴别诊断

单纯的导管前型主动脉缩窄临床表现与较大儿童的导管后型缩窄相似,但前者无侧支循环,造影可明确诊断。

(四)治疗

1.内科治疗

以洋地黄、利尿剂等药物控制心力衰竭。积极治疗肺部感染。为使动脉导管开放或扩张,可早期应用前列腺素 E 静脉滴注。

2.外科治疗

在婴儿期即进行手术切除缩窄段和切断动脉导管。合并大型室间隔缺损并有严重动力型肺动脉高压时,在切除缩窄段的同时,采用肺动脉环束术能获得最好的成活机会。

(五)预后

50%以上患者死亡年龄在生后 1 个月内,80%以上患者在 3 个月内。术后可能发生吻合口再狭窄,如症状明显,在儿童期应考虑再次手术。

二、导管后型主动脉缩窄

导管后型主动脉缩窄又称成人型主动脉缩窄,约占 90%。

(一)病理生理

血流在狭窄处受阻,使狭窄近端压力增高,头部及上肢血液供应正常或增加,高血压可引起左心室负荷增加、左心室肥厚和劳损。缩窄远端因血流减少而血压下降,下肢尤甚,甚至测不到血压;为增加下肢血液供给,缩窄远端及下半身小动脉代偿性收缩,以维持一定的舒张压,为增加远端的供血形成广泛的侧支循环,将血液自缩窄上部引流至缩窄下部,但下肢仍有供血不足现象,可出现相应症状,并于活动后加剧。

(二)诊断

1.临床表现

(1)症状:多数于儿童期、少数至成人期出现。①由于头部及上肢供血较多,患者上半身发育良好,上肢因高血压可产生头晕、头痛、鼻出血、心悸、气短,可突然晕倒。严重时可发生脑血管意外和心力衰竭。②下半身供血不足,发育较差,并有下肢无力、发凉、麻木、易倦、绞痛或阵痛、间歇性跛行、易患冻疮,下肢外伤后不易愈合等。③侧支循环增粗的血管可产生压迫症状,如压迫椎间神经丛产生胸痛,压迫臂丛神经引起上肢麻木甚至瘫痪,压迫脊髓致下肢瘫痪。部分患者可无症状,体检时被发现,部分因心力衰竭、感染性动脉内膜炎或动脉瘤破裂等并发症被诊断。

(2)体查。①血管体征:上肢脉搏洪大,下肢脉搏细弱或摸不到,且发生在桡动脉搏动之后。上肢高血压,下肢血压低甚至测不到。因供血的差别,下肢发育常落后于上肢。胸骨及锁骨上窝搏动增强,并可于背部肩胛间、腋窝、锁骨上窝、胸骨旁及中上腹部触及甚至见到扩大的侧支血管。在侧支循环的血管区可闻到连续性杂音。②心脏体征:心脏冲动强烈,心界向左下扩大,心底部沿胸骨左缘有 2~3/6 级收缩晚期杂音,向背部及沿侧支循环血管传导,有时最响部位在背部肩胛间,可有震颤。约 1% 的患者在心尖区闻及短促的舒张中期杂音,系肥厚和隆起的室间隔侵犯二尖瓣孔所致。缩窄不严重的患者,体征于年幼时可不出现,至儿童期或成人期才明显。

2.辅助检查

(1)心电图:轻度缩窄时心电图可正常或轻度左心室肥大,呈收缩期负荷加重,S-T 段改变。重度缩窄时电轴左偏,左心室肥大及劳损,T 波倒置,明显的 S-T、T 改变。

(2)X 线检查:心影可正常,但常有左心室增大,升主动脉扩张,搏动强烈。严重者左心房扩大,主动脉弓上左上纵隔阴影增宽,主要系左锁骨下动脉起始部扩张所致。正位片主动脉呈"3"字形,第一个隆起是缩窄前部的主动脉,第二个隆起是狭窄后扩张,而主动脉缩窄部向中线收缩呈一局限性凹陷。食管吞钡检查,于右前斜位呈反"3"字形。扩大的侧支循环血管压迫可致肋骨切迹,多为双侧性,发生在第 3~9 肋,多见于 5 岁后。

(3)超声心动图:胸骨上窝或锁骨下探查可显示缩窄,肋下探查降主动脉见其搏动很弱或无搏动,如与升主动脉比较则更清楚。在胸骨上窝或高位左胸骨旁探查肺动脉主干、动脉导管及降主动脉时,缩窄部位由主动脉后壁缘挡板样凸入管腔,如见前壁有此凸影,为导管的入口,非缩窄所在。多普勒可显示降主动脉内的高速湍流。

(4)心导管检查及心血管造影:因从股动脉逆行插导管检查时,导管通过缩窄处可能穿破管壁,故多采用右上肢肱动脉插管到升主动脉或左心室进行造影。造影能显示缩窄的部位、程度和范围及侧支循环情况。

(三)鉴别诊断

应与多发性大动脉炎、房间隔缺损、室间隔缺损等鉴别。

(四)治疗

1.内科治疗

无症状者不需药物治疗。球囊扩张效果良好,但扩张可损伤管壁的内膜和中膜,使局部发生动脉瘤者仍需手术。端端吻合后发生再缩窄时,球囊扩张引起动脉瘤的机会较少。如补片后再缩窄则不宜球囊扩张。

2.手术治疗

轻度缩窄,上、下肢血压差<6.7 kPa(50 mmHg)者可不手术。手术理想年龄为 5~20 岁。对严重高血压的患者,不论年龄大小均应争取早期手术。对合并心内畸形者以分期矫治为宜。常用方法为缩窄段切除术及对端吻合术、缩窄段切除血管移植术、主动脉缩窄成形术等。

(五)预后

72% 的病例死亡年龄<40 岁,平均年龄 33 岁。死因为高血压、脑出血、心力衰竭、主动脉突然破裂、心内膜炎和动脉内膜炎等。

(张学忠)

第六节 法洛四联症

法洛四联症是一组先天性心血管复合畸形,包括肺动脉狭窄、室间隔缺损、主动脉骑跨及右心室肥厚四种病理变化。发病率在婴儿期约占先天性心脏病总数的3.5%,年长儿则增至10%~12%,最常见的是发绀性先天性心脏病。

一、病理

(一)病理解剖

1.右心室流出道梗阻

右心室流出道梗阻为最主要的病变。梗阻可发生在右心室腔内、右心室漏斗部、肺动脉瓣膜、瓣环,肺动脉及其分支任何部位。漏斗部的狭窄几乎全有,根据右心室漏斗部狭窄发生的部位及程度可分为六型。①低位狭窄:最多见,多为局限性环形狭窄,在狭窄部位与肺动脉瓣之间形成"第三心室";②中间位狭窄:狭窄仍呈环状,但圆锥间隔较低位狭窄为短,在狭窄部位与肺动脉瓣环之间仅有一小腔室;③高位狭窄:狭窄部位近肺动脉瓣处,无漏斗腔可见,肺动脉瓣仍正常;④广泛狭窄:右心室流出道包括肺动脉瓣在内明显发育不良,呈管状狭窄;⑤漏斗部缺如;⑥右心室内异常肌束:右心室中部肥大的异常肌束将右心室隔成高压与低压两个腔,常无肺动脉瓣环或肺动脉狭窄,此型也称法洛四联症右心室双腔心。

肺动脉瓣狭窄为瓣膜交界融合所致,多为二叶瓣畸形,或为隔膜样瓣叶,中间有针尖样小孔。成人瓣膜上常有钙化或赘生物存在。肺动脉瓣环内径婴幼儿<0.7 cm,儿童<1.3 cm,成人<1.6 cm者均造成较严重的狭窄。少数病例肺动脉干及其分支也有狭窄,有的可合并一侧肺动脉缺如。极重者可合并肺动脉闭锁,其肺部血流全部由侧支供应,此时称假性动脉干。

2.室间隔缺损

室间隔缺损多为嵴下型缺损,少部分为干下型缺损。缺损通常较大,为1.5~3.0 cm。

3.主动脉骑跨

主动脉骑跨部分起源于右心室,但在二尖瓣前瓣与主动脉瓣之间有纤维连续。升主动脉较粗大,20%~30%患者主动脉弓右位。

4.右心室肥厚

肺动脉狭窄所致,常较严重,且年龄越大、肥厚越重。

(二)分型

1.无发绀型

右心室流出道梗阻较轻,心室水平由左向右分流,此型少见。

2.典型四联症

右心室流出道梗阻较重,心室水平以右向左分流为主,临床多见。

3.假型动脉干

有肺动脉闭锁,肺血来源于未闭动脉导管或侧支循环。

(三)合并畸形

右位主动脉弓、肺静脉畸形引流、完全性心内膜垫缺损、冠状动脉畸形、主动脉瓣关闭不全、三尖瓣关闭不全等。

(四)病理生理

右心室流出道梗阻[肺动脉和(或)右心室漏斗部狭窄]和室间隔缺损是影响血流动力学的主要病变。如右心室流出道狭窄较轻,且伴有较大的室间隔缺损,左心室压力仍大于右心室,呈左向右分流,肺血偏多,临床可无发绀,而左心房、左心室可能扩大。右心室流出道狭窄较轻,室间隔缺损较小,左向右分流也少,心脏形态学上改变较小或接近正常。如右心室流出道狭窄严重时,右心室收缩压可超过左心室,右心室血通过大的室间隔缺损和骑跨的主动脉而进入左心室和主动脉,使体循环血氧饱和度下降,临床出现发绀,右心室肥厚。如此时室间隔缺损较小,右心室压超过左心室压,右心房也可肥大。主动脉接受左心室血的同时,接受部分右心室血,故逐渐增粗。婴儿早期,由于动脉导管开放,卵圆孔未闭,右心室流出道狭窄较轻,入肺的血液仍较多,所以发绀在 6 个月至 1 岁前常不出现,随着动脉导管和卵圆孔关闭、年龄增大使右心室流出道狭窄更明显,逐渐出现发绀。慢性低氧血症的存在,代偿性产生肺部侧支循环和红细胞增多症。红细胞增多,血红蛋白增加,血液黏滞度增加,易发生血栓,脱落后可致栓塞。

右心室肥厚和主动脉骑跨对血流动力学影响不占主要地位。典型法洛四联症,由于有较大的室间隔缺损,右心室压常不会超过体循环压力,很少发生充血性心力衰竭。

二、诊断

(一)临床表现

1.发绀

少数非发绀型四联症,在婴儿期由左向右分流者,临床上无发绀,易患心力衰竭及呼吸道感染,类似大型室间隔缺损。典型四联症患者,出生时发绀多不明显,6 个月后发绀逐渐明显。婴儿期呈粉红色面容,或偶尔出现轻度发绀。随着生长发育,发绀逐渐加重。患儿皮肤可呈微暗的浅蓝色,巩膜呈灰色,状似结膜炎,舌呈深蓝色,咽部黏膜呈紫色。齿龈经常发炎,稍加按压即可出血。出牙可延迟。

2.气促和缺氧发作

在喂养、啼哭、行走、活动后,气促加重。缺氧发作常在睡眠醒后、哭闹后、大便或喂奶后,感染及缺铁性贫血等可诱发。表现为突然起病,呼吸困难,烦躁不安,发绀加重,哭声微弱,意识丧失,抽搐甚至可发展成瘫痪。发作可持续数分钟或数小时,然后自然恢复,偶尔可致命。发作频繁时期多是出生后 6～18 个月,且与发绀程度无明显关系。发作原因是右心室流出道肌肉痉挛而使血流突然中止,出现肺动脉一时性闭塞,致使脑缺氧,产生晕厥、抽搐。

3.蹲踞

有些婴儿常采取弓背位或胸膝位。较大儿童常不能长时间站立,整日喜静,或保持有利的蹲踞体位。蹲踞是四联症患儿活动后常见的症状,10 岁以后少见,在其他畸形中少见。蹲踞可使下腔静脉回心血量减少,提高动脉血氧饱和度;使外周血管阻力增加,减少右向左分流量,增加肺循环血流量,提高血氧含量。

4.体征

生长发育迟缓,智能可稍落后于同龄儿。发绀、眼结膜充血,口腔黏膜呈紫色,釉质钙化不良。发绀出现数月至数年后可发生杵状指(趾)。脉搏、血压多正常。心前区略饱满,心脏冲动不明显。在胸骨左缘 2～4 肋间及心尖部可听到 3～5/6 级收缩期喷射性杂音,有时伴有收缩期震颤。P2 往往减弱或呈单一。少数无发绀者在剑突上或胸骨左缘 4～5 肋间出现室间隔缺损的全收缩期杂音。肺动脉缺如者可在胸骨右缘闻及杂音。肺动脉闭锁者,由于侧支循环丰富,在胸骨左、右缘及背部可听到广泛的连续性血管杂音。

(二)辅助检查

1.心电图

电轴右偏(＋90°～＋180°)。V1 及 V3R 导联 QRS 波形呈 Rs、RS、R、qR、qRs 或 rsR′型示右心室肥大。少数伴有 ST-T 改变,T 波可直立或倒置。一般 V5、V6 导联 R 电压低,无 q 波出现。无发绀型四联症,V5、V6 导联则可出现 R 电压增高和 T 波直立。右心房肥大时 P 波高尖。

2.X 线检查

典型四联症心影呈"靴形",心尖圆钝上翘,心腰凹陷。心脏多无明显增大,或仅有轻至中度增大,以右心房和右心室增大为主,而左心房、左心室多属正常。肺门影缩小,肺野血管纤细,主动脉结增宽。极重度四联症,肺野有较多侧支循环的网状影。

3.超声心动图

超声心动图存在特征性改变。胸骨旁左心室长轴观示右心室流出道变窄,主动脉内径增宽并骑跨于室间隔上,前连续中断,后连续存在。胸骨旁大动脉短轴观显示大动脉关系正常,肺动脉内径变窄。心尖四腔观有两组房室瓣开放。

4.心导管检查及心血管造影

右心导管检查股动脉血氧饱和度<89%。导管从右心室直接插入主动脉,示有主动脉骑跨。导管难以进入肺动脉,从肺动脉到右心室连续测压,示右心室与肺动脉之间有明显压力阶差,可反映肺动脉狭窄及其类型。右心室显影见主、肺动脉同时显影,可显示右心室流出道变窄和肺动脉狭窄的部位、范围、程度及类型。大动脉关系正常,主动脉内径增宽,骑跨于室间隔之上。右心室显影后左心室相继显影,示右向左分流。极重度四联症显示右心室流出道呈盲端,肺动脉通过主动脉显影后侧支循环或未闭的动脉导管相继显影,肺动脉可能有多处狭窄或发育不良。为了明确肺动脉干及其分支大小、侧支循环血管的来源和数目,往往需主动脉造影。

5.其他

红细胞$(5\sim8)\times10^{12}$/L,Hb 为$(170\sim220)$g/L,血细胞比容$60\%\sim75\%$,若 Hb<150 g/L,考虑有相对性贫血存在。血小板减少,凝血酶原时间延长。

(三)鉴别诊断

(1)肺动脉狭窄合并室间隔缺损及右心室发育不良:生后即有发绀,肺动脉瓣区有长而响亮的收缩期喷射性杂音,P2 呈逆分裂。X 线表现与四联症相似。心电图无右心室肥大表现。超声心动图示右心室腔小、室间隔连续中断、肺动脉狭窄等有助于鉴别。

(2)与室间隔缺损、肺动脉狭窄、法洛五联症、法洛三联症、右心室双出口、永存动脉干等鉴别。

三、治疗

(一)内科治疗

1.防血栓形成

注意液体摄入量,天热、呕吐、腹泻和高热时应预防脱水。

2.预防感染

感染者及时给予抗生素治疗,防止感染性心内膜炎。

3.防脑缺氧发作

限制每天活动量。普萘洛尔 1 mg/(kg·d)口服,如无效可适当增量。伴小细胞低色素贫血时,若Hb<150 g/L,应给予铁剂,必要时可输血 5 mL/kg。

4.治疗脑缺氧发作

立即将其下肢屈曲,置膝胸卧位;吸氧;皮下注射吗啡每次 0.1~0.2 mg/kg,静脉注射 0.9%氯化钠每次 20 mL/kg,监测血氧饱和度仍较低者,再静脉注射 5%碳酸氢钠每次 3~5 mL/kg,或发作未终止者静脉注射盐酸去氧肾上腺素(新福林)每次 0.05~0.1 mg/kg,并静脉维持,随症状好转逐渐减量至停药,或间羟胺 0.2 mg/kg,或甲氧明 0.2 mg/kg,亦可终止发作。如未终止,可用普萘洛尔 0.1 mg/kg 静脉注射以解除流出道痉挛。缺氧发作时禁用洋地黄,以防梗阻加重。

(二)外科治疗

婴儿时期出现严重症状,先姑息手术(锁骨下动脉-肺动脉吻合术或右心室流出道疏通术),3 岁时再行根治术。如一般情况好、3 岁以上、无双侧肺动脉严重发育不良或明显狭窄、左心室发育尚好(左心室舒张期末容积指数≥30 mm/m²)者,可行直视根治术。

四、预后

40%并发脑血管意外,14%发绀病例并发感染性心内膜炎,还可并发脑脓肿和出血倾向。法洛四联症平均死亡年龄 12 岁,严重病例多在 2 岁内死亡。个别患者可活到 60 岁以上。其预后取决于肺动脉瓣口梗阻的程度、侧支循环的数量以及右向左分流量。

(张学忠)

第七节　大动脉错位

大动脉错位是由于大动脉起始部发育异常,导致主动脉和肺动脉的位置颠倒,主动脉位于肺主动脉之前,肺动脉位于主动脉之后的一类复杂性先天性心脏病。即主动脉与解剖右心室相连,肺动脉与解剖左心室相连。若主动脉与解剖左心室相连,肺动脉与解剖右心室相连,仅有大动脉位置异常者称大动脉异位。并根据三个节段的概念将其分为 8 个类型,但临床上统称大动脉错位。

一、完全型大动脉错位

完全型大动脉错位最常见为 SDD,因其为右祥型,又称 D-大动脉错位,发病率占先天性心脏病的 7%～9%,男：女为(2～3)：1。

(一)病理

大动脉起源异常,主动脉在右前或左前,起源于右心室,肺动脉在右后或左后,起源于左心室。主动脉瓣口抬高,其下有圆锥组织,肺动脉瓣与二尖瓣之间有纤维组织相连。

1.分型

Kidd 等将本病分为 4 型。①Ⅰ型：室间隔完整,最常见；②Ⅱ型：室间隔完整伴肺动脉狭窄,最少见；③Ⅲ型：有室间隔缺损；④Ⅳ型：有室间隔缺损及肺动脉狭窄。

从外科治疗考虑将本病分为 2 型：①单纯型(室间隔完整,多伴有房间隔缺损)；②复杂型[伴室间隔缺损和(或)肺动脉狭窄]。

2.合并畸形

房间隔缺损、室间隔缺损、动脉导管未闭、单心室、肺动脉狭窄、主动脉缩窄、主动脉弓离断等。

3.病理生理

由于大动脉起源异常,导致血流从右心房→右心室→主动脉→全身→体静脉→右心房作为一个循环,而左心房血流→左心室→肺动脉→肺→肺静脉→左心房作为另一个并行循环。两个循环间如无沟通,则从肺静脉来的血未被氧化又入主动脉,而从肺静脉来的血并不丢失氧又入肺动脉,这种状况无法生存。当两个循环间有沟通时(如存在房间隔缺损或室间隔缺损等),小容量的分流构成了完全型大动脉错位的真正生理循环。这时回流到右心房经过间隔缺损进入肺动脉的那部分血容量称为"有效肺循环血流量",而回到左心房进入主动脉的那部分血容量称为"有效体循环血流量"。两者的分流量必须相等,否则造成一个循环血量过多,另一个循环血量过少。

(二)诊断

1.临床表现

大多数患者在新生儿期出现典型临床表现。根据新生儿期主要临床表现分为三组。

(1)缺氧及酸中毒组：约占 55%。此组患者无室间隔缺损,或室间隔缺损很小,两循环间交换的血量很少,产生严重缺氧和酸中毒。生后不久即出现发绀和呼吸困难,吸氧无效。典型血气分析：pH 7.0,$PaCO_2$ 4.7 kPa(35 mmHg),PaO_2 3.3 kPa(25 mmHg)。高浓度吸氧试验：吸 100%氧 10 分钟后,氧分压无变化,或仅升高 0.1～0.3 kPa(1～2 mmHg)。体查：呼吸急促,心脏增大,S_2 单一或分裂很窄,可有非特异性收缩期喷射性杂音。发绀和酸中毒日趋加重。

(2)充血性心力衰竭组：约占 40%。多合并大型室间隔缺损,两循环间交换的血量很多,缺氧和酸中毒可不显著,症状出现较晚。在 2～3 个月内出现呼吸困难、发绀及心力衰竭。典型血气分析:pH 7.3～7.4,$PaCO_2$ 正常或偏低,PaO_2 4.0～5.3 kPa(30～40 mmHg),吸纯氧仅能升高 PaO_2 0.4～0.7 kPa(3～5 mmHg)。心力衰竭内科治疗效果不佳。体查:心动过速,呼吸增快,往往有三凹征,肝脏增大,心音强,在胸骨左下缘常有粗糙的全收缩期或长的收缩期喷射性杂音。如有动脉导管未闭伴主动脉缩窄、主动脉弓离断或肺动脉高压,使肺动脉的压力高于降主动脉,则肺动脉内的氧合血向降主动脉灌注,造成下肢发绀轻而上肢发绀重的差异性发绀现象。

(3)肺血减少组:约占 5%。该组患儿左心室流出道梗阻(肺动脉狭窄),且伴有大室间隔缺损。症状出现较上两组更迟,心力衰竭很少,发绀较轻。如动脉导管未闭可致病情突然变化。体查:S2 单一,在胸骨左上缘可听到粗糙收缩期喷射性杂音。

2.辅助检查

(1)心电图:电轴右偏(120°～180°),右心室肥大,呈收缩期负荷过重改变。如无肺动脉狭窄,伴大室间隔缺损或动脉导管未闭者,可有双室肥大,P 波高尖,右心房肥大。

(2)X 线检查:有室间隔缺损、无肺动脉狭窄者心影多增大,肺血多,血管蒂变窄,心脏轮廓呈斜置蛋形,但肺动脉段不凸,可有双室增大。伴室间隔缺损及肺动脉狭窄者心影一般正常或稍大,以右心室大为主,肺血少,肺动脉段凹陷,血管蒂窄,心尖不翘。

(3)超声心动图:胸骨旁左心室长轴观显示两条前后平行的大动脉,前方的大动脉(主动脉)完全起自前方右心室,后方的大动脉(肺动脉)完全起自后方左心室。主动脉后壁与二尖瓣前叶连续中断,而有反光增强的圆锥组织回声。肺动脉后壁与二尖瓣前叶相连续。胸骨旁大动脉短轴观显示两根相对呈圆形结构的大动脉横切面,环形结构为右前、左后排列或呈前后排列,即主动脉在右前、肺动脉在左后的大动脉右错位。环形结构为左前、右后排列,即主动脉在左前、肺动脉在右后的大动脉左错位。心尖及剑下四腔观显示心房、心室连接一致。剑下左心室流出道及大动脉短轴观显示左心室流出道与有头臂血管的主动脉弓相连。

(4)心导管检查及心血管造影:右心导管检查示股动脉血氧饱和度<89%。右心室压力升高与体动脉压力一致,导管从右心室可进入主动脉。无肺动脉狭窄并室间隔缺损者,导管可通过室间隔缺损进入肺动脉。肺动脉压力增高与体动脉压力一致。全肺阻力及肺血管阻力均升高。选择性右心室造影:右心室显影后,主动脉立即显影。造影剂通过室间隔缺损使左心室充盈后显示肺动脉。两条大动脉平行排列,有两个心室。侧位片显示二尖瓣前瓣不与主动脉后瓣相连续,而直接与肺动脉相连续。

(三)鉴别诊断

应与右心室双出口中 Taussig-Bing 综合征鉴别。两者病理解剖及超声显像相似。唯一鉴别点是完全型大动脉错位中肺动脉完全起自左心室,而 Taussig-Bing 综合征肺动脉骑跨在室间隔上。

(四)治疗

1.内科治疗

控制心力衰竭,纠正缺氧和酸中毒。

2.外科治疗

(1)姑息手术:对于单纯大动脉错位,可行气囊房间隔造口术或 Blalock-Hanlon 房间隔造瘘术,以增加心房水平分流,提高动脉血氧。对于并存室间隔缺损,伴肺血增多或肺动脉高压,可行肺动脉环束术。如合并严重肺动脉狭窄,肺血减少,可行锁骨下动脉-肺动脉吻合或上腔静脉-右肺动脉吻合术。

(2)矫正手术:可采用房内改道(Mustard 手术或 Senning 手术)。对于复杂性大动脉错位,可采用 Rastelli 手术。近年大动脉转换术认为是治疗大动脉错位较理想的手术。术中将升主动脉与肺动脉在起始部切断,互换位置,并做冠状动脉移植。

(五)预后

预后差,80%～90%病例在 1 岁内死亡。手术死亡率 Mustard 手术为 24%,Senning 手术为 18%。

二、矫正型大动脉错位

矫正型大动脉错位最常见为 SLL,因其为左祥型,故有将其称为 L-大动脉错位。发病率占先天性心脏病的 0.9%。

(一)病理

1.病理解剖

L-大动脉错位患者在胚胎发育过程中,心管向左弯曲,使解剖右心室位于左侧,引流入主动脉,接受肺静脉和左心房来的血,而使解剖左心室位于右侧,引流入肺动脉,接受从体静脉和右心房来的血。由于心室反位,导致冠状动脉反位,使前降支由右冠状动脉发出。传导系统也反位,正常位置的房室结不发出房室束,而在前方右心耳的开口有另一房室结的"副结"发出房室束,如合并有室间隔缺损,房室束不从缺损的后下缘,而是从其前上缘向前延伸。左束支位于室间隔右侧,右束支位于室间隔左侧,呈镜像分布,导致室间隔除极起始方向由右向左。

2.合并畸形

本病多伴有其他畸形,以室间隔缺损(80%)、肺动脉狭窄(70%)、三尖瓣关闭不全(1/3)较常见。其他有房间隔缺损、动脉导管未闭、主动脉缩窄,瓣膜异常如主动脉瓣及二尖瓣、三尖瓣狭窄和(或)关闭不全、闭锁等。心脏位置也可异常,如右位心、右旋心、中位心、孤立性左旋心等。

3.病理生理

如不合并其他畸形,则血液循环从腔静脉→右心房→解剖左心室→肺动脉→肺→肺静脉→左心房→解剖右心室→主动脉→全身,血流动力学无改变,心功能可保持良好。如合并其他畸形,则产生相应的血流动力学改变。

(二)诊断

1.临床表现

不合并其他畸形者可无任何症状。随着畸形的不同,临床表现差异很大,可分为三组。

(1)左向右分流组:包括合并室间隔缺损或单心室而无明显肺动脉高压的病例。症状出现早,表现为气促、乏力、体重不增、心力衰竭、易患呼吸道感染。体查:可有心前区隆起、心脏扩大及合并畸形的杂音。

(2)发绀组:伴肺动脉狭窄,肺血减少,由右向左分流。主要表现为发绀和缺氧发作,也可有生长延缓、蹲踞和杵状指(趾)。由于肺动脉瓣向后下方移位,肺动脉狭窄的杂音往往在胸骨左缘较低部位,甚至在主动脉瓣区最响。

(3)室间隔完整组:此型最少,常有左侧房室瓣(三尖瓣)关闭不全的杂音或有心律失常的表现。因心脏位置并列,室间隔呈矢状面,因此三尖瓣关闭不全的杂音常在胸骨旁第 4 肋间处最响,而不在心尖部。

此外,由于主动脉瓣位于前方,靠近胸壁,在胸骨左缘第 3 肋间中间部可闻及单一响亮的 S2,往往可扪及震颤。肺动脉瓣因在后面关闭音多听不到。

2.辅助检查

(1)心电图:电轴右偏,个别左偏。右心室肥大呈收缩期负荷改变,V1 及 V3R 导联有 Q 波,左侧心前区导联无 Q 波,RV6 电压高提示左侧房室瓣关闭不全。可有一度房室传导阻滞(50%)、完全性房室传导阻滞(10%~55%)、房性心律失常和预激综合征(A 型或 B 型)、左心房或右心房肥大。

(2)X 线检查:SLL 型多见右旋心,IDD 型多见左旋心。心胸比值多在正常范围内,伴肺动脉狭窄时肺血减少。有大的左向右分流者,心脏常明显增大,肺血增多。90%看不到肺动脉总干和左肺动脉,代之以平直的左位升主动脉。

(3)超声心动图:胸骨旁左心室长轴观显示一粗大靠前的主动脉回声,主动脉后壁回声增粗增强,主动脉下方的房室瓣回声较小,右心室流出道变窄,室间隔回声界限不清。胸骨旁或心尖四腔观显示两条呈"八"字形的肺静脉与左侧心房交通,可判断为心房正位。室间隔左侧面及左侧心内膜回声粗糙,房室瓣位置较低,靠近心尖处有一响亮的带状回声。室间隔右侧面及右侧心内膜回声细。胸骨旁大动脉短轴观可见主动脉瓣在左前,肺动脉瓣在右后,显示大动脉左错位。

(4)心导管检查及心血管造影:导管不能从正常位置进入解剖左心室和肺动脉,而容易跨过室间隔缺损进入主动脉。右心室造影:显示为解剖左心室与肺动脉相连,肺动脉低且在后方。造影剂通过室间隔缺损进入左心室,显示其为形态学右心室,与主动脉相连。左、右两个心室呈并列位置,室间隔呈矢状平面。左心室造影时可见心房显影,示有左侧房室瓣关闭不全。右心房造影时显示右心房在右侧,左心房在左侧,为心房正位。

(三)鉴别诊断

因由右向左分流及存在肺动脉瓣狭窄应与法洛四联症鉴别。且室间隔缺损者应与单心室鉴别。参见相关章节。

(四)治疗

1.内科治疗

控制心律失常,治疗心力衰竭。

2.外科治疗

针对合并畸形,手术基本方法同一般心内直视手术。但应采用解剖右心室切口,对室间隔缺损修补操作方便,术后不出现传导阻滞。对合并肺动脉瓣狭窄者,为防止出现传导阻滞,可在右心室与肺动脉间做心外通道(Rastelli 手术)。

(五)预后

预后取决于合并畸形及心律不齐的迟早和严重性。不合并其他畸形者,35 岁以前很少发生心力衰竭,能正常生活,但运动耐力有限。手术死亡率为 10%,术后 10 年生存率为 75%。

（张学忠）

第八节　三尖瓣下移畸形

三尖瓣下移畸形为三尖瓣向心室侧移位,使右心室被三尖瓣分成两部分,位于心房侧称"房化右心室",位于三尖瓣下方称"功能右心室"。其发病率在先天性心脏病中低于 1%。

一、病理

主要病理改变为三尖瓣下移和三尖瓣畸形。三尖瓣前瓣多正常,常与后瓣融合成唯一有功能的帆状大瓣。下移主要是隔瓣和后瓣,并附着于房室环下面的室间隔和右心室壁的不同部位,下移的瓣叶多有畸形或发育不全。三尖瓣环至下移的三尖瓣以上为房化右心室,此处右心室壁很薄。下移的三尖瓣至心尖部为功能右心室,此处右心室壁可代偿性肥厚。

(一)分型

根据病理改变分为两型。

1.Ⅰ型

无瓣型,仅有三尖瓣和瓣下结构的遗迹。

2.Ⅱ型

有瓣型,三尖瓣前瓣增大为其特点,又分为 3 个亚型:①三尖瓣的 3 个交界融合;②三尖瓣的 3 个交界无融合;③前后瓣之间的交界融合,房化右心室和三尖瓣环较大,隔瓣发育不良或缺如。

(二)合并畸形

大多有卵圆孔未闭或继发孔型房间隔缺损,偶见原发孔型房间隔缺损。其他如室间隔缺损、肺动脉狭窄或闭锁、动脉导管未闭、法洛四联症等。

（三）病理生理

轻者瓣膜功能正常。重者三尖瓣口较小,右心室残腔窄,阻碍进肺血流。畸形的瓣叶于收缩期不能闭合,形成关闭不全。三尖瓣的狭窄和反流,使右心房扩大,压力增高,当压力超过左心房时由右向左分流而产生发绀。当心房收缩时,血液由右心房流入房化右心室,心室收缩时,房化心室的血液又向心房反流。这种"反常活动"影响血液从右心房充盈"功能右心室",使右心房容量急剧增加,压力升高,导致右心衰竭。

二、诊断

（一）临床表现

轻者可无症状,或仅易疲劳、气短及心悸等。一般病例可有发绀、心力衰竭、心脏杂音及发育落后,常发生心动过速,尤其伴发绀者更提示本病。约半数患儿于新生儿期有发绀,之后消失,于 5～10 岁时又出现发绀,严重者可为死胎或生后不久死亡。体查:脉搏细小,血压正常或偏低,脉压小。体格发育落后,可有发绀及轻度杵状指（趾）。心前区稍隆起,心前区下部搏动减弱,而上方胸骨左缘外侧搏动增强。S1 或 S2 分裂,S3 常可听到,心房收缩的 S4 亦可听到,故称"三音律"或"四音律"。心前区可听到三尖瓣关闭不全的收缩期杂音,舒张期杂音可有可无,或有心包摩擦音。晚期可见肝脏增大、下肢水肿、颈静脉怒张等。

（二）辅助检查

1.心电图

患者典型表现为右心房肥大,P-R 间期延长,完全性或不完全性右束支传导阻滞,胸导联 R 波电压低,电轴常左偏。约 1/3 患者频发阵发性心动过速,往往为房性阵发性心动过速、心房扑动或心房颤动,25％伴 B 型预激综合征。半数在 V1 导联有 q 波,有时 V4 导联仍有 q 波,T 波倒置,此图形被认为系本病的特征性表现。

2.X 线检查

心影偶可正常,但多有特征性改变。心脏呈球形,肺血减少。肺动脉段不凸出,升主动脉细小,右心房增大明显。

3.超声心动图

M 超示三尖瓣关闭延迟＞62 毫秒。B 超于心尖四腔观示三尖瓣隔叶下移,附着于室间隔的不同部位,以二尖瓣为参照,均超过 2.0 cm,多数患者下移到心尖。隔叶和后叶下移严重时,前叶亦有下移。此外,可见右心房扩大,壁薄的房化右心室运动异常。多普勒检查可发现三尖瓣反流。剑下四腔观并伴有房间隔缺损的患者,房间隔回声显示更加清晰。

4.心导管检查及心血管造影

心导管检查有一定危险性,当怀疑合并其他畸形时可考虑进行。股动脉血氧饱和度偏低,右心房压增高,导管极易通过房间交通进入左心房,易在右心房内打圈,不易进入右心室。右心房造影显示巨大的右心房显影超过半个心影大小,造影剂在心内缘形成双切迹（下移的三尖瓣和瓣环）,动态观察右心房和房化右心室出现反常活动,右心房排空延迟,功能右心室和肺动脉显影不清。如有房间隔缺损,则右心房先于肺动脉显影。

三、鉴别诊断

本病应与法洛四联症、法洛三联症、单纯性肺动脉瓣狭窄、心包炎等鉴别。

四、治疗

（一）内科治疗

无症状者不予治疗,但应限制重体力活动。婴儿期心力衰竭用洋地黄及利尿剂等治疗。如出生后头几天出现症状,除强心、利尿外,尚应给氧以降低肺血管阻力。有心动过速、栓塞等,应相应治疗。

(二)外科治疗

心功能Ⅰ、Ⅱ级者能进行日常生活，一般不需手术治疗。心功能Ⅲ、Ⅳ级尤其是严重发绀和心力衰竭者，应手术治疗。手术年龄以＞12岁为宜。手术方法：过去多主张换瓣，现认为只要前瓣发育好，尽可能做三尖瓣成形术，使三尖瓣变为单瓣化三尖瓣，同时行房化右心室折叠或切除。

五、预后

死亡年龄＜1岁占5％，＜10岁占25％，多数为20～40岁。但亦有报道存活达79岁者。进入肺血流困难的程度决定预后的好坏，如入肺血流少，心脏进行性扩大，预后凶险。如发生心律失常可致猝死。一旦发生心房颤动或心胸比值＞0.65者预后差。

（张学忠）

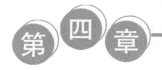

心脏瓣膜病

第一节 二尖瓣狭窄

一、病因与病理

(一)风湿热

虽然近几十年来风湿性心脏瓣膜病的发生率逐年降低,但仍是临床上二尖瓣狭窄(mitral stenosis, MS)的常见病因。风湿性心脏病患者中约 25% 为单纯二尖瓣狭窄,40% 为二尖瓣狭窄并二尖瓣关闭不全。其中女性患者占 2/3。一般而言,从急性风湿热发作到形成重度二尖瓣狭窄,至少需 2 年,在温带气候大多数患者能保持十年以上的无症状期。风湿热反复多次发作者易罹患二尖瓣狭窄。

风湿性二尖瓣损害,早期病理变化为瓣膜交界处和基底部发生水肿、炎症及赘生物形成。随后由于纤维蛋白的沉积和纤维性变,发生瓣叶交界处粘连、融合,瓣膜增粗、硬化、钙化,腱索缩短并相互粘连,限制瓣膜的活动与开放,致使瓣口狭窄,与鱼嘴或钮孔相似。一般后瓣病变程度较前瓣重,后瓣显著增厚、变硬、钙化、缩短,甚至完全丧失活动能力,而前瓣仍能上下活动者并不罕见。

(二)二尖瓣环及环下区钙化

二尖瓣环及环下区钙化常见于老年人退行性变。尸检发现,50 岁以上人群中约 10% 有二尖瓣环钙化。其中糖尿病患者尤为多见,女性比男性多 2~3 倍,超过 90 岁的女性患者二尖瓣环钙化率高达 40%以上。偶见于年轻人,可能与合并马方综合征或钙代谢异常有关。

瓣环钙化可影响二尖瓣的正常启闭,引起狭窄和(或)关闭不全。钙化通常局限于二尖瓣的瓣环处,多累及后瓣。然而,最近研究表明,老年人二尖瓣环钙化,其钙质沉着主要发生于二尖瓣环的前方及后方,而非真正的瓣环处,钙化延伸至膜部室间隔或希氏束及束支时,可引起心脏传导功能障碍。

(三)先天性发育异常

单纯先天性二尖瓣狭窄甚为少见。

(四)其他罕见病因

如结缔组织疾病、恶性肿瘤、多发性骨髓瘤等。

二、病理生理

正常人二尖瓣开放时瓣口面积为 4~6 cm²。当瓣口面积<2.5 cm² 时,才会出现不同程度的临床症状。临床上根据瓣口面积缩小程度不同,将二尖瓣狭窄分为轻度(2.5~1.5 cm²)、中度(1.5~1.0 cm²)、重度(<1.0 cm²)狭窄。根据二尖瓣狭窄程度和代偿状态分为如下 3 期(见图 4-1)。

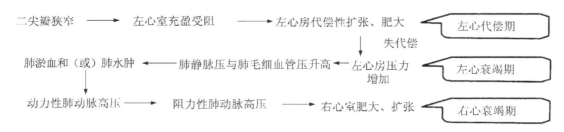

图 4-1 二尖瓣狭窄血流动力学图解

(一)左心代偿期

轻度二尖瓣狭窄时,只需在心室快速充盈期、心房收缩期存在压力梯度,血液便可由左心房充盈左心室。因此左心房发生代偿性扩张及肥大以增强收缩力,延缓左心房压力的升高。此期内,临床上可在心尖区闻及典型的舒张中、晚期递减型杂音,收缩期前增强(左心房收缩引起)。患者无症状,心功能完全代偿,但有二尖瓣狭窄的体征(心尖区舒张期杂音)和超声心动图改变。

(二)左心衰竭期

随着二尖瓣狭窄程度的加重,左心房代偿性扩张、肥大及收缩力增强难以克服瓣口狭窄所致血流动力学障碍时,房室压力梯度必须存在于整个心室舒张期。房室压力阶差在 2.7 kPa(20 mmHg)以上,才能维持安静时心排血量,因此左心房压力升高。由于左心房与肺静脉之间无瓣膜存在,当左心房压力升至 3.3~4.0 kPa(25~30 mmHg)时,肺静脉与肺毛细血管压力亦升至 3.3~4.0 kPa(25~30 mmHg),超过血液胶体渗透压水平,引起肺毛细血管渗出。若肺毛细血管渗出速度超过肺淋巴管引流速度,可引起肺顺应性下降,发生呼吸功能障碍和低氧血症。同时,血浆及血细胞渗入肺泡内,可引起急性肺水肿,出现急性左心房衰竭表现。本期患者可出现劳力性呼吸困难,甚至端坐呼吸、夜间阵发性呼吸困难,听诊肺底可有湿啰音,胸部 X 线检查常有肺淤血和(或)肺水肿征象。

(三)右心衰竭期

长期肺淤血可使肺顺应性下降。早期,由于肺静脉压力升高,可反射性引起肺小动脉痉挛、收缩,肺动脉被动性充血而致动力性肺动脉高压,尚可逆转。晚期,因肺小动脉长期收缩、缺氧,致内膜增生、中层肥厚,肺血管阻力进一步增高,加重肺动脉高压。肺动脉高压虽然对肺毛细血管起着保护作用,但明显增加了右心负荷,使右心室壁肥大、右心腔扩大,最终引起右心衰竭。此时,肺淤血和左心房衰竭的症状反而减轻。

三、临床表现

(一)症状

1.呼吸困难和乏力

当二尖瓣狭窄进入左心房衰竭期时,可产生不同程度的呼吸困难和乏力,是二尖瓣狭窄的主要症状。前者为肺淤血所引起,后者是心排血量减少所致。早期仅在劳动、剧烈运动或用力时出现呼吸困难,休息即可缓解,常不引起患者注意。随狭窄程度的加重,日常生活甚至静息时也感气促,夜间喜高枕,甚至不能平卧,须采取半卧位或端坐呼吸,上述症状常因感染(尤其是呼吸道感染)、心动过速、情绪激动、心房颤动诱发或加剧。

2.心悸

心慌和心前区不适是二尖瓣狭窄的常见早期症状。早期与偶发的房性期前收缩有关,后期发生心房颤动时心慌常是患者就诊的主要原因。自律性或折返活动引起的房性期前收缩,可刺激左心房易损期而引起心房颤动,由阵发性逐渐发展为持续性。而心房颤动又可引起心房肌的弥漫性萎缩,导致心房增大及不应期、传导速度更加不一致,最终导致不可逆心房颤动。快心室率心房颤动时,心室舒张期缩短,左心室充盈减少,左心房压力升高,可诱发急性肺水肿的发生。

3.胸痛

15％的患者主诉胸痛,其产生原因有:①心排血量下降,引起冠状动脉供血不足,或伴冠状动脉粥样硬化和(或)冠状动脉栓塞。②右心室压力升高,冠状动脉灌注受阻,致右心室缺血。③肺动脉栓塞,常见于右心衰竭患者。

4.咯血

咯血发生于10％的患者。二尖瓣狭窄并发的咯血有如下几种。

(1)突然出血,出血量大,有时称为肺卒中,却很少危及生命。因为大出血后,静脉压下降,出血可自动停止。此种咯血是由于突然升高的左心房和肺静脉压传至薄而扩张的支气管静脉壁使其破裂所致,一般发生于病程早期。晚期,因肺动脉压力升高,肺循环血流量有所减少,该出血情况反而少见。

(2)二尖瓣狭窄患者,因支气管水肿罹患支气管炎的机会增多,若支气管黏膜下层微血管破裂,则痰中带有血丝。

(3)粉红色泡沫痰,急性肺水肿的特征性表现,是肺泡毛细血管破裂,血液、血浆与空气互相混合的缘故。

(4)暗红色血液痰,是病程晚期周围静脉血栓脱落引起肺栓塞时的表现。

5.血栓栓塞

左心房附壁血栓脱落引起动脉栓塞,是二尖瓣狭窄常见的并发症。在抗凝治疗和手术治疗时代前,二尖瓣病变患者中,约1/4死亡继发于栓塞,其中80％见于心房颤动患者。若为窦性心律,则应考虑一过性心房颤动及潜在感染性心内膜炎的可能。35岁以上的患者合并心房颤动,尤其伴有心排血量减少和左心耳扩大时是形成栓子的最危险时期,主张接受预防性抗凝治疗。

6.吞咽困难、声嘶

增大的左心房压迫食管,扩张的左肺动脉压迫左喉返神经导致吞咽困难、声嘶。

7.感染性心内膜炎

增厚、钙化的瓣膜少发。

8.其他

肝大、体静脉压增高、水肿、腹水,均为重度二尖瓣狭窄伴肺血管阻力增高及右心衰竭的症状。

(二)体征

重度二尖瓣狭窄患者常有"二尖瓣面容"——双颧呈绀红色。右心室肥大时,心前区可扪及抬举性搏动。

1.二尖瓣狭窄的心脏体征

(1)心尖冲动正常或不明显。

(2)心尖区 S_1 亢进是二尖瓣狭窄的重要特点之一。二尖瓣狭窄时,左心房压力升高,舒张末期左心房室压力阶差仍较大。且左心室舒张期充盈量减少,二尖瓣前叶处于心室腔较低位置,心室收缩时,瓣叶突然快速关闭,可产生亢进的拍击样 S_1。S_1 亢进且脆,说明二尖瓣前叶活动尚好;若 S_1 亢进且闷,则提示前叶活动受限。

(3)开瓣音亦称二尖瓣开放拍击音,由二尖瓣瓣尖完成开放动作后瓣叶突然绷紧而引起,发生在二尖瓣穹隆进入左心室的运动突然停止之际。

(4)心尖部舒张中、晚期递减型隆隆样杂音,收缩期前增强,是诊断二尖瓣狭窄的重要体征。心室舒张二尖瓣开放的瞬间,左心房室压力梯度最大,产生杂音最响。随着左心房血液充盈到左心室,房室压力梯度逐渐变小,杂音响度亦逐渐减轻。最后左心房收缩将15％～25％的血液灌注于左心室,产生杂音的收缩期前增强部分。心房颤动患者,杂音收缩期前增强部分消失。但据 Criley 报道,此时若左心房压力超过左心室压力 1.3 kPa(10 mmHg)或更高,则可有收缩期前增强部分。

二尖瓣狭窄的舒张期杂音于左侧卧位最易听到。对于杂音较轻者,可嘱运动、咳嗽、用力呼气或吸入亚硝酸异戊酯等方法使杂音增强。拟诊二尖瓣狭窄而又听不到舒张期杂音时,可嘱患者轻微运动(仰卧起坐 10 次)后左侧卧位,或左侧卧位后再深呼吸或干咳数声,杂音可于最初 10 个心动周期内出现。杂音响度还与瓣口狭窄程度及通过瓣口的血流量和血流速度有关。在一定限度内,狭窄愈重,杂音愈响。但若狭窄超过某一范围,以致在左心室形成漩涡不明显或不引起漩涡,反而使杂音减轻或消失。后者即所谓的"无声性二尖瓣狭窄"。

2.肺动脉高压和右心室肥大的体征

(1)胸骨左缘扪及抬举性搏动。

(2)P_2亢进、S_2分裂,肺动脉高压可引起S_2的肺动脉瓣成分亢进,肺动脉压进一步升高时,右心室排血时间延长,S_2分裂。

(3)肺动脉扩张,于胸骨左上缘可闻及短的收缩期喷射性杂音和递减型高调哈气性舒张早期杂音(Graham Steell 杂音)。

(4)右心室肥大伴三尖瓣关闭不全时,胸骨左缘四五肋间有全收缩期吹风样杂音,吸气时增强。

四、辅助检查

(一)心电图检查

中、重度二尖瓣狭窄,可显示特征性改变。左心房肥大(P波时限＞0.12秒,并呈双峰波形,即所谓"二尖瓣型P波",见图4-2),是二尖瓣狭窄的主要心电图特征,可见于90％的显著二尖瓣狭窄伴窦性心律者。心房颤动时,V_1导联颤动波幅超过0.1 mV,也提示存在心房肥大。

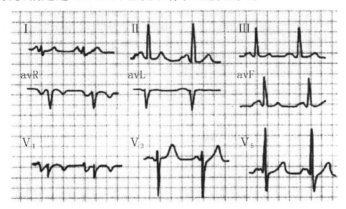

图 4-2　左心房肥大:二尖瓣型 P 波

右心室收缩压低于9.3 kPa(70 mmHg)时右心室肥大少见;介于9.3～13.3 kPa(70～100 mmHg)之间时,约50％患者可有右心室肥大的心电图表现;超过13.3 kPa(100 mmHg)时,右心室肥大的心电图表现一定出现(见图4-3)。

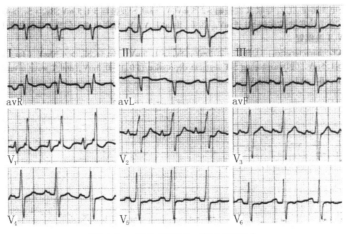

图 4-3　左心房肥大,右心室肥大

心律失常在二尖瓣狭窄患者早期可表现为房性期前收缩。频发和多源房性期前收缩往往是心房颤动的先兆。左心房肥大的患者容易出现心房颤动。

（二）X 线检查

轻度二尖瓣狭窄心影可正常。左心房肥大时，正位片（见图 4-4）可见增大的左心房在右心室影后面形成一密度增高的圆形阴影，使右心室心影内有双重影。食管吞钡检查，在正位和侧位（见图 4-5）分别可见食管向右向后移位。

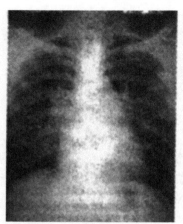

图 4-4　心脏左缘中段丰满，右缘右心房之上左心房凸出呈双弓

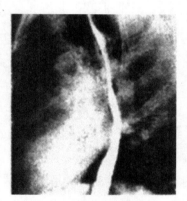

图 4-5　食管下段受左心房压迫向后移位，肺动脉圆锥隆起

肺动脉高压和右心室肥大时，正位片示心影呈"梨形"，即"二尖瓣型"心，尚可见左主支气管上抬。肺部表现主要为肺淤血，肺门阴影加深。由于肺静脉血流重新分布，常呈肺上部血管阴影增多而下部减少。肺淋巴管扩张，在正位及左前斜位可见右肺外下野及肋膈角附近有水平走向的纹状影，即 Kerley B 线，偶见 Kerley A 线（肺上叶向肺门斜行走行的纹状影）。此外，长期肺淤血尚可引起肺野内含铁血黄素沉积点状影。

严重二尖瓣狭窄和老年性瓣环及环下区钙化者，胸片相应部位可见钙化影。

（三）超声心动图（UCG）检查

UCG 是诊断二尖瓣狭窄较有价值的无创伤性检查方法，有助于了解二尖瓣的解剖和功能情况。

1.M 型 UCG

（1）直接征象：二尖瓣前叶活动曲线和 EF 斜率减慢，双峰消失，前后叶同向运动，形成所谓"城墙样"图形（见图 4-6）。

（2）间接征象：左心房肥大，肺动脉增宽，右心房、右心室肥大。

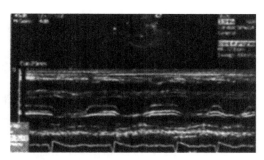

图 4-6　M 型左心室波群显示右心室增大,二尖瓣前叶 EF 斜率减慢,呈城墙样改变

2.二维 UCG(见图 4-7)

(1)直接征象:二尖瓣叶增厚,回声增强,活动僵硬,甚至钙化,二尖瓣舒张期开放受限,瓣口狭窄,交界处粘连。

(2)间接征象:瓣下结构钙化,左心房附壁血栓。

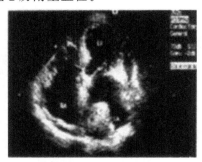

图 4-7　二尖瓣开放受限,左心房顶部可见团块状血栓附着

3.多普勒 UCG

二尖瓣口可测及舒张期高速射流频谱,左心室内可有湍流频谱,测定跨二尖瓣压力阶差可判定狭窄的严重程度。彩色多普勒检查可显示舒张期二尖瓣口高速射流束及多色镶嵌的反流束(见图 4-8)。

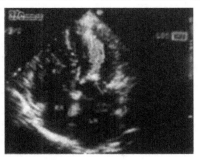

图 4-8　舒张期二尖瓣口高速射流束及多色镶嵌的反流束

4.经食管 UCG

采用高频探头,直接在左心房后方探查。此法在探查左心房血栓方面更敏感,可达 90% 以上。

(四)心导管检查

仅在决定是否行二尖瓣球囊扩张术或外科手术治疗前,需要精确测量二尖瓣口面积及跨瓣压差时才做心导管检查。

(五)其他检查

抗链球菌溶血素 O(ASO)滴度 1:400 以上,血沉加快,C 反应蛋白阳性等,尤见于风湿活动患者。长期肝淤血患者可有肝功能指标异常。

二尖瓣狭窄的临床表现及实验室检查与血流动力学变化密切相关,血流动力学发展的每一阶段,均可引起相应的临床表现及实验室检查结果。

五、并发症

(一)心房颤动

心房颤动见于晚期患者。左心房肥大是心房颤动持续存在的解剖学基础。出现心房颤动后,心尖区舒张期隆隆样杂音可减轻,且收缩期前增强消失。心房颤动早期可能是阵发性的,随着病程发展多转为持续性心房颤动。

(二)栓塞

栓塞多见于心房颤动患者,以脑梗死多见。栓子也可到达全身其他部位。

(三)急性肺水肿

这是重度二尖瓣狭窄严重而紧急的并发症,病死率高。往往由于剧烈体育活动、情绪激动、感染、妊娠或分娩、快心室率心房颤动等诱发,可导致左心室舒张充盈期缩短,左心房压升高,进一步引起肺毛细血管压升高,致使血浆渗透到组织间隙或肺泡,引起急性肺水肿。患者突发呼吸困难、不能平卧、发绀、大汗、咳嗽及咯粉红色泡沫样浆液痰,双肺布满湿啰音,严重者可昏迷或死亡。

(四)充血性心力衰竭

晚期 $50\%\sim75\%$ 的患者发生右心充血性心力衰竭,是此病常见的并发症及主要致死原因。呼吸道感染为心力衰竭常见诱因,年轻女性妊娠、分娩常为主要诱因。临床上主要表现为肝区疼痛、食欲缺乏、黄疸、水肿、尿少等症状,体检有颈静脉怒张、肝大、腹水及下肢水肿等。

(五)呼吸道感染

二尖瓣狭窄患者,常有肺静脉高压、肺淤血,因此易合并支气管炎、肺炎。

(六)感染性心内膜炎

单纯二尖瓣狭窄较少发生。风湿性瓣膜病患者在行牙科手术或其他能引起菌血症的手术时,应行抗生素预防治疗。

六、诊断与鉴别诊断

根据临床表现,结合有关实验室检查,尤其是超声心动图检查多能做出诊断。但应与其他引起心尖部舒张期杂音的疾病相鉴别(见表 4-1)。

表 4-1　其他疾病引起的心尖部舒张期杂音特点

相对性二尖瓣狭窄	严重的二尖瓣关闭不全左向右分流的先天性心脏病,如 VSD、PDA 等,此杂音的产生是由于血容量增加,致二尖瓣相对狭窄所致
Carey-Coombs 杂音	急性风湿热时活动性二尖瓣瓣膜炎征象。该杂音柔和,发生于舒张早期,变化较大,比器质性二尖瓣狭窄的音调高,可能由严重的二尖瓣反流通过非狭窄的二尖瓣口所致,也可能是一短的紧随 S_3 的杂音
Austin-Flint 杂音	见于主动脉瓣关闭不全等疾病。该杂音历时短,性质柔和,吸入亚硝酸异戊酯后杂音减轻应用升压药后杂音可增强
三尖瓣狭窄	慢性肺心病患者,由于右心室肥大,心脏顺时针转位,可在心尖部听到三尖瓣相对性狭窄所致的杂音
左心房黏液瘤	左心房黏液瘤部分堵塞二尖瓣口所致,与体位有关

七、治疗

狭窄程度轻且无明显临床症状者,无须治疗,应适当避免剧烈运动。风湿热后遗症者应预防风湿热复发。有症状的二尖瓣患者,应予以积极治疗。

(一)内科治疗

1.一般治疗

(1)适当休息,限制钠盐摄入量(2 g/d),使用利尿剂,通过减轻心脏前负荷改善肺淤血症状。

(2)急性肺水肿的处理:洋地黄的应用需谨慎。因洋地黄可增强右心室收缩力,有可能使右心室射入肺动脉内的血量增多,导致肺水肿的加重。但可应用常规负荷量的 1/2～2/3。其目的是减慢心率而非增加心肌收缩力,以延长舒张期,改善左心室充盈,提高左心室搏出量。适合于合并快心室率心房颤动和室上性心动过速者。

(3)栓塞性并发症的处理:有体循环栓塞而不能手术治疗的患者,可口服抗凝剂,如华法林等。对于有栓塞危险的患者,包括心房颤动、40 岁以上伴巨大左心房者,也应接受口服抗凝药治疗。

(4)心律失常的处理:快心室率心房颤动应尽快设法减慢心室率,可使用洋地黄类药物。若疗效不满意,可联合应用地尔硫䓬、维拉帕米或 β 受体阻滞剂。对于轻度二尖瓣狭窄患者,不伴巨大左心房,心房颤动<6 个月,可考虑药物复律或电复律治疗。

2.介入治疗

经皮球囊二尖瓣成形术(PBMV)是治疗二尖瓣狭窄划时代的进展。患者无须开胸手术,痛苦小,康复快,且具有成功率高、疗效好的特点。

(1)PBMV 的适应证:①中、重度单纯二尖瓣狭窄,瓣叶柔软,无明显钙化,心功能Ⅱ、Ⅲ级是 PBMV最理想的适应证;轻度二尖瓣狭窄有症状者亦可考虑;心功能Ⅳ级者需待病情改善,能平卧时才考虑。②瓣叶轻、中度钙化并非禁忌,但若严重钙化且与腱索、乳头肌融合者,易并发二尖瓣关闭不全,因此宜做瓣膜置换手术。③合并慢性心房颤动患者,心腔内必须无血栓。④合并重度肺动脉高压,不宜外科手术者。⑤合并轻度二尖瓣关闭不全,左心室无明显肥大者。⑥合并轻度主动脉瓣狭窄或关闭不全,左心室无明显肥大者。

(2)PBMV 禁忌证:①合并中度以上二尖瓣关闭不全。②心腔内有血栓形成。③严重钙化,尤其瓣下装置病变者。④风湿活动。⑤合并感染性心内膜炎。⑥妊娠期,因放射线可影响胎儿,除非心功能Ⅳ级危及母子生命安全。⑦全身情况差或合并其他严重疾病。⑧合并中度以上的主动脉狭窄和(或)关闭不全。

(二)外科治疗

目的在于解除瓣口狭窄,增加左心搏出量,改善肺血循环。

1.手术指征

凡诊断明确,心功能Ⅱ级以上,瓣口面积<1.2 cm² 而无明显禁忌证者,均适合手术治疗。严重二尖瓣狭窄并发急性肺水肿患者,如内科治疗效果不佳,可行急诊二尖瓣扩张术。

2.手术方式

手术方式包括闭式二尖瓣分离术、直视二尖瓣分离术、瓣膜修补术或人工瓣膜替换术。

八、预后

疾病的进程差异很大,从数年至数十年不等。预后主要取决于狭窄程度及心脏肥大程度,是否多瓣膜损害及介入、手术治疗的可能性等。

一般而言,首次急性风湿热发作后,患者可保持 10～20 年无症状。然而,出现症状后如不积极进行治疗,其后 5 年内病情进展非常迅速。研究表明,有症状的二尖瓣狭窄患者 5 年死亡率为 20%,10 年死亡率为 40%。

(李延来)

第二节　二尖瓣关闭不全

一、病因

二尖瓣关闭不全(mitral incompetence,MI)严格来说不是一种原发病,而是一种临床综合征。任何引起二尖瓣复合装置包括二尖瓣环、瓣膜、腱索、乳头肌病变的因素都可导致二尖瓣关闭不全,其诊断容易但确定病因难。按病程进展的速度和病程的长短可分为急性和慢性。

(一)慢性病变

慢性二尖瓣关闭不全进展缓慢、病程较长,病因包括以下几点。

1.风湿性心脏病

在不发达国家,风湿性心脏病病因为首位,其中半数以上患者合并二尖瓣狭窄。

2.退行性病变

在发达国家,二尖瓣脱垂为最多见原因;二尖瓣黏液样退行性变、二尖瓣环及环下区钙化等退行性病变也是常见原因。

3.冠心病

常见于心肌梗死致乳头肌功能不全。

4.其他少见原因

先天性畸形、系统性红斑狼疮、风湿性关节炎、心内膜心肌纤维化等。

(二)急性病变

急性二尖瓣关闭不全进展快、病情严重、病程短。病因包括以下几点。

1.腱索断裂

可由感染性心内膜炎、二尖瓣脱垂、急性风湿热及外伤等原因引起。

2.乳头肌坏死或断裂

常见于急性心肌梗死致乳头肌缺血坏死而牵拉作用减弱。

3.瓣膜毁损或破裂

多见于感染性心内膜炎。

4.其他

心瓣膜替换术后人工瓣膜裂开。

二、病理生理

由于风湿性炎症使二尖瓣瓣膜纤维化、增厚、萎缩、僵硬、畸形,甚至累及腱索和乳头肌,使之变粗、粘连、融合缩短,致使瓣膜在心室收缩期不能正常关闭,血液由左心室向左心房反流。病程长者尚可见钙质沉着。

(一)慢性病变

慢性二尖瓣关闭不全者,依病程进展可分为左心室代偿期、左心室失代偿期和右心衰竭期3个阶段(图4-9)。

二尖瓣关闭不全时,在心室收缩期左心室内的血流存在两条去路,即通过主动脉瓣流向主动脉和通过关闭不全的二尖瓣流向左心房。因此,在左心房舒张期,左心房血液来源除通过四条肺静脉回流外,还包括左心室反流的血液,使其容量和压力负荷增加。由于左心房顺应性好,在反流血液的冲击下,左心房肥大,缓解了左心房压力的增加。且在心室舒张期,左心房血液迅速注入左心室而使容量负荷迅速下降,延缓了左心房压力的上升。这实际上是左心房的一种代偿机制。体积增大而压力正常(见图4-10),可使肺静脉与肺毛细血管压长期维持正常。与急性二尖瓣关闭不全相比,肺淤血发生晚、较轻,患者主诉乏力而呼吸困难。

对于左心室,由于心室收缩期反流,使得在舒张期时由左心房流入左心室的血液除了正常肺循环回流外还包括反流的部分,从而增加了左心室的容量负荷。早期左心室顺应性好,代偿性扩大而使左心室舒张末期压力上升不明显,且收缩时左心室压力迅速下降,减轻了室壁紧张度和能耗而有利于代偿。左心室这种完善的代偿机制,可在相当长时间(>20年)无明显左心房肥大和肺淤血,左心排血量维持正常而无临床症状。一旦出现临床症状,说明病程已到一定阶段。心排血量迅速下降而致头昏、困倦、乏力,迅速出现左心衰竭、肺水肿、肺动脉高压和右心衰竭,心功能达Ⅳ级,成为难治性心力衰竭,病死率高。患者出现呼吸困难、体循环淤血症状。

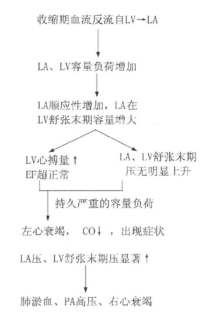

图 4-9 慢性二尖瓣关闭不全血流动力学图解

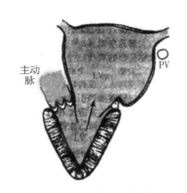

图 4-10 慢性二尖瓣关闭不全

（二）急性病变

急性二尖瓣关闭不全早期反流量大,进展迅速。左心房、左心室容量和压力负荷迅速增加,没有经过充分的代偿即出现急性左心衰竭,使得心排血量迅速下降,心室压力上升,左心房及肺静脉压迅速上升,导致肺淤血和肺间质水肿。患者早期即出现呼吸困难、咯血等左心衰竭和肺淤血症状,病程进展迅速,多较快死于急性左心衰竭。由于来不及代偿,左心房、左心室肥大不明显(见图4-11、图4-12)。X线检查示左心房、左心室大小正常,反流严重者可见肺淤血和肺间质水肿征象。

三、临床表现

（一）症状

1.慢性病变

患者由于左心良好的代偿功能而使病情出现无症状期长、有症状期短的特点。

(1)代偿期:左心代偿功能良好,心排血量维持正常,左心房压力及肺静脉压也无明显上升。患者可多年没有明显症状,偶有因左心室舒张末期容量增加而引起的心悸。

(2)失代偿期:患者无症状期长,通常情况下,从初次感染风湿热到出现明显二尖瓣关闭不全的症状,时间可长达20年之久。但一旦出现临床症状即说明已进入失代偿期。随着左心功能的失代偿,心排血量迅速下降,患者出现疲劳、头昏、乏力等症状。左心室舒张末期压力迅速上升,左心房、肺静脉及肺毛细血管压上升,引起肺淤血及间质水肿,出现劳力性呼吸困难。最初在重体力劳动或剧烈运动时出现,随着左心衰竭的加重,出现夜间阵发性呼吸困难及端坐呼吸等。

收缩期血流反流自LV→LA

↓

LA、LV容量负荷骤增

急性扩张能力有限

LV舒张末期压、LA压急剧↑

↓

急性左心衰竭:肺淤血

急性肺水肿

图 4-11　急性二尖瓣关闭不全血流动力学图解

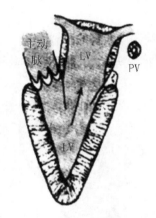

图 4-12　急性二尖瓣关闭不全

(3)右心衰竭期:肺淤血及肺水肿使肺小动脉痉挛硬化而出现肺动脉高压,继而引起心衰竭,患者出现体循环淤血症状,如肝大、上腹胀痛、下肢水肿等。

2.急性病变

轻度二尖瓣反流仅有轻度劳力性呼吸困难。严重反流,病情常短期内迅速加重。患者出现呼吸困难,不能平卧,咯粉红色泡沫痰等急性肺水肿症状,随后可出现肺动脉高压及右心衰竭征象。处理不及时,则心排血量迅速下降出现休克,患者常迅速死亡。

(二)体征

1.慢性病变

(1)代偿期:心尖冲动呈高动力型,左心室肥大时向左下移位。

心音:①瓣叶缩短所致的重度关闭不全(如风湿性心脏病),S_1常减弱。②S_2分裂,代偿期无肺动脉高压时,由于左心室射血时间缩短,主动脉提前关闭,产生 S_2 分裂,吸气时明显;失代偿产生肺动脉高压后,肺动脉瓣延迟关闭,可加重 S_2 分裂。③心尖区可闻及 S_3,大约出现在第二心音后 0.10～0.18 s,是中重度二尖瓣关闭不全的特征性体征,卧位时明显,其产生是由于血液大量快速流入左心室使之充盈过度,引起肥大的左心室壁振动所致。

心脏杂音:心尖区全收缩期吹风样杂音,是二尖瓣关闭不全的典型体征。其强度取决于瓣膜损害程度、反流量及左心房、室压差,可以是整个收缩期强度均等,也可以是收缩中期最强,然后减弱。杂音在左心衰竭致反流量小时可减弱,在吸气时由于膈下降,心脏顺时针转位,回左心血流量减少,杂音相应减弱,呼气时相反。

杂音一般音调高、粗糙、呈吹风样、时限长,累及腱索或乳头肌时呈乐音样。其传导与前后瓣的解剖位置结构和血液反流方向有关,在前交界和前瓣损害时,血液反流至左心房的左后方,杂音可向左腋下和左肩胛间区传导;后交界区和后瓣损害时,血液冲击左心房的右前方,杂音可传导至肺动脉瓣区和主动脉瓣区;前后瓣均损害时,血液反流至左心房前方和左右侧,杂音向整个心前区和左肩胛间部传导。

心尖区舒张中期杂音,系由于发生相对性二尖瓣狭窄所致。通过变形的二尖瓣口时血液的速度和流量增加,产生一短促、低调的舒张中期杂音,多在 S_3 之后,无舒张晚期增强,S_3 和它的出现提示二尖瓣关闭不全为中至重度。

(2)失代偿期(左心衰竭期):心前区可触及弥散性搏动,心尖区可闻及舒张期奔马律,全收缩期杂音减弱。

(3)右心衰竭期:三尖瓣区可闻及收缩期吹风样杂音。由于右心衰竭,体静脉血回流障碍产生体循环淤血,患者可有颈静脉怒张、搏动,肝大,肝颈静脉回流征阳性,腹水及下垂性水肿等症状。

2.急性病变

患者迅速出现左心衰竭,甚至出现肺水肿或心源性休克,常迅速死亡。

四、辅助检查

(一)心电图检查

病情轻者无明显异常。重者 P 波延长,可有双峰,同时左心室肥大、电轴左偏。病程长者心房颤动较常见。急性者,心电图可正常,窦性心动过速常见。

(二)X 线检查

慢性二尖瓣关闭不全早期,左心房、左心室形态正常。晚期左心房、左心室显著增大且与病变严重程度成比例,有不同程度肺淤血及间质水肿,严重者有巨大左心房,肺动脉高压和右心衰竭征象(见图 4-13、图 4-14)。偶可见瓣膜瓣环钙化,随心脏上下运动,透视可见收缩时左心房膨胀性扩大。

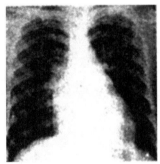

图 4-13 示两肺充血,肺门大而模糊

心脏明显增大,以左心室为主,心尖下沉。心影中可见双
心房阴影,肺动脉段及左心耳段皆突出。主动脉球缩小

急性者心脏大小正常。反流严重者可有肺淤血及间质水肿征象,1～2 周内左心房、左心室开始扩大。一年还存活者,其左心房、左心室扩大已达慢性患者程度。

(三)超声心动图检查

1.M 型 UCC

急性者心脏大小正常。慢性者可见左心房、左心室肥大,左心房后壁与室间隔运动幅度增强。

2.二维 UCG 检查

二维 UCG 检查可确定左心室容量负荷,评价左心室功能可确定大多数病因。可见瓣膜关闭不全,有裂隙,瓣膜增厚变形、回声增强,左心房、左心室肥厚,肺动脉增宽。

3.多普勒 UCG 检查

多普勒 UCG 检查可见收缩期血液反流,并可测定反流速度,估计反流量。

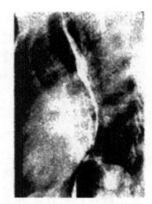

图 4-14　左心房段有明显压迹及后移

（四）心导管检查

一般没有必要,但可评估心功能和二尖瓣关闭不全的程度,确定大多数病因。

五、并发症

急性者较快出现急性左心衰竭。慢性者与二尖瓣狭窄相似,以左心衰竭为主,但出现晚,一旦出现则进展迅速。感染性心内膜炎较常发生（>20%）,体循环栓塞少见,常由感染性心内膜炎引起,心房颤动发生率高达 75%,此时栓塞较常见。

六、诊断与鉴别诊断

（一）诊断

根据典型的心尖区全收缩期吹风样杂音伴有左心房、左心室肥大,诊断应不困难。但应结合起病急缓、患者年龄、病情严重程度、房室肥大情况及相应辅助检查来确定诊断及明确病因。

（二）鉴别诊断

1.相对性二尖瓣关闭不全

相对性二尖瓣关闭不全由扩大的左心室及二尖瓣环所致,但瓣叶本身活动度好,无增厚、粘连等。杂音柔和,多出现在收缩中晚期。常有高血压、各种原因的主动脉关闭不全或扩张型心肌病、心肌炎、贫血等病因。

2.二尖瓣脱垂

二尖瓣脱垂可出现收缩中期喀喇音-收缩晚期杂音综合征。喀喇音是由于收缩中期,拉长的腱索在二尖瓣脱垂到极点时骤然拉紧,瓣膜活动突然停止所致。杂音是由于收缩晚期,瓣叶明显突向左心房,不能正常闭合所致。轻度脱垂时可仅有喀喇音,较重时喀喇音和杂音均有,严重时可只有杂音而无喀喇音。

3.生理性杂音

杂音一般为 1~2 级,柔和,短促,位于心尖和胸骨左缘。二尖瓣关闭不全的临床表现及实验室检查与血流动力学变化密切相关。血流动力学发展的每一阶段,均可引起相应的临床表现及实验室检查结果。

七、治疗

（一）内科治疗

急性者一旦确诊,经药物改善症状后应立即采取人工瓣膜置换术,以防止变为慢性而影响预后。积极的内科治疗仅为手术争取时间。

慢性患者由于长期无症状,一般仅需定期随访,避免过度的体力劳动及剧烈运动,限制钠盐摄入,保护心功能。对风心病患者积极预防链球菌感染与风湿活动及感染性心内膜炎。如出现心功能不全的症状,应合理应用利尿剂、ACE 抑制剂、洋地黄、β 受体阻滞剂和醛固酮受体拮抗剂。血管扩张剂,特别是减轻后负荷的血管扩张剂,通过降低左心室射血阻力,可减少反流量,增加前向心排血量,从而产生有益的血流动力学作用。慢性患者可用 ACE 抑制剂,急性者可用硝普钠、硝酸甘油或酚妥拉明静脉滴注。洋地黄类药物宜用于心功能Ⅱ、Ⅲ、Ⅳ级的患者,对伴有快心室率心房颤动者更有效。晚期的心力衰竭患者可用抗凝药物防止血栓栓塞。

(二)外科治疗

人工瓣膜替换术是几乎所有二尖瓣关闭不全病例的首选治疗。对慢性患者,应在左心室功能尚未严重损害和不可逆改变之前考虑手术,过分推迟可增加手术死亡率和并发症。手术指征为:①心功能Ⅲ～Ⅳ级,Ⅲ级为理想指征,Ⅳ级死亡率高,预后差,内科疗法准备后应行手术。②心功能Ⅱ级或以下,缺乏症状者,若心脏进行性肥大,左心功能下降,应行手术。③EF＞50％,左心室舒张末期直径＜8.0 cm,收缩末期直径＜5.0 cm,心排指数＞2.0 L/(min·m²),左心室舒张末压＜1.6 kPa(12 mmHg),收缩末容积指数＜50 mL/m²患者,适于手术,效果好。④中度以上二尖瓣反流。

八、预后

慢性二尖瓣关闭不全患者代偿期较长,可达 20 年。一旦失代偿,病情进展迅速,心功能恶化,成为难治性心力衰竭。内科治疗后 5 年生存率为 80％,10 年生存率近 60％,而心功能Ⅳ级患者,内科治疗 5 年生存率仅 45％。急性二尖瓣关闭不全患者多较快死于急性左心衰竭。

(李延来)

第三节　三尖瓣狭窄

一、病因

三尖瓣狭窄病变较少见,几乎均由风湿病所致,小部分病因有三尖瓣闭锁、右心房肿瘤。临床特征为症状进展迅速,类癌综合征常同时伴有三尖瓣反流;偶尔,右心室流出道梗阻可由心包缩窄、心外肿瘤及赘生物引起。

风湿性三尖瓣狭窄几乎均同时伴有二尖瓣病变,在多数患者中主动脉瓣亦可受累。

二、病理生理

风湿性二尖瓣狭窄的病理变化与二尖瓣狭窄相似,腱索有融合和缩短,瓣叶尖端融合,形成一隔膜样孔隙。

当运动或吸气使三尖瓣血流量增加,以及呼气使三尖瓣血流减少时,右心房和右心室的舒张期压力阶差即增大。若平均舒张期压力阶差超过 0.7 kPa(5 mmHg)时,足以使平均右心房压升高而引起体静脉淤血,表现为颈静脉充盈、肝大、腹水和水肿等体征。

三、临床表现

(一)症状

三尖瓣狭窄致低心排血量可引起疲乏,体静脉淤血可引起恶心呕吐、食欲缺乏等消化道症状及全身不适感,由于颈静脉搏动的巨大"a"波,使患者颈部有搏动感。

(二)体征

主要体征为胸骨左下缘低调隆隆样舒张中晚期杂音,也可伴舒张期震颤,可有开瓣拍击音。增加体静脉回流方法可使之更明显,呼气及 Valsalva 动作使之减弱。

四、辅助检查

(一)X 线检查

X 线检查主要表现为右心房明显扩大,下腔静脉和奇静脉扩张,但无肺动脉扩张。

(二)心电图检查

心电图检查示Ⅱ、V$_1$ 导电压增高;由于多数二尖瓣狭窄患者同时合并有二尖瓣狭窄,故心电图亦常提示双侧心房肥大。

(三)超声心动图检查

其变化与二尖瓣狭窄时观察到的相似,M 型超声心动图常显示瓣叶增厚,前叶的 EF 斜率减慢,舒张期与隔瓣示矛盾运动、三尖瓣钙化和增厚。二维超声心动图对诊断三尖瓣狭窄较有帮助,其特征为舒张期瓣叶呈圆顶状,增厚、瓣叶活动受限。

五、诊断及鉴别诊断

根据典型杂音、心房扩大及体循环淤血的症状和体征,一般即可做出诊断。对诊断有困难者可行右心导管检查,若三尖瓣平均跨瓣舒张压差低于 0.3 kPa(2 mmHg),即可诊断为三尖瓣狭窄。应注意与右心房黏液瘤、缩窄性心包炎等疾病相鉴别。

六、治疗

限制钠盐摄入并应用利尿剂可改善体循环淤血的症状和体征;如狭窄显著,可行三尖瓣分离术或经皮球囊扩张瓣膜成形术。

(李延来)

第四节　三尖瓣关闭不全

一、病因

三尖瓣关闭不全多为功能性,常继发于左心瓣膜病变致肺动脉高压和右心室扩张。器质性病变者多见于风湿性心脏病,常为联合瓣膜病变。单纯性三尖瓣关闭不全非常少见,见于先天性三尖瓣发育不良、外伤、右心感染性心内膜炎等。

二、病理生理

先天性三尖瓣关闭不全可有以下病变:①瓣叶发育不全或缺如。②腱索、乳头肌发育不全、缺如或延长。③瓣叶、腱索发育尚可,瓣环过大。

后天性单独的三尖瓣关闭不全可发生于类癌综合征。

三尖瓣关闭不全引起的病理变化与二尖瓣关闭不全相似,但代偿期较长;病情若逐渐进展,最终可导致右心室、右心房肥大,右心室衰竭。如肺动脉高压显著,则病情发展较快。

三、临床表现

(一)症状

二尖瓣关闭不全合并肺动脉高压时,才会出现心排血量减少和体循环淤血的症状。三尖瓣关闭不全合并二尖瓣疾病者,肺淤血的症状可由于三尖瓣关闭不全的发展而减轻,但乏力和其他心排血量减少的症状可更为加重。

(二)体征

主要体征为胸骨左下缘全收缩期杂音,吸气及压肝后可增强;如不伴肺动脉高压,杂音难以闻及。反流量很大时,有第三心音及三尖瓣区低调舒张中期杂音。颈静脉脉波图 V 波(又称回流波,为右心室收缩时,血液回到右心房及大静脉所致)增大,可扪及肝脏搏动。瓣膜脱垂时,在三尖瓣区可闻及非喷射性喀喇音。其淤血体征与右心衰竭相同。

四、辅助检查

(一)X 线检查

X 线检查可见右心室、右心房增大。右心房压升高者,可见奇静脉扩张和胸腔积液;有腹水者,横膈上抬。透视时可看到右心房收缩期搏动。

(二)心电图检查

心电图无特征性改变,可示右心室肥厚、劳损右心房肥大;并常有右束支阻滞。

(三)超声心动图检查

超声心动图可见右心室、右心房增大,上下腔静脉增宽及搏动;二维超声心动图声学造影可证实反流,多普勒可判断反流程度。

五、诊断及鉴别诊断

根据典型杂音,右心室、右心房增大及体循环淤血的症状及体征,一般不难做出诊断。应与二尖瓣关闭不全、低位室间隔缺损相鉴别。超声心动图声学造影及多普勒可确诊,并可帮助做出病因诊断。

六、治疗

(1)针对病因的治疗。

(2)由于右心压力低,三尖瓣口血流缓慢,易产生血栓,且三尖瓣置换有较高的手术死亡率,并且远期存活率低,一般尽量采用三尖瓣成形术来纠正三尖瓣关闭不全。如单纯瓣环扩大、瓣叶病变轻、外伤性乳头肌断裂等可行三尖瓣成形术治疗。成形方法包括瓣环成形术和瓣膜成形术。

(李延来)

第五节　主动脉瓣狭窄

一、概述

主动脉瓣狭窄是一种常见的心脏瓣膜病,在西方发达国家已逐渐成为继二尖瓣脱垂之后的常见心脏瓣膜病。引起主动脉瓣狭窄的病因可以是先天性或后天性。其主要的病理生理基础是左心室后负荷明显升高,心肌肥厚、心肌缺血和心排量降低。外科治疗的方法是行主动脉瓣置换术。手术危险性和预后主要取决于左心室肥厚程度和左心室的功能。

二、病因与病理解剖

主动脉瓣狭窄的病因在不同的地区和年代有很大的差别。目前,在西方发达国家二叶主动脉瓣畸形约占 38%,老年退行性主动脉瓣狭窄占 33%,风湿性或感染性纤维钙化性病变占 24%,其他仅占 4%。在我国,风湿性病变所占比例较西方国家高,但随着社会经济发展,也逐渐与上述数据相接近。

(一)风湿性主动脉瓣狭窄

风湿热是年轻患者主动脉瓣狭窄常见的病因。其病理改变首先是3个瓣叶的炎性水肿、淋巴细胞浸润和新生血管形成,然后瓣叶发生纤维化增厚,伴有交界处不同程度的融合。由于瓣叶游离缘回缩和僵硬,瓣膜开口呈不规则性狭窄。病程短的患者,瓣叶仅有轻度或中度钙化,而且钙化多在交界融汇处,限制瓣叶的活动与开放。这种病理改变常常引起狭窄与反流同时存在。风湿性主动脉瓣病变常合并二尖瓣或三尖瓣病变。而单纯性主动脉瓣狭窄比较少见。风湿性主动脉瓣狭窄在西方国家已很少见,在我国也逐渐降低。

(二)退行性主动脉瓣狭窄

钙化性主动脉瓣狭窄多发生在65岁以上的正常主动脉瓣的老年人,早期为胶原物质被破坏,以后钙盐沉积,可以累及瓣叶和瓣环,初期无主动脉瓣交界处粘连融合,很少发生主动脉瓣反流。这种退行性变化过程最终是如何导致主动脉瓣狭窄的机制仍不清楚。糖尿病和高脂血症可以促进该病变的发生。这种主动脉瓣狭窄的特点是患者为老年人,发生钙化较晚;如果钙化不严重,其瓣叶尚较柔和,功能尚正常;一旦出现严重钙化时,不仅引起瓣叶活动和交界处粘连,甚至可以发生瓣环、主动脉壁、二尖瓣前瓣钙化;其狭窄程度往往比较严重。

(三)钙化性主动脉瓣狭窄(先天性因素)

先天性二叶主动脉瓣畸形占人群的1%～2%,而男性的发生率是女性的3～4倍。绝大多数先天性二叶主动脉瓣畸形发展成为钙化性主动脉瓣狭窄,只有少数发展成为主动脉瓣关闭不全。随着年龄的增加,一般在30岁以后二叶主动脉瓣上逐渐发生钙盐沉积,50岁以后因钙化加重,发生明显的主动脉瓣狭窄。因此,成年人单纯性主动脉瓣狭窄,尤其是60岁以下的患者,大多数是在先天性二叶主动脉瓣上发生的钙化性主动脉狭窄。这种病变的特点是钙化可以累及瓣叶、瓣环和交界区,往往呈菜花样团块,主动脉瓣常呈裂隙状,很少有主动脉瓣关闭不全。先天性单叶主动脉瓣是导致钙化性主动脉瓣狭窄的另一种较少见先天畸形。此种主动脉瓣仅有一个交界,瓣口常位于单叶瓣的中央,呈鱼口状,钙化发生的时间往往比二叶主动脉瓣畸形还要早。其他的罕见情况如四叶主动脉瓣畸形,也可能因瓣叶钙化而发生主动脉瓣狭窄。

三、临床表现

(一)症状

主动脉瓣狭窄的病理发展极为缓慢,而且左心室心肌的代偿功能很强。轻度的狭窄对血流动力学的影响不大。因此,这类患者在症状出现前心肌的代偿有一个较长的稳定过程。即使临床听诊存在典型的收缩期杂音,心电图或超声心动图检查证明左心室肥厚,但无临床症状。

经过长时间的无症状期之后,由于主动脉狭窄日渐加重,通常瓣口面积缩小到正常的1/4以下时,左心室代偿功能降低,患者在活动后出现典型的或部分的三联症:心绞痛、晕厥、充血性心力衰竭。这些症状出现以后,病程进展加快,而且急剧恶化,甚至有的患者可突然死亡。

1.心绞痛

主动脉瓣狭窄2/3以上的患者有心绞痛发作的症状,而且其中1/3的患者是首先出现的症状,类似于冠心病。该症状也常被劳累或情绪激动所诱发,休息或含服硝酸甘油缓解。但是主动脉瓣狭窄所致的心绞痛,其冠状动脉造影正常,可同时合并有冠状动脉病变。其病理生理基础是由于心肌肥厚,心肌氧耗量增加,冠状动脉血流不能适当地增加,导致心肌缺血症状,尤其是心内膜下心肌缺血,因而出现心绞痛。

2.晕厥

晕厥是主动脉瓣狭窄的严重症状,约1/2的患者有晕厥发作,有时也是首先出现的症状。它的发生几乎都和心脏负荷的突然增加如运动、精神兴奋等有关。患者在晕厥前常有一些先兆的症状,如一过性头晕、轻度头痛,有时有心前区疼痛。晕厥发作时患者面色苍白,血压下降,脉搏、心音与杂音均减弱,但发作开始时心电图常为窦性心律。晕厥的时间短者1分钟,偶尔可长达30分钟。发生晕厥机制有3个方面:

①阵发性心律失常,室速或室颤或严重的窦性心动过缓。②运动中,左心室突然射入狭窄的主动脉瓣血液受阻,常表现为暂时的电机械分离。③运动中在固定心排出量的基础上突然或不适当的周围血管扩张。多数人认为晕厥主要和运动中血管不适当扩张有关。运动中左心室内压力突然严重地升高反射性引起周围血管扩张,而此时心排出量不能代偿性增加,结果导致重度低血压。因此,对主动脉瓣狭窄的患者不仅要了解有无运动中心律失常表现,以给予抗心律失常药物治疗,更重要的是禁用血管扩张剂,否则周围血管阻力降低,后负荷减少会促发运动中晕厥的发生。

3.呼吸困难

劳力性呼吸困难是主动脉瓣狭窄患者常见的主诉。与其他类型的左心室负荷过重一样,气急同劳力强度有关,有时表现为阵发性夜间呼吸困难,甚至发现急性肺水肿,常预示着左心室功能不全,并随着左心衰竭的进展,呼吸困难进一步加强。左心衰竭是主动脉瓣狭窄的晚期表现,如不进行手术治疗,患者的平均寿命为2～3年。

4.猝死

严重主动脉瓣狭窄的患者可以发生猝死,其机制目前尚不十分清楚,也可能和晕厥有关。因为易于晕厥的患者也易于猝死,可能因为低血压伴晕厥导致室颤而死亡。猝死常由突然重度的体力活动而诱发。它很少发生在无症状的主动脉瓣狭窄的患者。因此,对于无症状的患者要严密随访,但在症状出现前没有必要考虑主动脉瓣置换术来预防猝死。

(二)体征

轻度或中度主动脉瓣狭窄患者的脉搏没有明显的特殊改变。重度的患者收缩压与脉压均较正常人低,故其脉搏细小,与强有力的心尖冲动呈不对称的现象。心尖冲动表现为亢强而不弥散,否则提示合并主动脉瓣或二尖瓣关闭不全。多数患者在心底部可扪及收缩期震颤,听诊的主要特点为主动脉瓣区(胸骨右缘第2肋间)。可闻及粗糙、高调的收缩期增强的杂音。狭窄愈严重,杂音持续时间愈长,而且传导范围较广,在颈动脉区和心尖区均较响亮。但主动脉瓣狭窄的严重程度与杂音高低并无相关性。当严重主动脉瓣狭窄,瓣口通过的血流减少,杂音可不明显,或当发生左心衰竭时,主动脉瓣狭窄的杂音可减轻甚至消失,有时可以误诊。

(三)辅助检查

1.X线检查

X线透视时心脏形态可在正常范围内,因为左心室发生向心性肥厚,透视时可见心脏的左下部分包括心尖呈钝圆形,呈缓慢的收缩期搏动;升主动脉因受长期急促喷射性血流的冲击,而发生狭窄后扩张。高龄患者可见有主动脉瓣钙化,而且胸透比摄片更易发现。因此,如对主动脉瓣狭窄的患者经过仔细的X线透视未发现主动脉瓣部位钙化,基本上可除外重度主动脉瓣狭窄。

2.心电图检查

心电图很少正常,80％～90％患者表现为电轴左偏及左心室肥厚伴有ST段及T波改变,部分患者有左心房增大表现。10％～20％患者有左束支传导阻滞,大部分患者保持窦性心律,约20％患者并发房颤。

3.超声心动图检查

M型及二维超声可见瓣膜增厚,开放幅度下降,可以区别是二叶瓣还是三叶瓣,观察瓣膜有无钙化及钙化程度。其他征象有主动脉根部增宽,左心室室壁增厚。早期左心室腔容量可在正常范围,晚期出现左心室腔容量增加。多普勒超声可准确地测定跨瓣压差。另外,超声心动图对鉴别瓣上、瓣膜,还是瓣下狭窄有重要意义。

4.心导管检查

通过左心室导管检查可测定左心室和主动脉之间的压差。常用的方法是将导管经股动脉逆行插至主动脉根部,通过主动脉瓣进入左心室,测量左心心室压力,然后回撤导管,记录左心室至主动脉连续压力曲线,计算两者之间的压差。该法的优点是简单,并发症少。缺点是不能同步记录左心室压力和主动脉压力,有时存在误差。另外一种方法是逆行插管至主动脉根部,同时通过房间隔穿刺将另外一根导管送至左心房,通过二尖瓣口进入左心室,同步记录左心室压和主动脉压力,直接测量压差,数据准确。但房间隔穿刺需要有经验者进行,否则易引起心房穿通,导致急性心脏压塞。通过左心导管,同时测定心排量,可按Gorlin公式计算瓣口面积,即:

$$主动脉瓣瓣口面积(cm^2) = \frac{经瓣口血流速度(mL/s)}{44.5 \times \sqrt{左心室平均压(mmHg) - 主动脉平均压(mmHg)}}$$

跨瓣压差(峰值)3.3 kPa(25 mmHg)以下为轻度狭窄,3.3~6.7 kPa(25~50 mmHg)为中度狭窄,>6.7 kPa(50 mmHg)为重度狭窄。瓣口面积少于1 cm² 即引起明显血流动力学变化,少于0.75 cm² 为重度主动脉瓣狭窄。有时由于瓣口严重狭窄,逆行主动脉插管,导管很难进入左心室。此时可在主动脉根部行逆行主动脉造影,可大致了解瓣膜狭窄的程度。对于严重主动脉瓣狭窄合并有左心衰竭的患者,行左心室造影有较大的风险,心脏超声检查完全可以取代左心室造影检查。

四、诊断

主动脉瓣狭窄的诊断主要依据临床听诊和超声心动图检查。不少患者往往是在体检时发现有心脏杂音,经心脏超声检查明确有主动脉瓣狭窄。有症状的患者,则在就诊时发现有心脏杂音,经进一步检查明确有主动脉瓣狭窄。

主动脉瓣狭窄的病因诊断主要依据患者年龄、心脏超声检查及其他辅助检查。一般情况下,心脏超声检查可以区别先天性二叶主动脉瓣和三叶主动脉瓣。但二叶主动脉瓣严重钙化时,则无法与三叶主动脉瓣钙化相区别。

由于主动脉瓣狭窄患者往往合并有升主动脉狭窄后扩张,故必须明确升主动脉扩张的严重程度。如心脏超声检查显示有明显的升主动脉扩张,则应做主动脉造影检查或行核磁共振血管成像检查。对于直径>4.5 cm的升主动脉,应同时行升主动脉置换。

由于主动脉瓣狭窄患者,特别是老年性钙化主动脉瓣狭窄,常合并有冠心病,故年龄>50岁患者均应做冠状动脉造影,明确有无冠心病。

五、手术适应证

2006年美国心脏病学会(ACC/AHA)总结了心脏瓣膜病的处理原则,提出了主动脉瓣狭窄患者施行主动脉瓣置换术的手术适应证。绝对适应证:①重度主动脉瓣狭窄,并有临床症状。②重度主动脉瓣狭窄(无论有无症状),同时需行冠状动脉旁路术、主动脉手术或其他心脏瓣膜手术。③重度主动脉瓣狭窄合并左心室收缩功能下降(EF<0.5)。相对适应证:①中度主动脉瓣狭窄,同时需行升主动脉手术,冠状动脉旁路术或其他心脏瓣膜手术。②需行冠状动脉旁路术的轻度主动脉瓣狭窄,同时有中到重度的瓣膜钙化。③重度主动脉瓣狭窄,虽无临床症状,如有下列表现之一,可以考虑手术:运动试验时有异常反应(如症状出现、发生低血压或心电图心肌缺血改变);迅速进展的可能性较大(年龄因素、瓣膜钙化、合并冠心病);主动脉瓣瓣口面积<0.6 cm²;平均跨瓣压差>8.0 kPa(60 mmHg);跨瓣血流速度>5 m/s。

对于无症状病例的手术指征仍有歧义。鉴于外科手术的风险加上人造瓣膜植入后的远期并发症,主动脉瓣置换术对于无症状的病例,就消除猝死危险而言,能否真正给患者带来益处仍有待于证实。因此手术前对于无症状者,仔细鉴别出其中的猝死高危病例十分重要。目前对于无症状者,手术指征限于上述情况。

对于左心室收缩功能低下的病例,其射血分数低下往往是由于重度主动脉瓣狭窄而致左心室射血负荷过高而引起,在行主动脉置换术后,左心室功能可以改善或恢复正常。如果左心室射血分数低下是由于心肌本身病变引起,则手术后患者症状改善不彻底,但患者的远期生存率仍较不手术病例有所提高。因此,主动脉瓣狭窄的病例,左心室射血分数低下并不是换瓣手术的禁忌证;但左心室射血分数低下的病例,手术风险、死亡率、围术期并发症发生率均有所增加。对于主动脉瓣狭窄伴有冠心病引起的严重左心室收缩功能低下的病例,主动脉瓣置换手术应予慎重考虑,因为换瓣手术可能并不能改善此类病例的远期生存率。

六、术前准备

常规术前准备与二尖瓣置换术相同,应特别注意以下问题。

(一)维持循环和心电稳定

重度主动脉瓣狭窄患者易发生猝死或晕厥,以及室性心律失常,必须维持电解质在正常水平。无心绞痛患者应禁用硝酸甘油、β受体阻滞剂或其他扩张小动脉的药物。否则会降低后负荷引发晕厥或低血压,或者减轻心率而影响心排量,也可以诱发猝死。对于有心绞痛的患者,可以酌情应用硝酸甘油。

(二)积极治疗心力衰竭

对于严重主动脉瓣狭窄无心力衰竭的患者禁用洋地黄制剂,否则可以加重左心室流出道梗阻,加重心力衰竭。但当有心力衰竭同时伴有左心室腔扩大时,可以应用洋地黄制剂或其他正性肌力药,这对纠正心力衰竭有较好的作用。无心力衰竭患者也禁用利尿剂,否则因前负荷的降低,易出现低血压;当合并有心力衰竭时,可以应用利尿剂。

(三)纠正心律失常

严重主动脉瓣狭窄患者,尤其是老年患者,易并发房颤,将严重影响心排量和冠状动脉血供,可以诱发明显的左心衰竭。一旦发生快速房颤,应及时应用胺碘酮静脉注射,必要时加用毛花苷C,控制心率在80～100次/分。对于药物难以控制的房颤,应考虑用电击复律。

(四)有无合并心脏病

主动脉瓣狭窄患者,尤其是年龄50岁以上的患者易合并有冠心病,术前应常规做冠脉动脉造影。此外,动脉瓣狭窄患者也常合并有升主动脉狭窄后扩张,术前应做主动脉造影或核磁共振检查,明确升主动脉扩张程度。

(五)老年性钙化性动脉瓣狭窄患者

可以合并有颈动脉狭窄,尤其是65岁以上的患者,故术前应常规做颈动脉超声检查,必要时做血管造影或核磁共振检查。确诊有重度颈动脉狭窄者,应考虑同期手术。

七、手术方法

(一)手术治疗主动脉瓣狭窄的主要方法

手术治疗主动脉瓣狭窄的主要方法是行主动脉瓣置换术,仅个别患有先天性主动脉瓣狭窄的小儿或青少年,可以考虑行主动脉瓣交界切开术。

1.基本方法

施行主动脉瓣置换术的常规方法是行胸骨正中切口。升主动脉远心端插入动脉灌注管,对升主动脉狭窄后扩张明显者,或需行升主动脉置换术者,可做股动脉插管。经上、下腔静脉分别插管或经右心耳插入右心房双级引流管建立体外循环。经右上肺静脉放置左心引流管。心肌保护的基本方法是经主动脉根部灌注800～1 200 mL冷晶体停搏液,心脏停搏后改用经冠状静脉窦持续或间歇灌注冷血停搏液,也可采用经左、右冠状动脉开口间断(20～30分钟)灌注冷血停搏液。心脏表面呈冰屑,以使心脏持续低温状态。

2.主动脉切口

一般采用3种切口。

(1)横切口:距右冠状动脉开口上方1.5～2 cm处横行切开升主动脉前壁与侧壁,对于升主动脉较粗的病例该切口显露较好。

(2)曲棍形斜切口:从左前侧距升主动脉根部2 cm处开始切开,向右下延长至无冠状瓣中点上方1～1.2 cm止。该种切口适用于主动脉根部较细的患者。

(3)螺旋形切口:切口上端靠近主肺动脉,向右下延伸至无冠窦的上缘。该切口适应于主动脉瓣环较小的患者,一般采用S形切口,而且必须适当地提高切口的位置,因为此处的主动脉壁较厚,缝合时不易撕裂出血。

3.显露主动脉瓣

主动脉瓣显露的方法主要有3种(详见主动脉瓣关闭不全),对于有严重主动脉瓣钙化的患者,尤其是老年患者,因钙化严重,主动脉壁也比较脆弱,宜扩大主动脉切口,采用主动脉切缘置牵引线的方法。

4.切除病变瓣膜

显露主动脉瓣后,用有齿镊钳夹瓣叶,一般同时钳夹右冠瓣和无冠瓣叶,从右-无冠瓣交界始依次剪除右-无冠瓣交界、右冠瓣、无冠瓣、左-无冠瓣交界、左冠瓣及左-右冠瓣交界,保留瓣环及瓣叶残边 0.2 mm。部分病变的瓣膜常有广泛的瓣叶钙化,钙斑有时扩展到瓣环或邻近的心肌,左或无冠瓣的钙化可侵犯二尖瓣前瓣;右冠瓣及无冠瓣的钙化可侵犯室间隔膜部。切除上述病变时,可先从瓣口将纱布条送至左心室堵住流出道,避免钙屑或组织碎片落入左心室内。切除瓣膜时不必先从交界开始,而应从钙化轻的部位,把瓣叶剪开至瓣环基部,然后沿瓣环基部逐渐向两侧扩大,侵犯瓣环深部的钙斑可先部分切除,遗留部分则用小咬骨钳逐块取出。主动脉壁及心肌内钙化灶有时清除非常困难,可以用咬骨钳逐块清除,但不必完全清除,否则有可能导致主动脉壁穿孔或室间隔穿孔或损伤传导束,原则上仅清除影响缝合瓣环、瓣膜碟片活动,或易脱落的钙斑。如为清除瓣环钙灶后遗留有较明显的缺损,可用自体心包片修复后,再行带垫褥式缝合瓣环。

5.置换主动脉瓣

有关人造心脏瓣膜的选用、植入机械瓣或带支架生物瓣方法、无支架主动脉瓣置换方法以及同种主动脉瓣置换方法,详见主动脉瓣关闭不全内容。

6.缝合主动脉切口

严重主动脉瓣狭窄的患者往往有不同程度的升主动脉狭窄后扩张,尤其是老年患者,其主动脉壁薄而脆弱,如若缝合不当易导致术毕切口出血或切口缘撕裂并发根部大出血。在此种情况下,有学者采用切口缘两侧用毛毡条加固缝合或切口缘两侧用自体心包条加固缝合,术毕在切口注射生物蛋白胶,通过这种方法可以有效地防止切口出血或渗血。

(二)术中特殊情况的处理

1.主动脉瓣环窄小的处理

主动脉瓣环窄小在主动脉瓣狭窄的病例中并不少见,尤其是先天性主动脉瓣狭窄患者,或者是二叶主动脉瓣畸形合并有严重钙化者。尽管近年有文献报道成年人,特别是老年患者因主动脉瓣环窄小,采用19号与21号血流动力学性能良好的特殊 CarboMedics 双叶瓣和 St.Jude 双叶瓣。经术后检查如跨瓣压差<4.0 kPa(30 mmHg)者,并不影响手术患者的长期预后,但毕竟存在较大的跨瓣压差,对手术后左心室重构的恢复,以及晚期再发心肌肥厚均有一定的影响。因此,选择人造主动脉瓣大小的标准应该根据患者的体表面积来决定。如一个直径为 21 mm^2 的主动脉瓣对于一个体表面积 2 cm^2 的人来说太小了,但对于体表面积 1.5 m^2 的个体来说却足够大了。根据体表面积选择主动脉瓣大小的基本要求是术后人工瓣膜的有效开口面积指数(EOAI)应该≥0.85 cm^2/m^2。如果 EOAI<0.8 cm^2/m^2,即可认为存在患者人工瓣膜匹配失当(PPM)的问题。

(1)改进植入技术方法:主动脉瓣狭窄的患者切除病变瓣膜后,往往于交界处仍有纤维性增厚与融合,但常不引起外科医师的注意,或者经验不足不敢切开。有学者应用小刀片沿交界处仔细切开,使瓣环交界处舒展后可增加瓣环的面积。同时,废除传统的跨交界褥式缝合方法,在交界邻近两侧做缝合,避免人为的缩环。此外,可采用单纯间断缝合,或增加褥式缝合的针数(21~25 针),缩小缝合的针距,避免因缝合技术引起瓣环缩小。采用上述综合改进技术,一般可替换 21 号的人造瓣膜。

(2)人造瓣膜斜置法:升主动脉根部的 3 个瓣窦中无冠窦最大,其位置往往低于左冠窦和右冠窦的主动脉瓣环水平。而瓣窦水平是呈向外膨出的壶腹状,其直径明显大于瓣环的直径。鉴于这一解剖特点,可将人造瓣膜在无冠窦部位斜呈于瓣窦水平，能够植入比主动脉瓣环大一号的人造瓣膜。做升主动脉切口时右边应适当上移，即距无冠瓣窦上方 2 cm，在右冠瓣与左冠瓣环处仍按常规缝合瓣环。而在无冠瓣环处用带垫片缝针从主动脉壁外进针，人造瓣膜的缝环出针。缝妥后先做左、右冠瓣环的缝线打结，确认冠状动脉开口仍在缝环上方。然后结扎无冠瓣环上方的缝线，使人造瓣膜（双叶瓣或侧倾碟）斜置，以替换成大型号的瓣膜。但应特别注意，避免因斜置而影响碟片的活动。这种方法尤其适用于植入生物瓣。植入单叶瓣时，其大开口应朝无冠瓣区。植入双叶瓣后，则残留的无冠瓣环组织日后可能增生而影响碟片的活动，应对此特别注意。

2.升主动脉瘤样扩张的处理

主动脉瓣狭窄，尤其是先天性二叶主动脉瓣狭窄患者常合并有不同程度升主动脉瘤样扩张。其特点是主动脉窦部基本正常，瘤样扩张自主动脉管-窦交界起始，向右侧呈不对称扩张，一般不累及主动脉弓部近端。目前认为，主动脉瓣狭窄合并扩张的升主动脉直径超过 4.5 mm 时，必须同时处理扩张的升主动脉，否则术后仍有可能继续扩张或并发胸主动脉夹层。外科处理瘤样扩张的升主动脉主要有下述 3 种方法。

（1）升主动脉瘤切除和人造血管置换：一般选用股动脉插管，有利于主动脉远端留有较大的操作空间。先行主动脉瓣置换术，植入主动脉瓣后，在主动脉瓣 3 个交界上方约 1 cm 处电灼切断升主动脉，如主动脉壁薄或患者年龄较大，宜在主动脉切缘放置毛毡条，加固切缘的缝合，防止出血或撕裂。远端缝合时也宜用毛毡条加固切口缘。这种方法是一种根治术，术后主动脉窦部一般不会扩大。

（2）升主动脉成形术：鉴于主动脉瓣狭窄，尤其是二叶主动脉瓣畸形合并狭窄的病例，其升主动脉呈不对称性扩张，以向右侧为著。升主动脉成形术就是切除向右侧缘扩张的升主动脉，缝合切口缘后升主动脉直径缩小到 2.5～3 cm。长期随访结果表明，只要术中将升主动脉直径缩小至 3 cm 之内，日后一般不会再发生瘤样扩张。具体方法：做股动脉插管，右心房或上下腔静脉插管，阻断升主动脉时应尽量靠近无名动脉，在升主动脉的前壁偏右侧做纵向切口，并自此切口上端沿升主动脉的右侧壁做弧形切口汇合至左侧切口的下端，两切口间的距离取决于升主动脉的扩张程度。为更好地显露主动脉瓣，可将切口下端沿主动脉根部向左侧扩大。置换主动脉瓣后，在切口缘两侧加用毛毡条加固缝合，注意在主动脉切口交汇处的缝合，防止该处出血。

（3）人造血管包裹升主动脉：这种方法是一种姑息性方法，适应于老年人或病情危重、不宜做大手术者。方法是分离升主动脉左侧壁和后壁，使升主动脉呈游离状态。用 Dacron 人造血管展开后包绕升主动脉，下端应在左、右冠状动脉起始部上方 0.5～1 cm，上端紧贴无名动脉，上、下端用无创线或丙烯线缝合固定，这样可以防止升主动脉在术后的进一步扩张。

（王青涛）

第六节　主动脉瓣关闭不全

一、概述

主动脉瓣关闭不全是常见的心脏瓣膜病，约占心脏瓣膜病的 25％。主动脉瓣关闭不全的病因包括先天性和后天性两种，但以后者居多，且绝大多数为主动脉瓣病变所致，而主动脉根部病变影响主动脉窦管交界和（或）瓣环时也可导致主动脉瓣关闭不全。主动脉瓣关闭不全的主要病理生理基础是左心室前负荷增加，左心室肥厚和扩大。手术治疗的方法主要为主动脉瓣置换术，部分患者可做成形术。手术危险性和预后主要取决于术前左心室功能状况。

二、病因与病理解剖

(一)风湿性心脏瓣膜病

这仍是我国和其他发展中国家主动脉瓣关闭不全最常见的病因,约占单纯主动脉瓣关闭不全的50%。而在西方发达国家,该病已由30年前的首位,退居第三位。风湿性主动脉瓣关闭不全的病理解剖特征是瓣叶的游离缘纤维化增厚、卷缩,导致瓣叶对合不良,引起瓣膜关闭不全;同时可有交界的纤维化和部分粘连融合,有时呈纤维团块样改变,故往往有不同程度的主动脉瓣狭窄;主动脉瓣环也多有不同程度的纤维化、增厚,但一般无扩大。晚期风湿性主动脉瓣病变患者,其瓣叶、交界和瓣环常有程度不同的钙化,但其钙化程度远轻于老年性钙化性主动脉瓣狭窄。风湿性主动脉瓣病变往往同时合并有二尖瓣病变,呈联合瓣膜病变。

(二)原发性主动脉瓣心内膜炎

该病也是常见的病因,在西方发达国家居第二位。病理改变特征是瓣叶赘生物形成、瓣叶穿孔或撕裂,引起瓣膜关闭不全。严重病变者可累及瓣环和瓣周组织,甚至二尖瓣,出现瓣环脓肿或瓣周脓肿,甚至室间隔穿孔。治愈后的原发性主动脉瓣心内膜炎的后期,瓣叶常有纤维化增厚、卷缩、钙化,加重瓣膜反流,而受累的瓣环及瓣周组织则多以钙化为主。

(三)主动脉环扩张症

这是目前西方发达国家单纯主动脉瓣关闭不全最常见的病因。病理解剖特征是主动脉瓣叶基本正常,主动脉窦管交界和(或)主动脉瓣环扩大,引起主动脉瓣对合不良或有较大的间隙,导致瓣膜关闭不全。常见的病因有马方综合征、特发性主动脉扩张或升主动脉瘤、升主动脉夹层、高血压性主动脉扩张、退行性主动脉扩张、梅毒等。

三、临床表现

(一)症状

慢性主动脉瓣关闭不全在左心室功能代偿期可无任何症状,但严重主动脉瓣关闭不全者,常诉心悸、胸部冲撞感及心尖部搏动感,与左心室每搏出量增加有关。

慢性主动脉瓣关闭不全在左心室功能失代偿时,患者逐渐出现体力活动后乏力或疲倦,劳累性呼吸困难等。这与左心室功能降低,前向心排量减少,以及左心室舒张期压力增加,左心房和肺静脉压增高有关。严重的左心功能减退,患者可有明显的活动后乏力、呼吸困难,甚至端坐呼吸和夜间阵发性呼吸困难等左心衰竭表现。随着病情的进展,患者逐渐出现右心衰竭的表现。严重主动脉瓣关闭不全,尤其是当有左心功能损害时,可有心绞痛发生,这与主动脉舒张压低、冠状动脉灌注不足以及室壁张力增加和心肌氧耗增加有关。

急性主动脉瓣关闭不全的主要症状是急性左心衰竭和肺水肿。临床表现的轻重主要与急性主动脉瓣关闭不全的反流量相关。主动脉瓣反流愈严重,症状愈重,相反,则症状愈轻。

(二)体征

轻度主动脉瓣关闭不全,心脏大小及心尖冲动位置均可位于正常范围。严重主动脉瓣关闭不全,心尖冲动向左下移位,范围扩大,可触及明显的抬举性冲动,心浊音界向左下扩大。

听诊在胸骨左缘第3、4肋骨有舒张期泼水样杂音,呈高调、递减型,向心尖部传导,多为舒张早中期杂音,在患者坐位、胸部前倾及深吸气时杂音会更明显。部分患者如胸主动脉夹层、升主动脉瘤等合并的主动脉瓣关闭不全,舒张期杂音往往在胸骨右缘第2肋间最清楚。严重主动脉瓣关闭不全者,在心尖部可闻及舒张中晚期滚筒样杂音,为Austin-Flint杂音,其机制是心脏舒张早期主动脉瓣大量反流、左心室舒张压快速增高,二尖瓣口变狭,左心房血流快速流经二尖瓣口时产生的杂音。此外,当主动脉瓣叶有穿孔时,可闻及音乐样杂音或鸽鸣样杂音。

主动脉瓣明显关闭不全患者,可有典型的周围血管体征:动脉收缩压增高、舒张压降低和脉压增宽;颈动脉搏动明显,水冲脉,口唇或指甲有毛细血管搏动征,股动脉枪击音等。在病程的晚期,可有颈静脉怒张、肝大、双下肢水肿等右心衰竭表现。

急性主动脉瓣关闭不全的体征除舒张期泼水音外,其他体征有心率增快,脉压缩小,第 1 心音降低,出现第 3 心音。肺水肿时,肺部可闻及湿啰音。但多无外周血管体征。

(三)辅助检查

1.心电图

急性主动脉瓣关闭不全时,常呈窦性心动过速,ST 段和 T 波非特异性改变,有时出现心肌缺血改变。慢性主动脉瓣关闭不全患者,主要表现为左心室肥厚伴劳损。在病程后期,可有室内传导阻滞,或束支传导阻滞,提示左心室功能已经有较明显的损害。此外,可有室性期前收缩或短阵室速,也提示左心室功能的损害。

2.胸部 X 线检查

急性主动脉瓣关闭不全,心影基本正常或稍有扩大,但通常有肺淤血或肺水肿表现。慢性主动脉瓣关闭不全胸部 X 线检查依据病因、病程、关闭不全严重程度及左心室功能等不同,而呈现不同的表现。特征性表现是心影响左下扩大,呈靴形心,主动脉根部扩大,心胸比例有扩大。侧位及斜位片表现为心后间隙消失。严重的主动脉根部瘤样扩张提示伴有主动脉根部病变,如马方综合征,主动脉夹层瘤等。

3.超声心动图

多普勒超声心动图、彩色多普勒显像图是诊断主动脉瓣关闭不全最为敏感和准确的非侵入性技术,能发现听诊不能显示的轻度主动脉瓣关闭不全。主要作用有:可以明确有无主动脉瓣关闭不全及其严重程度;鉴别主动脉瓣关闭不全的病因,是否为主动脉瓣病变或主动脉根部病变,瓣膜病变性质,有无赘生物等;可以明确左心室腔大小和左心室收缩功能等重要参数;也可以了解有无其他合并的心脏畸形。

急性主动脉瓣关闭不全超声心动图可显示二尖瓣开启运动幅度减少,二尖瓣提早关闭和延迟开启。急性和慢性主动脉瓣关闭不全时均可见舒张期二尖瓣前叶的高频扑动,是主动脉瓣关闭不全的特征性表现。

4.心导管检查和造影

主动脉瓣关闭不全患者一般无须做心导管检查和造影。但当疑有主动脉根部病变、冠状动脉病变,或其他可能合并的心脏畸形等指征时,可做此检查。

四、诊断

(一)主动脉瓣关闭不全的诊断

主要依据心脏听诊主动脉瓣区有舒张期杂音,结合超声心动图检查,可以明确有无主动脉瓣关闭不全。

主动脉瓣关闭不全的病因诊断有时比较困难,一般根据病史和超声心动图检查结果,可以明确是瓣膜病变所致或是主动脉根部病变所致。由于后者的病因较多,应结合核磁共振检查或心血管造影检查,明确诊断。

(二)慢性主动脉瓣关闭不全的左心室功能

正确判定慢性主动脉瓣关闭不全的左心室功能状况极为重要。主动脉瓣关闭不全患者在左心室功能代偿阶段可长期无症状,但等到出现左心室功能障碍而引起左心衰竭表现时,病情迅速加重,手术危险性大,预后差。因此,慢性主动脉瓣关闭不全时左心室功能状态是决定主动脉瓣手术时机的重要因素。然而,正确判断患者早期的左心室功能的减退,在左心室功能发生不可逆损害之前手术干预,有时很困难。按术前症状轻重来判断,则部分患者因减少体力活动,症状并不明确,甚至有些因害怕手术而否认已存在的症状。

五、手术适应证

(一)急性主动脉瓣关闭不全

一旦有明显的左心衰竭表现,应在明确诊断后限时或急诊手术。如无左心衰竭表现或仅有轻度的左心衰竭,药物治疗可以得到满意的控制,则可随访。急性感染性心内膜炎者一旦发生急性关闭不全,心功能显著恶化或有左心衰竭,即使感染未能得到有效控制,也应限时或急诊手术,否则患者将在等待感染控制的过程中死于心力衰竭,或者因术前已出现多脏器功能不全,术后死于多脏器衰竭。

(二)有症状的慢性主动脉瓣关闭不全

慢性主动脉瓣关闭不全一旦出现症状就是手术的绝对指征,而且是最佳的手术时机。因为此时左心室功能减退处于可逆阶段,术后左心室功能和大小可以完全恢复正常。但部分有症状的患者就诊时已经较晚,最佳手术时机已错过,左心室明显扩大(收缩末期直径>6.0 cm),功能显著降低(EF<25%),已经发生了左心室功能不可逆损害,手术死亡率明显增高,预后比较差。但手术治疗仍可以改善这些患者的症状和生活质量,是否能够延长患者寿命尚不肯定。

(三)无症状的慢性主动脉瓣关闭不全

这部分患者的手术指征和时机尚未完全统一。目前多数认为有下列情况之一者,应手术治疗:①静息时心脏超声检查或核素心室造影检查显示左心室收缩功能低于正常(EF<50%)。②静息时超声检查左心室功能正常,但左心室收缩末或舒张末直径分别大于 55 mm 和 75 mm。③左心室收缩末或舒张末直径分别为50~55 mm 和70~75 mm,而运动试验检查显示左心室功能降低者。

无症状的慢性主动脉瓣关闭不全,静息时心脏超声检查左心室收缩功能正常(EF>50%),左心室舒张末期直径<70 mm,收缩末直径<50 mm 者,无须手术治疗,可以随访观察和定期复查。

六、术前准备

(一)慢性主动脉瓣关闭不全

心功能Ⅱ级或Ⅲ级,无心绞痛者,按照一般的心内直视手术患者准备。如有心绞痛者,则应给予以扩血管治疗,可以口服硝酸异山梨酯 5~10 mg,2~3 次/天,或者加用口服血管紧张素转换酶抑制剂。如心功能为Ⅲ级以上,则予以强心、利尿、扩血管治疗。应特别注意血钾浓度在 4 mmol/L 以上,血镁浓度在1.8 mmol/L 以上。低钾和低镁易促使患者发生严重的室性心律失常,而一旦发生心脏骤停,对有严重主动脉瓣关闭不全患者的心脏复苏极其困难。年龄 45 岁以上或疑有冠状动脉病变者,应做选择性冠状动脉造影检查。心脏超声检查应注意有无二尖瓣反流,中度以上二尖瓣相对性关闭不全者,应在主动脉瓣手术的同时,纠正二尖瓣反流。

(二)急性主动脉瓣关闭不全

患者往往由于病情危重,出现严重的左心衰竭,甚至急性肺水肿,一旦明确诊断,应及时或急诊手术治疗。术前准备的重点是维持循环稳定,采用强心、利尿和扩血管治疗;严重肺水肿者,应考虑及时行气管插管辅助呼吸。对于无严重左心衰竭患者,可以口服强心、利尿、扩血管类药物,以控制或改善患者情况。

(三)感染性心内膜炎

感染性心内膜炎所致的急性主动脉瓣关闭不全,如果仅表现为心脏功能恶化,但无明显的心力衰竭者,可以在应用强心、利尿、扩血管治疗的同时,应用大剂量敏感的抗生素继续治疗,同时严密观察病情变化,争取在感染基本控制后手术,这样有利于防止术后感染复发和降低手术死亡率。但如患者已经有明显心力衰竭,或者在治疗过程中心功能继续恶化,即使此时患者仍有发热,感染未能有效地控制,也应该尽早或急诊手术治疗。只有这样才能挽救患者生命,否则患者将在等待感染控制的过程中或者在观察过程中死于心力衰竭,或者因心力衰竭合并多脏器功能损害,术后死于多脏器功能衰竭。

七、手术方法

主动脉瓣关闭不全的手术治疗大致分为两种方法,主动脉瓣置换术和主动脉瓣成形术。主动脉瓣置换术适用于风湿性主动脉瓣病变、感染性心内膜炎、创伤性主动脉瓣病变、先天性二叶主动脉瓣,以及主动脉环扩张症等。主动脉瓣成形术主要适用于室间隔缺损合并主动脉瓣脱垂所致的关闭不全。近年来,对部分主动脉环扩张症如马方综合征、升主动脉病变或主动脉夹层等所致的主动脉瓣关闭不全患者,采用了置换升主动脉,同时保留主动脉瓣的方法,近期效果良好,但远期疗效有待随访证实。原则上,由于主动脉瓣关闭不全成形技术难、不稳定、术后复发率高,一般不主张行主动脉瓣成形术。

(一)基本方法

1.麻醉和体位

仰卧位,气管插管静脉复合麻醉。在麻醉诱导期,应特别注意维持较高的动脉压,以防血压降低,冠状动脉供血不足,导致严重室性心律失常或心脏骤停。

2.建立体外循环

一般采用胸骨正中切口,升主动脉远端插入供血管,经右心耳及右心房下部分别插入上、下腔静脉引流管,或者直接经上、下腔静脉插入引流管。也可以经右心耳插入单根双孔引流管。并行循环后经右上肺静脉插入左心引流管,最好经右上肺静脉插入多孔的引流管经过二尖瓣口直至左心室,有利于充分引流和保持术中主动脉瓣区手术野清晰。一般不主张经左心室心尖部放置左心引流管,以免损伤心肌。

3.心肌保护

由于主动脉瓣反流,经主动脉根部灌注首剂心脏冷停搏液时,无法使心脏迅速停搏,即使用手握紧左心室,以期通过增加左心室内压而减少心脏冷停搏液的反流,往往耗时较长,对左心室心肌也有一定损害。

目前常用方法有两种,一是阻断主动脉后切开主动脉,直接经左、右冠状动脉开口灌注冷停搏液,然后改用间断(20～25分钟)冠状动脉开口直接灌注,或者经冠状静脉窦持续或间断灌注心脏停搏液;二是经右心房直接做冠状静脉窦逆行灌注心脏冷停搏液,心脏停搏后改为持续或间断逆灌。对主动脉阻断时间较长者,在行冠状静脉窦逆行灌注时,宜间断(30分钟)做右冠状动脉开口直接灌注心脏停搏液300 mL,以确保右心保护的效果。

心肌保护液的选用多采用首剂灌注冷晶体停搏液1 000～1 200 mL,而后可以选用冷血(4 ℃)停搏液、冷晶体停搏液或温血(28 ℃)停搏液,应认识到主动脉瓣关闭不全患者左心室有明显扩大和肥厚,灌注停搏液的量或流量应适当加大。

4.主动脉切口和显露

常用的升主动脉切口有3种方法:详见主动脉瓣狭窄,临床常用的方法为曲棍形斜切口,或称为S形切口。

主动脉瓣的显露常有3种方法:①主动脉切口中点上、下切缘牵引线,上切缘牵引线牵拉切口上缘,下切缘牵引线多缝于心尖部的心包,一般显露比较好,但对主动脉根部狭小者,显露较差。②主动脉瓣3个交界牵引线,3个交界牵引线均缝在主动脉内壁交界上方0.5 cm处,顺3个不同方向牵引,显露效果比较好。③主动脉拉钩显露一般可取得比较好的显露,但需要另一助手,并有可能损伤主动脉壁内膜,甚至撕裂主动脉壁。

5.切除瓣叶

显露主动脉瓣后,用有齿镊钳夹瓣叶,一般同时钳夹右、无冠瓣叶,从右-无冠瓣交界始依次剪除右-无冠瓣交界、右冠瓣、无冠瓣、左-无冠瓣交界、左冠瓣及左-右冠瓣交界,保留瓣环及瓣叶残边0.2 mm。部分病变的瓣膜常有广泛的瓣叶钙化,钙斑有时扩展到瓣环或邻近的心肌,左或无冠瓣的钙化可侵犯二尖瓣前瓣;右冠瓣及无冠瓣的钙化可侵犯室间隔膜部,切除上述病变时,可先从瓣口将纱布条送至左心室堵住流出道,避免钙屑或组织碎片落入左心室内。切除瓣膜时不必先从交界开始,而应从钙化轻的部位,把瓣叶剪开至瓣环基部,然后沿瓣环基部逐渐向两侧扩大,侵犯瓣环深部的钙斑可先部分切除,遗留部分则用小咬骨钳逐块取出。主动脉壁及心肌内钙化灶有时清除非常困难,可以用咬骨钳逐块清除,但不必完全清除,否则有可能导致主动脉壁穿孔或室间隔穿孔或损伤传导束,原则上仅清除影响缝合瓣环、瓣膜碟片活动,或易脱落的钙斑。如为清除瓣环钙灶后遗留有较明显的缺损,可用自体心包片修复后,再行带垫片褥式缝合瓣环。

感染性心内膜炎所致的主动脉瓣关闭不全,在切瓣膜时应首先剪除易脱落的赘生物,而后切除瓣叶,彻底清除脓肿或坏死组织,遗留的缺损可用自体心包修补,累及二尖瓣环及瓣叶者,需同时行二尖瓣置换。

6.缝合主动脉切口

主动脉切口可采用双层连续外翻缝合或连续外翻褥式缝合外加连续外翻缝合,两种方法均可。由于主动脉是高压区,切口下缘有人造瓣膜环的支撑,增加了切缘的张力,主动脉壁如有轻微的撕裂,可引起搏动性出血,甚至发生不良后果。缝合主动脉切口时宜用 3-0 或 4-0 丙烯线,首先于切口两端超越切口做带垫片褥式缝合,然后将两端缝线缝合至切口中央汇合打结。如主动脉壁菲薄脆弱,可在切缘的两侧加条状毡片或心包片加固。

(二)置换主动脉瓣

1.人造瓣膜的选用

切除主动脉瓣叶后,用测瓣器测量瓣环,选择相应大小的人造瓣膜。选用何种人造瓣膜,需依据患者的实际情况、瓣口大小、患者年龄及所能得到的人造瓣膜等。原则上应该选择型号大、中央血流型的人造瓣膜,以增加主动脉瓣口面积,降低左心室射血阻力。65 岁以上的患者可以首选生物瓣。对于主动脉根部细小者,如患者体表面积≥1.5 m²,选用 21 mm 的机械瓣会出现主动脉瓣相对狭窄,不利于术后左心室重构的恢复,可选用无支架生物瓣或同种主动脉瓣,或者行主动脉根部加宽术。感染性心内膜炎者,尤其是急性心内膜炎者,最好应用同种主动脉瓣。年轻患者,尤其是生育年龄的女性,以同种主动脉瓣优选。当然双叶机械瓣可用于所有患者。

2.植入机械瓣和带支架生物瓣

无论是植入机械瓣或带支架的生物瓣,缝合主动脉瓣环和人造瓣膜缝环的方法主要有 4 种。

(1)间断带垫片褥式外翻缝合法:这是目前最常用的方法,其优点是不易产生缝线撕裂瓣膜,固定瓣膜牢固,缺点是有可能产生瓣环环缩。因此,在 3 个交界处不应做跨交界缝合,可以在交界两侧各缝合一针;针距不应过大,一般在 3 个瓣环各缝合 5~7 针。

(2)间断带垫片褥式缝合:从瓣环的心室面进针,主动脉面出针,所有垫片均在瓣环下方。这也是较常用的方法。优点是缝合瓣环方便,固定瓣膜缝环牢固。缺点是有时植入瓣膜较困难。

(3)间断缝合:有两种不同方法,一是缝针的一头从瓣环的心室面进针,主动脉面出针,然后一针穿过瓣膜的缝环。二是缝针的一头先穿过瓣膜的缝环,再从心室面进针穿过瓣环,然后穿过瓣膜的缝环。这两种方法的优点是缝合瓣环和缝环均方便,无缩环作用。缺点是缝线易割裂瓣环,缝合的针数比较多,每个瓣环至少要间断缝合 8~10 针。

(4)连续缝合:这种方法不是很常用。优点是可以节省时间,缺点是固定瓣环不够牢固,有时因缝线未拉紧,术后易发生瓣周漏。而用力拉紧缝线时,又容易割裂瓣环。在主动脉瓣环直径比较大时,可以应用此种方法。

缝合完毕后,一般将主动脉瓣缝线按 3 个瓣环区分为 3 束,理好缝线,将人造瓣膜竖起,垂直于主动脉瓣口,推送瓣膜,同时牵开主动脉切口下缘,边推送人造瓣膜,边理缝线,直至人造瓣膜落座于瓣环间。然后再次确认无套线或松线。缝线打结时,最好取 3 个瓣环中点的缝线先打结,这样可以安全固定人造瓣膜在瓣环间,然后按顺序逐一打结。如先取 3 个交界缝线打结,则因交界的位置较高,在进行瓣环中部缝线打结时,需用力拉紧缝线方能使瓣环和缝环贴紧,容易发生缝线撕裂瓣环。在缝合人造瓣膜的缝环时,应确认瓣膜的开口方向,防止瓣膜倒置,造成心脏复跳后左心室无法射血。同时应注意人造瓣膜开口的方位。侧倾碟瓣的大开口应朝向主动脉的后壁,即左冠瓣方向;双叶瓣口的轴线应与室间隔相平行,也即双叶瓣的两个瓣叶呈前、后位;带支架的生物瓣植入时,其 3 个支架应分别位于 3 个交界。完成主动脉瓣置换术后,应该再次检查人造瓣膜,用塑料探条推开碟片,观察碟片活动是否良好,同时检查碟片的下方有无卡线或套线,或残留松脱的缝线。此外,在缝合主动脉切口前,应检查左、右冠状动脉开口情况,确认开口通畅,同时清除主动脉内壁松脱的内膜组织或钙化斑,防止脱落后产生动脉栓塞。

3.无支架生物瓣置换主动脉瓣

无支架生物瓣置换主动脉瓣技术在近 15 年日益得到重视,临床应用病例数逐年增加。其血流动力学性能优于带支架生物瓣,更重要的是晚期结构衰坏率低,预期使用寿命长。目前常用的无支架生物瓣主要有两种:一是无支架的猪主动脉瓣,如 St. Jude Medical 公司的 Toronto 环上型、Medtronic 公司的 Freestyle 型、Cryolife 公司的 Bravo 型以及 Baxter 公司的 Prima 型;二是同种主动脉瓣。

置换无支架猪主动脉瓣的方法:修剪无支架瓣的主动脉壁,保留无冠状窦及主动脉壁。用 4-0 丙烯线自左-右冠交界下方穿过无支架瓣相应交界的瓣下缘的 Dacron 包布,然后依次缝合无支架瓣的下缘及相应的瓣环,最后将无支架瓣的无冠状窦及部分主动脉壁与对应的患者无冠瓣窦及主动脉壁缝合。也可将无支架瓣的无冠状窦及部分主动脉壁作为加宽主动脉根部的组织部分。

4.同种主动脉瓣置换术

同种主动脉瓣目前主要应用于原发性或人造瓣膜心内膜炎、主动脉根部较小者,患者年龄应<55 岁。其优点是有效瓣口面积大,血流动力学性能良好,瓣膜结构衰坏率明显低于带支架生物瓣,组织相容性好。缺点是手术技术较为复杂,晚期并发瓣膜关闭不全的发生率可高达 25%。

同种主动脉瓣置换术的手术方法主要有 4 种:①120°逆时钟旋转冠状动脉口下缝合技术。②保存同种瓣无冠状窦的冠状动脉口下缝合技术。③主动脉根部置换术。④主动脉腔内套叠术。最常用的方法为第 1 种。

以第 1 种方法为例,介绍同种主动脉瓣置换术的技术要点。

(1)术前心脏超声测主动脉瓣环直径和管窦交界直径,大致可明确所需同种主动脉瓣的型号。对于主动脉瓣环直径>30 mm 者,则应改用第 3 或第 4 种方法。

(2)除病变主动脉瓣及明显增厚的交界,精确测量瓣环直径,据此选择相应>3 mm 或<2 mm 的同种主动脉瓣。

(3)取自液氮保存的同种瓣解冻、冲洗,然后仔细剪除附着在同种瓣的二尖瓣前瓣和室间隔肌内组织,但保留瓣下方 4~5 mm 组织,以做缝合应用,最后修剪瓣窦部的主动脉壁。

(4)下缘缝合:用 4-0 丙烯线在三个主动脉瓣交界下方 5 mm 处做 3 针标记缝合线,将修剪好的同种瓣逆时针旋转 120°,使同种瓣残留的肌肉组织避开左心室流出道,防止二者的瓣下肌肉组织重叠,也有利用同种与患者主动脉瓣和二尖瓣前瓣连接部的对合。3 针标记缝线打结后,将同种瓣内翻入左心室内。然后,依次将同种瓣的下缘与患者主动脉瓣环下组织做连续缝合,完成瓣下缘的缝合。

(5)瓣上缘缝合:同种瓣向上翻转恢复正常位置,在同种瓣的每个交界的支角顶端各做一支持缝线,并缝合到比患者主动脉瓣交界处高 5 mm 的主动脉壁上,以做牵引而不结扎,使 3 个交界处在同一水平。此时观察同种瓣 3 个瓣叶的对拢情况,如对合不佳,应重新矫正对位。然后依次将同种瓣上缘与患者瓣环缝合,同时重建 3 个交界处。

八、术后处理

主动脉瓣关闭不全术后处理的重点是增强左心室心肌收缩力、防治室性心律失常、控制高血压。慢性主动脉瓣关闭不全患者就诊往往较晚,手术时多数已有左心室显著扩大肥厚和左心室功能降低。尤其是术前左心室收缩末期内径>55 mm,左心室射血分数<40%者,术后易出现左心室功能降低和室性心律失常。而对左心室功能尚好的患者,因手术纠正了主动脉瓣反流,术后易出现高血压。

(一)左心室功能辅助

根据术前左心室功能、手术情况及停止体外循环时情况,结合 Swan-Ganz 导管所测得的血流动力学参数,对左心室收缩功能轻至中度降低者,可以选择多巴胺[5~10 μg/(kg·min)]或多巴酚丁胺[5~10 μg/(kg·min)],或联合应用米力农或氨力农等持续静脉滴注。如仍有低心排者,应联合应用肾上腺素 0.05~0.2 μg/(kg·min)。对于巨大左心室患者联合应用中等剂量正性肌力药后仍有循环不稳定者,应及时应用主动脉内气囊反搏治疗,而后根据 Swan-Ganz 导管所测得的参数,停用主动脉内气囊反搏及调整正性肌力药的剂量。

(二)室性心律失常的防治

重点是保持术后血钾在 4～5 mmol/L,血镁 1.8～2.2 mmol/L。可以持续静脉滴注利多卡因 24 小时,之后改为口服美西律或普罗帕酮 1 周。对于顽固性室性心律失常者,可以应用主动脉内气囊反搏治疗,其效果显著。

(三)控制高血压

术后早期一般选用硝普钠或硝酸甘油持续静脉滴注,可以联合应用立及丁,控制收缩压在 14.7～17.3 kPa(110～130 mmHg)。如前述药物降压效果不佳,特别是老年患者,可以改用钙通道阻滞剂静脉滴注。术后 24 小时或48 小时后,改用口服扩血管药,如钙通道阻滞剂或血管紧张素转换酶抑制剂等。出院时应常规予以血紧张素转换酶抑制剂治疗,有利于左心室重构的恢复。

（唐　勇）

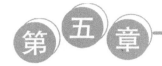

食管疾病

第一节 食管烧伤

食管烧伤并不少见，儿童和成人均可发生，主要是吞服腐蚀剂如强酸或强碱引起的食管损伤及炎症，亦称为食管腐蚀伤。在丹麦食管烧伤每年的发生率为5/10万，而5岁以下的儿童达10.8％；在美国每年大约5000例5岁以下儿童误服清洁剂引起食管烧伤。尽管我国食管烧伤的发生率尚无确切的统计，但全国大多数地区均有报道。

一、病因

食管烧伤主要是吞服强碱或强酸引起，以吞服碱性腐蚀剂最多见，是吞服酸性腐蚀剂引起食管烧伤的11倍。实验证实2％的氢氧化钠就可以引起食管的严重损伤。成年人吞服腐蚀剂的原因常是企图自杀，吞服量多，引起食管损伤严重，甚至引起食管广泛坏死及穿孔，导致患者早期死亡。儿童多为误服。欧美国家家用洗涤剂碱性较强，一般家庭放置在餐桌上。虽然20世纪70年代美国政府立法对家用洗涤剂的浓度及包装进行了严格规定，加强了警示标志，儿童仍然易当成饮料误服，但这种类型所致的食管损伤多不严重。一组743例吞服腐蚀剂的儿童中，85％小于3岁，仅20％证实有食管烧伤，仅5％产生瘢痕狭窄，3％需要食管扩张治疗。我国不少地区家庭备有烧碱，尤其重庆地区人们喜欢吃火锅，不少食物如毛肚、鱿鱼等食前需用碱水浸泡，常用白酒瓶或饮料瓶盛装，儿童易当饮料饮用，成人易当白酒饮用，这种碱液浓度较高，饮入一口即可造成食管严重损伤。近年来，由于电动玩具广泛使用小型高能电池，儿童可将纽扣电池取出放入口中，误咽下的纽扣电池常停滞在食管腔内，破碎后漏出浓度很高的KOH或NaOH能够在1小时内引起食管的严重损伤。

二、发病机制

食管烧伤的病理改变与吞服腐蚀剂的种类、浓度和性状有关。浓度较高的腐蚀剂，无论酸或碱均可引起食管的严重损伤。液体腐蚀剂可引起食管广泛的损害。而固形腐蚀剂常贴附于食管壁，灼伤较局限但损伤严重，甚至波及食管全层。碱性腐蚀剂对食管造成的损害比酸性腐蚀剂更为严重。强碱可使蛋白溶解，脂肪分化，水分吸收而致组织脱水，并于溶解时产生大量热量也可对组织造成损伤。而强酸则产生蛋白凝固造成坏死，通常较为浅表，但不像碱性腐蚀剂可被胃液中和，因而可引起胃的严重损伤。但如吞服强碱量多，也同样可引起胃的严重损伤。

食管烧伤的病理变化与皮肤烧伤非常类似。轻型病例表现为黏膜充血、水肿，数天即可消退。较严重的病例，表层组织坏死，形成类似白喉样的假膜，食管黏膜可发生剥脱及溃疡形成。如果没有其他因素影响,这类患者可以逐渐愈合。严重的食管烧伤可累及食管全层,并形成深度溃疡,甚至引起穿孔,形成纵隔炎及液气胸,或侵及邻近血管引起致命性的大出血。严重食管烧伤愈合后形成的瘢痕,必然引起不同程度的食管狭窄。

有人采用纤维食管镜对食管烧伤患者进行了动态观察,较严重病例完全愈合需要 4 个月左右。

吞服腐蚀剂后,口腔、咽、食管及胃均可引起损伤,特别严重的病例甚至引起十二指肠的损伤。由于吞咽后的反流,可累及声门。受损伤较严重的部位是食管的 3 个生理狭窄区,特别是食管胃连接部。由于腐蚀剂在幽门窦部停留时间较久,严重损伤后瘢痕愈合常导致幽门梗阻,因而对需要行胃造口饲食的患者,应注意探查幽门部。

食管烧伤的程度按 Estrera(1986 年)推荐食管化学性烧伤的临床分级与内镜所见(表 5-1)可以分为3 度。

表 5-1　食管和胃的腐蚀性烧伤的病理改变及内镜分度

分度	病理改变	内镜所见
Ⅰ	黏膜受累	黏膜充血水肿(表面黏膜脱落)
Ⅱ	穿透黏膜下层,深达肌层,食管或胃周围组织未受累	黏膜脱落、出血、渗出、溃疡形成,假膜(伪膜)形成,组织粗糙
Ⅲ	全层损伤,伴有食管周围器官或胃周围纵隔组织受累	组织脱落伴有深度溃疡。由于严重水肿,食管腔完全闭塞;有碳化或焦痂形成;食管壁变薄、坏死并穿孔

Ⅰ度烧伤食管黏膜和黏膜下层充血、水肿和上皮脱落,未累及肌层,一般不造成瘢痕性食管狭窄。Ⅱ度烧伤穿透黏膜下层而深达肌层、黏膜充血、出现水疱、深度溃疡,因此食管失去弹性和蠕动,大多形成食管瘢痕狭窄。Ⅲ度烧伤累及食管全层和周围组织,甚至食管穿孔,引起纵隔炎,可因大出血、败血症、休克而死亡,幸存者可产生重度狭窄。

Andreoni(1997 年)介绍米兰一医院 20 世纪 90 年代内镜分级法,不仅有形态学,还有功能上的观察,如食管蠕动情况和括约肌的张力等,反映了食管壁坏死的深度(表 5-2)。

表 5-2　米兰 20 世纪 90 年代内镜分级法

分级	损伤程度
0	黏膜正常
1	黏膜充血、水肿
2	黏膜充血、水肿、浅表坏死(黏膜苍白)、腐烂
3	深度坏死、出血、黏膜腐脱、溃疡
4	深度坏死(黏膜变黑)、严重出血、全厚层溃疡(即将穿孔)

蠕动:0=存在,1=消失。贲门:0=正常,1=无张力
幽门:0=开放,1=痉挛,2=无张力

根据这种分级法,1 级、2 级患者,或介于 2～3 级之间的患者,可以采取保守治疗方法。3 级、4 级患者应考虑急诊切除坏死食管和胃、颈段食管外置和空腹造瘘,再择期做消化道重建。

三、临床表现

食管烧伤的临床表现与吞服腐蚀剂的浓度、剂量、性状有关。Ⅰ度食管烧伤主要表现为咽部及胸部疼痛,有吞咽痛,进食时尤为明显。大多在数天之后就可恢复经口进食。而Ⅱ度以上者除有明显的胸痛、吞咽痛外,常有吞咽困难,亦可发生呕吐,呕吐物带有血性液体。吞服量多而浓度高的病例,可以出现中毒症状,如昏迷、虚脱等。喉部损伤可引起呼吸困难,甚至窒息。因食管穿孔引起纵隔炎,一侧或两侧液气胸而出现相应的症状。穿入气管引起食管气管瘘,穿破主动脉引起大出血,这种大出血常发生在伤后 10 天左

右。严重的胃烧伤常可引起胃坏死穿孔,出现腹痛、腹肌紧张、压痛及反跳痛等弥漫性胸膜炎表现。

吞咽困难是食管烧伤整个病程中突出的症状。早期由烧伤后的炎症、水肿引起,大多数病例经治疗后随着炎症、水肿的逐渐消退,约1周以后吞咽困难逐渐好转。若损伤不严重,不形成瘢痕狭窄的病例,可逐渐恢复正常饮食。但如食管烧伤严重,3～4周后因纤维结缔组织增生,瘢痕挛缩而致狭窄,再度出现逐渐加重的吞咽困难,最后甚至流质饮食亦不能咽下,引起患者消瘦,营养不良。

四、诊断

(一)病史及体查
(1)应向患者或陪同亲友仔细询问吞服腐蚀剂的剂量、浓度、性质(酸或碱)、性状(液体或固体)及原因(误服或企图自杀),这对诊断、损伤的严重程度及治疗均有帮助。

(2)注意神态、血压、脉搏、呼吸的变化及有无全身中毒的症状及体征。

(3)观察口唇、口腔及咽部有无烧伤,但应注意大约20％的患者没有口腔的烧伤而有食管的损伤,70％有口腔损伤而无食管损伤。

(4)胸部及腹部检查:有明显胸痛及呼吸困难患者,应检查有无气胸或液气胸的征象,腹痛患者检查腹部有无腹膜刺激症状。

(二)影像学检查
1.胸部X线检查

可发现有无反流引起的肺部炎症及食管穿孔的表现。

2.食管造影检查

早期食管吞钡检查,可见钡剂通过缓慢,并可见局部痉挛。如疑有食管穿孔,可用碘油或水溶性碘剂造影,如碘剂溢出食管腔外即可明确诊断。

3.胸部CT和超声内镜

对食管烧伤的诊断亦有帮助,但临床应用较少。

(三)食管镜检查
对食管烧伤后食管镜检查的时间有争议。过去普遍认为早期食管壁较脆弱,检查引起的穿孔危险性较大,因而多主张1周后进行检查。近年来大多数医师主张伤后24～48小时内施行,认为有经验的内镜专家进行纤维食管镜检查引起穿孔的危险性小,对早期明确损伤的严重程度及时制订比较正确的处理对策很有帮助。

五、治疗

(一)早期处理
吞服腐蚀剂后立即来院诊治的患者,应根据吞服腐蚀剂的浓度、剂量及病情严重程度进行处理。吞服量多而病情较严重的患者应禁食,给予静脉输液镇静、止痛,应用广谱抗生素防治感染。有喉部损伤出现呼吸困难者,应立即做气管切开,给患者饮用温开水或牛奶,饮用量不超过15 mL/kg,量过多会诱发呕吐,加重食管损伤。目前多不主张吞服强碱者饮用弱酸性液体或强酸饮用弱碱性液体进行中和,认为中和会产生气体和热量,加重食管损伤。对是否灌洗亦有不同意见,虽然有人不主张灌洗,但对吞服量多、浓度高及有毒物质(如农药)等仍以灌洗为好,可反复多次洗胃,每次注入量不宜太多,以免胃有烧伤时引起穿孔。对较重的患者应放置胃管,作为饲食维持营养及给予药物,尚可起到支撑,防止食管前、后壁粘连的作用。

(二)急诊手术
对吞服腐蚀剂量多、浓度高的患者,特别是对企图自杀者,可有上消化道的广泛坏死、穿孔、严重出血,及时诊断、及时手术治疗可望挽救部分患者的生命。除切除坏死食管或胃外,尚需行颈段食管外置及空肠造口,后期再行食管或胃重建。Vereezkei等报道24例食管烧伤,10例急诊手术中,4例因损伤广泛未做进一步处理,均在24小时内死亡,余下6例中行食管胃切除或全胃切除及食管外置,3例第一次手术后生存,择期行食管重建。

(三)食管瘢痕狭窄的预防方法

在食管烧伤的治疗中,应考虑到后期如何减轻和防止瘢痕狭窄的形成。目前研究或已用于临床的方法主要集中在药物和机械两方面。

1.采用药物控制瘢痕形成

类固醇早已用于食管烧伤后瘢痕狭窄的预防,但目前对其疗效仍有争议。理论上类固醇可抑制炎症反应,减轻食管烧伤后瘢痕狭窄形成。动物实验研究亦证实有明显的效果,但在一些临床对比研究中,未见到明显的差异。如一组 264 例经食管镜明确诊断的严重碱性腐蚀伤患者,97 例采用甲泼尼龙治疗,167 例作为对照组,结果发现两组狭窄的发生率无明显的差异($P > 0.05$)。Uarnak 等的观察亦得出了类似的结果。但多数人认为早期应用皮质激素,对中等程度的食管腐蚀伤仍有良好效果。不少人仍认为抗生素、皮质激素和食管扩张仍是目前治疗食管烧伤的基本模式之一。

2.食管扩张治疗

食管扩张在预防和减轻食管烧伤后瘢痕狭窄的疗效已得到公认,对瘢痕组织形成早期行食管扩张的效果较好,但严重、多发及广泛狭窄则效果不佳。目前对何时开始施行扩张治疗仍有不同的看法。一些人认为过早施行扩张对有炎症、糜烂的食管创面会加重损伤,因而主张在食管再度上皮化后,开始进行扩张。有人用狗进行试验,长 10 cm 的食管黏膜剥脱后需要 8 周才能再次上皮化。一般多在食管烧伤后 10 天开始进行扩张。但近年来,不少人主张早期扩张,其效果更为显著。甚至有在烧伤后 24~48 小时开始扩张。扩张时应注意,扩张器探查由细而粗逐步扩大。每次扩张更换探子不得超过 3 条,探子应在狭窄部位停留数分钟后再更换下一型号探子。开始扩张间隔时间每周 1 次,逐步延长至每月 1 次。扩张至直径 1.5 cm 而不再缩小才算成功。一般扩张时间需要半年至 1 年,可增强扩张治疗的效果。有学者于扩张时在病灶内注射皮质激素,经临床病例对比观察,可减少扩张的次数,提高治疗的效果。食管扩张的技术操作并不复杂,但要仔细操作,预防食管穿孔的并发症。食管扩张在欧美国家效果甚佳,大多数患者避免了复杂的重建手术,但国内常受多方面原因影响未能按时扩张,因而扩张治疗的效果并不理想。

除采用扩张器进行食管扩张外,亦可采用循环扩张法。这种方法是先做胃造口及放入牵拉用的丝线。食管扩张可在表面麻醉下进行,扩张时将口端之丝线缚于橄榄形之金属探头或梭形塑料探子,涂上或吞服少许液状石蜡,探头另一端再缚上丝线,将探子从口腔经狭窄区拉入胃内,再由胃内拉出(图 5-1)。扩张后将口端及胃端的丝线妥为固定,以免拖出,待下次扩张时使用。这种方法虽然早已用于临床,但最近国外仍有人采用,认为这种方法较为简单、方便、穿孔危险性较小,效果可靠,特别在我国一些经济不发达地区更为适用。

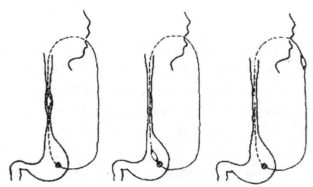

图 5-1 循环扩张法示意图

3.食管腔内置管

Rey 及 Mills 首先报道采用食管腔内置管预防食管烧伤后瘢痕狭窄。方法是在食管腔内置入长约 40 cm、内径 0.95 cm 的医用硅胶管,下方有一抗反流活瓣,上端缚一小管,经口置入食管后,从鼻部引出,作为固定导管用。一般置管 3 周后拔出,同时应用抗生素和类固醇治疗。Mills 报道 4 例均获成功,但 Bremer 治疗 6 例,3 例仍然发生狭窄。失败原因与严重食管烧伤深达肌层及置管时间较短有关。最近 Mutaf 报道长时间的食管腔内置管 69 例,68% 治愈。而传统的方法,如食管扩张和激素等治疗 172 例,治愈率为 33%。两组治疗效果有非常显著的差异。食管腔内置管组失败的原因主要是患者不能耐受长时间的置管和食管瘢痕形成短食管导致胃食管反流。

(四)食管瘢痕狭窄的外科治疗

严重食管烧伤瘢痕愈合后必然引起狭窄。狭窄部位可以在咽部、食管各段甚至全食管,以食管下段最为多见,可能与食物通过食管上段较快,下段较慢,接触腐蚀剂时间长,造成食管损伤也较严重有关。吞服酸性腐蚀剂除引起食管灼伤产生狭窄外,可引起胃烧灼伤,产生胃挛缩或幽门梗阻。腐蚀剂在幽门窦部停留时间较长,可无胃体的严重损伤而引起幽门梗阻。除酸性腐蚀剂容易引起胃的烧灼伤外,如吞服浓度高、剂量多的碱性腐蚀剂亦可引起胃的烧灼伤。

最近研究表明由于末端食管括约肌受到损伤或食管瘫痪形成造成的短食管而致末端食管功能不全,可以产生胃食管反流,是加重已产生的狭窄或狭窄经扩张后很快复发的原因。因此,对食管烧伤的患者进行食管功能学检查及 24 小时 pH 监测,对末端食管括约肌了解是有意义的。亦有报道伤后 5 天进行食管测压,对损伤严重程度判定亦有帮助。

已形成瘢痕狭窄的病例,除部分可采用扩张治愈外,对扩张或其他方法治疗失败的食管狭窄病例,需要行外科手术治疗以解决患者的经口进食。

1.手术适应证

(1)广泛性食管狭窄:对广泛而坚硬的瘢痕狭窄,企图扩张治疗是危险而无效的,常因扩张而导致食管穿孔。

(2)短而硬的狭窄:经扩张治疗效果不佳者。

(3)其他部位的狭窄,如幽门梗阻等。

2.手术方法

除个别非常短的食管狭窄可采取纵切横缝的食管成形术外,绝大多数的患者需要行食管重建。胃、结肠、空肠甚至肌皮瓣均可用于食管重建,但以结肠应用最多。除急性期有食管或胃坏死、穿孔、大出血等需要急诊手术外,对已进入慢性狭窄期的病例多主张 6 个月后再行重建手术。此时病变已较稳定,便于判定切除和吻合的部位。食管瘢痕狭窄行食管重建是否切除瘢痕狭窄的食管仍有争议。主张切除者认为旷置的瘢痕食管的食管癌发病率比普通人群高 1 000 倍,并认为切除的危险性不像人们想象的大。多数人认为切除瘢痕狭窄甚为困难,出血较多,也容易损伤邻近的脏器,发生癌变的概率并不很高,多在 13～71 年后,而且恶变病例远处转移较少,预后较通常的食管癌好,因而主张旷置狭窄的病变行旁路手术。亦有人对病变波及中上段者行旁路手术,而对中下段者则行病变食管切除,认为中下段食管解剖位置较松动,切除病变食管较容易,进行食管重建也较方便。

3.常用的食管重建方法

(1)胃代食管术:食管狭窄位于主动脉弓以下,可经左胸后外侧切口进胸,切开膈肌,游离胃。如旷置瘢痕食管,游离胃时,已将贲门离断者则将胃上提,在狭窄上方行食管胃侧侧吻合。如狭窄位置较低,胃足够大,未离断贲门者,最好在狭窄段食管上端切断,远端缝合关闭,近端与胃行端侧吻合。如切除病变食管,手术方法与食管癌切除的食管胃吻合方法相同。对中上段食管狭窄,如切除瘢痕食管,可经右胸前外侧切口进胸,再经腹将胃游离,将胃经食管床上拉到胸部(或颈部吻合)。虽然用胃重建食管具有操作简便,较安全的优点,但有时胃或幽门均遭受腐蚀损伤,难以用胃重建食管。

(2)倒置胃管或顺行胃管代食管术:切取胃大弯做成长管状代替食管。其优点是胃有丰富的血供,做成的胃管有足够的长度,可以与颈部食管,甚至咽部进行吻合,而且无须恐惧酸性胃液反流。但国内开展这一术式甚少。

(3)结肠代食管术:由于结肠系膜宽长,边缘血管较粗,其血液供应丰富,对酸有一定耐受力,口径与食管相仿,能切取的长度可以满足高位吻合的需要,采用结肠重建能较好地维持正常的胃肠功能。因而对于广泛性食管狭窄的病例,只要既往未做过结肠手术,无广泛结肠病变或因炎症或手术造成腹腔广泛粘连,均可采用结肠重建食管。对计划切除瘢痕食管者,可采用右胸前外侧切口进胸,将整个胸段食管游离后,于膈肌上方2～3 cm处切断食管,用丝线贯穿缝合后,并通过颈部切口将其拉出。如不切除病变食管行旷置手术则不开胸,上腹正中切口进入腹腔后,必要时可将剑突切除,检查结肠边缘动脉的分布情况。选定使用的结肠段后,用无创伤血管钳阻断预计切断的血管,并用套有胶皮管的肠钳钳夹预计切断结肠段的两端,观察边缘动脉的搏动及肠管的色泽15分钟。如边缘动脉搏动良好,肠管色泽红润,说明血供良好;若无动脉搏动,色泽转为暗紫,说明该段血运不佳,应另选其他肠段或改行其他术式。

若用升结肠和回肠末端移植,则切断结肠右动脉,保留结肠中动脉供血,重建后为顺蠕动。若用横结肠顺蠕动方向移植,则保留结肠左动脉,切断结肠中动脉;若用横结肠逆蠕动方向移植则切断左结肠动脉,以结肠中动脉供血;若用升结肠代食管,则以结肠中动脉供血。上述各段结肠均可用于食管重建,具体应用可结合自己的经验和患者的具体情况。用升结肠和回肠末端重建,为顺蠕动,回盲瓣有一定的抗反流作用,在最近几年报道的文献中采用最多。左半结肠少有血管变异,肠腔口径大,肠壁较厚,容易吻合,在术后早期因逆蠕动部分患者进食可出现少量反吐。

如患者全身情况较差,移植段结肠可不经胸骨后隧道而由前胸皮下提至颈部,分别在颈部切口下缘和腹部切口上缘皮下正中分离,上下贯通,形成宽约5cm的皮下隧道。这种经皮下结肠重建的方法,进食不如胸骨后通畅,而且也不太美观。

结肠代食管术在多个解剖部位施行,创伤较大,并发症较多,除一般常见的并发症外,主要有以下几种类型。①颈部吻合口瘘:发生原因多为移植结肠血供不良,吻合技术欠佳,局部感染和吻合有张力等。多发生在术后4～10天,主要表现为局部红肿,有硬块压痛。此时需要将缝线拆除数针,分开切口,可有泡沫状分泌物流出,口服亚甲蓝可有蓝色液体流出。只要不是移植肠段大块坏死,预后大都良好,经更换敷料很快治愈。②声带麻痹:患者表现有声嘶,进食发呛,特别在进食流质食物时更为明显。可嘱患者进食较黏稠食物,经过一段时间,大多能代偿而恢复正常饮食。③颈部吻合口狭窄:多发生在术后数周甚至数月,患者有吞咽困难,甚至反吐,严重病例流质饮食亦难咽下。吞钡造影可明确狭窄的严重程度及长度,治疗可采用食管扩张,对扩张治疗无明显效果的患者应行手术治疗。对较短的吻合口狭窄,可行纵切横缝的成形手术,也可将狭窄段切除重新吻合;对较长的吻合口狭窄,虽然可以将狭窄段切除采用游离空肠间置,但需开腹及颈部手术操作及显微外科技术,尚有吻合血管形成栓塞之虞。有学者采用颈阔肌皮瓣修复结肠重建食管后颈部吻合口狭窄,效果甚佳。

(4)结肠代食管空肠代胃术:少数严重病例,除食管瘢痕狭窄,胃亦受到严重烧伤而挛缩。这类病例可按上述方法行结肠代食管,移植结肠下端与距屈氏韧带10 cm空肠做端侧吻合,再在吻合口之下方空肠做5 cm长之侧侧吻合。这种手术吻合口多,创伤较大,术前应做好肠道准备及营养支持等,严防吻合口瘘的发生。

(5)带蒂空肠间置术:空肠受系膜血管弓的影响,有时难以达到足够的长度,而且对胃液反流的耐受较差,因而临床上很少用于食管烧伤后瘢痕狭窄的重建。但对过去曾做过结肠切除手术或结肠本身有较广泛病变的病例,亦可采用空肠代食管术。

(孔德海)

第二节 食 管 穿 孔

食管穿孔常由于器械或异物损伤引起,近年来,随着内镜的广泛使用,其发生率有所上升,如不及时处理,几乎毫无例外地发生急性纵隔炎、食管胸膜瘘,并可能致死。正确的诊断和及时的治疗有赖于对食管穿孔临床特征的认识及正确选择影像学检查,治疗效果与引发因素、损伤部位、污染程度及穿孔至治疗的时间有关。据报道,食管穿孔的病死率可达 20%,穿孔 24 小时后接受治疗病死率甚至可高达 40%。外科手术治疗较其他治疗方法可减少 50%～70% 的病死率。

一、病因及发病机制

食管可以由多种不同的原因引起穿孔。近年来,随着在食管腔内用仪器进行诊断和治疗的病例迅速增加,医源性食管穿孔在这类疾病中占的比例也不断增大,目前已达 59%;其后依次是食管内异物(12%)、创伤(9%)、手术损伤(2%)、肿瘤(1%)及其他(2%)。

食管由于没有浆膜层而不同于消化道的其他部位,更易受到损伤。食管的颈段后壁黏膜被覆一层很薄的纤维膜,中段仅被右侧胸膜覆盖,下段被左侧胸膜覆盖,周围没有软组织支持,且正常胸腔内压力低于大气压,这些是食管易于穿孔的解剖因素。食管腔内检查和治疗引起的食管穿孔多位于食管的 3 个解剖狭窄段,最常见的部位是环咽肌和咽括约肌连接处颈部食管的 Killian 三角。这个三角由咽括约肌和在颈椎 5、6 水平的环咽肌构成,这一区域的食管后侧没有肌层保护。其他易于发生食管穿孔的部位是食管的远端与胃连接处,还有梗阻病变的近段、食管癌延伸的部位及进行检查活检或扩张的部位。发生食管穿孔的原因也与患者的体质、年龄以及患者是否合作有关。

医源性食管穿孔常见于食管镜检查、硬化治疗、曲张静脉结扎、球囊扩张、探条扩张及激光治疗。纤维食管镜的使用导致因硬质食管镜检查导致的食管穿孔发生率由 0.11% 下降至 0.03%,同期行食管扩张则可使食管穿孔的发生率上升 0.09%。内镜下硬化剂治疗食管静脉曲张可使食管黏膜坏死性损伤而导致食管穿孔的发生率为 1%～6%,降低硬化剂的浓度和用量可使食管穿孔发生率下降。球囊扩张治疗贲门失弛缓症的食管穿孔发生率为 1%～5%,球囊压力过高、既往有球囊扩张史患者发生率上升。放置胃管、球囊压迫止血、食管支架放置、气管内插管等操作同样可引起食管穿孔。

手术过程中可因直接损伤或在食管周围的操作导致食管穿孔的发生。常见于肺切除术、迷走神经切断术、膈疝修补术、颈椎骨折手术、食管超声及主动脉手术等。

穿透性食管穿孔主要发生在颈部,其发生率和死亡率与合并伤相关。胸部钝性损伤导致的食管穿孔极少见,常见于车祸和 Heimlich 操作手法。异物和腐蚀性物质的摄入所导致的食管穿孔常发生于咽食管入口、主动脉弓、左主支气管及贲门等解剖狭窄处。自发性食管穿孔常由于剧烈呕吐、咳嗽、举重等原因使食管腔内压力突然升高,常发生于膈上升高左侧壁,呈全层纵行破裂,溢出的液体可进入左侧胸腔或腹膜腔。食管癌及转移性肿瘤、Barrett 溃疡、食管周围感染、免疫缺陷性疾病等均可导致食管穿孔。

食管穿孔后口腔含有的大量细菌随唾液咽下,酸度很强的胃液、胃内容物在胸腔负压的作用下,较易经过穿孔的部位流入纵隔,导致纵隔的感染和消化液的腐蚀,并可穿破纵隔胸膜进入胸腔,引起胸腔内化脓性炎症。重者引起中毒性休克。

二、临床表现

食管穿孔的临床表现与食管穿孔的原因、穿孔部位及穿孔后就诊的时间等因素有关。由于食管穿孔的临床表现常与心肌梗死、溃疡穿孔、胰腺炎、主动脉瘤撕裂、自发性气胸、肺炎等胸腹部疾病相混淆,因而临床诊断较困难。常见的临床表现主要有胸痛、呼吸困难、吞咽困难、皮下气肿、上腹部疼痛、发热、心率增快等。

颈部食管穿孔症状较轻,较之胸部和腹部食管穿孔更易于治疗。颈部食管穿孔后污染物经食管后间隙向纵隔的扩散比较慢,而且食管附着的椎前筋膜可以限制污染向侧方扩散。患者诉颈部疼痛、僵直,呕吐带血性的胃内容物和呼吸困难。颈部触诊可发现颈部僵硬和由于皮下气肿产生的捻发音。95% 患者有影像学检查阳性。

胸部食管穿孔后污染物迅速污染纵隔。胸膜完整的患者,胃内容物进入纵隔形成纵隔气肿和纵隔炎,迅速发展为坏死性炎症。如胸膜破裂,可同时污染胸膜腔。由于胸膜腔为负压,胃液及胃内容物经破口反流到纵隔和胸膜腔,引起胸膜腔的污染和积液,形成纵隔和胸膜腔化脓性炎症。中上段食管穿孔常穿破右侧胸腔;下段食管穿孔则常穿破入左侧胸腔。在临床上,食管穿孔后引起的这种炎症过程和体液的大量积蓄表现为一侧胸腔剧烈疼痛,同时伴有呼吸时加重。在穿孔部位有明确的吞咽困难,低血容量,体温升高,心率增快。全身感染、中毒症状、呼吸困难的程度,根据胸腔污染的严重性、液气胸的量及是否有气道压迫而有轻重不同。体格检查可发现患者有不同程度的中毒症状,不敢用力呼吸,肺底可听到湿啰音,当屏住呼吸时,可听到随着每次心跳发出的纵隔摩擦音或捻发音。颈根部或前胸壁触及皮下气体,当穿孔破入一侧胸膜腔时,出现不同程度的液气胸的体征。受累侧胸腔上部叩诊鼓音,下部叩诊为浊音,病侧呼吸音消失。少数病例可发展为伴有气管移位、纵隔受压的张力性气胸,纵隔及胸腔的炎症产生对膈肌的刺激可表现为腹痛、上腹部肌紧张、腹部压痛,应注意与急腹症鉴别。

腹腔食管穿孔较少见。胃的液体进入游离腹腔,引起腹腔污染,临床表现为急性腹膜炎的症状和体征,与胃、十二指肠穿孔很相似。有时污染仅局限在后腹膜,使诊断更加困难。由于腹腔段食管与膈肌相邻近,常有上腹部疼痛和胸骨后钝痛并放射到肩部的较典型的特征。患者常诉背部疼痛,不能平卧。和胸腔内穿孔一样,患者早期即可出现心率增快、呼吸困难、发热并迅速出现败血症和休克。

三、诊断

早期迅速诊断可减少食管穿孔病死率和并发症发生率。50%患者由于症状不典型导致延误诊断和治疗。对所有行食管内器械操作后出现颈部、胸部或腹部疼痛的患者,均应想到发生食管穿孔的可能性。结合有关病史、症状、体征及必要的辅助检查通常可做出及时正确诊断。少数病例早期未能及时诊断,直至后期出现脓胸,甚至在胸穿或胸腔引流液中发现食物方做出诊断。

(一)X线检查

颈部穿孔行侧位X线检查可以发现颈椎前筋膜平面含有气体,这一征象早于胸部X线和临床症状。胸部食管穿孔时90%患者胸部正侧位X片发现纵隔影增宽,纵隔内有气体或气液平、胸腔内气液平,但与摄片时间有关。软组织影和纵隔气肿一般于穿孔后1小时左右出现,而胸腔积液和纵隔增宽则需数小时。腹部食管穿孔时可发现隔下游离气体。

(二)食管造影

食管造影仍然是诊断食管穿孔的主要手段。对于怀疑食管穿孔而考虑行食管造影者首选口服泛影葡胺,其阳性率颈部为50%、胸部75%~80%,但一旦吸入肺内,其毒性可引起严重的坏死性肺炎。如泛影葡胺未能发现食管穿孔而临床仍高度怀疑,可使用薄钡进行造影。钡剂造影可显示穿孔瘘口的大小、部位及纵隔的污染程度,阳性率在颈部为60%,胸部达到90%。尽管使用造影剂作为常规诊断手段,但仍有10%的假阴性。因此当造影阴性时也不能完全除外食管穿孔,可在造影后间隔数小时复查或进行CT、纤维食管镜检查。

(三)纤维食管镜检查

纤维食管镜的食管穿孔诊断率可达到100%,尤其对于微小穿孔、黏膜下穿孔的诊断。用纤维食管镜可直接看到食管穿孔的情况,并能提供准确的定位,了解污染的情况。但同时应该注意,当怀疑有微小穿孔时,禁忌通过食管镜注入空气。食管镜的结果也有助于治疗的选择。

(四)CT检查

当今的胸腹部CT检查已应用得相当普遍。当临床怀疑有食管损伤而X线不能提示确切的诊断依据、食管造影无法进行时,可选择胸部或腹部CT检查。CT影像有以下征象时应考虑食管穿孔的诊断:食管周围的纵隔软组织内有气体,食管壁增厚,充气的食管与一个邻近纵隔或纵隔旁充液的腔相通,在纵隔或在胸腔的脓腔紧靠食管。左侧胸腔积液则更进一步提示食管穿孔的可能。若经初步治疗患者症状无明显改善,应用CT定位指导胸腔积液的抽取或胸腔引流的定位。

(五)其他检查

食管穿孔患者由于唾液、胃液和大量消化液进入胸腔,在做诊断性胸腔穿刺时,抽得胸腔液体内含有未消化的食物,pH 低于 6.0,并且淀粉酶的含量升高,是一项简单而有诊断意义的方法。在怀疑有食管损伤的病例口服小量亚甲蓝后和可见引流物或胸腔穿刺液中有蓝色,同样有助于诊断。

四、治疗方法

食管穿孔的治疗选择取决于诱发食管穿孔的原因、部位、穿孔的严重程度及穿孔至接受治疗的间隔时间。除年龄和患者的全身状态外,应同时考虑食管周围组织的损伤程度、伴随的食管病理及损伤。治疗的目标主要是防止来自穿孔的进一步污染,控制感染,恢复消化道的完整性,建立营养支持通道。因此,清除感染和坏死组织,精确地闭合穿孔,消除食管远端的梗阻,充分引流污染部位是治疗成功的关键。同时,必须应用胃肠外营养、抗生素。

(一) 手术治疗

手术治疗包括一期缝合、加固缝合、食管切除、单纯引流、T-管引流食管外置和改道。手术方式及手术路径的选择与以下因素有关:①损伤的原因;②损伤的部位;③是否同时存在其他食管疾病;④从穿孔到诊断的时间;⑤食管穿孔后污染的程度;⑥炎症蔓延的情况;⑦是否有邻近脏器损伤;⑧患者年龄及全身情况;⑨医院的医疗条件;⑩医师的技术水平等。较小、污染程度轻的颈部至气管隆嵴的穿孔可经颈部切口行单纯的引流。胸部食管中上段穿孔选择右侧进胸切口,下段则选择左侧胸部进胸切口。上腹部正中切口则是治疗腹段食管穿孔的最好选择。

早期食管穿孔多采用一期缝合手术。术中应进一步切开肌层,充分暴露黏膜层的损伤,彻底清除无活力的组织。在大多数良性病变病例中黏膜正常,手术时应将穿孔缘修剪成新鲜创缘,大的穿孔应探查纵隔,仔细找到穿孔的边缘,用 2-0 的可吸收缝线,也可以用不吸收的细线,间断缝合修补,同时灌注和引流污染区域。分层闭合黏膜和肌层是手术修复成功的关键。没有适当的暴露和严密的缝合是术后发生瘘、增加病死率和延长康复时间的主要原因。如果损伤时间较长,组织产生水肿时,可以仅闭合黏膜层,并同时彻底冲洗和清除污染的组织。用较大口径的闭式引流,7~10 天后行食管造影,如没有造影剂外溢,则可恢复经口进食。食管穿孔时间大于 24 小时或局部污染、炎症反应严重、组织有坏死时,应只做局部引流,不修补穿孔。一期缝合最好是在健康的食管组织。当有远端梗阻时,单纯一期缝合是无效的,必须同时解决梗阻,才能达到成功的修复。

由于一期缝合食管损伤有因组织继续坏死而发生裂开和瘘的可能性,因此有必要采用周围组织移植包垫加固缝合的方法闭合食管穿孔。Grillo 等首先报道胸部食管穿孔一期缝合后采用周围较厚、发生炎症反应的胸膜片进行加固。其他可利用的组织还有网膜、膈肌瓣、背阔肌、菱形肌、心包脂肪垫等。对于颈部食管穿孔,可选择胸骨舌骨肌、胸骨甲状肌、胸锁乳突肌等组织材料。膈肌瓣不易坏死,有一定的张力,弹性较好,再生能力强。取全层 12 cm 长、5~7 cm 宽,基底位于食管处,向上翻起,用于食管下段的修复。缺损的膈肌切口可直接缝合。在使用带蒂的肋间肌瓣时,其基底部在内侧、椎旁沟处,并要有足够的长度。不论用哪种组织修复加固,这种组织最好是用在修复的食管壁之中,而不是简单覆盖于修复上。

对部分有严重的食管坏死、食管病理性梗阻的患者可选择食管切除与重建术。除保持胃肠道的完整性外,食管切除术可消除造成污染的食管穿孔,治疗造成食管穿孔的基础食管病变。Orringer 等建议使用颈部胃食管吻合,该方法使吻合口远离污染处,即使发生吻合口漏,其治疗较胸腔内吻合更为简单。

因延误诊断造成严重污染和炎症的食管穿孔患者禁忌一期缝合。颈部穿孔可单纯行引流。而胸腹部食管穿孔由于污染物的继续污染使胸腹部感染持续存在,因而不能单纯行引流手术,可行 T 管引流,控制食管胃内容物继续污染胸腹部。

食管外置或旷置的手术方式有多种,其基本方法是关闭穿孔、广泛引流污染组织,同时行颈部食管外置造瘘术或胃造瘘减压术。但该方法近年来已很少使用,仅仅适用于营养状况极度不良的患者及无法用常规手术方法治疗的病例或手术失败的病例。

近年来有报道胸腔镜辅助治疗食管穿孔,疗效有待于进一步观察。

食管有梗阻性病变如食管狭窄、贲门失弛缓症或严重的胃肠道反流等病变的食管穿孔必须在手术治疗食管穿孔的同时加以处理。食管狭窄、贲门失弛缓症可采用食管扩张。Moghissi 等报道显示,仅修补穿孔而未同期处理远端梗阻的食管穿孔患者病死率达 100%,而同时处理食管穿孔和梗阻性病变的病死率为 29%。胃肠道反流可采用临床常规应用的抗反流手术。食管穿孔合并食管恶性肿瘤患者必须行食管肿瘤切除术,广泛转移者可行食管内支架放置。

（二）保守治疗

食管穿孔患者行保守治疗必须经过严格的选择。1965 年,Mengold 等首先报道应用保守治疗成功治愈食管穿孔患者,18 例因腔内损伤且 24 小时内诊断明确的患者经保守治疗仅死亡 1 例。1975 年,Larrieu 报道成功治愈自发性食管穿孔。

经过多年临床经验的积累,Altorjay 等总结食管穿孔接受保守治疗的指征为:①器械引起的颈部食管穿孔;②早期诊断小的局限的穿孔;③食管狭窄行食管扩张或硬化剂治疗食管静脉曲张;④食管穿孔延误诊断但临床症状轻微;⑤食管穿孔后食管周围有纤维化形成,能限制纵隔的污染;⑥穿孔引起的污染限于纵隔或纵隔与壁层胸膜之间,没有造影剂溢入附近体腔;⑦穿孔的位置不在肿瘤部位、不在腹腔、不在梗阻的近端;⑧症状轻微,无全身感染迹象。

其具体方法为:①禁食:禁食 48～72 小时,如患者临床症状改善,可口服无渣流质。②应用广谱抗生素 7～14 天。③完全胃肠外营养。④经 CT 引导下行穿刺或置管引流纵隔或胸腔积液。⑤食管镜引导下行食管灌洗。⑥胃肠减压:应该有选择性地应用胃肠减压,目前有学者认为放入胃肠减压管使食管下段括约肌不能完全关闭,加重胃反流,导致纵隔污染加重。⑦穿过癌症或非癌症部位在食管腔内置管或置入支架。

五、预后及治疗效果

Clayton 等总结 1990—2003 年文献报道的 726 例食管穿孔患者治疗效果显示食管穿孔患者病死率为 18%。病死率与导致食管穿孔的原因、穿孔部位、诊断是否及时、食管的原发病变及治疗方法相关。

病因影响食管穿孔患者的预后。自发性食管穿孔的病死率为 36%,医源性食管穿孔为 19%,创伤性食管穿孔为 7%。自发性食管穿孔病死率较高的原因在于临床症状常常与其他疾病相混淆而延误诊断,污染广泛并迅速发展至败血症。医源性食管穿孔多发生于食管腔内操作过程中,易于诊断和治疗。创伤性食管穿孔多发生于颈部,污染较局限,多死于其他脏器的损伤。

食管穿孔部位同样影响患者的转归。颈部食管穿孔患者病死率为 6%,胸部食管穿孔为 27%,腹部穿孔为 21%。造成差异的原因在于颈部污染物污染区域由于颈部筋膜的限制而局限,而胸部、腹部食管穿孔可造成胸腹部的二次污染,如延误诊断可迅速导致败血症。

尽管目前临床抗生素应用及临床监护的进步,24 小时后诊断的食管穿孔患者病死率仍明显高于 24 小时内诊断的患者。White 等报道二者的病死率分别为 31% 和 13%。在一组 390 例食管穿孔患者治疗报道中,病死率分别为 27% 和 14%。

手术方式的选择对食管穿孔患者的死亡率有明显影响。一期缝合和加固缝合的死亡率为 0～31%,平均 12%。适当的暴露和严密的黏膜缝合、消除食管穿孔远端梗阻是降低死亡率的关键。24 小时后食管穿孔患者是否采取一期缝合或加固缝合目前尚有不同的观点,Wright 等报道一组食管穿孔采用一期缝合或加固缝合的患者中有 46% 为 24 小时后诊断明确。因而一期缝合或加固缝合适合没有恶性肿瘤、纵隔无弥漫性坏死、穿孔远端无梗阻患者。食管切除的死亡率为 17%,对于污染严重、合并肿瘤、穿孔远端狭窄患者行食管切除是合理的选择。食管外置或旷置患者死亡率为 24%,单纯行引流患者死亡率为 37%,死亡率较高的原因可能与纵隔污染严重、患者全身情况差等因素相关。

在一组 154 例接受保守治疗患者的报道显示,保守治疗患者死亡率为 18%,甚至有报道接受保守治疗患者生存率达 100%。这一结果与严格控制保守治疗指征相关。但有报道约 20% 接受保守治疗的患者由于病情进展于 24 小时内改为手术治疗。

（张绍华）

第三节 食 管 憩 室

食管憩室是指与食管相通的囊状突起。分类比较复杂。按发病部位可分为咽食管憩室、食管中段憩室和膈上憩室,按憩室壁的构成可分为真性憩室和假性憩室,按其机制分为牵引性、内压性及牵引内压性憩室,也可分先天性和后天性憩室。

一、病因及发病机制

食管憩室的病因和发病机制尚未完全清楚。根据其好发部位和不同部位好发不同类型的憩室推理食管憩室的发生可能与下列因素有关。

(一)解剖上的薄弱区域因素

咽下缩肌与环咽肌之间的三角区,也称为 Killian 或 Lennier-Hacker 区,并有甲状腺下动脉进入咽食管连接部的分支穿过。该区域较薄弱,好发憩室。另外环咽肌下缘和食管上端环形肌之间的裂隙处有喉下神经、甲状腺下动脉的喉下分支穿过,也是憩室好发之处。以上区域出现的憩室称 Zenker 憩室,也称咽囊。

(二)肌肉运动不协调

解剖薄弱状况的因素外,当咽下缩肌收缩时将食物推下,环咽肌不松弛或过早收缩都将造成咽下部腔内压增高,日久食管黏膜自薄弱区膨出。

(三)炎性粘连、瘢痕收缩等因素

食管中段憩室多发生于气管分叉面的食管前壁和前侧壁。其形成与邻近气管、支气管淋巴结炎症、粘连、瘢痕收缩有关,形成牵引性憩室。

(四)先天性发育不良和食管运动功能障碍

膈上食管憩室常与失弛缓症、弥漫性痉挛、膈疝、食管炎并存。

二、临床表现

(1)憩室最初呈半球型(一期),以后渐增大呈球状囊形(二期),食物潴留在室内使之扩大下垂,与咽部成直接连接,而被压前移的食管腔变窄,使食物大部分进入憩室(三期)。早期患者无症状,随病情进展,吞咽时有咕噜声。当憩室增大,较多食物潴留时,有压迫感,吞咽困难,呼吸困难,恶吐腐臭食物。食物反流可引起吸入性肺炎。压迫喉返神经可引起声音嘶哑,压迫颈交感神经产生 Horner 综合征。查体颈部可扪及质软的包块,压迫时有咕噜声。当憩室发展到第三期,可有严重的吞咽困难,引起消瘦,营养不良。憩室也可并发憩室炎、溃疡、出血、穿孔、纵隔炎和鳞癌。

(2)膈上憩室的症状主要是反流性食管炎的表现。

三、辅助检查

(一)X 线检查

小憩室不易发现,应在变换体位下观察;早期憩室呈半月形光滑膨出,后期呈球形,垂于纵隔。巨大时压迫食管,内有食物团块可见充盈缺损,并发炎症时黏膜粗糙。食管中段憩室可见漏斗状、圆锥状或帐篷状光滑膨出物。

(二)食管镜检查

应在直视下进行,以免误入憩室引起穿孔。病程达三期时不宜做食管镜检查。

四、治疗

食管憩室的治疗取决于有无症状和并发症。如牵引性憩室无任何临床症状则不需要治疗。为了防止癌变，可进行必要的随访。

(一)手术指征

(1)咽食管憩室，一般都应手术治疗。

(2)膈上憩室如有明显憩室炎、反流性食管炎、反复出血及怀疑恶变者，均应手术。

(3)中段食管憩室，有明显症状或并发出血、穿孔、恶变时，应予以手术。否则宜保守治疗。

(二)手术方法

根据不同部位的憩室采取不同的手术进路进行憩室切除术。

五、疗效

手术死亡率为1%。常见的并发症有食管瘘，喉返神经损伤、食管狭窄、憩室复发、纵隔感染等。97%的患者远期疗效好。

（赵　峰）

第四节　食管平滑肌瘤

一、流行病学

食管平滑肌瘤是最常见的食管良性肿瘤，占食管良性肿瘤的60%～80%。上海胸科医院报道的大宗病例统计，食管平滑肌瘤的发病率为84.3%。本病男性发病多于女性，二者之比约为2:1。肿瘤可发生于食管的任何部位，国外报道以食管下段最常见，但国内报道多见于食管中段，下段次之，上段最少见。

二、病因学

食管平滑肌瘤的病因还不清楚，而食管平滑肌瘤病并发X染色体连锁的Alport综合征的病因已有深入的研究。编码Ⅳ型胶原α5和α6链的COL4A5和COL4A6基因5′端缺失与其有关。Heidet等1998年发现单发的食管平滑肌瘤也存在编码Ⅳ型胶原α5和α6链的COL4A5和COL4A6基因5′端缺失。这意味着食管平滑肌瘤发生与胶原合成的基因学关联密切。

三、生物学特性

食管平滑肌瘤是源于食管平滑肌组织的良性肿瘤，极少恶变。其生长缓慢，临床症状出现晚或无症状。大多数为单发，少数为多发，也有少数报道病变可呈弥漫性生长，其整个食管壁内充满彼此孤立的肿物。其有别于食管内弥漫且融合生长的平滑肌瘤病，后者少见，是以多个融合的肌瘤样结节为特征的肿瘤样病变。

四、病理学

食管平滑肌瘤97%为壁内型，1%为腔内型，2%为壁外型。食管平滑肌瘤可分为单发、多发食管平滑肌瘤和食管平滑肌瘤病3种，即以单一病灶出现的单发食管平滑肌瘤和以多个病灶出现的多发食管平滑肌瘤。多发食管平滑肌瘤不同于食管平滑肌瘤病。食管平滑肌瘤病是全身性平滑肌瘤病在食管的一种局部表现形式，除食管外其他器官如胃、支气管、尿道等亦有平滑肌瘤的发生。但二者在食管局部的病理行为是一样的。食管平滑肌瘤半数以上发生在下段食管。大约10%的肿瘤几乎围绕整个食管壁，且导致食管梗阻。

食管平滑肌瘤大体标本多呈圆形、椭圆形、哑铃形或腊肠样。直径在 2～5 cm,重量多在 1 kg 以下,有少数巨大肿瘤的报道。典型的食管平滑肌瘤质地较硬,呈圆形或椭圆形肿瘤,可发生于固有肌层及黏膜肌层,以纵行肌多见,也有的起源于壁内血管肌层及迷走的胚胎组织。食管平滑肌瘤大多表现为食环形肌内偏向一侧的壁内实性肿瘤,突出于食管腔内,也可呈环形生长包绕食管腔造成狭窄。少数情况下,也可见到肿瘤突出于食管外壁向纵隔膨胀生长,需与纵隔肿瘤相鉴别。位于下段尤其是腹段食管者也可见到剑突下或上腹腔的肿块。肿瘤生长缓慢,其大小可多年不变。由于病变位于食管壁内且有黏膜覆盖,很少发生出血。短期内生长加快的报道较少,恶性变罕见。虽然也可见到食管平滑肌瘤恶性变的报道,但目前尚不能断定食管平滑肌肉瘤的发生与平滑肌瘤恶变之间有直接必然的关联。切面呈灰白色或带有黄色,一般可有不明显的包膜,表面光滑。瘤细胞呈旋涡状、栅栏状或束状交织,平滑肌束可呈纵横交错排列,其内混有一定量的纤维组织,也可包含有神经节细胞或神经成分,故而有时需要与神经纤维瘤等疾病相鉴别。细胞核的位置为偏心性。平滑肌瘤可以发生囊性变、钙化或玻璃样变。

近年来,随着免疫组织化学和分子生物学方法及电镜在病理诊断学上的广泛应用,胃肠道间质瘤(gastrointestinal stromal tumors,GIST)的概念逐渐被临床接受。GIST 起源于胃肠道肌壁间质的非上皮性及梭形细胞为主要成分的间叶性组织,多发于胃和小肠,发生在食管、结(直)肠的不到 10%。由于食管间质瘤与平滑肌瘤在临床病理学和分子生物学上有许多不同的特点,以往被普通 HE 染色和光镜诊断为"平滑肌瘤"的肿瘤,现在可以细分为平滑肌瘤、间质瘤、神经纤维瘤、雪旺瘤、自主神经瘤等。目前国际上对 GIST 有严格的定义,因此在诊断过程中必须采用免疫组化或其他方法才能准确区分食管间质瘤与其他类型的食管肿瘤。食管间质瘤通常有 CD117 和 CD34 的表达,而食管平滑肌瘤表达波形蛋白和肌动蛋白。王其彰等对 43 例普通病理学诊断的食管平滑肌瘤进行免疫组化检测;结果发现其中 11 例为食管间质瘤,31 例平滑肌瘤,1 例神经源性肿瘤。

五、临床表现

食管平滑肌瘤可发生于各个年龄段,多见于 30～60 岁患者,小儿少见。

食管平滑肌瘤的临床表现与肿瘤的大小及部位有关。肿瘤直径<2 cm 可无任何自觉症状,肿瘤直径界于 2～5 cm 者也可无自觉症状,常常由于查体时意外发现。临床症状的产生多由肿瘤阻塞管腔或占位效应造成压迫所引起。多见症状可有进食不畅或吞咽困难。但病史往往较长,病情发展缓慢或间歇发生,食管梗阻症状往往并不严重,可与食管癌相鉴别。也有以胸骨后或上腹部疼痛、胀满为主诉者,此类患者往往病史很长,缓慢进展。其他如反酸、嗳气、食欲缺乏等均为一些非特异性主诉,肿瘤较大或邻近其他器官者也可产生相应压迫症状,如咳嗽、气促等。

六、诊断和鉴别诊断

诊断食管平滑肌瘤最常用的检查方法是食管钡剂 X 线检查。典型 X 线征象是在食管造影片上见到充盈缺损,但黏膜保持完整。食管呈现光滑的半月状压迹,轮廓清晰,肿物影与食管壁近端及远端呈现锐角。突入食管腔内的肿瘤表面黏膜皱襞消失,但其对侧的黏膜正常,被称为涂抹征或瀑布征(图 5-2)。一定角度下,肿瘤的轮廓因其表面光滑钡剂缺失所完全显现出来,呈环形征。同时钡剂 X 线检查还可发现一些合并症,如食管憩室或食管裂孔疝等。

内镜下食管平滑肌瘤表现为圆形或椭圆形肿物突向腔内,其表面黏膜完整,有的肿物在黏膜下可活动,但较小的平滑肌瘤也可能被内镜忽略。内镜检查时如怀疑食管平滑肌瘤时应避免行黏膜活检,以免对可能进行的手术摘除造成不利影响。

超声内镜(EUS)对于平滑肌瘤的诊断有鉴别意义,可以探及肿物的位置、形态、密度、质地、内部结构、比邻关系等,从而与恶性肿瘤及其他良性肿瘤相鉴别。食管平滑肌瘤回声影像图:肿瘤呈均质低回声,与正常食管肌层相延续,黏膜及黏膜下层光滑完整,边界清楚,与周围组织无粘连,局部淋巴结无肿大(图 5-3)。EUS 既可定位,又能显示病变的范围、形态,特别是能提供肿瘤内部结构和与周邻器官的关系和有无肿大淋巴结等信息。主动脉瘤压迫食管可表现出类似平滑肌瘤的影像,应用 EUS 技术相鉴别。

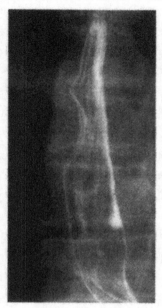

图 5-2 食管平滑肌瘤的钡剂造影
表现为充盈缺损,肿瘤表面黏膜消失,但对侧的黏膜正常

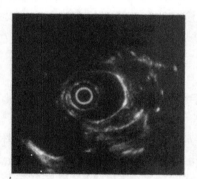

图 5-3 食管平滑肌瘤的超声内镜
表现为黏膜层和外膜完整,肌层有一类圆形低回声肿物,边界清晰

CT 及 MRI 检查可以帮助肿瘤定位,尤其对于肿瘤的范围、偏向及走行判断有利,对于外科手术选择、手术入路及手术术式很有帮助(图 5-4)。在复杂病例时行 CT 或 MRI 可以帮助判断肿物的性质及与邻近器官的关系,鉴别良、恶性病变,以指导手术治疗。

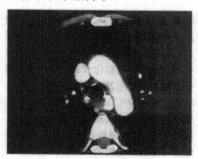

图 5-4 食管平滑肌瘤的 CT 表现

与食管平滑肌瘤相鉴别的疾病主要是食管恶性肿瘤,如食管癌、食管平滑肌肉瘤及引起食管外压性改变的疾病,如纵隔肿大淋巴结、纵隔肿瘤、主动脉瘤等(表 5-3)。

表 5-3 食管平滑肌瘤的鉴别诊断

项目	食管平滑肌瘤	食管恶性肿瘤	邻近外压病变
发病年龄	30～60 岁	40～65 岁	各个年龄段
病史	长	较短	不定
主要症状	吞咽困难或胸骨后不适	进行性吞咽困难、消瘦	除吞咽不适外可有原发病症状:发热、胸痛等
钡剂透视	瘤体表面黏膜无破坏,有典型的涂抹征等	黏膜破坏,食管僵硬,梗阻等	似平滑肌瘤的表现
食管镜检查	黏膜局限性隆起,黏膜光滑	黏膜破坏,可见溃疡,糜烂	似平滑肌瘤的表现
胸部 CT	质均食管壁内肿瘤,纵隔无肿大淋巴结	食管内占位,可见纵隔肿大淋巴结	可见纵隔内原发病的影像。如肿大淋巴结,纵隔肿瘤等
食管超声	均匀低回声黏膜完整	欠均匀低回声,黏膜破坏,局部淋巴结肿大	主动脉瘤可用多普勒技术鉴别;肿大淋巴结位于食管外

七、治疗

食管平滑肌瘤多采用手术治疗。但手术适应证的选择有所争议。传统观点认为,除直径在 2 cm 以下或身体条件不适宜手术者可以定期观察外,其余均适宜行手术治疗。但鉴于食管平滑肌瘤生长缓慢,发病年龄较食管癌年轻,发生恶性变概率很小,很多患者没有不适主诉,且手术治疗本身所造成的创伤较大,有人提出应慎重选择手术,认为肿瘤直径<5 cm 且无临床症状的患者可以定期观察,有临床症状出现或肿瘤出现增长加快征象时方考虑手术治疗。而有症状的平滑肌瘤无论大小均适宜手术。

手术前应做好充分的检查以明确病变的准确位置。内镜下确定肿瘤距门齿距离可以帮助初步定位。CT 检查有助于判定肿瘤的比邻关系及具体位置,对于手术入路及手术方式的选择均有帮助。术前置胃管可以帮助术中明确肿瘤与管腔间的关系。位于颈段食管的平滑肌瘤可经颈部切口,位于食管上中段者可选择右胸前切口,而位于食管下段者经左侧开胸较多。总之,手术入路应根据情况选择,以方便操作为原则。

除极少数起源于黏膜肌层、突出于管腔且直径较小(<2 cm)的病变有经内镜切除报道外,食管平滑肌瘤基本都常规采用手术治疗。手术方式的选择可以有平滑肌瘤摘除术、食管部分切除、食管重建术及经胸腔镜平滑肌瘤摘除术。开胸食管平滑肌瘤摘除术是最常被采用的术式。游离出食管后在肿瘤上方切开肌层,钝性分离多可摘除肿瘤。但要注意避免损伤黏膜层。如有损伤应立即予以修补。肌层可松松缝合,缺损较大者可以周围组织予以修补。复杂、巨大、与黏膜紧密粘连或环形生长的平滑肌瘤无法行摘除的或黏膜损伤过多无法修补者可行食管部分切除食管重建术。近年经胸腔镜平滑肌瘤摘除屡有报道,该手术对患者损伤小,恢复快,但仅限于一些相对容易处理的病例,尚不能完全替代开胸手术。

八、预后

食管平滑肌瘤预后良好,彻底切除后极少复发。但位于膈肌裂孔处的食管平滑肌瘤,术后偶有反流性食管炎的报道。

（曹永军）

第五节　胃食管反流病与食管裂孔疝

一、概述

胃食管反流病(GERD)在人群中并不少见,据国外报道,大约有 50% 的人有过"胃灼热感""胸骨后疼痛"和"剑突下不适感"。随着生活水平提高、饮食结构改变、肥胖人群的增加,近年来我国该病的发病率也逐年上升,但普遍重视不够,大部分患者没有正规就诊或服药。除了引起的不适影响生活质量外,胃食管反流可以引起食管鳞状上皮的组织学改变,例如,食管炎和肠上皮化生(又被称为 Barrett 食管),而后者是食管腺癌的主要高危因素,被视为癌前病变。

二、临床表现

GERD 典型的症状包括"胃灼热感""反酸",通常餐后或平卧后症状加重,有时进食特定食物后症状加重或明显,例如,高脂肪食物、巧克力、含咖啡因食品、酒精饮料等。不典型的症状则更多,包括咽部不适、慢性咳嗽、肺炎、胸骨后疼痛、哮喘、声音嘶哑等。但是慢性呼吸道症状在服药或者手术治疗后缓解并不明显。其中胸痛往往需要与其他胸部疾病引起的胸痛(如心绞痛)相鉴别。一旦出现相关并发症,如严重的食管炎甚至食管瘢痕性狭窄后,还可引起吞咽困难、吞咽疼痛、呕血、黑便等症状。胃食管反流性疾病往往没有明显体征,大多需要进一步辅助检查。

三、病理生理学

胃食管反流产生的原因主要有 3 点:①"瓣"功能失调:食管下括约肌(LES)功能失调;②"泵"功能失调:指食管运动障碍,失去了正常的反流廓清功能;③"存储"功能失调:指胃动力减弱或存在远端梗阻。

其中 LES 功能失调是最重要的原因。与其他括约肌(例如,幽门括约肌)不同,食管下括约肌不是一块单一的肌肉,而是笼统地指构成正常食管下高压带的一组肌性结构,包括腹段食管和部分胸下段肌层及膈脚肌肉,在胃食管交界上方 4~6 cm 距离。食物通过时开放,食物通过后恢复关闭状态,同时在人体需要打嗝或呕吐时也会开放。膈脚的收缩也可以防止反流,在患者做"Valsalva"动作时,膈脚收缩而食管下高压带压力增高,防止反流。当 LES 静息或吞咽压力下降时就可能产生反流症状。此外,His 角的存在也起到单向瓣的作用。所以患有食管裂孔疝的患者正是因为这些解剖上的异常导致了胃食管反流。甚至有些在吞钡检查中都不能被发现的轻度滑动性疝的患者都可以有严重的反流症状。然而,大部分反流患者是没有食管裂孔疝或幽门梗阻的,这时 LES 的功能失调是主要病因。而 LES 功能失调中最常见的是"短暂性食管下括约肌松弛"(TLESR),这些患者的 LES 静息压是正常的,而导致 TLESR 的最主要原因是迷走神经功能障碍导致的胃压力增高。其他导致 GERD 的原因,例如肥胖,过度肥胖的患者腹内压升高,当超过了 LES 静息压的时候,就产生了反流。例如不良的饮食和生活习惯,脂肪餐可以引起 TLESR,吸烟和饮酒可以降低 LES 的静息压并影响食管的廓清功能。

此外,很多 GERD 的患者都伴有食管蠕动的减弱,在食管功能检查上可见食管收缩波幅的减低。原因可能是食管溃疡或者是已经存在的反流物损伤了食管黏膜及黏膜下的神经丛,继而引起食管蠕动减弱,导致食管对酸碱反流的廓清功能下降。

酸反流不是导致症状和并发症的唯一原因。Gillison 在 1972 年首次发现了胆汁反流的存在。而胆汁反流可能在 Barrett 食管和食管腺癌的发病中扮演了更重要的角色。

四、诊断

最常用的诊断方法包括了钡餐检查、上消化道内镜检查、食管功能检测和 24 小时 pH 检测。钡餐检查简单直观而实用,可以确认食管的长度、有无食管裂孔疝的存在、有无短食管的存在、有无消化道溃疡、有无食管狭窄以及评估胃的排空功能。上消化道内镜检查是 GERD 术前的常规检查,目的主要是评估食管炎和 Barrett 食管的严重程度,并以此作为术后随访的对照,同时还可以排除食管或胃的恶性病变。食管功能检测也是必需的检查之一,主要目的是评估 LES 的静息压力和吞咽时的压力,以了解反流的程度。另外一个很重要的作用是评估食管的收缩功能,对于那些存在蠕动功能障碍,例如,平均收缩压力<3.99 kPa(30 mmHg)的患者,在手术时应考虑选择胃底部分折叠或较宽松的 Nissen 手术。同时也是术后随访 LES 压力的参照。24 小时 pH 检测是诊断 GERD 的金标准,但恰恰不是必需的。例如,确诊食管裂孔疝并且伴有典型反流症状的患者就不一定需要做该检查。然而对于那些有不典型胸痛,临床又怀疑 GERD 的患者,该检查是非常必要的。如有条件,除了做酸反流检测外还应做胆红素反流检测,这些患者虽然 DeMeester 评分可能不高但临床症状严重,可能存在胆汁反流,临床不应忽视。

五、胃食管反流疾病的非手术治疗

首先是通过宣教使患者改变不良的饮食和生活习惯,如减少脂肪、咖啡因、酒精和烟草的摄入,规律的饮食和生活,运动和减肥,餐后 2~3 小时内不平卧或睡眠等。轻度反流的患者在此基础上可以服用 H_2 受体拮抗剂。中度反流的患者可以改服质子泵抑制剂,以减少胃酸的分泌。其他纠正 LES 功能的药物包括三环类抗抑郁药、硝酸酯类药物、钙通道阻滞药以及茶碱类药物。重度反流的患者,或经正规药物治疗效果不明显的患者,以及存在解剖结构异常如合并食管裂孔疝的患者,应当考虑手术治疗。已经存在严重食管炎和 Barrett 食管,或者短食管的患者也应考虑手术治疗。

六、食管裂孔疝

食管裂孔疝是指由于膈食管膜松弛导致的部分胃或其他腹腔脏器疝入胸腔。目前比较常用的分型方法是 Barrett 在 1953 年提出的,将食管裂孔疝分成 3 型。

Ⅰ型,由于全周膈食管膜的松弛,导致整个 LES 上移入胸腔。由于在腹内压降低或直立时,疝入的 LES 和与 LES 连接的胃体可降入腹腔,所以又被称为"滑动型疝"。Ⅰ型疝本身并不会对人体造成很大伤害,也不一定需要外科纠治,但滑疝却最易引起严重的胃食管反流,所以往往需要手术治疗。Ⅰ型食管裂孔疝和短食管是互为因果的,Ⅰ型疝导致的严重反流和食管炎可以引起短食管,而短食管本身即符合Ⅰ型裂孔疝的诊断。短食管和Ⅰ型疝的区别在于,短食管的 LES 是不能复位入腹腔的。

Ⅱ型,也称为"食管旁疝",是指部分膈食管膜松弛或缺损导致的部分胃底疝入胸腔,但 LES 位置仍在腹腔内。虽然这类疝不会引起严重的胃食管反流,但是由于膈食管膜的缺损一般都不大,所以很容易引起嵌顿甚至绞窄坏死,所以也建议手术治疗。

Ⅲ型,称为"混合型疝",是指由于膈食管膜和食管裂孔的严重松弛,在胸腹压力差下 LES 和胃底均疝入胸腔。该类型既有Ⅰ型疝严重的反流症状,又有Ⅱ型疝嵌顿的危险,故一旦发现均建议手术治疗。疝入胸腔的胃大弯往往会产生旋转,甚至旋转至向上、向右进入右胸为止,结果导致胃大弯在右上方、胃小弯在左下方,又称为"器官轴向扭转"。导致了动脉缺血、静脉淤血,进而会发生溃疡、出血、坏死和穿孔等,严重者还可发生部分性或完全性消化道梗阻。也有学者将合并有腹腔其他器官如结肠、脾脏疝入胸腔的Ⅲ型疝单独归为Ⅳ型。

七、胃食管反流性疾病的手术治疗

在 20 世纪 50—60 年代,西方的外科医师发明了各种抗反流的手术方式,并且在不断改良中沿用至今。其中包括 Nissen 手术、Belsey MarkⅣ 手术、Collis 手术、Toupet 手术、Dor 手术和 Hill 手术。其中 Nissen 术式是 360°胃底折叠,也是目前应用最为广泛的抗反流术式,全世界大约 90% 的患者接受了该手术并且效果良好。Collis 术式是胃成形治疗短食管的手术,其他术式均是部分胃底折叠术式。

（一）抗反流手术指征

（1）重度反流的患者。

（2）经正规药物治疗效果不明显者。

（3）存在解剖结构异常如合并食管裂孔疝者。

（4）已经存在严重食管炎或 Barrett 食管。

（5）存在短食管者。

（6）存在不典型症状者或产生并发症者。

（二）抗反流手术原则

抗反流手术的原则是：①重建 LES 功能。②关闭松弛的膈脚。③保证腹段食管长度。

术中应注意迷走神经保护，胃底折叠不能过长或过紧，尤其对于存在食管收缩障碍的患者。

（三）抗反流术式

1.Belsey

Mark Ⅳ手术：尽管目前大多数患者都可以用腹腔镜手术来完成抗反流，但仍有部分患者只适合接受经胸的开放手术。比如非常肥胖的患者、既往有过腹腔手术史的患者、多次腹腔抗反流手术后复发的患者或者巨大的Ⅱ/Ⅲ型食管裂孔疝的患者，均是该术式的适应证。

手术的目的是回纳 4～5 cm 长的无张力食管进入腹腔，并做胃底折叠抗反流。手术分成 4 个步骤，即暴露、游离、加强膈脚和胃底折叠。

一般选取左侧第 6～7 肋间进胸，游离下肺韧带，游离下段食管至下肺静脉水平。切开膈食管筋膜，向上牵拉食管可见腹膜反折，剪开疝囊，可进入腹膜腔。在贲门右侧可见 Belsey 动脉（胃左动脉和膈下动脉的交通支），需要离断该动脉后方可完全游离贲门。在游离过程中，务必注意保护迷走神经。在准备修补前，还必须彻底清除胃食管连接部的脂肪垫，这样才能保证胃底折叠的确切性。必要时可以离断 1～2 支胃短动脉。3～5 针 1-0 缝线缝合食管后方的膈脚，暂时不打结，然后开始部分折叠手术。在食管胃连接部上下各约 2 cm 处，迷走神经前方，以 2-0 不可吸收线做水平褥式缝合，进针深度以不累及黏膜下组织为宜，折叠 240°～270°，约 3 针，进针长度约 0.5 cm，打结时注意勿撕脱。第二层同样是 3 针，在第一层缝线打结处上下 1.5～2 cm 处，以膈脚－胃底－食管－食管－胃底－膈脚的次序再次做水平褥式缝合，并打结。最后将留置的膈脚缝线依次打结。

2.Nissen 手术

Nissen 术式目前是应用最广泛的抗反流术式，学习相对简单，操作方便，易于推广。而且抗反流效果最为理想、复发少。缺点也是显而易见的，由于是 360°全周折叠，所以过紧的情况较常见，导致相应的腹胀、打嗝困难，甚至吞咽梗阻等，尤其对于食管运动功能减退的患者症状尤为明显。

Nissen 手术可以经胸也可以经腹，由于经胸创伤大、对呼吸影响大、疼痛严重，故近年很少有单位广泛开展，而经腹开放手术也逐渐被腹腔镜手术所取代，此处以腹腔镜下 Nissen 手术为例介绍该术式过程。

不同的外科医师操作习惯也不尽相同，此处仅介绍我们的经验。患者体位为截石位，略头高脚低，使腹腔脏器尽可能下垂。主刀医师站在患者双腿之间，助手可坐于患者左侧。可以用气腹针建立气腹，也可以做小切口后置入 trocar 再建立气腹。一般观察孔建于剑突下 15 cm 处或脐上缘，置入 10 mm trocar，左右主操作孔建于肋缘下距离剑突 10～15 cm 处，左手侧 5 mm trocar，右手侧 10 mm，右主操作孔右下方置入 5 mm trocar 作为辅助操作孔。肝脏拉钩可以选择经患者右侧肋弓或经剑突下，如有自动拉钩则可节约一名助手。

手术原则：①必须保证腹段食管的长度在 2.5～3 cm 且无张力；②关闭膈肌裂孔时要牢固且无张力；③一般建议离断 2～3 支胃短血管以保证折叠胃没有张力，但也有学者认为离断胃短血管并没有必要；④在做折叠时需要在食管内置入 56～60 Fr 的探条并插过食管胃连接部，以防止折叠过紧。

手术过程：首先打开小网膜囊，有外科医师建议在此过程中保留副肝动脉和迷走神经肝支。此时可见右侧膈脚,以无损伤钳和电钩或超声刀解剖该膈脚,助手用无损伤钳将胃向患者左下方牵拉。在完全暴露并游离右侧膈脚后,可以经食管后方继续向左游离左侧膈脚。继而清晰地暴露食管裂孔。沿该裂孔下纵隔内解剖食管,以保证有足够长的腹段食管,在解剖过程中需注意勿损伤纵隔胸膜,否则造成的气胸可能影响气腹的效果,并可能影响静脉回流。

在将膈脚和裂孔周围解剖清晰后,沿 His 脚向大弯侧游离胃,一般要求游离至少 10 cm 的胃底。主刀医师将胃底向内下牵拉,助手轻轻牵拉脾胃韧带,用超声刀离断胃短血管。然后请麻醉师插入探条,在探条的引导下,将食管向左上牵拉,以 1-0 的不可吸收线缝合膈脚 2~4 针。有医师建议带补片缝合后打结效果会更好。无论如何,该步骤是该手术的要点之一。之后主刀医师右手执无损伤钳将胃底经过膈脚前方、食管后方向患者右侧送,左手同样以无损伤钳接,慢慢将胃底经食管右侧绕于前壁,与原先留在食管左侧的胃底用 2-0 不可吸收线间断缝合,针距约 1 cm,但至少保证 2 cm 长度的胃底覆盖于腹段食管周围。缝合时注意勿全层缝合,同时注意勿缝到迷走神经。

3.Hill 修补手术

在当前所有的标准抗反流术式中,Hill 修补手术是唯一一个不靠胃来重建 LES,仅仅靠加固食管胃连接部、加强固定后壁来重建 His 角并抵御腹腔压力的手术。

手术可以开腹完成也可以腹腔镜下完成。前期切开膈食管膜、游离膈脚和食管裂孔并关闭裂孔缺损的方法与其他手术相同,不同的是不再需要游离胃底来做折叠。最传统的 Hill 手术需要解剖腹腔干动脉,在腹腔干上方找到弓状韧带,用左手中指从裂孔远端沿主动脉前方向下,将弓状韧带垫起,用 Babcock 钳夹住弓状韧带(这样不会误夹主动脉),将膈食管膜前缘和后缘连同弓状韧带一起缝合,以加固食管胃连接部后壁。由于这样的操作对于低年资医师太过复杂,所以导致 Hill 手术推广困难。Vansant 于 1976 年改良了该术式——仅需要将重建的食管胃连接部固定于已经加固的膈脚即可。

在 Hill 手术中,如腹腔食管较短,则需要在纵隔内尽可能多地游离食管,至少 8~12 cm,以保证 3~4 cm 无张力的腹段食管。膈脚可以用 2 针 1-0 不可吸收线 8 字缝合,然后从膈食管膜前缘最远端(近食管处)—膈食管膜后缘最远端(近食管处)—已加固的膈脚依次向小弯侧间断缝合并打结,共缝合 5 针,建议用 5-0 不可吸收线缝合。在术中置入 43Fr 探条做引导,并置入测压管以保证在完成固定后 LES 压力在 3.33~4.66 kPa(25~35 mmHg)之间。

4.Toupet 和 Dor 手术

Toupet 和 Dor 手术均是部分胃底折叠术,相同的地方是:①重建腹段食管;②均加固了 His 角;③均将胃与右侧膈脚固定。不同点是:Toupet 手术是胃底食管后壁折叠,Dor 手术则是胃底食管前壁折叠。

(1)在手术过程中,两者相同的步骤如下:①切开小网膜。②解剖食管裂孔和膈脚。③游离胃食管连接部。④必要时离断部分胃短血管,使胃底充分游离。⑤在 52 Fr 探条引导下缝缩食管裂孔。⑥将 His 角的两边(胃底右侧和食管左壁)4 针间断缝合固定。

(2)以下对不同的步骤分别进行讨论。①Toupet 手术:类似 Nissen 手术,将胃底从食管后方用无损伤钳或 Babcock 钳送食管右侧,与 Nissen 手术不同的是,不需要覆盖到腹段食管前壁,只需要拉到右侧膈脚处即可。然后将胃与右侧膈脚固定 2 针,最后将食管右侧的胃底与食管右壁缝合固定 4 针。②Dor 手术:在重建 His 角的 4 针缝合完成后,第 5 针将最上方的胃底-食管-食管裂孔左前壁缝合固定,然后将胃底从腹段食管前方包盖至右侧膈脚处,沿胃底和食管裂孔从左向右的走向,依次间断固定胃底和食管裂孔前壁,直至食管右侧。在食管右侧开始,将胃底-食管右壁-右侧膈脚间断缝合固定,约 4 针。

(李世豪)

第六节 贲门失弛缓症

一、概述

贲门失弛缓症(achalasia,AC)是病因不明的原发性食管运动功能障碍性疾病之一,又称贲门痉挛、巨食管症,主要是由于抑制性神经介质与兴奋性神经介质之间的平衡失调,造成的食管下端括约肌(LES)高张力与松弛障碍,导致吞咽时食管体部平滑肌缺乏蠕动或收缩、LES弛缓不良或无松弛及食管下端括约肌区压力升高。

William等于1672年首先报道本病,为1例女性患者,并介绍了该病的治疗方法——食管扩张法。

1821年,Purton记载其在尸检中发现了一例食管扩张的患者,贲门部表现为收缩状态,而其食管内充满潴留的食物。

1881年,Mikulicz首次以"贲门痉挛"命名该病。

1901年,Gottstein提出了以食管贲门黏膜外肌层切开术治疗本病。

德国的医师Ernest Heller在1913年首先利用切开食管前后壁及贲门肌层治疗本病,即为Heller手术或贲门肌层切开术。现在最常用的手术方法Heller手术即是由此手术方法为基础演变而来。

1923年,Zaaijer在Heller手术的基础上进一步改善,只切开食管下段前面肌层的术式,称为改良的Heller手术。但在临床上仍习惯称之为Heller手术。

1937年,Lendrum考虑本病可能是食管下端括约肌功能障碍所致,以希腊语achalasia为之命名,意为缺失弛缓。

1967年,Lelcler再次对Heller手术加以改良,在切开的肌层切口上缝上胃底的胃壁,以防止反流性食管炎。

本病曾称为贲门痉挛、贲门不张、巨食管症、无蠕动食管及特发性食管扩张、贲门狭窄症等。后来人们认识到本病患者的贲门并非痉挛而是弛缓障碍、不易张开,主要病理改变与功能障碍发生在食管体部,现在统称为贲门失弛缓症。

在发现贲门失弛缓症的很长一段时间内,临床医师用经胃食管扩张或剖腹合式贲门成形术进行治疗,后者类似现在的幽门成形术。

目前本病的治疗多以缓解症状为主,主要治疗方法包括:药物治疗、内镜下治疗及外科手术治疗。多年来的临床实践表明改良后的Heller手术治疗贲门失弛缓症安全有效,既能解除吞咽困难症状,又能有效阻止反流;术后85%以上患者的吞咽困难症状缓解或解除,并发症的发生率和手术死亡率很低,是治疗本病的主要手段。

二、病因、发病机制、病理生理及病理

贲门失弛缓症的病因和病理生理,经过很多学者的实践经验及临床研究,取得了一些成果,但其具体病因还是未能确定。

(一)病因及发病机制

1.神经源性学说

本病目前多数学者认为属于神经源性疾病,而且有临床试验证实该病的发生与精神因素有关。Rake等在1927年通过对2例尸检进行分析,首次证明了贲门失弛缓症患者的食管肌肉内Auerbach神经丛存在炎症及变性。Higgs等(1965)的动物实验证实,冷冻刺激或切断双侧胸腔积液平以上的迷走神经,可导致LES松弛功能减弱及食管下段蠕动功能降低。Holloway等(1986)对本病患者的食管下端括约肌胆碱

能神经支配完整性的生理学研究过程中发现,其食管下端括约肌的非肾上腺素能神经、非胆碱能神经的抑制作用受到损害,胆碱能神经兴奋的完整性亦遭到损害。Goldblum 等(1996)对本病患者接受食管肌层切开术中的基层标本进行病理检查时发现食管肌层神经丛、神经纤维或神经节细胞的数量均减少,但病因不明。许多学者的研究都表明食管下端括约肌受胆碱能神经和非肾上腺素、非胆碱能神经两种神经的支配,前者可兴奋食管下端括约肌而后者可抑制食管下端括约肌。这两种神经在贲门失弛缓症时的具体作用未能确定。有人认为该疾病患者食管的胆碱能神经支配有缺陷。

2.神经介质作用

目前很多学者认为氮能神经释放的 NO 和肽能神经释放的 VIP、PHI、NPY、CGRP 等多肽类激素是调节 LES 松弛的主要神经介质,在此做一简述。

(1)有些试验结果显示,在切断下段胸腔积液平以下或单侧迷走神经的情况下并不能影响 LES 的功能。所以,食管下段的功能并不是由迷走神经支配的,而是由食管壁肌间神经丛支配。其神经递质为嘌呤核苷酸和血管活性肠肽(vasoactive intestinal poly peptide,VIP)。VIP 为非肾上腺素能神经、非胆碱能神经介质,能使食管下端括约肌松弛。Aggestrup 等(1983)发现贲门失弛缓症患者所含的 VIP-免疫反应神经纤维数量减少。此结果提示 VIP 在贲门失弛缓症的病理生理中发挥着重要的作用,因为在正常的对照组中并未看到 VIP-免疫反应神经纤维数量减少的现象。Aggestrup 等推测贲门失弛缓症患者的 VIP-免疫反应神经纤维数量减少而引起食管下端括约肌松弛障碍是病因之一。

(2)还有些研究发现胆碱能神经释放的乙酰胆碱是调节 LES 收缩的主要神经介质;而 LES 的松弛主要靠氮能神经释放的 NO 来调节;本病的发生也并不是由于 LES 本身的病变,而是由于调节 LES 的神经元大量减少或消失所致,在这些因素中,释放 NO 的氮能神经元的减少与此病的发生关系显得尤为密切。

3.免疫因素

有人发现该病的发生还与某些自身免疫性疾病形成及基因遗传性疾病有关。

Wong 等(1989)在研究中发现有些贲门失弛缓症患者血清中有人类Ⅱ级白细胞抗原 DQwl,其阳性率为 83%($P<0.02$)。这项结果提示某些患者的贲门失弛缓症可能为自身免疫性疾病。因为在糖尿病、Sjögren 综合征(Ⅰ型黏多糖病)及 Hashimoto 甲状腺炎等自身免疫性疾病的患者血清中存在与 DQwl 相似的抗原。Verne 等(1997)也报道在 18 例贲门失弛缓症病理中,7 例的血清中存在抗-肠肌层神经元抗体或神经元抗体。Veme 在 1999 年利用 PCR 技术对患有此病的不同人种进行外周血液的 HLA-DR 和 HLA-DQ 分型,发现本病以种族特异性方式与等位基因 *HLA* 结合。

4.炎症

1999 年 Raymond 等报道了对 16 例贲门失弛缓症患者的活检标本及部分对照组病例的切除标本的食管壁间神经丛进行免疫组化和超微结构研究的结果,提出了炎症是原发性贲门失弛缓症的病因之一。对照组共有 10 例,包括 5 例无食管疾病的尸检食管标本,3 例弥漫性食管痉挛病例,1 例胃食管反流病病例和 1 例食管癌病例。对其切片做免疫染色,观察神经丝 NF70、NF200、S100 蛋白和神经元特异性烯醇酶。对其中有炎症浸润的活检标本用抗体行免疫染色,观察白细胞共同抗原,CD20、CD43、CD45RO 和 CD68。凡是标本中存在自主神经的,均做电镜检查。结果发现,90% 的贲门失弛缓症病例沿神经束及节细胞周围均有不同程度的炎症反应,所有这些患者均有不同程度的 T 细胞增生,其自主神经呈现出纤维丢失及退行性病变。而对照组的神经丛却均正常,没有炎症浸润征象。有学者据此认为:贲门失弛缓症的自主神经损伤源于炎症。

(二)病理生理

有关贲门失弛缓症的研究结果从不同侧面讨论其病理生理,因其病理生理比较复杂,目前尚有较多问题尚未解决,有待更进一步的研究与探讨。

Dolley 等(1983)和 Eckardt(1989)发现有些贲门失弛缓症患者的胃酸分泌与胰多肽的释放减少,与食物在胃肠道内通过的时间延长有关。因此,他们考虑其原发灶为中枢性迷走神经受累。

Qualman 等(1984)注意到贲门失弛缓症患者的食管肌层的神经节细胞减少并有 Lewy 体。Lewy 体存在于 Parkinson 病患者的脑干中,是 Parkinson 的特征性组织病理学表现之一。在贲门失弛缓症患者的食管肌层和脑干中也发现了 Lewy 体,说明其迷走神经中枢部位与局部食管肌层神经丛均受累并有异常改变。

Wood 和 Hagen(2002)认为贲门失弛缓症的病理生理方面存在的一个重要问题是原发灶的定位问题至今未能解决。换言之,贲门失弛缓症的原发灶位于食管肌层神经丛抑或位于迷走神经背核而伴有继发性迷走神经纤维和食管肌层神经丛退行性变的问题尚未解决。

另有一部分学者认为贲门失弛缓症主要是食管肌层的一种炎性过程,在炎症基础上导致继发性食管基层神经节细胞与迷走神经的破坏,其食管下端括约肌区肌层神经丛一般都有炎症表现。

Landres 等(1978)和 Tottrup 等(1989)在严重的贲门失弛缓症患者的食管肌层 Auerbach 神经丛(肠神经丛)中看到嗜酸性粒细胞浸润,认为这些炎症细胞可能与本病的发病有关。Tottrup 等对接受了食管肌层切开术的贲门失弛缓症患者食管肌层组织标本用免疫组织化学测定其嗜酸性粒细胞阳离子蛋白(ECP)时呈阳性反应。ECP 属于嗜酸性粒细胞的细胞毒素蛋白和神经毒素蛋白,可能会导致患者食管 Auerbach 神经丛的神经节细胞减少。在食管 Chagas 病(南美洲锥虫病)患者的食管肌层中也能看到嗜酸性粒细胞浸润的现象,因此有的学者认为食管肌层中的嗜酸性粒细胞在清除这种锥虫方面有重要意义,原因是食管 Chagas 病能够损害食管神经丛的神经节细胞。除此之外,Fredens 等(1989)报道继发于远端胃癌的贲门失弛缓症患者有严重的食管迷走神经受损现象,病理检查证实其食管下端括约肌有嗜酸性粒细胞浸润。Fredens 等认为胃癌继发贲门失弛缓症属于副癌综合征,其贲门失弛缓症乃是食管肌层内嗜酸性粒细胞浸润迷走神经所致。

(三)病理

贲门失弛缓症的基本病理改变为食管的肠肌丛的神经节细胞和迷走神经性背核细胞的变形、退化和数量减少,以及单核白细胞浸润和纤维化。近年来的研究倾向于认为本病的发生源于 LES 肌间神经丛抑制性神经元的减少。其大体病理改变有:①食管壁肥厚;②食管显著或严重扩张;③食管迂曲延长,正常走行方向发生异常改变或者变形。

本病病理改变最突出的区域一般位于食管狭窄与扩张交界处。其术中所见大体病理改变包括:①贲门口的大小及外观均未见明显异常,也没有"痉挛"现象。②贲门上方 2~5 cm 的食管下段管壁萎缩、变薄,管腔直径减小,一般不大于 1~1.5 cm,且此段管壁色泽苍白。③该段病变食管与其周围组织结构并无粘连征象,也没有炎症的征象。④触摸时,可感到受累食管壁质地较柔软,无纤维化征象。⑤查看食管裂孔并无明显异常。⑥狭窄段上方的食管管壁增厚、扩张,呈漏斗状。食管扩张的程度随病程的长短而有所不同。在病程早期,食管呈梭形;后期呈烧瓶形;在病程晚期,食管因扩张、延长迂曲而呈 S 形。据有些报道显示:极个别患者病程达十几年甚至二三十年,其食管呈现出极度扩张,而呈囊袋状,且该段食管管壁也有纤维化改变。

三、临床表现

贲门失弛缓症在我国并不少见,不是罕见病。本病在国外临床上比较少见,在国外的发病率为 0.03~1.1/10 万。该病可发于任何年龄阶段,其中以 20~40 岁的青壮年人多见。有时甚至见于儿童及 1 岁以内的婴儿。男、女性的发病率无明显差异。关于本病有无遗传性方面,各方面的报道显示差异性较大,意见不一。综合多数报道显示本病在欧洲和南美国家相对较为多见,发病率为 1/10 万。

贲门失弛缓症患者主要临床症状及其并发症有吞咽困难、食管反流、疼痛、误吸等。严重者可出现消瘦。

(一)吞咽困难

吞咽困难是贲门失弛缓症患者最为突出和最为常见的初发临床表现。据文献报道,本病吞咽困难症状起初为无痛性,吞咽动作无异常,进食时间延长,发生率可达 80%~95%。尤其是当患者情绪剧烈波动及进食冷饮食物时,这一症状显得更为突出。因此有些学者考虑精神障碍与本病的发生有一定关系,有些患者连吞咽唾液都感到困难。

在发病早期,吞咽困难呈现出轻度间断性,而且没有规律性或节律性。有的患者呈突发性吞咽困难,多为情绪激动、进过冷或辛辣等刺激性食物所诱发,患者顿时感觉无法咽下饮食而且一时不能缓解。但亦有少数患者起初只有胸骨后饱胀感,逐渐发展为吞咽困难。到发病后期,吞咽困难症状逐渐变为持续性。进食固体食物及流质食物均难以下咽,但有些患者有咽下流质饮食比咽下固体食物更为困难的感觉。使用抗胆碱能制剂在本病发病早期时能暂时缓解吞咽困难症状。

Henderson 等人在 1972 年将此病按患者的食管直径分为 3 期:Ⅰ期(轻度):食管直径<4 cm;Ⅱ期(中度):食管直径在 4~6 cm;Ⅲ期(重度):食管直径>6 cm。

本病与食管的器质性病变引起的食管狭窄所导致的吞咽困难症状有一定的差别。食管器质性病变引起的吞咽困难常为进行性,无缓解情况,临床上应注意区别。

(二)疼痛

贲门失弛缓症的病程一般呈现为无痛的进行性过程。但不排除有些患者在发病早期或者病程后期有间断性偶发胸痛,大部分患者有明显的体重减轻现象。本病的疼痛性质不一,可为针刺痛、灼痛、闷痛或锥痛。疼痛部位多在胸骨后、剑突下、右胸部、胸背部、左季肋部或上腹部。疼痛的机制目前仍然不是很清楚。有些学者认为该病早期的疼痛可能与食管平滑肌痉挛或者食管下端括约肌压力显著升高有关,病程晚期则可能是食物滞留性食管炎所致,而随着吞咽困难的加重,梗阻部位以上的食管进一步扩张,反而可以使得疼痛有所减轻。疼痛的发作没有规律性及节律性。疼痛的发生与饮食没有明显的相关性。

(三)呕吐及食物反流

呕吐及食物反流也是贲门失弛缓症患者常见的症状。85%的患者有进食后呕吐或食物反流现象,反流物一般混有大量黏液及唾液,但不会有胃内容物的特点,因为进食的食物潴留在食管而没有进入胃内。食物反流与患者的体位有一定的关系。食物反流在夜间显得更为多见,大约 1/3 患者发生在夜间,表现为夜间阵发性咳嗽或气管误吸,易造成反复肺部感染、肺脓肿或支气管扩张症等肺部并发症,个别患者甚至可以因为突发的大量食物反流引起误吸而导致窒息。

食管反流的内容物通常为未经消化的隔夜食物或几天之前所吃的食物,可闻及腐败臭味,混有大量黏液与唾液。因患者的食管下端括约肌处于非弛缓性高压状态,所以其反流的内容物多是在食管中存留的腐败变质食物,而非胃内容物。如果在贲门失弛缓症的基础上并发食管炎或食管溃疡,反流出的内容物可见血液,个别患者发生大呕血。

(四)消瘦及其他症状

消瘦或体重减轻是吞咽困难长期影响患者的正常进食及丢失水分所致。贲门失弛缓症患者病程长者还可有营养不良、贫血或维生素缺乏症的临床表现,在病程后期尚可出现食管炎症所致的出血,但因此而导致恶病质的病例极为罕见。贲门失弛缓症后期病例,因潴留大量食物,受累的食管高度扩张迂曲而压迫周围器官,从而出现相应的症状:如果病变食管压迫上腔静脉,患者可有上腔静脉综合征(SVC 综合征)的临床表现;如果病变食管压迫气管,患者可出现呼气困难、发绀、哮喘或者咳嗽等症状与体征;如果进展至晚期,形成巨大囊袋,压迫到喉返神经,患者还会出现声音嘶哑。

四、诊断方法

贲门失弛缓症的诊断主要根据病史结合临床表现特征,如吞咽困难、疼痛、食物反流及其他症状。辅助检查主要依靠 X 线、内镜、食管动力学检查及放射性核素检查等。其中食管 X 线检查和内镜检查在本病的诊断中应用最多。

X 线检查在本病的诊断及鉴别诊断中应用最多。

(一)上消化道 X 线钡餐造影检查

上消化道 X 线钡餐造影检查是临床上诊断贲门失弛缓症最为常见并具有诊断意义的检查方法。

早期贲门失弛缓症的患者因为 LES 失弛缓并不是很严重,X 线表现为食管下端括约肌间断性开放。有少量钡剂由食管腔内逐渐缓慢流入胃腔内,有时钡剂完全滞留在食管括约肌区上方的食管腔内,长时间不能排空到胃内;但食管扩张并不是很明显。

后期贲门失弛缓症患者随着食管的逐渐扩张,导致其 X 线钡餐图像表现与近端正常的食管阴影形成鲜明对比,其典型的表现为食管下端或中下段呈程度不等的扩张、迂曲与延长,食管的正常蠕动波明显减弱或者消失。虽然上消化道 X 线钡餐造影检查对本病的诊断很有价值,但是部分表面光滑的贲门癌患者的上消化道 X 线钡餐造影也可出现与之类似的现象,应注意鉴别。

本病的上消化道 X 线钡餐造影表现特点:①食管扩张,边缘清晰,密度中等。②扩大的阴影经常会变化。③有些可以见到液平面。④斜位片上可见食管扩张影像。⑤吞钡可见食管充盈,管腔扩大,黏膜皱襞紊乱。⑥贲门部狭窄如萝卜根状、鸟嘴状或漏斗状。

(二)胸部 X 线平片

贲门失弛缓症患者在病程早期胸部 X 线平片检查一般没有明显异常。随着食管的扩张,当病程发展到后期及晚期阶段时,在 X 线胸部后前位片上可见纵隔右缘膨出或纵隔阴影增宽,该阴影即为扩张的食管。因有食物潴留,形成纵隔阴影增宽的影像,可能会误诊为纵隔肿瘤、肺门阴影增大或肺大疱等。在胸部侧位片上,当扩张的食管腔内有大量食物及液体潴留时可见明显的气液平面。由于食管梗阻,大部分患者的胃泡往往消失不见。当高度扩张的食管压迫气管时,在 X 线胸部侧位片上可有气管前移的征象。

(三)食管镜检查

贲门失弛缓症患者行食管镜检查的主要目的是为了排除恶性肿瘤。因为单凭上消化道 X 线钡餐造影检查所显示的 X 线表现有时很难与发生于食管-胃结合部的恶性肿瘤、高位胃癌相鉴别。该项检查尚可与食管良性肿瘤、食管良性狭窄、食管裂孔疝等疾病相鉴别。

在贲门失弛缓症患者病程早期阶段,内镜检查多无异常表现,有的患者因食管下端括约肌区张力较高,内镜通过时可有阻力感;但大部分患者检查时内镜可无明显阻力地通过食管-胃结合部。随着病程的进展,食管-胃结合部可能会有变形、成角及迂曲,但该部位的食管上皮及贲门区的黏膜在内镜下一般无任何病变。

在贲门失弛缓症患者病程晚期阶段,因其内容物长期无法排空而引起食管扩张、食管壁无张力、贲门口关闭等现象,导致内镜很难通过,但少数患者可出现内镜无明显阻力地通过狭窄口。内镜下可见食管管腔宽畅,黏膜水肿、增厚,并伴有不同程度的炎症改变及分泌物。由于长时间的食物刺激,导致狭窄处出现黏膜糜烂、浅溃疡及出血等症状。

在内镜下于病变处取活组织行病理检查,即可明确该病诊断并与其他疾病相鉴别。

(四)食管测压及超声诊断

食管测压近年来被视为诊断贲门失弛缓症的"金标准",其对本病的诊断具有高度的特异性和敏感性。其特征性表现为:①食管远端中下部蠕动减弱或消失,而出现低幅同步收缩波。②食管体部常见同时性等压压力波。③患者食管下段括约肌静息压比正常人高出 2～3 倍,可达5.33～7.99 kPa(40～60 mmHg);使用 24 小时床旁食管运动功能测定有利于该病不同类型之间的鉴别。

超声诊断与其他检查相比,简便、安全、无痛苦,准确、可靠、无损害,而且超声可以观察贲门及下段食管管壁的结构层次与腔外器官组织的关系,动态观察食管及贲门的动力学特点。

五、鉴别诊断

贲门失弛缓症主要需要与下述几种疾病相鉴别,如食管癌、贲门癌、反流性食管炎、食管神经官能症、弥漫性食管痉挛、食管锥虫病等。

(一)食管癌、贲门癌

贲门失弛缓症与食管癌及贲门癌的鉴别最为重要。在一般情况下鉴别并不困难,但是有些癌症患者的狭窄段黏膜较为光滑规则,可使与本病的鉴别变得困难。

（二）弥漫性食管痉挛

该病属于原发性食管肌肉紊乱疾病，其病因不明，可因进食过冷或过热食物引起。胸痛是本病患者最具特征性的症状之一，多见于中老年人，在我国比较少见。病变累及食管中下 2/3 部分，食管、胃连接部运动功能正常，食管测压显示上 1/3 蠕动正常，X 线钡餐可见此段呈节段性痉挛收缩，其食管-胃结合部舒缩功能正常，无食管扩张现象。

（三）反流性食管炎

胃灼热和反酸是反流性食管炎患者最常见的症状，胃灼热症状常由胸骨下段向上延伸。贲门失弛缓症患者虽然也会出现反流现象，但其反流物的酸度常较低，相比之下，反流性食管炎患者的反流物酸度接近胃液酸度。依据 X 线钡餐即可将两病相鉴别。

（四）食管神经官能症

食管神经官能症又称为癔症，患者会有喉部持续或间断的无痛性团块或异物感，但是却并没有进食哽咽感。X 线检查无明显异常表现。

总之，在临床工作中遇到疑似贲门失弛缓症患者时，要考虑到其鉴别诊断问题，特别是要注意与食管下段癌、贲门癌及高位胃癌引起的假性贲门失弛缓症的鉴别诊断，防止误诊误治。

六、治疗

贲门失弛缓症的治疗目的在于降低食管下端括约肌的张力和解除梗阻，改善食管的排空障碍，解除患者的吞咽困难症状，恢复正常饮食与全身营养状况。因病因及发病机制至今仍未确定，目前本病的治疗多以缓解症状为主，主要的治疗方法包括药物治疗、内镜下治疗及外科手术治疗。

（一）非手术治疗

贲门失弛缓症患者的非手术治疗主要用于发病初期或不考虑手术治疗的老年患者和不适合手术治疗的患者。可供选择的主要治疗手段有以下几种。

1.一般治疗

早期轻症患者可通过斜坡卧位休息、少量多餐、避免过快进食、仔细咀嚼后下咽、避免进食过冷和刺激性食物等方法改善症状。

2.内科药物治疗

(1)肉毒杆菌毒素(Botox)注射：肉毒杆菌毒素是一种强力的类细菌毒剂，它能够选择性地作用于胆碱能神经元，在突触前神经末梢处抑制乙酰胆碱的释放。因此，通过食管镜下注射肉毒杆菌毒素可以阻断贲门括约肌的神经肌肉接头处突触乙酰胆碱的释放，进而使括约肌松弛，以缓解症状。内镜下注射治疗从 1995 年开始应用于临床，由于其操作简单，安全有效，创伤及不良反应小，得到越来越广泛的应用。应用时，每次注射本品 100 U，分别于贲门上 0.5 cm，3、6、9、12 点方向 4 个位点分别注射本品 20 U，剩余量分两点注射至贲门部，并于 1 个月后重复。由于本治疗方案不能长期控制症状，一年后有效率仅为 53%～54%，故一年后应每隔 6～12 个月重复注射。本方案优先应用于无法外科手术或球囊扩张治疗的贲门失弛缓症患者，或经外科手术或球囊扩张后复发及正准备外科手术的术前贲门失弛缓症患者。

(2)硝酸酯类药物：硝酸酯类药物通过活化鸟苷酸环化酶，增加平滑肌环鸟苷酸(cGMP)的生成，鸟苷酸和硝酸相互作用，活化的蛋白激酶改变了平滑肌的磷酸化进程，结果肌球蛋白的轻链去磷酸化，抑制了平滑肌的正常收缩，使 LES 松弛，达到治疗贲门失弛缓症的目的。餐前 15～45 分钟舌下含服 5～20 mg 硝酸异山梨酯可以解除痉挛，还可以预防食管痉挛引起的胸痛。Gelfond 等在 1982 年对应用硝酸异山梨酯治疗本病进行了相关的报道。

(3)Ca^{2+}通道阻滞剂等：有些学者发现，Ca^{2+}通道阻滞剂主要通过选择性阻滞 Ca^{2+}经细胞膜上的电压依赖性 Ca^{2+}通道进入细胞内，减少胞质 Ca^{2+}浓度，进而产生负性肌力作用，引起 LES 的松弛。Ca^{2+}通道阻滞剂硝苯地平及维拉帕米可以降低患者的 LES 静息压，起到缓解症状的作用。但有部分学者报道用此药后症状虽有缓解，但放射性核素检查结果显示患者的食管排空并无明显改变。虽然口服药物在理论上能够显著降低 LES 压力,使 LES 松弛,但是调查表明其在临床上治疗贲门失弛缓症的疗效甚小,只有个别的患者能得到初期改善;另外,这些药物引起的不良反应众多,如低血压、头痛、下肢水肿等。因此现口服药物治疗只应用于早期轻度的贲门失弛缓症患者或者拒绝其他治疗方法的患者。

3.内镜下食管扩张疗法

扩张治疗的历史可以追溯到 1674 年 William 等用鲸骨做的"扩张器",其原理是通过外力强行过度扩张,将 LES 肌纤维延伸拉长,造成部分平滑肌松弛或断裂而失去张力,从而降低食管下端括约肌静息压(lower esophageal sphincter pressure,LESP),改善食管下端括约肌松弛力,达到治疗目的。目前常用气囊、水囊或探条扩张,使食管与胃的连接处括约肌得以松弛。该方法操作简单,有效率较高,对患者的损伤小、痛苦少,并且可以反复扩张。

(1)内镜下气囊扩张治疗:它是治疗贲门失弛缓症的一线疗法,强行用外力扩张失弛缓的括约肌,使其部分肌纤维断裂,疗效确切,有效率可达 60%～85%。目前最常用的有经内镜通道气囊(TTC 气囊)、穿过内镜气囊(TTS 气囊)及经过导线气囊(OTW 气囊)3 种。该技术的优点为微创,无 X 线辐射,操作简单,单次扩张费用低,近期疗效确切,不需手术易被多数医患接受,同时内镜直视下可随时观察扩张过程中食管贲门黏膜有无撕裂及出血,必要时可施行内镜下止血处理,减少了扩张相关性并发症的发生。气囊扩张的关键是扩张器直径的选择(成人选用直径 35 mm,儿童及有 Heller 肌切开术者选用 30 mm)与正确的操作方法(气囊正好位于痉挛的 LES 部位,压力 100～150 kPa,持续 3～5 分钟,放气 2～3 分钟,再次充气,共 2～3 次),其疗效国外报道为 60%～85%,国内达到 95%以上。但瘢痕体质的患者相对禁忌。气囊扩张疗法近期疗效确切,对其远期疗效,Eckardt 等研究发现年龄是影响扩张治疗远期效果的一个因素,<40 岁的患者对单次扩张的应答较差,随访 5 年其有效率仅有 16%,而>40 岁的患者 5 年有效率可达 58%。其原因可能为:青年患者贲门括约肌的弹性更好,组织修复能力也比老年患者更强。该疗法常见并发症有食管局部黏膜的擦伤、撕裂、渗血,胸痛,食管血肿及吸入性肺炎等,严重时可发生上消化道大出血、穿孔。食管穿孔发生率为 1%～3%,并且和内镜医师技术熟练度有关。内镜医师通过熟练技术,谨慎操作可以预防上述严重并发症的发生。一旦发生穿孔等严重并发症必须早期诊断,早期处理。

(2)内镜下金属支架置入治疗:该方法通过放置支架,扩张食管贲门狭窄段,使食物能够顺利通过,并造成贲门肌层慢性撕裂,从而达到治疗目的。其机制是放置到位的特制记忆合金支架,随患者体温逐步上升到 36 ℃,在此过程中支架逐步扩张,整个支架扩张达预定直径时,需 12～24 小时。由于支架是缓慢扩张至预定直径,所以食管贲门区肌撕裂较为规则,疗效较好。支架置入治疗可分为永久性和暂时性 2 种。De Palma 等最早使用可扩张金属内支架,对贲门失弛缓症进行治疗。国内程英升等最早应用永久性贲门支架成形术治疗患者,该手段短期疗效好,但后期会发生严重频繁的胃食管反流和肉芽组织增生导致食管狭窄等,因此,永久性金属支架扩张不适合治疗贲门失弛缓症。暂时性贲门支架是由永久性支架改良而成。特制可回收防反流食管支架是近年研制的一种新型支架。Z 形双被膜支架无金属骨架的裸露,不易与食管组织粘连,便于回收,另外支架末端安置有防反流瓣膜,能防止治疗期间的胃食管反流症状。可见,利用特制可回收防反流食管支架治疗贲门失弛缓症具有很强的探讨价值。郑荣浩等用可回收全覆膜抗反流食管支架治疗 24 例贲门失弛缓症,随访观察 3～36 个月,结果所有患者支架置入一次成功,16.67%患者治疗期间发生支架移位,治疗后随访期间患者吞咽困难都明显缓解,未出现严重不良反应和并发症。可见可回收全覆膜抗反流支架治疗贲门失弛缓症具有操作简便、并发症少、回收方便、疗效好的优点。但其治疗价格高,且目前支架在体内最佳放置时间及其长期疗效相关研究较少,其远期疗效有待进一步观察。

(3)内镜下微波治疗:该方法利用微波的作用破坏部分 LES,使之松弛达到治疗目的。操作时选齿状线近端 1.5～2.0 cm 为治疗区,选取 3、6、9 和 12 点位为治疗点。切开食管下括约肌的长度与深度不可过量。Lantis 等采用内镜下微波治疗 25 例贲门失弛缓症患者,总有效率达 100%,一次治愈率为 88%。由于微波治疗同时具有凝固止血作用,所以术中及术后均未发生出血。理论上微波治疗可能出现穿孔的并发症,但由于微波治疗贲门失弛缓症临床应用例数较少,目前尚未见严重并发症的报道,且其确切疗效尚有待研究。

(二)手术治疗

外科手术治疗在技术上更为可靠,疗效优于食管扩张疗法,是治疗贲门失弛缓症的首选方法,也是常规治疗手段。

为贲门失弛缓症患者施行食管贲门肌层切开术可以有效地解除食管下端括约肌区的功能性梗阻和吞咽困难,但不破坏食管下端括约肌防止胃-食管反流的正常机制。手术可以选择经胸、经腹途径完成,也可以选择腹腔镜或电视辅助胸腔镜完成。无论选择何种手术途径,手术技术操作原则都相同,即纵行切开食管下段和贲门部的肌层(纵行肌和环行肌)避免损伤食管黏膜,必要时施行同期抗反流术。

1.发展简史

Heller 于 1913 年首次经腹施行食管肌层切开术治疗贲门失弛缓症,后来有些学者相继报道了各种经过改良的术式。

Ellis 等在 1984 年指出,为贲门失弛缓症患者施行食管肌层切开术时无须行抗反流术。Pai 等根据采用改良的 Heller 食管肌层切开术治疗贲门失弛缓症 20 年的临床经验总结,认为只要贲门肌层切开的范围不大,不必再做抗反流术。这些学者强调,在食管肌层切开术的基础上增加胃底折叠术,有可能增强食管排空的阻力,进而导致进行性食管扩张,最后导致手术失败。

Topart 等人 1992 年在报道中称,为贲门失弛缓症患者在施行食管肌层切开术的基础上结合正确的胃底折叠术、全胃底折叠术后,长期疗效观察结果显示,大多数术前食管运动功能差或者食管肌层肌力差的患者术后出现吞咽困难症状。因此他们认为对这些患者不应施行抗反流术。

Malthaner 等人在 1994 年用外科手术治疗贲门失弛缓症的经验表明,施行肌层切开术的过程中要很准确地在贲门上 5 cm 处扩大切开食管肌层,技术上存在较大困难。食管肌层切开术的方向不正确,食管下段纵行肌与环行肌的切开不彻底,患者术后仍有吞咽困难的症状;如果食管肌层切开的范围过大,导致术后胃食管反流。为预防此类并发症,Malthaner 等提出为贲门失弛缓症患者进行改良的 Heller 食管肌层切开术时应彻底切断食管下端括约肌,同时完成抗反流术。

多年以来,外科手术治疗贲门失弛缓症的标准术式或最常用的术式为改良的经胸 Heller 食管肌层切开术加部分抗反流术。经胸途径施行食管肌层切开术,可以扩大(延长)食管肌层切开术的范围,避免因食管肌层切开的范围不足、肌纤维断离不完全而造成术后食管出口梗阻,也可以预防因切断食管-胃结合部的肌层而并发胃-食管反流术及反流性食管炎。

2.手术适应证

(1)经过正规的内科药物治疗无效的病例。

(2)经反复食管扩张治疗后患者的临床症状不见缓解,或出现并发症者。

(3)患者症状较重和出现大量食物滞留的。

(4)因食管下端伸展延长,食管扩张治疗存在很大风险的小儿和儿童病例。

(5)贲门部有溃疡或有瘢痕形成者。

(6)并发膈肌裂孔疝或膈上膨出型憩室者。

(7)疑有食管癌或贲门癌癌变者。

有些早期贲门失弛缓症的患者不应急于进行手术治疗。手术风险较大的老年患者如若能缓解吞咽困难并能保持较为满意的全身营养状况,不应强调外科手术治疗,在手术前要慎重考虑手术的利弊。

3.开放手术操作

胸外科治疗贲门失弛缓症多采用改良的 Heller 食管肌层切开术(包括食管下端括约肌的切开)加部分抗反流术。具体手术操作方法如下。

(1)患者取右侧卧位,行左胸后外侧切口,经第 7 或第 8 肋间进胸。

(2)切断左侧下肺韧带,将左下肺向胸腔上方牵拉,充分暴露纵隔胸膜下部与食管下三角区。

(3)在食管下三角区沿食管下段走行方向纵行剪开纵隔胸膜,显露食管下段并触摸管腔内的胃管;钝性游离出食管下段,游离要充分,认清位于其前后壁的迷走神经,不能损伤。

(4)将膈食管膜沿食管下段分离一周后经食管裂孔进入腹腔。用手指分离法适当扩大食管裂孔,显露食管-胃结合部;在麻醉师的协助下经胃管吸除胃内容物,使胃得以减压。

(5)经食管裂孔将贲门与胃底上提到左胸腔内;按手术需要酌情处理几支胃短血管以增加胃底部的显露与游离;切除食管-胃结合部的脂肪垫。

(6)在食管下段行食管肌层切开术:用左手示指、中指和拇指握食管下端,再次触摸并确定胃管在食管腔内的位置及其在食管腔内的活动度,了解食管壁的厚度与食管腔的位置,以免在切开食管肌层时误伤食管黏膜;在食管下段前壁中1/3左、右迷走神经之间先缝合两针,做一牵引线,在两针中间做一纵向切口切断食管肌层(纵行肌与环行肌)直达食管黏膜下层。肌层切开时,用肠钳钳夹胃底部,从胃管内适当注入气体使食管下段贲门处稍隆起,以利于肌层的切开。若使用电刀切开,应将电刀适当调至小功率,以免切破黏膜。

(7)准确辨明食管肌层切口与食管黏膜层之间的解剖间隙及层次,逐渐扩大(延长)食管肌层切口:向食管近端延长6～8 cm达左下肺静脉平面,向下延长到食管-胃结合部下方1～2 cm。

(8)切开食管肌层后,从食管黏膜表面向食管下段内、外两侧逐步游离切开的食管肌层,游离的范围应大于食管周径的50%,使食管黏膜在肌层切口之间自然膨胀出。在切开、游离食管肌层的过程中要注意避免损伤食管黏膜,尤其在切开食管-胃结合部的肌层时更要小心仔细,因为此处的黏膜更容易损伤。如食管黏膜被损伤,要用小圆针细线丝或5-0可吸收缝线予以缝合修补,同时用胃管充气试验证实修补是否完全。膨出的食管黏膜不需要用其他组织覆盖,有的学者则用膈肌瓣、胃壁或大网膜进行覆盖。

(9)用胃底折叠术重建贲门:切开腹膜后,切开肝三角韧带将左肝叶拉向内侧,横行切开食管-胃结合部上面的腹膜。伸延切口,在左侧切断胃膈韧带和它与胃脾韧带的结合部分,在右侧打开大网膜囊后,分开胃肝韧带的上部。所遇到的胃左动脉、胃短动脉和膈动脉的各个分支要牢固结扎,以免出血。向上推开腹膜、结缔组织和膈食管膜,游离4～6 cm下段食管,小心避免损伤迷走神经。用食管布带套过食管胃贲门部,向下牵拉。将胃底后壁由左向右方向,在下段食管后拉过,到达右侧时,此后壁只包裹住食管而非近段胃。第一针缝线穿过胃底前壁、食管下段的肌层和黏膜下层及胃底后壁。将此缝线拉紧,松紧度以缝合部分能通过拇指或示指。为稳定此胃底包裹,再用2～3根缝线,将其缝固于胃前壁。

(10)合并有食管膈上憩室的病例,在切开食管肌层之前要首先切除憩室;仔细游离憩室颈部,用TLH30机械订合器沿食管纵轴将其订合后切除,憩室顶部订合线近侧切缘用食管肌层覆盖、间断缝合固定后再将食管下段顺纵轴旋转90°～180°并行肌层切开术。

(11)将食管下段恢复到原食管床。切开的纵隔胸膜一般不需要缝合。左胸腔安装闭式引流管并接水封瓶。常规方法关胸。

4.胸腔镜下贲门失弛缓症的治疗

(1)麻醉:采用双腔管气管插管静脉复合麻醉。

(2)体位及切口:右侧卧位。术者站在患者背侧,一般行3个切口。第1切口于左腋后线第10肋间,第2切口位于第7肋间腋前线与锁骨中线之间,第3切口位于第7肋间腋中线,各长1 cm。

(3)手术操作。

术者站在患者背侧,先从第1切口放入胸腔镜,探查胸腔。探查完毕后从第2切口放入胸腔镜,第1切口与第3切口为操作孔,分别置入内镜弯钳及电钩。

切断下肺韧带,打开纵隔胸膜。将肺向上牵拉。然后游离食管并用一硅胶管绕过食管并轻轻提起,将整个食管下段暴露在胸腔镜监视器中央,注意保护迷走神经。

轻轻上提食管,可使食管胃接合部的一小段被拉入胸腔内。在食管下段前壁中1/3左、右迷走神经之间做一纵向切口切断食管肌层(纵行肌与环行肌),内镜弯钳提起食管纵行肌层,电钩顺肌纤维方向将肌层向外勾起,顺行切开,直达食管黏膜下层。准确辨明食管肌层切口与食管黏膜层之间的解剖间隙及层次,将直钳和电钩直接放入肌层和黏膜之间,上下游离,逐渐扩大(延长)食管肌层切口:向食管近端延长6～8 cm达左下肺静脉平面,向下延长到食管-胃结合部下方1～2 cm。切开食管肌层后,从食管黏膜表面向食管下段左右两侧逐步游离切开的食管肌层,游离的范围应大于食管周径的50%,使食管黏膜在肌层切口之间自然膨胀出,断开的肌层自然分开2～3 cm以上,避免重新粘连。

手术完成后,用胸腔镜检查食管黏膜是否有损伤,温盐水冲洗,浸泡食管下段,将胃管拉至食管中段,注入气体,观察是否有漏气。亦可胃管内注入亚甲蓝,观察是否渗出。如食管黏膜被损伤,可用4-0Prolene线予以缝合修补,同时再次胃管充气试验证实修补是否完全。膨出的食管黏膜不需要用其他组织覆盖。完成上述操作,将食管放回纵隔内,使食管-胃接合部恢复到正常的腹内位置。止血满意后,放入胸腔引流管1根。

(4)术后处理:手术后恢复一般都比较顺利。术后第1天就可以拔除胸管,进流食,一般患者在手术后4～5天可以出院。

(三)术后并发症及其处理

改良的 Heller 食管肌层切开术的手术并发症有下列几种。

1.食管黏膜穿孔

此并发症多因术中电凝止血或切开食管下段括约肌时不小心致使黏膜破损所致,也可因术后剧烈呕吐造成。术后持续胃肠减压可以起到一定的预防作用,疑有该症时应当严密观察并及时确诊,24小时以内可以开胸或开腹修补。若在术后24小时以后发现,除继续胸腔闭式引流之外,进行积极的内科保守治疗,挽救患者的生命。

2.吞咽困难

出现该并发症的原因有以下几种:①肌层切开不完全;②肌层切开后黏膜剥离不足周径的1/2,胃底悬吊不当影响贲门张开。出现此种情况时可以反复进行定期的食管扩张术,缓解症状。

3.反流性食管炎

反流性食管炎属于术后长期并发症,与食管下端括约肌的解剖性断裂与薄弱有关。患者可出现反酸,胃灼热感,胸骨后、上腹部或者剑突下疼痛,系抗反流失败或未行抗反流手术造成。

4.食管裂孔疝

食管裂孔疝系术中损伤食管裂孔致使食管裂孔过大所致。

5.巨食管

虽然贲门失弛缓症患者经手术治疗可以解除食管下段的梗阻,但是有些存在严重食管扩张的患者食管体已失去正常的动力学功能,无蠕动及排空功能,导致术后食管仍然扩张。如果症状严重,且患者体质允许,可考虑进一步手术治疗。

(四)疗效

贲门失弛缓症的疗效及评定主要根据术后患者症状的变化结合上消化道 X 线钡餐、食管镜检查。综合全国各地医院的报道,手术疗效大多数还是肯定的。患者术后一般都可以顺利进食,体重较前增加,反流症状消失;也有部分患者进食过急或精神紧张时仍有吞咽困难,但是平时无反流症状;但有少部分患者术后仍有进食后胸闷、胃灼热感,极少数患者出现术后症状复旧,并逐渐加重。口服药物多作用轻微,作用时间短暂,仅应用于早期轻度的贲门失弛缓症患者或者拒绝其他治疗方法的患者。内镜下 Botox 注射操作简便,并发症少,近期疗效肯定,但远期容易复发,需重复注射,目前优先应用于无法外科手术或球囊扩张治疗,经外科手术或球囊扩张治疗后复发的贲门失弛缓症患者。内镜下气囊扩张是性价比最高的贲门失弛缓症一线疗法,其操作简便,疗效优于内镜下 Botox 注射,费用相对外科手术低,但存在食管穿孔的风险。近年来腔镜技术的发展使得腔镜下 Heller 肌切开术成为最有效的贲门失弛缓症治疗措施,减少了传统开放式 Heller 术的手术风险,国外荟萃分析更表明腹腔镜下 Heller 术联合抗反流措施是当前治疗贲门失弛缓症的最佳选择,与各种内镜治疗疗法相比其疗效更持久有效,与其他外科手术疗法相比术后症状复发率相似或更低。因此,我们认为在不考虑患者经济基础的情况下,其为首选治疗方法。其他如内镜下探条扩张、内镜下微波治疗临床应用病例较少,另外内镜下食管支架置入治疗近年来也被逐渐广泛应用,其操作简便、并发症少、回收方便,费用介于气囊扩张和外科手术治疗之间,近期疗效优,其中远期疗效具有很强的探讨价值。不同治疗方法的联合可能起到协同治疗效果,但是对其疗效和联合治疗可能存在的风险需做进一步的评估。

(李　斯)

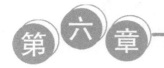

气 管 疾 病

第一节 气管良性狭窄

气管良性狭窄种类很多,分为:①先天性疾病;②气管的良性肿瘤;③损伤后狭窄;④外压性病变;⑤特发性狭窄,包括一些不明来源的疾病。本节着重讨论气管插管后损伤和外压性病变。

一、损伤后气管狭窄

损伤后气管狭窄是由于钝性创伤、吸入性烧伤、气管重建术、气管插管等各种原因引起的气管狭窄。

(一)钝性创伤

钝性创伤造成的气管、隆突或主支气管的破裂可能会被漏诊。几乎所有的患者都有气胸的病史,并接受过胸腔闭式引流。气管损伤通常引起双侧气胸,表现为气短和喘息。当最后得到确诊时,破口可能已很小。治疗上应及时进行修补。复杂的撕裂常产生晚期狭窄,应予以切除重建。当支气管受损伤时,应尽一切可能保留远侧的肺,这通常不难做到,除非继发严重感染。肺功能的恢复程度大致取决于肺失去功能的时间。有些患者,颈部钝性创伤导致气管完全断裂部位很快就会发生完全狭窄或闭塞。双侧喉返神经通常会出现暂时或永久性麻痹。在伤后几个月局部炎症消退后,应对损伤后气管狭窄或闭塞修复的可能性进行仔细估计,特别是要正确判断喉的状态。通常,应先行喉的重建,以保证声门的稳定,然后行喉、气管对接,这样才能保证有效的发音和足够的气道。

(二)吸入性烧伤

吸入性烧伤的致伤因素有化学性因素、物理性因素,或二者兼有。咽及声门上喉部的损伤通常很轻微,而且短暂。持续性的损伤经常始于声门下,自声带起向下气道损伤程度逐渐减轻。气道损伤的长度及深度与致伤因素的强弱及持续时间密切相关。大部分患者的气管软骨环并未受损,损伤多局限于黏膜下层。吸入性烧伤所致的复杂喉、气管狭窄外科处理很困难,可长期置入腔内支撑物,如硅橡胶"T"形管等,大多数患者能获得较满意的治疗效果——稳定和通畅的气道。只有少数患者须行切除重建术,多数患者不应手术,尤其是在致伤的早期应避免手术,原因是:①病变广泛,涉及声门下喉部、气管,甚至主支气管,使外科修复很困难甚至不可能。②广泛的瘢痕所致的变形使损伤的气道对早期手术的反应很差,伤口难以愈合,而且就像身体其他部位的烧伤一样,早期损伤的范围也不易确定。

(三)术后狭窄

气管重建术后的狭窄,多数是因为气管切除过长引起吻合口张力过大所致。成人切除气管全长的50%,儿童切除30%~40%就可以达到这一危险的张力。隆突的切除重建术尤其危险。原因在于其手术方式的复杂性。长期使用大剂量激素的患者,如接受广泛的气管切除术则更危险。术中气管剥离太广泛,影响了气管的血供,也容易导致吻合口狭窄或裂开。过去常见的吻合口处肉芽组织过度增生,自从改用可吸收缝合线以来已明显减少。术后吻合口狭窄的外科治疗,最好等待炎症吸收和瘢痕形成以后进行,这需要4~6个月的时间。在这期间可置入T形管或气管套管以维持气道的通畅。再次手术十分困难,最大的威胁仍是吻合张力过大的问题,这也是导致第一次手术失败的主要原因。

放射治疗和激光损伤也可引起吻合口狭窄。近距离放射治疗引起的主支气管狭窄,现已不少见。对这类损伤,外科手术难以处理或有很大风险。激光本身是用于治疗气管病变,维持气道通畅,而激光所致的气管损伤通常需进行外科手术处理。

(四)插管后狭窄

近几十年来,经口、鼻或气管造口插管对呼吸衰竭患者进行机械性呼吸支持的应用日益增多。这种治疗可产生一系列气管病变。气管导管插入48小时即可在喉水平造成气管狭窄梗阻,表现为会厌水肿、声带肉芽肿,特别是勺状软骨的糜烂、肉芽形成、息肉梗阻及主要位于会厌下喉内水平的真正狭窄。其中最常见的是形成的各种肉芽肿阻塞气道。假如气管造口过大,或由于感染或器械损伤造成腐蚀,则瘢痕愈合可能产生向前的A字形狭窄,严重影响气道。这类患者的气管后壁完好。不论是气管切开插管还是气管内插管,充气气囊水平的气管壁可产生环形腐蚀。如其达到一定深度,可以损毁气管壁的各解剖层,瘢痕修复后即可形成极紧的环形狭窄。气管导管的尖端也可能压迫气管壁,产生腐蚀并形成肉芽肿,尤其多见于应用不带套囊气管导管的儿童。此外,在气管造口与导管套囊之间,也可以发生不同程度的气管软化。

对套囊性狭窄病因有很多解释,包括套囊造成的压迫性坏死,套囊及导管材料的刺激性,低血压及细菌感染等。其中压迫性坏死是主要致病因素。最初覆盖于软骨上的黏膜被破坏,裸露的软骨逐渐坏死脱落。对全层破坏的气管壁的修复只能是瘢痕形成。进一步的腐蚀可导致后方的气管食管瘘或前方的无名动脉穿孔。

临床表现可有咳嗽、运动性气短、发作性梗阻及窒息等症状。但患者并不咯血,少数可有肺炎。有时患者还带着气管导管时就可以发生梗阻,这是因为管尖部有肉芽肿形成。但大多数病例是在拔管后出现梗阻。因此,对于任何发生呼吸道梗阻的患者,如其在前2年内曾经接受插管48小时以上,必须首先考虑有器质性梗阻的存在。需进行X线及纤维支气管镜检查以明确有无气管病变。

插管后狭窄的治疗,正如其他气管良性梗阻一样,如患者一般情况许可,首选的方法是切除与重建,多数患者可获满意的效果。对插管损伤所引起的气管食管瘘,病变附近气管多有全周性损伤,需行气管切除,同时将食管壁上的瘘予以切除修补。

二、外压性气管狭窄

外压性气管狭窄是由于气管周围组织器官疾病对气管产生的直接压迫,引起的气管管腔变窄。常见的原因有甲状腺肿瘤、血管性压迫、纵隔肿瘤及全肺切除术后综合征等。

(一)甲状腺肿瘤

体积较大的甲状腺肿瘤可导致气道受压,严重时可产生症状。良性甲状腺肿由于生长缓慢,只引起软骨环的变形而不是毁坏。因而在切除这种甲状腺肿后气管可能仍然变形狭窄,但并不存在严重气道梗阻。但如果已有相当程度的气管软化,去除作为支撑的甲状腺组织后,呼吸时便会发生气道萎陷。对这个问题的处理已有多种方法,例如,临时性气管造口,用缝线牵拉固定,用塑料圈做气管外支架、气管内支架、人工气管置换等。前位的胸骨后甲状腺肿因为其部位在大血管的前方,通常并不压迫气管。沿食管或气管旁经过胸腔入口向后降下的甲状腺肿有时伴有气管压迫。这种压迫多通过甲状腺切除术而缓解,不需行气管的手术。甲状腺癌或其他颈部恶性肿瘤亦可压迫甚至侵犯气管,单纯压迫而未侵犯气管管壁者不多见。恶性肿瘤侵犯气管,必须手术切除。只有无法手术切除或手术后复发的晚期病例,可以考虑应用气管内支架或永久性气管造口术。

(二)血管性压迫

先天性血管环、无名动脉瘤或是穿行于气管及食管后方的异常锁骨下动脉,皆可产生气管压迫症状。

X线检查偶可见到一根增粗而屈曲的非动脉瘤性无名动脉造成的气管弯曲,但临床少见。

(三)纵隔肿瘤

压迫气管的纵隔肿瘤大多是恶性肿瘤。偶尔也见到巨大支气管囊肿或胸腺囊肿造成气管受压。纵隔肿瘤的治疗方法是手术切除。

(四)全肺切除术后综合征

右全肺切除术后,纵隔结构向右移位,主动脉弓在水平方向移位扭转,可以压迫气管的隆突部或左主支气管造成气道狭窄阻塞,有时可出现严重后果。这种情况也可发生于右位主动脉弓的患者行左全肺切除术后。全肺切除术后应及早注意纵隔的位置,防止纵隔过度向患侧偏移。

三、特发性气管狭窄

临床上有时可见到下喉部和气管上部特发性纤维性环形狭窄。典型的特发性气管狭窄无外伤、感染、吸入性损伤、气管插管或其他气管疾病史,也无其他器官系统疾病。病变部位、形态、临床演变及病理学特征都有共同之处。

(一)病理

病理改变为纤维性环形狭窄,病变起始部位至声带的距离长短不同,通常从声门下喉部发生,扩展到上段气管。偶尔仅累及上段气管。病变为致密的纤维组织。狭窄近端常常起始于声带下的某个部位,界线不很清楚;但气管内病变的下界通常极其清楚。狭窄段的长度 1.5~5 cm,通常 2~3 cm。狭窄部位的气管内径通常 5~7 mm,严重者仅为 2 mm。

气管黏膜的固有层被白色致密纤维组织取代,但没有钙化或骨化形成。纤维组织为瘢痕型,粗大的嗜酸性胶原纤维束之间为稀疏的成纤维细胞。表面上皮常有鳞状细胞化生,有时可见肉芽组织。软骨环一般未受累,有些患者可见沿气管内面软骨膜嗜碱性硫酸软骨素轻度减少。

(二)临床表现

可发生于任何年龄,几乎都是女性。初始症状为用力时呼吸困难,逐步进展为静息时呼吸困难,呼吸粗重,喘息或喘鸣。就诊前症状持续时间为 4 个月到 15 年,多为 1~3 年。

(三)诊断

X线检查可以很好地显示病变部位及范围,断层片看得更清楚。薄层 CT 和三维重建亦可明确诊断。功能检查可以明确大气道阻塞性疾病。内镜可直接看到狭窄,并可检查声带功能是否正常。

(四)鉴别诊断

需要与其他原因引起的良性气管狭窄及多发性软骨炎、Wegener 肉芽肿等疾病相鉴别。

(五)治疗

1.治疗原则

由于本病机制不明,而且进展程度难以预测,因此,对治疗应持谨慎态度。治疗方法包括间断扩张缓解症状、激光或冷冻治疗等。手术切除和重建可获得满意的治疗效果。

2.治疗方法

(1)扩张:可在吸入性全身麻醉下进行,但不要抑制呼吸。插入可通气的硬式支气管镜看到声门下喉部,然后插入小号的 Jackson 探条进行扩张。扩张到一定程度后,依次通过不同大小管径的 Jackson 型硬式支气管镜,选择 3.5 mm、4 mm、5 mm 及 6 mm 比较合适。如果扩张为治疗性质的,也可用成人型硬式支气管镜以便使管腔扩得更大,获得更满意的疗效。但扩张不能过度,否则会引起严重的气道损伤。

(2)手术治疗:如果特发性狭窄仅仅涉及上段气管或仅延伸至环状软骨下缘,就可行标准的气管节段性切除、端端吻合术。通常需将气管吻合至环状软骨下缘。但是,大多数病例狭窄都累及声门下喉部,则需改变术式以保留喉后部骨架及两支喉返神经的入喉点。在这种情况下应切除声门裂下方喉的前下部分,包括环形狭窄的前部。在环状软骨外侧板中点处弧形切断环状软骨,并弓形延伸切至甲状软骨前下缘下方的中线处。剩余的环形狭窄的后部从后环状软骨板的内表面上切除,软骨裸露。近端切缘几乎位于构状软骨处。修整远端正常气管以便重建气道。保留狭窄部位以下的第 1 个正常软骨环,两侧沿斜线切向后方,直至软骨环后端,这样使得软骨出现一个突出的前缘,形状与喉前壁下方的缺损相吻合。气管后方应保留一宽基底的膜部组织片,可用来覆盖裸露的环状软骨板。

远端在吻合口下方的气管两侧中点处,近端在甲状软骨与剩余的环状软骨连接处喉的外侧壁上,分别缝一针牵引线。用可吸收缝线(如 4-0 Vicryl)进行吻合。将喉后壁黏膜缝于气管膜部组织片上,线结要打在腔外。依次间断缝合完成吻合,线结均打在腔外。此外,可以修剪一下气管软骨环的上缘,使之正好能够填补喉部缺损的气管前壁,避免吻合口不严密。

(贾少军)

第二节 气 管 肿 瘤

气管肿瘤依据发病的原因不同分为原发性气管肿瘤和继发性气管肿瘤。依据肿瘤的性质分为良性气管肿瘤和恶性气管肿瘤。

一、原发性气管肿瘤

原发性气管肿瘤无论是良性还是恶性均不多见。其与肺或喉部肿瘤相比,发病率要低很多,仅为支气管肿瘤的 1% 左右,约占整个上呼吸道肿瘤的 2%。最常见的发病部位是气管的膜部或膜部与软骨环交界处的两个后角,因为膜部的黏液腺很丰富。儿童原发性气管肿瘤 90% 为良性。相反,成人原发性气管肿瘤只有不到 10% 为良性。男女发病率基本一致,最多见于 30~50 岁。

(一)病理学

1.气管恶性肿瘤

从形态学上分为上皮类肿瘤、来自间质的肿瘤及淋巴瘤三大类,共有 20 多种。来自上皮的恶性肿瘤主要有鳞状细胞癌、腺样囊性癌、类癌、黏液表皮样癌、腺癌、小细胞癌及一些混合瘤如涎腺混合瘤;来自间质的恶性肿瘤主要有软骨肉瘤、纤维肉瘤、平滑肌肉瘤等。淋巴瘤也有霍奇金淋巴瘤与非霍奇金淋巴瘤。气管恶性肿瘤的转移途径主要是通过淋巴管,而且上行者居多,隆突下淋巴结受累者不多见。血行转移的发生率不高。对气管癌患者的病理进行回顾性研究时发现,许多患者不是死于病变的外侵或转移,而是死于气道阻塞。因此应当积极手术治疗。

(1)鳞状细胞癌:最常见,约占原发性气管肿瘤的 50%,男、女之比是(3~4):1,与肺鳞状细胞癌的年龄分布相似。各个部位的气管都可以发生,且多发生在气管后壁的膜样部。多数患者吸烟,亦可同时伴发原发性喉癌或肺癌。

病灶多呈菜花样生长,易溃烂及阻塞管腔,发展较快,易外侵食管前壁、喉返神经及转移至周围淋巴结。许多肿瘤就诊时局部就已侵犯严重,难以切除。血行转移方式与肺癌相似。

(2)腺样囊性癌:发病率仅次于鳞癌,约占原发性气管肿瘤的 30%。腺样囊性癌以前亦称为圆柱瘤,是一种低度恶性肿瘤。常见于气管的上 1/3,男女发病率一致,年龄跨度由十几岁到九十几岁。腺样囊性癌的 5 年生存率为 66%,10 年生存率为 56%。与吸烟无关,常在症状出现 1 年以后才得到诊断。

腺样囊性癌生长较慢,常在黏膜下潜行浸润扩展,在气管壁内的侵延范围可以比肉眼所见更广。因此手术切缘常有肿瘤残留,难以估计切除范围。进行手术切除时需要切除充分,术中还需对切缘做冰冻切片观察。这类肿瘤初次就诊时通常尚未侵及纵隔内器官,即使已长到相当大也只是使邻近器官移位,而不直接侵犯。约 10% 患者有区域性淋巴结转移,血行转移多发生于肺,有时也可转移至脑和骨骼。

胸部 X 光片通常正常,患者常被误诊为哮喘或其他呼吸道疾病。手术切除为最佳的治疗选择,放射治疗也有一定的效果。手术后应当定期随访,亦可附加放射治疗。多年之后可发生局部复发,条件允许还可以再次切除或放射治疗。由于生长缓慢,即使切缘有瘤组织残留仍能长期带瘤生存,预后并不取决于切缘阳性与否或有无淋巴结转移。即使未经治疗,肿瘤也呈缓慢或隐袭性进展。有些病灶甚至可长时间(许多年)进展缓慢。

(3)其他恶性肿瘤:其他原发性气管肿瘤的自然病程尚无足够的经验给出明确结论。气管类癌一般是可以治愈的,癌肉瘤和软骨肉瘤通过手术切除也有治愈的可能。

2.气管良性肿瘤

气管壁的各种组织都可以发生良性肿瘤,通常也是发于后壁的膜样部。儿童以气管上 1/3 多见,而成人则以气管下 1/3 多发。常见的良性气管肿瘤是乳头状瘤、软骨瘤、纤维瘤和血管瘤。另外还有一些少见的肿瘤,如粒细胞瘤、纤维组织细胞瘤、平滑肌瘤、成软骨瘤、神经鞘瘤、副神经节瘤、成肌细胞瘤、脂肪瘤、黄瘤、错构瘤、神经纤维瘤和良性的上皮息肉等。

(1)乳头状瘤:为儿童最常见的气管肿瘤,大约占儿童气管良性肿瘤的 60%。通常为多发,可累及喉、气管和支气管。儿童 Juvenile 乳头状瘤病成年后几乎都可原因不明地自行消退。有症状的良性肿瘤主要依靠手术治疗,也可以经内镜用各种方法切除。但其复发率很高,可达 90%,而且可向远端支气管扩散,给进一步治疗带来极大的困难。气管乳头状瘤呈簇状生长,通过较细的蒂附着于气管膜部,肿瘤质脆,易于脱落。

(2)软骨瘤:是最常见的一种良性间质细胞肿瘤,由正常的软骨细胞构成,多发于上段气管环状软骨处。病理学检查鉴别良性软骨瘤和低度恶性软骨肉瘤常很困难,或者根本不可能。内镜下的表现是突入管腔质地较硬的白色结节,有细小的蒂与气管壁相连。因其质硬,活检较困难,但从肿瘤的外观进行判断不难做出诊断。软骨瘤血管不丰富,可经支气管镜取出。孤立性乳头瘤少见,成人可经支气管镜切除,基底部用激光电灼。对复发性乳头瘤可重复进行激光治疗。

(3)其他:错构瘤也有细小的蒂与气管壁相连,肿瘤表面光滑、坚硬,活检钳不宜取到肿瘤组织。手术是最好的选择。

(二)临床表现

气管肿瘤的临床表现取决于其生长方向、可动性、瘤体是否溃烂或破裂。尤其重要的一个因素是所致气管狭窄的程度及病程发展的快慢。

气管肿瘤的临床表现可有黏膜刺激和溃疡引起的咳嗽、咯血;上呼吸道梗阻造成的呼吸困难、喘息及喘鸣;肿瘤直接侵袭邻近组织造成的喉返神经麻痹及吞咽困难等。另外,可有远处转移的表现。

1.咳嗽

咳嗽是气管肿瘤最常见的症状,一般来说,气管肿瘤的临床表现出现较晚,早期除轻微咳嗽外,可能毫无临床迹象。咳嗽常呈刺激性干咳,吐少量白色痰液,肿瘤表面溃破则有血性痰,出血量不多。肿瘤破裂时,也可有腐臭味。偶尔患者可咳出小块瘤组织,呼吸困难便随之缓解。大约 1/4 的患者有咯血,最常见于鳞状细胞癌,良性肿瘤少见。大咯血少见,但有时却是血管瘤的主要症状。咳嗽可随体位变化或触诊时气管移位而加剧,如果肿瘤有一定的活动性,咳嗽发作前常有气管内异物感。总之,咳嗽本身并无明显特征,但是它可以提示气管肿瘤的诊断。

2.上呼吸道梗阻

其典型症状为气短、气急、喘息、喘鸣、呼吸困难、发绀等,体力活动、体位改变、气管内分泌物均可使症状加重。患者的第一症状往往是活动后气短,并逐渐加重,通常症状的进展较慢。少数患者在坐立姿势下呼吸困难症状较轻,躺卧时加重甚至不能呼吸,无法说完一句话,出现窒息感。气管肿瘤较典型的症状是气急、喘息及喘鸣,通常是在气管堵塞严重,管腔大小已不及原来的 1/3 时才会出现。一般说来,管腔缩小到直径 1 cm,呼吸时就可能出现特殊的喘鸣音,犹似鸭嘎声,吸气期延长,此时即应引起注意。当管腔不及 1 cm 时则有明显的呼吸困难。不及 0.5 cm 时,患者活动明显受限,有典型的三凹征出现,甚至不能活动。但有时人们会惊奇地发现,一些气管严重狭窄的患者不但继续存活而且还能坚持日常工作,这是因为气管肿瘤所致的管腔狭窄是慢性狭窄,管腔一点点地变窄,患者能逐渐适应之。气管肿瘤所致的呼吸困难,多是吸气性呼吸困难,此点不同于支气管哮喘症或肺气肿,后二者均为呼气困难为主型的呼吸困难。带蒂的气管肿瘤有相当的活动度,通常仅引起呼气或吸气性呼吸困难,症状缓慢加重。不少患者可以一直被当作喘息性支气管炎或支气管哮喘治疗,误诊误治的时间可以很长。因此,对于呼吸困难的患者,尤其是反复发作和长期未愈的喘息性疾病或哮喘患者,应当排除气管病变。患者常常是在濒于窒息状态时才急诊就医,需要急诊手术,这就更增加了麻醉和手术的困难及风险。

3.复发性肺炎

气管肿瘤患者合并呼吸道感染或分泌物潴留,可引起肺炎,甚至窒息死亡。很多气管肿瘤患者临床上都是表现为反复发作的肺炎,常因抗炎治疗效果不佳而反复就诊。主支气管受侵可造成一侧或双侧反复发生肺炎。不少患者死于窒息或肺炎。

4.声音嘶哑或音色改变

声音嘶哑或音色改变是气流量及速度改变所造成。原因可能为一侧喉返神经受累或肿瘤侵犯声带所致,是晚期表现。从最初的咳嗽到有明显的症状出现,如气急、喘息及声音嘶哑等,良性肿瘤通常要2年以上,恶性肿瘤可能不足8个月。

5.其他

气管肿瘤通常并不引起疼痛,仅胸部或颈部有一种压迫感,少数患者可出现下咽困难,提示食管受到肿瘤压迫。恶性气管肿瘤晚期可有远处转移表现。患者常有食欲下降、消瘦、贫血、发热等症状。

(三)辅助检查

原发性气管肿瘤误诊率很高,因为多数医师很少或根本没有见过这种少见的肿瘤。因咳嗽、喘息或呼吸困难而行胸部X线检查时,纵隔和气管外形可能没有明显异常。即使有异常改变,通常也易被忽略。气管肿瘤的诊断有赖于主诉、病史及体格检查,但主要依靠一些特殊的检查来明确诊断。其中影像学及支气管镜检查是两项最重要的诊断方法。

1.影像检查

(1)普通胸片,正侧位断层和气管对比造影对于诊断气管肿瘤都是有价值的影像学检查。长期刺激性干咳伴进行性呼吸困难,或反复发生肺炎或哮喘,药物治疗效果不佳时,应警惕气管有占位性病变的可能。首先应做X线检查。但是一般的胸部平片因气管与纵隔阴影和脊柱重叠,显示不佳。气管腔内出现软组织阴影应当首先考虑有气管肿瘤的可能。气管断层片或胸部高电压摄片可以进一步明确软组织阴影的存在。然后根据部位加摄颈伸展位的侧位平片,在气管的气柱中寻找异常阴影。病变位于胸段气管者可加摄气管隆嵴断层片,显示胸段气管的全貌,还能了解两侧主支气管的根部和隆突的角度。同时注意气管壁的厚度及平滑度,它能反映出肿瘤侵犯的范围和深度。气管造影对气管阻塞性病变有一定的危险性,造影剂会加重气道阻塞;钽粉吸入法轮廓显示清楚,但却不易排出。断层片可以代替造影。但是,断层片难以清晰显示肿瘤的外侵及淋巴结转移情况。

(2)CT是最好的检查方法,可清楚显示肿瘤在腔内的软组织密度增高肿块,多为偏心性,气管壁增厚,气管呈不规则狭窄。大约10%气管肿瘤沿气管周围生长,30%～40%气管肿瘤直接累及纵隔。恶性肿瘤可沿管壁上、下浸润数厘米并可有管壁外的侵犯。肿瘤表面欠光整,可有溃疡形成。有时可见增大的淋巴结,提示已有扩散。同时也可显示腔外的侵犯范围并准确估计与邻近组织的相对关系,如纵隔侵犯和食管受压情况及与上腔静脉和纵隔其他血管结构的关系。薄层扫描可以更准确地观察病变情况并更精确地测量出气管受侵长度。所有病例都应做CT,可对疾病进行分期并指导治疗。食管对比造影可明确食管受侵情况。CT亦可显示肿瘤的病理特点,良性病变通常呈圆形且表面光滑,直径多在2cm以下,瘤体多在管腔内而且界限清楚。钙化也是良性肿瘤的一个特点,见于软骨瘤和错构瘤等。然而,有时也可见于软骨肉瘤。

(3)磁共振(MRI)检查能够提供冠状位、斜位和矢状位的影像,从而帮助判断气管的受侵长度,对于确定管腔大小和管壁外病变范围也有帮助。但薄层CT重建的影像与MRI同样清楚,因此,目前认为MRI并不比CT更有优势。

2.支气管镜检查

支气管镜检查是气管肿瘤必不可少的确诊方法。特别是当影像检查难以诊断时,更应行该项检查。它有以下的用途:①评价声带的功能,可以清晰看到喉及环状软骨的情况,特别是对上段气管肿瘤可能要行部分环状软骨及喉切除的患者更适用。②可以根据肿瘤的大体形态初步判断良恶性。③探明气管管腔的大小,这对手术及麻醉插管和管理十分重要。因气管肿瘤很少会侵及全周,都有一条正常的黏膜空隙,在支气管镜引导下插管也比较安全。④钳取活检证实肿瘤的组织类型,有助于确定治疗方案。⑤纤维支气管镜有时可以通过瘤体检查远端气道,测量出肿瘤的长度,这对手术入路的选择及术式的选择十分重要。但是,有些肿瘤如腺样囊性癌的表面常被覆坏死组织,有些肿瘤如类癌的血运丰富、质脆、极易出血,有潜在的危险性,可引起出血及气管的完全堵塞;有些良性肿瘤如软骨瘤、错构瘤等,质地较硬,难以通过活检取得组织。一般来说,对于明显气管狭窄者,尽量在做好手术准备后再行纤维支气管镜检查,甚至在手术台上进行。备好各种抢救措施和设备,以防出现紧急情况来不及抢救。镇静剂和肌松剂要慎重应用,以防不测。气管重建术应有内镜配合,术前、术中和术后要反复观察重建部位的效果。肉芽肿和瘢痕形成都是手术后难免发生的现象。激光和冷冻治疗也要通过内镜操作。

应当注意,纤维支气管镜对于上呼吸道严重阻塞或大咯血患者,起不到治疗作用。这种随时可以发生致命性危险的患者需用硬式支气管镜才能保持气道通畅,多数患者硬质支气管镜可进至肿瘤远端保证通气。通过内镜活检钳、电凝、激光或冷冻去除肿物,可扩大气管管腔。应尽量避免做气管切开,因其可使以后的切除手术变得更加复杂。

3.肺功能检查

当气管管腔被堵塞时,肺功能检查常见的特征性表现是1秒率、最大呼气量及最大通气量均下降。另外,肺功能检查还能提示肺实质是否有病变。肺功能检查可使医师警觉到有气道阻塞的可能,并最终做出正确诊断。肺功能检查呈阻塞性通气障碍,同时对支气管扩张药物无反应,提示有上呼吸道固定性阻塞。呼吸流量图可清楚显示上呼吸道阻塞,并因肿瘤在纵隔里位置的高低不同,吸气与呼气相曲线平台的高低也不相同,多数病例呼吸流量图两条曲线均变平坦。Gelb 等(1988)曾强调过假阴性的问题。Fredberg 等(1980)描述了用口腔超声检查直接测定上呼吸道直径。这种"气管超声图"可提供相当准确的呼吸道直径数值及阻塞部位到声带的准确距离,同时也可检查出呼吸流量曲线不能反映的相对较轻的阻塞部位。

4.其他检查

由于气管和食管的关系密切,食管钡餐造影和食管镜也是术前必要的检查,尤其是肿瘤生长在气管后壁者。食管在肿瘤相应部位有蠕动障碍或僵直表现,应考虑肿瘤已侵及食管的可能。食管镜检查还可以鉴别原发肿瘤是来自食管还是气管,为制订手术方案提供必要的信息。痰细胞学检查对确定肿瘤的组织类型有所帮助,但不能明确病变的范围。

(四)诊断

总而言之,通常气管肿瘤有明确的临床征象,通过影像检查及支气管镜检查不难确诊。然而在临床实践中常常有误诊、误治的情况,直到出现严重呼吸困难时才得到确诊。延误诊断的原因包括患者对气管管腔的逐步狭窄能很好耐受,一般的胸片忽略了气管,抗哮喘治疗后患者暂时症状得到缓解,以及医师对气管肿瘤的认识不足。

气管肿瘤的诊断应包括以下几个方面。

(1)肿瘤的部位、范围和大小。

(2)生长方式:腔内生长、管壁浸润及外侵情况。

(3)肿瘤的组织类型。

(4)分期(恶性肿瘤)。①Ⅰ期:局限于黏膜内;②Ⅱ期:局限于管壁内;③Ⅲ期:肿瘤已侵犯周围组织或器官,或有局部转移;④Ⅳ期:远处转移。

(5)呼吸功能受损害的程度:代偿期、失代偿期(呼吸困难、辅助呼吸肌参与呼吸、三凹征、喘鸣、发绀等)。

(6)并发症:出血,肺不张及气管食管瘘等。

对于气管恶性肿瘤,目前不推荐 TNM 分期。因为大部分患者的临床表现、治疗及预后取决于原发肿瘤的范围及气管狭窄的程度,而淋巴结的受累及远处转移是相对次要的因素。

(五)治疗原则

不接受治疗的气管肿瘤患者预后不良,因为即使是良性肿瘤,尤其值得注意的是儿童,有造成管腔闭塞、窒息死亡的危险。但是良性肿瘤和恶性肿瘤的治疗目的大不相同,恶性肿瘤不仅为了解除梗阻,还要争取治愈或长期存活。遗憾的是气管肿瘤既罕见又种类繁多,难以制订系统的治疗方案,治疗效果也难以准确评价。一般来说,气管肿瘤应以手术治疗为主,放射治疗、经支气管镜切除肿瘤及腔内支架置入等方法也是重要的辅助治疗或替代方法。

(六)手术治疗

1.手术适应证

气管肿瘤一旦诊断明确,均应首先考虑手术切除。但气管可切除的长度有限,病变广泛者,气管切除过长,术后会因吻合口张力过大影响愈合,故能够手术治疗的病例有限。手术切除病例的选择,主要取决于切除后是否能维持呼吸道的通畅。对症状严重、发展较快的病例,应积极解除呼吸道梗阻。腺样囊性癌及病变较长、外侵明显的病例,应先行放射治疗后再考虑手术。甲状腺肿瘤侵犯气管者,原则上应一并切除,同时行颈淋巴结清扫。气管肿瘤侵犯食管或食管癌侵犯气管者,决定手术要慎重,否则术中损伤食管将引起严重并发症。对肿瘤合并气道梗阻的病例更应积极设法解除气道梗阻,可切除者争取手术切除,气管切除不允许时,可行气管开窗肿瘤摘除或气管腔内置管术,术后再辅以放射治疗或化学治疗,可延长患者生命。

关于气管切除一期吻合长度的极限通常认为是气管长度的一半,大约为 6 cm。但是考虑到手术的安全性,对于大多数临床医师来说,如果没有相当丰富的气管外科手术经验,气管切除的长度最好不要超过 5 cm,否则可能无法一期吻合。或者即使勉强吻合,术后并发症和死亡率也会明显增多。因此,手术前准确估计气管病变范围及气管可能切除的长度是至关重要的。因为,假若术中切除过长,无法进行一期吻合,就将置患者于极难处理的境地,就将面临无法下台(手术台)的危险。这种情况是应当绝对避免的。当然,如果手头上备有可用的人工气管,切除长度可以适当放宽。近年来,赵氏人工气管(记忆合金网二期成形人工气管置换术)的发明为气管切除提供了一种有效方法,可以置换超过 6 cm 长的气管。对于特殊病例,可以应用。

2.手术禁忌证

气管肿瘤并发喉返神经麻痹造成声音嘶哑或压迫上腔静脉造成上腔静脉阻塞综合征时,应为手术禁忌。如有远处转移,亦为手术禁忌。但是,如果气道梗阻明显,严重威胁生命时,可行简单的手术解除梗阻。然而无论何种手术方式,目的只有一个,即解除气管梗阻,挽救生命。

3.手术方法

气管袖式切除对端吻合术,包括采用各种松解术以减小吻合口的张力,是气管肿瘤手术的基本方式。另外还有隆突切除重建、喉气管切除等。

即使良性气管肿瘤,也应明确病理类型。如果肿瘤的基底部较宽,内镜切除或局部切除可能复发者,应行气管切除术。这类肿瘤一般侵犯气管壁 1~2 cm,切除后对端吻合不困难,预后良好。

对于恶性气管肿瘤,如有条件切除应争取行切除重建术;对气管隆嵴部肿瘤或支气管肿瘤累及隆突部的,可行气管隆嵴切除重建术;晚期恶性肿瘤气道梗阻严重,袖状切除一期重建风险太大者,可以钳咬搔刮除去肿瘤,然后辅以放疗;对于侵犯大段气管的肿瘤,可用人工气管置换。同种异体气管移植从理论上讲应当是可行的,但迄今为止因为诸多生物学难题,临床并无成功病例。即使动物实验,也只能取代一小段气管。临床上 5 cm 左右的气管缺损都可以实现一期吻合,无须人工气管或气管移植。气管肿瘤袖式切除、隆突切除、气管造口术的 5 年存活率分别为 55.1%、32.5%、11.1%。鳞状细胞癌患者就诊时大部分仍有机会行手术治疗,术后的 3 年、5 年存活率分别为 26.6%、13.3%。腺样囊性癌常沿黏膜下侵袭,有时术中肉眼看切缘阴性,但冰冻病理切片检查可能为阳性。对这类患者无须冒着吻合口裂开的危险而行更广泛的切除,因为其预后并不取决于切缘是否有癌组织残留及淋巴结的转移。腺样囊性癌的手术效果明显优于鳞状细胞癌,术后 3 年、5 年存活率分别为 70.9％、65.6％。由于气管切除长度常常受到限制,而且不可能进行大块组织的分离切除,因此恶性气管肿瘤患者行切除术后,无论切缘是否为阳性都应行放射治疗。多数报道认为手术配合放射治疗的效果明显优于单纯手术组。唯一例外是类癌,如切缘为阴性可以不行放射治疗。

下面具体讨论根治性和姑息性治疗方法。

(1)气管袖式切除对端吻合术:气管切除重建的适应证有插管后狭窄(包括上呼吸道灼伤)、特发性狭窄、良性及恶性肿瘤、某些先天性畸形及一些更少见的情况如某些气管软化。插管后狭窄是气管切除最常见的适应证。这些病变长度通常为几厘米,也很少需要特殊的解剖游离技术。相反,大多数气管肿瘤为恶性,出现症状时局部已有浸润,需要做广泛切除,并使用所有目前能用的方法保证满意的一期气道重建。

术前准备:术前检查包括了解病史、体格检查、各种影像学及支气管镜检查。根据影像学和内镜检查,即可在手术前精确地估计病变的性质、位置及病变的长度。这些情况有助于决定手术入路和解剖游离的步骤。

有几个重要的危险因素需要加以强调:①活动性炎症或感染,对于插管后损伤的患者来说,应当在狭窄区域炎症完全消退、瘢痕形成并且稳定以后再手术。手术前可将气管切开改用 T 形管,这样可保证气道湿度和密封性,相对于开放性气管切开来说对气管黏膜的刺激比较小,有利于气道炎症的控制。②糖尿病:糖尿病患者的愈合能力较差,而且对感染的抵抗力下降,要尽量控制血糖水平。③手术野放疗史,根治性放射治疗(400 cGy 以上)会严重损害组织的愈合能力。④大剂量类固醇治疗,术前应停止使用类固醇。接受过放疗、患有糖尿病或围手术期需使用大剂量类固醇的患者,应当使用某种带血管蒂的组织保护吻合口,例如,大网膜、肌瓣,心包或胸腺。⑤年龄:高龄患者组织弹性减小,可能会限制节段性切除的范围。

麻醉:气管切除的麻醉较困难和危险,需要手术医师与麻醉师的紧密配合。手术前应当联合制定出周密的麻醉和手术方案及应急方案。麻醉时外科医师应当在场,以便随时联合处理可能出现的意外情况。必要时可能需要用硬式或纤维支气管镜。可用硬式支气管镜扩张狭窄气道以便插入合适的气管插管。通常无须双腔导管,大多数病例单腔导管即可完成手术。

气管梗阻严重的病例,呼吸本已十分困难,有时甚至严重缺氧。即使小心谨慎,在插管过程中亦可能发生心搏呼吸骤停。因此对于高危病例,必须个案处理。麻醉方案可以多制定几个,在麻醉过程中适应可能出现的病情变化。尤其是肿瘤有一定的活动性的患者,或是气管狭窄直径小于 5 mm 时,即使无活动性有时也会见到呼吸困难症状随体位变化明显不同,患者自己知道如何控制。对于这种患者可以考虑特殊体位麻醉插管,可以清醒插管。尽量不要给肌松剂,让患者能够保持自主呼吸。有时需要准备好体外循环,甚至插好股动静脉插管。

对于上中段气管病变的切除,由于远端气管尚有一定长度,如果麻醉后气管导管位于病变上方,切断气管后可将导管插到远端气管,隆突部手术时可插到一侧主支气管(通常为对侧,对手术操作影响较小)维持麻醉和通气,吻合操作困难不大。在多数情况下,术中都可能需要在病变远端横断气管,再向气管远端或对侧主支气管另插一根气管导管,经过手术野连接无菌通气管道和呼吸机维持麻醉和通气。在气管吻合过程中,必要时气管导管可以间断地撤出来,再插进去,以便于吻合操作。

高频喷射通气也是一种实用技术,其优点是在做气管吻合时,不必来回撤出插入气管导管,手术可连续进行。但如手术时间较长,有时难以维持正常的气体交换,可结合上述方法灵活使用。

由于多数患者术前心肺没有严重病变,如果没有其他意外,大多数情况下,手术结束即可拔除气管导管。个别术前即已气管切开而手术又无须切除气管切开段气管者,为安全起见,亦可短期保留气管切开。

气管袖式切除对端吻合术的手术方法如下所述。

手术切口与气管的显露:上中段气管切除时可使患者取仰卧位,双肩下置垫,使颈部过伸。下缘不低于胸骨切迹的病变可通过常规颈部领状切口获得满意的显露。从环状软骨到中下 1/3 交界处的纵隔气管通常都可以通过下颈部领状切口显露。切除在此范围内的气管很少需要胸骨切开,除非患者颈部粗短,有脊柱后凸,或老年患者气管缺乏弹性。气管切除涉及胸骨后部分需要切开胸骨时,可以纵行切开胸骨全长,亦可 T 型切开胸骨。气管中下 1/3 病变可通过第 3 或第 4 肋间右前外侧切口开胸手术,必要时加颈部领状切口,或延长切口并 L 型劈开胸骨。

气管环行切除技术要领:较短的一段气管环行切除的技术相对简单,这里强调几条主要原则。①术前必须确定病变部位和切除长度。②必须在正常健康的气管处进行切除,如果在有炎症的组织内重建气道将影响一期吻合的成功,并影响吻合口瘢痕,因此影响吻合口的近远期结果。③切缘以外正常气管壁的环形解剖要尽可能少,尤其膜样部,不要超过 0.5 cm,以保护吻合口的血液供应。从环状软骨到隆突的气管前壁及前外侧壁可以解剖游离,不会损伤由后外侧进入气管的血液供应。这种解剖常常可以改善远端气管的活动性并减轻吻合口张力。只有万不得已时,才可以在膜部气管后面的正中线上进行解剖,因为其会损伤气管的血供。④良性狭窄应尽量贴近气管壁做锐性解剖,尤其是在喉返神经经过的气管食管沟处更应如此。不要试图解剖和确认喉返神经。⑤对于恶性肿瘤,喉返神经应在肿瘤的上下方辨认清楚,然后才能决定为彻底切除肿瘤是否需要牺牲喉返神经。⑥气管切除段上下方的环形解剖不要超过 0.5 cm。⑦避免或尽量减少吻合口张力。

气管病变切除程序:①游离颈部皮瓣,显露由甲状软骨下缘到胸骨上切迹的气管。从中线向两侧牵开胸骨甲状肌和胸骨舌骨肌显露气管前壁。为了暴露充分,有时需要缝扎切断甲状腺峡部。使颈部充分过伸,上纵隔气管即可上升至手术野内,确定准备要切除的范围。良性狭窄时,气管壁大都变形,可能完全被纤维结缔组织包裹,并与邻近组织紧密粘连。有时,需要切除的部位难以确定。此时,可通过术前或术中支气管镜检查确定。术前确定的病变位置和范围,术中可用一把消毒尺子加以证实。甲状软骨下缘、环状软骨或隆突可以作为外部标志物。如果仍对病变界限存在疑问,可以用纤维支气管镜进一步确认。手术野可见到支气管镜的光线,通过支气管镜还可观察由气管壁刺入管腔的针头,这样可最终决定气管切口的准确位置。良性疾病瘢痕致密,解剖困难,而恶性疾病的浸润可能使解剖更为困难。总之,有时病变周围的解剖分离极其困难。因此,需要耐心和方法。小心操作避免误伤至关重要。接近气管食管沟的解剖尤其要小心避免损伤喉返神经。恶性疾病尽量贴近包膜和假包膜解剖,可以减少出血和避免误伤。先在狭窄最严重部位下缘切开气管前壁或病变较轻的侧前壁,然后在直视下从气管管腔内横行切开膜样部并向两侧延伸切开气管侧壁,可以准确控制解剖切开的深度,推开气管壁外组织,避免损伤喉返神经。这是一种极其有用的实用解剖技术。②具体操作时,可以紧贴在准备切除段气管之下缘,通过无病变正常组织横行切开气管。切口的选择可以保守些,可以暂时经由病变组织切开气管,因为远端如果需要进一步切除的话,此后还可以再行修剪。从前面和侧方切开软骨部气管壁后,即可在气管上下切缘前正中线及两侧缝置 1~2 根牵引线,缝针位置离切口约 1 个软骨环。牵引这些缝线可以看清管腔的形状和直径及膜部气管壁内面。这些缝线还能防止气管完全横断后远端气管缩回到纵隔内。③气管切开或切断后,经口气管插管可撤回到近端气管内,然后向远端气管内插入一根无菌气管导管,经无菌通气管道接麻醉机维持麻醉和通气。然后紧贴病变上缘切断上端气管,以同样的方式留置牵引缝线,作为近端气管边缘的标志。如果是恶性肿瘤,切缘一定要做冰冻病理检查。

气管端端吻合:在进行气管对端吻合之前,取除肩下靠垫,并屈曲颈部以缩短气管上下断端之间的距离。吻合从后面的膜样部开始,用可吸收缝线连续缝合,线结打在腔外。亦可间断缝合,缝线间距 2 mm,距切缘 3 mm,线结同样打在腔外。缝线拉紧打结时,拉拢气管牵引线可以保证打结过程中完全没有张力。操作过程中,气管导管可间断拔至吻合口以上,缝几针再插入恢复通气,这样可以在直视下保证气管后壁准确对合。一旦膜部缝线打结完毕,即可将气管导管通过吻合口送入远端气管。随后以同样的间距和深度,用可吸收缝线完成前壁和外侧软骨部气管壁吻合,线结打在腔外(图 6-1)。

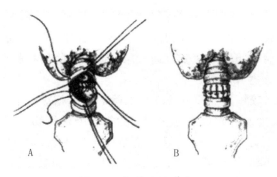

图 6-1　气管端端吻合

（A）后壁缝线已打结。此时将经口气管插管（正好位于吻合口上方）通过吻合口送入远端气管，然后完成吻合（B）

吻合口张力应保持在较小程度，需要时可加强缝合。遗憾的是，至今没有一种可行的方法用以测量吻合张力，对于吻合口张力大小的估计只能靠经验判断。完成吻合后，手控麻醉机气囊，以 $3.92\sim4.90$ kPa（$40\sim50$ cmH$_2$O）压力通气检查吻合口是否漏气。再以甲状腺和（或）颈前条带肌覆盖保护吻合口。沿气管放置引流条，另外戳孔引出体外。

如果气管两断端靠拢时明显存在有张力，可以用下列几种方法降低气管吻合口的张力。

气管端端吻合口的减张方法有以下几种。①颈部屈曲位固定法：如果切除较长段气管，吻合口张力比较明显，术后必须保持颈部屈曲位。手术结束后，患者清醒以前，可以用缝线将下颌与前胸壁缝在一起（图 6-2），以消除吻合口张力，需时 1 周。此法简单易行、经济有效，唯有碍排痰、项部不适。也可用石膏托将颈椎维持在前屈位。颈部屈曲对颈部气管效果最大，对更低位气管切除后吻合口张力的减少也有作用。②甲状软骨上喉松解术这种方法需要将颈部切口上方皮瓣游离至舌骨水平。将胸骨舌骨肌向外侧牵开，游离和切断两侧的甲状舌骨肌（图 6-3），这样可暴露甲状舌骨膜和中间的甲状舌骨韧带，切断该韧带可减小气管端端吻合口的张力。甲状软骨上喉松解术可使气管切除的长度增加 $2\sim3$ cm。③心包内肺门松解术：右侧肺门松解（图 6-4）：首先应切断下肺韧带，然后在距离上肺静脉、下肺静脉和右肺动脉心包反折数毫米处环形切开心包及其反折，将右肺动脉游离至根部。为了完成右侧松解，还应当把下腔静脉外侧缘与膈肌间的纤维连接切开，由下肺静脉直到膈肌。左侧没有这种隔膜存在。左侧肺门松解时，抬高气管的程度不如右侧，左侧主动脉弓限制了左主支气管向上活动，游离方法与右侧相似。心包内肺门松解术是几种常用的气管减张方法之一。心包内肺门松解术可使隆突或远端气管提升约 2 cm。

气管袖式切除对端吻合术的术后早期和晚期并发症如下所述。①吻合口水肿：轻度至中度吻合口水肿可根据需要吸入氦氧混合气体（80％氦，20％氧气），消旋肾上腺素吸入，或者必要时静脉注射类固醇（500 mg 甲泼尼龙）。严重水肿时，最好行远端气管切开。②吻合口漏气：轻微的针孔漏气通常很快可以自行闭合。较大的漏气，如果术中已经注意到了，可用带血供的周围组织加强缝合到漏气部位。如果术后出现皮下气肿，可以部分敞开切口减压。如合并感染，可以引流，通常都可以逐渐愈合。③吻合口狭窄：是一种中晚期并发症，通常发生在术后 $4\sim6$ 周以后。治疗方法包括内镜扩张、冷冻或激光治疗及选择性再次切除。对于肉芽增生，可通过硬式支气管镜用活检钳咬除，用硝酸银棒烧灼，亦可冷冻或激光切除。如果不可能再次切除，冷冻或激光治疗效果不佳，放置内支架可能是唯一的选择。但是，应当指出的是，随着内支架应用越来越多，临床上内支架的并发症也明显增多，有些是致命性的。比如，不带膜支架的肉芽可以穿过网眼广泛增生造成狭窄，带膜支架虽然主体部分肉芽不会长入管腔，但支架上口与下口亦刺激管壁可以引起肉芽增生狭窄；而且由于支架都是喇叭口，两端的张力都明显较大，比较锐利的边缘长期压迫管壁，最终形成气管食管瘘、气管无名动脉或主动脉瘘等。文献报道已日渐增多。甚至有第一个支架造成了气管食管瘘，于是安放第二个支架，第二个支架又造成第二个气管食管瘘，患者只能禁食，再加上肺部感染，坐以待毙。因此，良性疾病一定要慎之又慎，主要适应证应当是恶性狭窄。近年来，气管重建手术使用可吸收缝线后，吻合口肉芽已较少见。④吻合口-食管或吻合口-大动脉瘘：多数情况下可以避免，气管食管瘘一旦发生极难处理,而气管动脉瘘常常是致命性的。在分离气管时,应尽量不过分游离无名动脉,造成动脉完全裸露。如果动脉距离已完成的吻合口过近,可用带蒂肌瓣或人工材料如 Gore-Tex 保护吻合口。同样,如果气管手术包括食管的修补,应在气管吻合口或食管修补处用带有血管的组织(通常为肌束)加固于食管和气管之间。

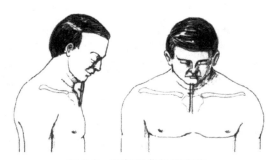

图 6-2 颈部屈曲位固定法

用结实的缝线缝入下颌与胸骨柄前方皮肤以保持患者颈部前屈曲位,减少吻合口张力

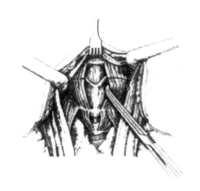

图 6-3 甲状软骨上喉松解术

胸骨舌骨肌牵向外侧,两侧的甲状舌骨肌已环形游离,虚线表示甲状舌骨肌切断部位

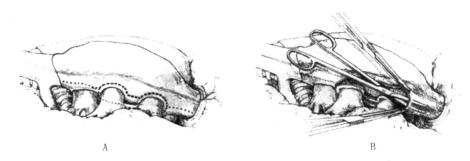

图 6-4 右侧肺门松解术

A.心包内右肺门松解术。虚线表示心包切口,距肺静脉血管的心包反折仅数毫米。上方虚线表示切口向前延伸至右肺动脉和支气管,使两者环形游离。下方虚线表示心包纤维隔的部位,位于心包和下腔静脉之间,并将右侧心包腔分成前后 2 部分。B.心包沿肺静脉环形切开。从下肺静脉到膈的部位,心包和下腔静脉之间的纤维隔已切断。这使得心脏右侧(左、右心房)、肺动脉、右主支气管及隆突可向头侧抬高数厘米

(2)气管切开肿瘤切除术:气管切开肿瘤切除术是一种局部切除,适用于以下几种肿瘤。①较小的气管良性肿瘤或低度恶性肿瘤,如类癌、腺样囊性癌和黏液表皮样癌,肿瘤有蒂或基底部小,未侵及气管壁全层。②腔内生长的恶性肿瘤,全身状况差,不能耐受大的手术创伤或肿瘤很长无法彻底切除,可摘除或刮除瘤体,解除气道梗阻,挽救生命。

气管切开肿瘤切除术优点是简单易行,时间短,危险小,可以立即恢复气道的通畅,保证麻醉和手术的安全。缺点是对于恶性肿瘤来说是姑息性手术,常常术后复发。因此,手术后应当辅助放疗或化疗。气管切开部位要准确无误,常于术前行影像学及气管镜检查帮助定位。术中暴露气管后要仔细探查,确定好肿瘤部位后,于邻近的气管壁上切开,尽量避免切破肿瘤。从腔内摘取肿瘤后,基底部位应电灼止血并将肿瘤组织仔细刮除干净。气管壁全层缝合,也可楔形切除部分气管壁,但宽度不宜过大。否则,缝合后会造成成角畸形,影响呼吸道通畅。尽量不要做楔形切除,如果病情允许,应行袖状切除。

(3)气管侧壁切除成形术:气管侧壁切除成形术适用于较小的良性或低度恶性肿瘤或较为局限的恶性肿瘤,肿瘤基底部不超过1/2周径。如果肿瘤较小,气管壁受累范围较小,可切除肿瘤及部分气管壁后,将管壁直接缝合。若缺损较大,缝合困难则可用带蒂胸膜、筋膜、肋间肌、肋骨骨膜、全皮或心包等自体组织进行修补。颈部气管侧壁切除采用二期皮瓣成形术,缺损部用皮瓣与气管切除缘固定缝合,留置气管套管作为支撑,3～4周后离断一侧皮瓣,用表皮封闭缺损。胸段气管侧壁缺损,一般用带蒂胸膜或心包修补气管,但缺损大时可出现气管软化或管壁弯曲,影响管腔通畅。有报道采用带蒂肋骨做支撑性修补,取得了较好效果。方法是开胸切除肿瘤及部分气管壁后,取第4或第5肋骨,保留肋间肌及骨膜,勿损害血运,保留一段与缺损等长的肋骨段使肋骨部胸膜面向气管腔,纵行与气管切除缘缝合,肋骨可略呈梯形嵌入缺损部拱起管腔,以避免弯曲。亦有用带蒂肋骨骨膜修复成功者。

(七)放射治疗和经内镜治疗

1.放射治疗

放射治疗可以作为不适合手术切除的恶性气管肿瘤患者的一种替代治疗方法或术后的辅助治疗手段。尽管单独应用效果不及手术,很难达到治愈,但术后放射治疗可以明显提高手术效果。放射剂量一般掌握在5 000～7 000 cGy,剂量过大,可引起严重并发症,包括气管软化、无名动脉破裂、气管食管瘘和食管狭窄等。

2.经支气管镜治疗

随着现代麻醉技术的提高,静脉全麻患者可以保留自主呼吸,气道安全得到保障,这为硬支气管镜的检查及治疗提供了有利条件。通过硬支气管镜及纤维支气管镜可以摘除肿瘤,对恶性气管肿瘤造成的堵塞及出血也能达到姑息治疗的目的。

(1)YAG激光电灼治疗:能够切除带蒂的良性肿瘤,达到治愈目的。对于恶性肿瘤能够达到有效的姑息治疗目的,解除气道堵塞。但有穿孔和出血等并发症,应当加以注意。光动力(激光-血卟啉)治疗虽可增敏,但操作麻烦,容易有畏光、过敏等并发症或不良反应,应用受限。

(2)冷冻治疗:这是近年来发展较快的一种治疗方法。冷冻治疗疾病是一种应用已久的方法,由于方法学和技术问题,发展缓慢。20世纪末,冷冻技术发展较快,现已有多种冷冻设备可供临床使用。最新的进展是临床上已有用液氮作为制冷剂的冷冻治疗机,并配备有针形或笔形探头,解决了深部治疗及深低温治疗问题。对于气管支气管食管等腔内肿瘤及一些实质性脏器如肝肺等肿瘤,可以用内镜经气道或经皮穿刺进行治疗。包括气管支气管吻合口瘢痕狭窄,都可以冷冻治疗。腔内治疗可以用液态二氧化碳或氧化亚氮作为制冷剂,可以使治疗部位的温度达到-50～-70 ℃。硬质气管镜在逐渐普及,但需要良好的麻醉管理(全麻)及确切的通气保证。在直视下,冷冻病变,再将其咬除。因冷冻可以止血,所以相当安全。局麻纤维支气管镜亦可冷冻切除较小病变,但较硬气管镜费时。

(3)近距离放疗:采用放射性核素[192]Ir,通过后装机对气管内某一部位的病变处进行大剂量照射,达到有效治疗肿瘤的目的。该方法是对激光治疗的一种有效的补充,可以达到姑息治疗恶性气管肿瘤的目的。但亦有狭窄穿孔和放射治疗的其他并发症。

(4)内支架置入:包括硅橡胶T形管及各种自展性金属支架。对于无法手术或保守治疗无效的严重狭窄软化,最后只能采取置入腔内支架的办法,维持气道的通畅,达到减轻症状的目的。

二、继发性气管肿瘤

气管继发性肿瘤大多来自邻近器官,如喉、甲状腺、食管、支气管和肺等部位肿瘤的直接侵犯。纵隔肿瘤也可直接侵犯气管,最常见的是淋巴瘤。从远隔器官转移来的肿瘤不多见,可见于乳腺癌、黑色素瘤和类癌等。

近年来支气管肺癌的发病率不断上升,累及气管下段和隆突部者也较多,喉癌累及上段气管的情况也不少见。以往这些都被列为手术禁忌证,目前随着气管外科技术的不断发展,已属相对的手术适应证。气管隆嵴切除可以再造,可行气管袖式切除加全肺切除术等。因为气管膜部与食管壁紧邻,颈段及上胸段的食管癌常侵及气管,所以对来自后壁的气管肿瘤应考虑到原发性食管癌外侵的可能。两者的组织学类型相同时,如均为鳞状细胞癌时难以区分。在上段食管癌作纤维食管镜评估时需同时进行纤维支气管镜检查。这类病变的一个常见而且致命的并发症是气管食管瘘。甲状腺癌也可侵犯局部的气管壁。随着气管切除重建技术的引进和提高,这些继发性气管肿瘤的治疗跃上了一个新的台阶,治疗效果明显提高,患者的生命得到延长。现分3段予以介绍:①甲状腺癌侵犯气管。②肺癌侵犯气管或隆突。③其他继发性肿瘤侵犯气管。

(一)甲状腺癌侵犯气管

1.概述

高分化甲状腺癌病程一般较长,生存期也较长。晚期患者很多是死于气管侵犯。死亡原因多为气道大出血或窒息。

甲状腺癌侵犯气管的预后与侵及部位和程度有关。侵犯气管的乳头状甲状腺癌可分为以下几期。0期:肿瘤局限于甲状腺;Ⅰ期:肿瘤穿透甲状腺包膜,侵及软骨膜但未侵犯软骨或软骨间;Ⅱ期:肿瘤破坏气管软骨或侵入软骨间;Ⅲ期:侵入气管黏膜固有层;Ⅳ期:穿透气管黏膜。由于甲状腺所处的位置,声门下亦可受累,可以出现喉返神经麻痹,或者喉返神经被肿瘤包绕。邻近的食管或环咽部也可能受到侵犯。

2.诊断

甲状腺癌侵及气道可表现出气道受累的典型症状,主要为咯血,有时用力活动时呼吸困难或喘息。然而,临床上也常见到气道虽已受累但并没有明显症状,因为肿瘤还没有穿透黏膜或长入管腔,因此还没有气道刺激症状。但此时气道内应可触及不活动的坚硬肿块。因此,在行甲状腺切除时,必要时应当探查气管,可以发现气道和喉是否受累。如果气管已受到侵犯,应当行根治性的切除和重建手术,而不应当因为不熟悉气道切除重建技术,而仅将肿瘤从气管壁上"削"下来。

每位患者都应行纤维支气管镜检查,这是甲状腺癌常用诊断方法(甲状腺功能检查,甲状腺扫描,针吸活检)的一种补充。CT扫描应包括胸部,以检查有无肺内转移。MRI对病变定位也有帮助。颈部薄层CT扫描对确定气管壁侵犯或腔内侵入程度最有帮助。气管线性摄影,包括使用滤线器及断层片对明确喉和气管侵犯程度及未受侵气道的相对长度很有帮助,对医师设计手术切除和重建方案也非常重要。喉部X线可补充直接喉镜对声带功能的检查。钡餐造影可能会明确肿物的大小以及对食管的侵犯程度。

准备行颈部广泛切除的患者,主动脉弓血管造影可检查纵隔血管的受累情况。一旦患者预计需行纵隔气管造口术并需预防性切断一侧头臂动脉时,必须做血管造影以了解脑部供血情况。为明确有无骨转移,可做骨扫描检查。

3.治疗

甲状腺癌可侵犯局部气管壁,这类肿瘤通常为乳头状癌。可根据患者状况选择下列治疗方法。

(1)内镜切除术:一般说来,内镜切除只能缓解病情,达不到根治性目的。各种形式的上呼吸道阻塞,都可用硬式支气管镜改善气道通气,并使用活检钳、吸引器、电凝、冷冻或激光切除腔内肿物。

(2)内支架:手术及其他保守方法无法治疗的肿瘤,可用各种类型的内支架维持气道通畅。显然这种治疗只能起缓解症状的作用。可供选择的支架有:T型硅胶管,记忆合金网支架。较好的选择是硅胶管,因其无组织反应,可被人体很好耐受,而且取出方便。尽管记忆合金网支架的某些特点(无外突的短刺,内径较宽)有一定优势,但这种支架一旦置入气道便难以取出。并且因肿瘤可长入网眼,会继发梗阻,而且支架两端可以侵蚀周围脏器引起严重并发症。因此,良性狭窄应当慎用或禁用。

(3)手术治疗:其适应证为X线、支气管镜及活检证明甲状腺癌已侵及气管壁,但病变相对局限,可以行气管部分切除;预计手术切除能根治或缓解气道梗阻;气管切除后能够重建,或可以造口保持气道通畅。常用的手术方法有如下两种。

肿瘤切除和气道重建:术前应使用带有 Storz-Hopkins 放大镜的硬式支气管镜进行气管镜检查。绝大多数手术几乎都是通过低位颈部领状切口完成的,必要时可游离皮瓣向上至喉,向下至胸骨切迹。如果肿瘤是复发性或浸润性者,应整块切除肿瘤表面的肌束和受侵组织。在切除之前应解剖清楚并确定肿瘤边界,包括肿瘤延伸的上下缘,向外侧解剖清楚颈动脉和颈内静脉。如果需要,解剖出受侵的上段食管和环咽部。

高分化甲状腺癌侵犯气管有 3 种手术方式。第一种为气管袖状切除,亦称为节段性切除,适用于仅有气管受侵时。上方的切口通常位于环状软骨下缘。第二种手术方法适用于肿瘤已侵犯环状软骨一侧者,近端切口从受侵环状软骨上方斜向对侧,横断喉部,包括同侧的部分环状软骨。这种患者同侧喉返神经几乎无例外地已被侵犯,即使精心分离并保护喉返神经入喉处,也不能恢复神经功能。较复杂的是第三种情况,此时肿瘤在一侧喉部延伸得更高,已不适宜用直的斜行切口。我们倾向于先在未受侵一侧的环状软骨下方做切口。在肿瘤的肉眼边界之外转变角度使之向前上方,然后在麻痹声带的下方以弧形切线切断喉。之所以弧形切断,是为了能保留一窄条未受侵犯的边缘。最后在喉后壁垂直或斜行向下。切除方式应根据每个患者的具体情况而定。冰冻病理应取自离肿瘤最近的部位,并且最好是取自患者留下来的组织而不是取手术切除的标本。这样的冰冻结果对外科和病理医师都很明确,可消除对癌细胞部位的任何疑问。如果肿瘤有残留,术者可适当扩大切除范围。但须牢记,重建气道才是最终目的。气管远端应修剪成与喉相嵌合的形状。

有时为了保留喉功能而不得不接受残端阳性的现实。临床上高分化癌常常进展缓慢,这个特点对喉切除术很有利。如果既往未做过大剂量放疗,伤口愈合后即可行外照射。如果喉部后来出现局部复发,理论上仍可做喉切除术。气道重建应当使用可吸收缝线。全部吻合线都缝好后,再顺序打结,线结应当打在气管腔外。吻合前先缝针牵引线可减轻吻合过程中的张力。麻醉和通气可经手术野气管远端插管,保证手术从容不迫地进行。广泛切除时,可能要做舌骨上喉松解术,但这种情况极少见。即使淋巴结已有镜下转移,也要慎重决定是否切除对侧甲状腺。临床上对侧甲状腺发生肿瘤的机会极为罕见,不切除对侧甲状腺有利于保证不损伤对侧喉返神经。当然,必要时仍应行双侧甲状腺切除术。

如果吻合部位太高或喉部气道可能因水肿而影响愈合,应行保护性气管切开。吻合口要用邻近组织(肌肉等)覆盖。把一条肌束或其他可利用的组织缝到头臂动脉与气管之间,将它们隔开,可以保护头臂动脉免受低位气管切开插管(插在已缩短的气管里)或线结的腐蚀,避免发生致命性气管无名动脉瘘。

如果无法确定术后是否会有气道水肿或防止气管造口离吻合口太近,可在以后可能行气管切开部位的气管壁上留置标志线(Grillo,1982 年)。然后使患者清醒,用纤维支气管镜检查气道。如果有声门水肿迹象,则经鼻插入一根不带气囊的小口径气管插管。5 天后,在手术室中拔除插管并再次检查气道。如气道仍不够通畅,即可经标志线处做气管切开,而不会影响已愈合的吻合口。声门水肿消退后即可拔除气管插管。多数情况下术中或术后可给予地塞米松或消旋肾上腺素。

如果食管外层被侵犯,可以切除全部肌层,只留下完整的黏膜层。有时亦可切除食管全层,按 Sweet (1950)方法以 4-0 丝线纵向双层缝合关闭缺损。这样缝合后,狭窄的食管最初只能吃流食。之后,食管通常可以自行扩张,但偶尔仍需行机械扩张。食管缝合线与气管吻合口之间应置入带蒂肌束或其他组织以防止形成瘘。

手术精细而复杂,但是手术效果及功能非常令人满意。如果牺牲了一侧喉返神经,患者起初可能有声音嘶哑,但多数可在 6~12 个月自动恢复。如果到时候仍不能自行恢复,可用某些方法如注射聚四氟乙烯固定声带。鉴于许多患者均自动恢复,这种治疗可推迟到 1 年以后。气道功能通常是令人满意的。

颈部多脏器切除术(颈部扩大切除术):甲状腺癌侵犯气管的患者很少需行颈部扩大切除术。但是,如果肿瘤(通常为复发性肿瘤)可能造成窒息时,或者在更少见情况下,局部生长非常迅速的原发性肿瘤仍有切除可能时,颈部多脏器切除是一种明显有效的缓解措施。极少数情况下,手术切除可能达到治愈的目的。

如果咽和食管都已受累,切除的范围包括舌骨以上的整块组织,包括下咽部及由一侧的颈动脉鞘到另一侧的颈动脉鞘之间,下方至上纵隔,后方一直切到脊柱。手术采用锁骨上方水平长切口。如果肿瘤沿气管向下延伸,已无法行颈部气管造口术,则应行纵隔气管造口术。此时需要同时切除两侧锁骨头和第1、2肋软骨,并于第2肋骨水平横断胸骨,再垂直劈开胸骨柄,即可探查是否能切除。如果能够切除,即可切除整块骨板。

将气管在肿瘤下方切断,但先不完全游离,仅游离气管的前方,仔细保护侧方血液供应。再做一个乳房下方的水平切口,即可将两侧带蒂皮瓣折入纵隔,使气管造口与皮肤无张力地吻合。如果纵隔气管造口位置过低(距隆突2~3 cm),可首先夹闭头臂动脉,观察脑电图的变化,然后选择性地切断头臂动脉。但这种情况很少见于甲状腺癌,即使是复发者。食管缺损可用胃或左半结肠代替。

通过胸骨下将大网膜拉至手术区,特别是对于接受过大剂量放疗者,网膜可覆盖主要的纵隔血管,加强食管吻合口,并在气管皮肤吻合口下方包绕血管。大网膜可将吻合口与邻近的无名动脉分隔,防止术后发生致命性的血管瘘。颈纵隔多脏器切除术是一种十分费时而复杂的手术,要严格掌握适应证而且需要有相当丰富的临床经验。当然,如果切除肿瘤后下端气管无法颈部造口,还可以用人工气管或异体气管移植接到颈部,或可用带蒂皮管接至颈部,临床上已有成功报道。但异体气管移植或皮管成形,其腔内需永久性放置金属或硅胶管作为支撑。

(二)肺癌侵及隆突

1.概述

支气管肺癌从肺实质直接侵犯气管时,病变范围常常很广,多半已无法做气管节段性切除。另一方面,肺癌累及近端主支气管或侵及隆突,还是可以考虑手术切除的。肿瘤必须比较局限,以便切除受累的隆突后,重建气道时不会有张力。一般来说,远端气管距左主支气管不超过4 cm即可行右侧隆突全肺切除。如果仅行隆突切除而保留右肺,切除范围可以更广泛些,因为右肺没有主动脉弓阻碍,游离度更大些。上述原则也适用于罕见的左侧隆突全肺切除。

淋巴结侵犯的处理原则与其他肺癌手术一样。N_3期病变不是手术适应证,N_2期手术也只能作为综合治疗的一个组成部分。鉴于手术复杂死亡率较高,术前仔细检查有无远处转移是十分重要的。累及右上叶支气管管口的肿瘤很容易沿较短的右主支气管延伸并侵及隆突。左侧支气管相对长得多,左上叶肺癌也比右上叶肺癌少见,因此不容易侵犯隆突。文献报道中,右侧隆突全肺切除远比左侧多得多。37例支气管肺癌行隆突切除术中,有26例鳞状细胞癌,9例腺癌,1例大细胞癌,1例腺鳞癌。

2.诊断和治疗原则

肺癌侵犯隆突,首先必须仔细用常规影像学方法进行诊断及评估,包括胸部及上腹部CT扫描。清晰的隆突断层对确定病变在气管腔内及腔外的浸润情况非常重要。同样,它也可清楚显示未受侵犯的气道的相对长度。支气管镜检查可从腔内确认上述情况。硬式支气管镜有助于确定肿瘤浸润范围,可在手术麻醉后进行,尤其要注意对侧主支气管是否受侵。任何程度的对侧主支气管侵犯,特别是右侧肿瘤侵犯左侧主支气管,都将严重影响气道无张力对拢,甚至使之完全不可能。纵隔镜是评估淋巴结转移的重要手段,可以作为CT扫描的补充。需要隆突切除者,术前都应做肺功能检查和肺通气/灌注扫描,由此可估计术后肺功能情况。少数不能耐受全肺切除术而肿瘤比较局限的患者,可考虑切除隆突和右肺上叶,同时将右肺中下叶或右肺下叶再植上去。应先仔细探查后再最后决定做何种方式的切除。

有些侵犯气管和(或)隆突者,手术前气道高度狭窄,患者常常有严重的呼吸困难,甚至并发呼吸衰竭。对此类患者,不应彻底放弃手术治疗。其麻醉和手术的风险极大,但只要周密计划,还是有可能挽救患者生命的。对于麻醉插管极其困难者,可以体外循环下手术。亦可先行局麻气管切开。虽然气管切开并不能解除下段气管梗阻,但可减少无效腔,有利排痰。而且通过气管切开插管,安全性更大一些。有学者曾报道2例,1例已有气管切开机械通气,吸入氧浓度100%,但血氧饱和度仅60%,此患者经气管切开全麻开胸;另1例高度呼吸困难无法插管全麻,于是半坐位局麻切开气管接呼吸机,不给肌松剂和全麻,让患者保持自主呼吸,局麻开胸。2 例患者开胸后都立即从右主支气管膜部切开,向左主支气管内插入气管导管,然后全麻下安全手术。

(三)其他继发性肿瘤侵犯气道

喉切除术后气管造口处鳞状细胞癌复发进行扩大切除者已有报道。通常已做过术后放疗或复发后放疗失败的情况下,才采取这种手术方法治疗。这种手术通常切除范围很大,包括邻近的颈部组织和食管。气管和食管重建方法与浸润性甲状腺癌的颈部多脏器切除大致相同。因为皮肤受到肿瘤侵犯或放疗影响,所以常需旋转未受照射区域的肌皮瓣覆盖下颈部和上纵隔缺损,并行低位纵隔造口术。但是这种手术创伤很大,肿瘤仍可复发,因此应当慎用。对其他侵犯气管的继发性肿瘤(如食管癌等)亦可行颈纵隔多脏器切除术。气管腺样囊性癌也可侵犯喉和气管上部,少见情况下侵犯食管壁。上述肿瘤的手术通常无法保留喉部。

一般情况下,除环状软骨后方以外,其他部位食管癌如果直接侵犯气管,手术切除并不可取,因为侵犯的范围太大而不能根治切除。气管癌引起的气管食管瘘是一种极端情况,经严格选择的病例可以尝试手术切除。但处理这种病例应格外谨慎,因为切除食管时的解剖可能会严重损伤气管的血液供应。大部分气管都是由阶段性分布的食管动脉前支提供血供,后支供应食管。因此,假如联合切除气管和食管,建议将大网膜与胃一起由腹腔提上来,用以包裹气管吻合口,促进血供的重建。

(贾少军)

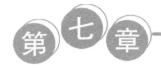

肺部疾病

第一节　支气管扩张症

一、概述

1919 年,Laennec 首次描述了支气管扩张症这一种疾病,并叙述了其特征为支气管永久性的损害,形态学表现为管壁结构的破坏及管腔的扩张。1929 年,Brunn 提出可以手术切除支气管扩张的病变部位,从此手术治疗逐渐成为支气管扩张症的重要的治疗方法。1937 年后,Churchill、Belsey 发展了肺的手术技术,采用肺叶切除及肺段切除的方法治疗支气管扩张症。随着对疾病认识的进展及手术技术的逐渐成熟,外科手术成为治疗支气管扩张症的重要方式。

支气管扩张通常被定义为含有软骨的支气管分支结构的不可逆的永久性扩张,病变可以是局限或是广泛的。近年来,临床表现常为持续的咳嗽,每天大量排痰,反复肺内及胸腔内感染,症状长期存在,迁延不愈。感染反复发作,每天均有气道分泌物排出,气流的梗阻使呼吸做功增加,呼吸不畅,从而降低了生活质量。另一显著临床表现为不同程度的咯血,严重者可危及生命。病变可在任何年龄发生,年轻的患者存在支气管扩张,可能会合并先天性的疾病或免疫缺陷,在成人,相当多的患者具有支气管扩张的病理改变,但无自主症状。有症状的支气管扩张如果不进行处理的话,可引起持续性的气道损害,肺功能的不断丧失。对于支气管扩张的处理均以针对病因、减轻症状、延缓病变进展为目的,外科治疗以消除引起症状的不可逆支气管扩张病变为主。肺囊性纤维化所致支气管扩张,病变广泛,以内科治疗为主,不在本篇讨论之列。

二、流行病学

支气管扩张的总发病率较难统计,多数数据来自各级医疗中心、保健中心或保险公司。许多患者 CT显示有支气管扩张,但无明显自觉症状,多数的统计结果未包括这部分人群的数据。在一项 HRCT 用于人口普查并作为诊断证据的研究当中,支气管扩张而无症状的患者占支气管扩张患者总数的比例可高达46%。估计实际的发病率要高于从医疗保健机构得到的统计数字。疾病疫苗对呼吸道疾病防治具有较大作用。随着疾病疫苗的不断开发,越来越多的呼吸道疾病可以得到及早预防,百日咳等对于呼吸道产生破坏的疾病发病率逐渐降低,这一点尤其对儿童有显著帮助。根据统计,儿童的支气管扩张在逐年下降。在发达国家,支气管扩张的发病率及患病率是比较低的。在新西兰,发病率达到 3.7 人每 10 万人/年。在美国,在成人当中,发病者可达 10 000 人/年。在 18～34 岁的年龄段,发病率为 4.2 人每 10 万人/年,在75 岁或以上的人群中,可达 272 人每 10 万人/年。对比欧美国家,亚洲国家的患病率是比较高的。根据

1990年我国香港政府的统计,住院率为16.4人每10万人/年。我国并无确切的统计数字,但从临床经验来看,近十年来,后天性支气管扩张患者数量在逐渐减少,这与人民生活水平提高,医疗卫生条件改善密不可分。

三、病因与发病机制

除少部分发病早的患者是先天性或遗传缺陷导致,绝大部分支气管扩张为获得性病变。无论自身机体有何种易患因素,大多数支气管扩张的形成都需经历肺部感染的阶段。这一点亦为文献上论及最多的病因,即大多数支气管扩张的形成是微生物与机体互相作用的结果。Angrill等研究证实60%~80%的稳定期患者气道内有潜在致病微生物定植,其中最常见的是流感嗜血杆菌、铜绿假单胞菌。有文献报道称,急性感染期即可使肺内支气管结构受到严重破坏,从而产生支气管扩张。目前多数学者认为,支气管扩张为多个因素互相作用的结果。支气管扩张存在的遗传性易感因素包括:先天性的纤毛运动障碍使气道清除能力下降;缺少IgG、IgM、IgA使支气管管腔内杀菌能力降低;α-1抗胰蛋白酶缺乏、营养不良等。有学者总结支气管扩张病变形成的直接原因主要为3个因素的互相影响,即支气管壁的损伤、支气管管腔的阻塞、周围的纤维瘢痕形成的牵拉作用。另有假说综合了遗传因素与环境因素的影响,提出由于基因易感性,引起宿主的纤毛运动障碍,支气管清除分泌物及脓液的功能减弱,残存的细菌及坏死物无法被清除,细菌更易定植在管壁上,气道炎症反应加重,形成支气管壁的薄弱,由于慢性炎症的迁延不愈,管腔反复被阻塞,形成恶性循环。阻塞的管腔远端分泌物潴留,管壁即存在一定的张力,如遇到薄弱的支气管壁,即可形成扩张。儿童时期正在发育过程当中的支气管壁更易受到破坏,支气管扩张发病早,肺支气管破坏可能越严重。在感染的慢性期,纤维瘢痕的收缩在支气管扩张的发展中占有重要的作用。随着症状的发展,慢性咳嗽使支气管内气体压力增加,亦可占一定因素。

患者具有某些基础疾病时,支气管扩张是基础疾病发展过程中肺部病变的一个表现。在这种情况下,更要注意潜在疾病的处理。这类疾病包括免疫缺陷、肺囊性纤维化、真菌病、结核、淋巴结肿大、异物、肿瘤、肺棘球蚴病等。其致病机制多与支气管部分阻塞相关。但单纯支气管阻塞不会引起支气管扩张,如伴发感染,引流不畅,则为形成支气管扩张制造条件。右肺中叶支气管有其独特的解剖学特点,管径较小,相对走行较长、分叉晚,与中间段支气管及下叶支气管夹角相对较垂直,周边环绕淋巴结,而较易管腔阻塞,引流不畅。当中叶感染,支气管周淋巴结肿大,支气管腔狭窄时,易形成远端的支气管扩张。右肺中叶支气管扩张可为"中叶综合征"的一种表现。上肺叶的支气管扩张通常继发于结核。结核愈合过程中纤维瘢痕收缩,可牵拉已破坏的支气管壁。支气管扩张与以前是否患过肺结核病显著相关,在结核病流行的泰国,结核病是支气管扩张发病最重要的因素。

四、病理及病理生理

支气管扩张病变主要位于中等大小的支气管。病变支气管腔内常无纤毛及柱状上皮等细胞特征,可有鳞状上皮化生,正在受侵及的支气管壁可见溃疡形成,管腔扩大,管腔可充满黏液或脓液,管壁增厚,纤维组织增生,仅残留少量平滑肌及软骨组织,从而失去弹性,远端细小支气管可见堵塞或消失。中性粒细胞等炎症细胞侵犯支气管壁是支气管扩张较为常见的一种表现。病变区域可见炎症反应表现,支气管管腔内中性粒细胞聚集及肺组织内中性粒细胞、单核细胞、CD4$^+$T细胞浸润。支气管扩张部位病肺常有肺感染、肺不张及支气管周纤维化,可见病肺实变、萎缩,部分出血的支气管扩张患者肺部可散有出血斑。在反复感染时期,肺泡毛细血管受破坏,动脉壁增厚,支气管动脉扩张。支气管动脉直径>2 mm即可被认为异常,支气管动脉增粗、迂曲扩张,支气管动脉瘤样扩张,或动脉瘤形成,或支气管动脉与肺动脉形成吻合血管网,动脉内血流丰富,一旦支气管动脉壁受感染侵蚀,易出现呼吸道出血。局限性的痰中带血主要来源于气管黏膜供血小血管的损伤,而大咯血主要来源于较大血管分支的侵蚀。随着病变进展,支气管动脉及肺动脉间的吻合支增多,形成广泛的侧支循环,体-肺分流严重,肺动脉阻力增加,从而加重心脏负担,导致右心衰竭及左心衰竭。

从解剖学角度来看,左主支气管较长,与气管角度较大,排痰相对困难,特别是左肺下叶基底段易存在引流不畅,左肺上叶舌段与下叶开口相距较近,易受感染。右肺下叶基底段支气管病变亦较多。但双下叶背段病变常较少,可能与体位相关,患者站立时即有助于引流双下叶背段支气管。结核性病变常发生于上叶,故结核相关支气管扩张常在上叶。

有3种不同的支气管扩张形态,即柱状、曲张状、囊状。柱状的支气管扩张标志为单独扩大的气道,囊状的支气管扩张为持续扩大的气道形成像串珠样的结构,曲张状支气管扩张为扩大的气道当中存在缩窄的结构。柱状病变主要位于肺段、肺亚段及其分支,囊状病变多侵犯小支气管,包括终末细支气管及呼吸性细支气管。支气管扩张很少侵及叶支气管。较大的支气管扩张,更可能由于周围纤维瘢痕牵拉所致,而细小的支气管扩张,引流不畅的因素具有重要作用。

有学者根据病变肺组织的血流灌注情况将支气管扩张分为非灌注型支气管扩张及灌注型支气管扩张。前者的主要特点为受累病肺的肺动脉缺少血流灌注,肺动脉通过体循环逆行充盈,支气管多呈囊状扩张。因此病肺毛细血管床遭到破坏,肺毛细血管的阻力增加,迫使体肺循环之间形成旁路,血液经肺动脉流向肺门。在肺血管造影时,患侧肺动脉表现为假性排空的征象。非灌注型的肺组织无呼吸功能和气体交换功能,由于肺体循环旁路,有可能引起肺源性心脏病。支气管动脉充盈扩张,压力增高时,变薄的支气管血管可发生破裂,患者出现咯血症状。灌注型肺为柱状支气管扩张,仍有呼吸功能和气体交换功能。肺动脉造影时,病肺的肺动脉可见有充足的血流灌注。此型相对病情较轻,多见肺部感染症状。此种分型对支气管扩张病变的供血特点进行了阐述,有助于病情的评估及手术方式的决定。

五、临床表现

支气管扩张患者男性比例高,各年龄段均有发病病例。病程常较长,可迁延数年或数十年。患者可存在幼年呼吸道疾病史,或反复肺部感染病史。症状根据病情轻重,肺部感染加重及减轻,支气管管腔分泌物的多少,有无治疗而不同。呼吸系统的所有症状都可作为支气管扩张的临床表现,而部分患者可仅仅存在影像学表现而无症状。

慢性咳嗽、咳痰为一常见的症状。患者可有刺激性咳嗽,为长期慢性炎症刺激的后果,亦与气道的高反应性有关。仅咳嗽而无痰,称为"干性支气管扩张"。咳痰在晨起时最多,为夜间呼吸道潴留痰液。其次以晚间较多。痰量多者每天可达 400 mL。如痰液较多,咳痰无力,排痰困难,阻塞小支气管,则感胸闷气急。典型患者多为黄绿色脓样痰,如痰液有臭味则考虑存在厌氧菌感染。集大量痰液于玻璃瓶中,数小时后可分为 3 层:上层为泡沫,中层为黄绿色黏液,下层为脓块状物。咳痰的多少与感染程度、范围、机体抵抗力、病变支气管是否通畅、药物治疗是否有效等有密切关系。目前由于各类高效抗生素的普遍应用,大量脓痰的情况相对少见,但耐药病菌相对增加。支气管扩张患者如抗生素有效,痰液引流通畅,症状可得到缓解,仅存在咳嗽或存在少量痰液,但因支气管结构发生改变,容易反复感染,症状可重复出现。

咯血为另一常见的症状,可从痰中带血至短时间内咯血数百毫升,程度不等,症状可反复发生。咯血量与病情轻重及病变范围不一定相关。有些患者的首发症状可能仅为咯血。对咯血程度的判定目前尚不统一。一般认为,24 小时内咯血量在 200 mL 以下者为少量咯血,200～600 mL 称为中量咯血,超过 600 mL 则称为大咯血。也有人认为大咯血是指一次咯血 300～500 mL。大咯血常常来势凶猛,死亡率极高,可达 60%～80%,故常引起医务人员的重视。de Gregorio 等提供的在医院微创中心进行的一组统计,以咯血为主要症状的患者中,患支气管扩张的人数占首位,可以从侧面反映在发达国家的疾病现状。影响大咯血患者死亡率的最主要因素为出血阻塞气管及支气管,影响正常肺组织的通气而导致窒息,部分患者可见血氧饱和度进行性下降,常低于 90%,病情急重。结核性支气管扩张病变逐渐发展可发生咯血,病变多在上叶支气管。

因病肺组织长期慢性感染,常出现全身毒血症状,患者可有发热、乏力、食欲减退、消瘦、贫血等。症状重,病程长的患者常有营养不良,儿童患支气管扩张可影响生长发育。Kartagener 综合征患者可具有支气管扩张的症状,同时具有内脏逆位及鼻窦炎。如感染侵及胸膜腔,患者常常发生胸痛、胸闷等胸膜炎、脓胸的表现。当出现代偿性或阻塞性肺气肿时，患者可有呼吸困难、发绀，活动耐力下降等表现。随病情进展，可出现肺源性心脏病的症状。

支气管扩张体征无特征性。早期支气管扩张患者仅有影像学改变，并无阳性体征。一般患者可发现肺部任何部位的持续性湿啰音，局部痰液排出后湿啰音可发生变化。湿啰音的范围随病变范围而不同。也可发现管状呼吸音或哮鸣音，部分患者可有杵状指（趾），但目前，支气管扩张患者具有杵状指（趾）的比例明显变低。患者并发肺气肿、肺源性心脏病、全身营养不良时，可具有相应的体征。

六、支气管扩张的诊断

（一）症状及体征

如果患者具有下列症状，可怀疑其有支气管扩张。

（1）反复肺部感染，迁延不愈，发作次数频繁，存在少量或大量脓痰，痰液可分层，病程可持续数年；可具有胸痛或呼吸困难。

（2）非老年患者，反复咯血病史，可伴有或无支气管反复感染，有时咯血量偏大。

（3）结核病史产生较大量的咯血。

（4）局限的肺湿啰音，可有缓解期并持久存在，可伴管状呼吸音或哮鸣音。

支气管扩张的症状及体征相对具有非特异性，仅为临床进一步诊疗参考依据。怀疑具有支气管扩张的患者可进一步行其他检查。

（二）胸部影像学检查

胸部平片为肺部疾病初步筛选的影像学方法，但对于支气管扩张诊断价值有限。X 线片表现不典型，大部分见到的是肺纹理增多、紊乱，不能确定病变的程度和范围，病变轻微则表现无特殊。在过去，支气管造影是确诊支气管扩张较好的方法，但其为一创伤性的检查，操作复杂，有一定的并发症发生率，目前已基本被大部分医疗单位淘汰。普通螺旋 CT 对于支气管扩张的诊断具有一定作用，但敏感性仍不高。在普通螺旋 CT 扫描检查中，可表现为局部支气管血管束增粗、肺纹理紊乱、条索状影和局限性肺气肿等，经 HRCT 证实这些部位的异常影像为支气管扩张的不同表现。因支气管扩张的患者往往在急性期出现肺内炎症、咯血引起肺泡内积血等，螺旋 CT 仅表现为肺组织急性渗出性病变，容易掩盖支气管扩张形态学影像表现而不能确诊，HRCT（高分辨 CT）具有准确、便捷、无创的特点，逐渐成为支气管扩张诊断的金标准。一般认为，HRCT 诊断支气管扩张的假阳性及假阴性为 2% 及 1%。主要的诊断依据包括：支气管的内径比相邻的动脉粗，支气管的走行没有逐渐变细，在肺外侧带靠近胸膜的 1～2 cm 内，可见到支气管。在几项研究当中，HRCT 上肺及支气管的形态学改变与肺功能的变化及肺动脉收缩压的改变是相近的。有条件的单位可做 CT 三维重建，从不同的角度证实支气管扩张，更具有形象性。

柱状扩张的支气管如平行于扫描方向，可显示支气管壁及管腔含气影，呈分支状"轨道征"；在横断面 CT 扫描上，扩张的支气管壁即支气管内气体。与伴行的肺动脉的横断面组合形似印戒，称为"印戒征"；扩张的支气管走行和扫描平面垂直或斜行时则呈壁较厚的圆形或卵圆形透亮影。囊状扩张表现为大小不等的囊状，多聚集成簇，囊内可见气液平面。混合型扩张兼有柱状扩张和囊状扩张的部分特点，形态蜿蜒多变，可呈静脉曲张样改变。

随着 CT 的广泛应用，我们可以随访支气管扩张的不可逆现象。Eastham 等人提出了一种新的支气管扩张的分级方式，共分 3 个级别。①支气管扩张前期：由于长期反复感染，HRCT 可以显示出非特异性的支气管管壁增厚的表现，但无管腔扩张。②HRCT 支气管扩张期：HRCT 可显示支气管扩张，但无囊状或柱状的典型改变。在这一期间进行随访。如果 2 年后仍然显示支气管扩张，则病变视为不可逆。③成熟支气管扩张：如 HRCT 影像在长时间没有缓解，则为成熟的支气管扩张。这时影像学显示典型的支气管扩张的改变。此分级关注了支气管扩张在发病初期的表现，具有一定价值。

随着应用增加，MRI 也获得了与 CT 相近的结果。但限于对比性不如 CT，MRI 在支气管扩张诊断中的应用较少。

(三)纤维支气管镜检查

纤维支气管镜为比较重要的一项检查,在支气管管腔阻塞的成因及病变定位方面具有较大的作用。具体包括下面几点。

(1)支气管镜可了解支气管管壁的损害程度,为手术方案提供参考依据。如支气管管壁明显受累,溃疡,瘢痕形成,则应选择较为正常的支气管作为手术切除及缝合的部位。

(2)如患者咳痰较多,引流欠佳,支气管镜可了解具体咳痰部位,确定合适的引流部位,并吸除痰液或痰痂,使肺通气好转。同时可留取痰液及分泌物标本,由于从深处采集样本,避免了口腔菌群污染,得到的细菌培养结果更加准确。

(3)可明确支气管阻塞原因。支气管镜可明确支气管内有无肿瘤、息肉、异物、肉芽肿形成、外压性狭窄。部分异物在 CT 上难以显影,通过支气管镜可直接发现。CT 显示部分支气管狭窄改变,应进一步进行纤维支气管镜检查。

(4)部分支气管腔内病变可通过支气管镜治疗。肉芽肿形成可通过支气管镜烧灼使管腔通畅,异物可通过支气管镜取出。可通过支气管镜注入药物,使药物在局部发挥更大作用。

(5)部分咯血的患者可明确出血部位,为支气管动脉栓塞术或肺部手术提供依据,便于栓塞出血血管或切除病变肺组织。支气管镜检可见管腔开口血迹,部分可见活动性出血。大咯血的患者可在咯血间歇期进行检查。栓塞术后或手术后行支气管镜可检验治疗的效果。

(四)其他检查

支气管扩张的肺功能通常表现为阻塞性通气功能障碍,并可能有气道高反应性的证据。在术前,行肺功能检查可了解是否耐受手术,为手术方案提供依据。术后行肺功能检查可评估治疗的效果。部分咯血患者行肺功能检查时会使症状加重,不能或不敢尽力听从指令,致使检查不能进行或数据不真实。这部分患者可进一步应用血气分析辅助评估肺功能情况。

在咳痰较多的患者中,痰培养为应用抗生素提供了重要的依据。在脓性的痰中可能难以找到细菌。流感嗜血杆菌及铜绿假单胞菌是最常培养出的细菌。细菌的菌种变化可能与疾病的严重程度相关。在病情轻的患者,痰培养经常无细菌;在病情较重的患者,痰液培养出流感嗜血杆菌;在病情最严重者则为铜绿假单胞菌。其他常见的菌属包括肺炎链球菌、金黄色葡萄球菌、副流感嗜血杆菌等。值得注意的是有时会培养出结核分枝杆菌,非结核分枝杆菌,以及真菌。针对病原菌应用有效的抗生素显得尤为重要。

肺通气/灌注检查有助于了解病肺血流灌注情况,对手术切除的范围评估有帮助,无血流灌注的病变肺组织切除有助于改善肺功能。

七、治疗

支气管扩张患者病因、症状各不相同,病情有轻有重,病变部位多变,部分患者亦可合并其他疾病。故支气管扩张患者的治疗需因人而异,充分考虑患者个体病情的前提下,制订合理的治疗计划。

(一)一般治疗

支气管扩张的患者因咳嗽咳痰症状较多,可影响饮食及睡眠,通常营养条件较差,积极改善营养可为内科及外科治疗创造自身条件。有吸烟习惯的患者必须戒烟。适量运动,呼吸功能锻炼对于支气管扩张患者延缓肺功能损失也具有一定的作用。居住及工作环境空气清新能够减少呼吸道刺激,可能会减轻症状,避免感染发生或加重。

(二)内科治疗

多数情况下内科治疗为支气管扩张患者首先进行的治疗方式。在支气管扩张的内科治疗中,总的目标是阻断感染-炎症反应的循环,阻止气道的进行性损伤,改善症状,阻止恶化,从而提高生活质量。除此之外,寻求并去除支气管扩张的病因也是非常重要的。部分病因如免疫缺陷、遗传病所致支气管扩张只能保守治疗。

有效清除气道的分泌物是支气管扩张治疗的关键环节之一,可避免痰液滞留于气道,使黏液栓形成,从而引起细菌定植,反复感染和炎症。多年来发明了许多使分泌物排出的物理疗法,包括体位引流、震荡的正压呼气装置、高频率的胸廓敲击,在一定程度上对于气道分泌物清除有效。呼吸肌的锻炼能够改善患者运动耐量及排痰能力,从而改善生活质量。有研究证明利用生理盐水进行雾化对于稀化痰液、清除气道分泌物是有效的,但相比药物来说,作用相对较小。

许多患者具有气道阻塞、气道高反应性,并对支气管扩张剂具有较好的反应,临床上支气管扩张剂如β-受体激动药,短时效的抗胆碱药经常用于支气管扩张的处理当中。大部分能够达到预期的效果,进一步需要相应的随机对照的临床试验支持。目前尚没有明确的证据证明应用类固醇激素抗炎对于支气管扩张有显著的疗效。最近的小样本的临床试验证明,在支气管扩张的患者中应用抗胆碱酯酶药,可有效改善咳嗽、脓痰及呼吸急促的症状。

抗生素不仅用于感染加重的时期,而且也用于抗感染后维持的治疗,我们应该了解不同的患者具有不同的细菌定植谱,同一患者在不同时期可感染不同的细菌,有的患者还具有多重感染,故根据情况需要应用不同类型的抗生素。痰培养及细菌药敏试验,对于抗生素的应用具有指导意义。应当指出让患者咳出深部的痰,并且重复培养结果,对于治疗的指导意义更大。在经验性治疗当中,应用针对铜绿假单胞菌、金黄色葡萄球菌、流感嗜血杆菌敏感的药物通常对于患者具有较好的疗效。研究证明一个 14 天疗程的静脉抗生素治疗改善了患者的症状,咳痰量,炎性指标,虽然没有改善一秒率及用力肺活量,但对生活质量改善帮助较大。有学者研究了应用雾化吸入抗生素的作用,证明在抗感染方面有一定的疗效,但是支气管痉挛也有一定的发生率。一般情况下,如痰为脓性且较黏稠,可应用针对致病菌的广谱抗生素联合稀释痰液的药物,最少 1~2 周,至痰液性状发生改变。痰呈黄绿色时考虑可能存在铜绿假单胞菌感染,抗生素需选择覆盖假单胞菌的药物。如未去除病变部位,支气管扩张为终身疾病,易反复感染,一般主张治疗至痰液转清,症状基本消失,病变稳定即可,不必长期用药。

(三)外科治疗

循证医学方面的研究显示,关于支气管扩张的外科治疗尚无随机对照临床研究证据。随着对疾病认识的不断加深及支气管扩张治疗内科的规范化,支气管扩张的内科疗效不断提高。从西方国家的统计数据可看出这种趋势。来自 Ruhrlandklinik 医院的统计,需要手术治疗的支气管扩张占总数的 18.3%,只占支气管扩张的一小部分;在 Mayo Clinic 医院,需手术治疗的比例为 3.9%。但从数十年的外科实践经验来看,手术能够明确消除病变部位,从而改善症状,控制病变进展,解除由于支气管扩张病变引起的生命威胁。因此,手术是支气管扩张的重要治疗方法。支气管扩张的病因不同,病变严重程度及部位各异,手术方式也不尽相同。以病变为导向,支气管扩张的手术治疗涵盖了肺外科手术的多种手术方式,包括各种肺段切除、肺叶切除乃至联合肺段切除、肺叶切除及肺移植。根据症状、病变部位、影像学表现而采取的外科治疗手段不尽相同。

1.手术适应证及禁忌证

外科手术的目的为消除病变,改善患者的生活质量,防治支气管病变可能导致的并发症。文献统计的手术适应证包括反复而局限的支气管扩张合并呼吸道感染,持续脓痰排出,长期慢性咳嗽,上述症状对于内科保守治疗无效,故通过外科途径消除病变。我们认为根据支气管扩张手术的目的分为以下 3 类手术。

(1)为了消除症状进行的手术:支气管扩张常常合并呼吸系统的症状,如长期反复干性咳嗽,反复呼吸道感染,持续脓痰排出,对于内科治疗效果不佳或不愿长期服用药物的患者来说,如病变部位局限,外科手术是一个比较好的选择。手术可切除病变部位,达到根治的目的。

(2)为了处理合并病变进行的手术:如存在明确的由支气管扩张引起的合并症,可判断合并疾病是否能通过手术解决。可见于下列情况:如支气管扩张合并局限性肺脓肿;支气管扩张导致反复肺部感染,可合并有脓胸;长期慢性感染者,肺组织破坏明显,局部存在肺不张、肺纤维化,肺通气减少,肺内分流增加,通气血流比改变,甚至形成毁损肺;支气管异物阻塞及肿瘤阻塞支气管可造成支气管扩张,支气管扩张患者肺内存在结核球、曲霉球。上述情况可通过手术消除病变达到治疗支气管扩张及合并病变的目的。

(3)为了解除生命威胁进行的手术:支气管扩张的重要症状包括咯血。咯血量的多少与影像学或其他症状的病情并不平行。少量咯血后，血块阻塞较大的气道或出血弥散分布于各支气管，严重影响肺换气，有生命危险。一次性咯血量达 1 500～2 000 mL 可发生失血性休克。支气管的咯血常反复发生，常常引起患者的重视。手术可通过切除出血部位，解除生命威胁。有时咯血症状较重，其他治疗无效，需急诊切除病变部位。

手术禁忌证：一般状况差，肺、肝、肾功能不全，合并疾病多，不能耐受手术；病变比较广泛，切除病肺后严重影响呼吸功能；合并肺气肿、严重哮喘、肺源性心脏病者。手术后病变仍有残留，考虑症状缓解不明显者，需慎重考虑是否行手术切除。

2.手术切除部位的设计

支气管扩张的外科治疗目的为尽量切除不可逆的支气管扩张病变，从而尽量减少肺功能的损失。术前病变区域可见肺实变、损毁，对肺功能有影响，而健侧肺叶存在代偿作用，故切除病变肺组织，肺功能损失不大，并不影响患者术后日常活动。手术方式比较灵活，可根据病变决定手术部位，尽量切净病变。可按下列情况选择不同手术方式。

(1)有明显症状，肺部反复感染，肺组织不可逆损害，病变局限于一叶可行肺叶切除，局限于肺段者可行肺段切除。

(2)病变若位于一侧多叶或全肺，对侧的肺功能可满足机体需要，病肺呈明显萎缩、纤维化，肺功能丧失者，可做多叶甚至一侧全肺切除术。

(3)双侧病变者，在不损伤基本肺功能的前提下可切除所有或主要病灶。双侧多段病变者，两侧受累总肺容量不超过 50%，余肺无明显病变，一般情况好，考虑能够耐受手术，则可根据心肺功能一期或分期切除。先行病变较重的一侧，待症状缓解及全身情况改善后行二期手术。分期手术者中间间隔时间应不少于半年，为肺组织功能代偿提供时间。一般认为术后 10 个肺段应当被保留。亦有文献报道支气管扩张分期手术后双侧肺仅剩余 8 个肺段也能维持生活。非局限者手术后可能症状缓解不明显，双侧手术指征宜从严掌握。

(4)大咯血患者如咯血部位明确，为挽救生命，即使其他部位仍有病变，可行咯血部位的切除。术前应尽量明确手术的范围。因急诊手术的并发症及死亡率较高，有条件尽量在咯血间歇期做手术或止血后行择期手术。

(5)双侧病变广泛，肺功能恶化较快，内科治疗无效，估计存活时间不超过 1～2 年，年龄在 55 岁以下者，可以考虑行双侧肺移植手术。

3.手术时机

因支气管扩张是一种渐进性疾病，只要诊断确立，考虑肺组织病变已不可逆，患者未出现严重症状时即可进行手术，而不要等到出现大咯血、肺部毁损时再进行手术治疗。早期的手术治疗收效明显，并发症也相对较少。近年来对疾病认识加深，针对病原菌的抗生素逐渐增加，痰液引流充分，支气管扩张患者病变进展较慢，症状不重，对日常生活影响小，患者手术需求减少。因此根据患者自身情况，对症状的耐受性，影像学所示病变部位进行评估，确定手术时机。

4.术前准备

(1)术前常规检查包括血常规、生化、凝血功能等，行肺功能检查，血气分析。对于咳痰的支气管扩张患者，行痰培养及药敏试验。有选择性地行支气管镜检查明确病因、病变范围、支气管病变程度。

(2)进行呼吸训练及物理治疗，以增强活动耐力，改善肺功能。根据病变位置进行体位引流，应用物理震荡方法促进痰排出。

(3)营养支持对于促进术后恢复有重要意义。病程长，反复感染或咯血的贫血患者应给予输血及止血治疗。行支持疗法可增强机体对于手术的耐受性，促进术后恢复。

(4)在手术进行之前，应该有充分的内科药物治疗。术前有脓性分泌物者，选用适当抗生素控制感染，尽可能使痰转为稀薄黏液性。雾化吸入支气管扩张药物及口服化痰药物对于痰液排出具有一定效果。指导患者体位引流，使痰量控制在每天 50 mL 之内。考虑有结核存在，术前需规律抗结核治疗。患者病情平稳，可考虑手术。

5.麻醉及手术的注意事项

麻醉时应尽量采用双腔气管插管，以隔离对侧肺组织，使其免受病侧肺脓性分泌物的污染或防止术中病肺出血引起健侧肺支气管堵塞窒息。双腔气管插管也可帮助咯血者定位。有条件者可行术中支气管镜，明确出血部位。部分患者右支气管已变形，如何双腔管插到位是一个考验。对于术中分泌物较多的患者，挤压病肺会在气管中涌出大量脓痰。术中可准备2套吸引器，一套用于手术台上，另一套麻醉师用于随时吸净气道分泌物。麻醉师与手术者配合，必要时停止手术步骤，先清理气道。手术可尽量先暴露钳夹或缝闭支气管，以免血或脓液内灌，然后处理各支血管。病变支气管钳夹后，气管中分泌物及出血大幅度减少，如持续分泌物或血排出，需注意其他部位病变。有时痰液比较黏稠不易吸除，术中气道堵塞，血氧饱和度下降幅度较大，手术风险加大。

由于存在肺部感染，病变常常累及胸膜，粘连紧密，存在体-肺血管交通支，分离粘连后胸壁上可见搏动性小血管出血，应注意止血彻底。术后可能渗血较多，应密切观察引流量。注意肺血管的解剖部位常发生异常，术中支气管动脉周淋巴结钙化，血管及支气管不易暴露。支气管扩张患者的支气管动脉一般都变得粗大甚至发生扭曲，直径可达5～6 mm，所以应将其分离出来单独处理，或支气管旁的软组织全部缝扎。支气管扩张常有增生血管和异常血管，注意辨认。在剥离肺与胸腔粘连时，应尽量靠胸腔侧分离，以避免肺损伤，造成肺内脓性分泌物污染胸腔。导致胸腔感染和脓胸少见的肝顶棘球蚴囊肿破入支气管，引起胆道支气管瘘，而导致的支气管扩张。因胸腔广泛粘连，肺组织炎症反应重，手术难度大、出血多，可选择肝顶棘球蚴残腔引流术。

6.支气管扩张合并大咯血的手术处理

支气管扩张合并大咯血的出血来源动脉主要为支气管动脉。病变的血供比较复杂。解剖学研究表明，右支气管动脉主要起源于右肋间动脉（48.85%）及降主动脉（47.48%），左支气管动脉主要起源于降主动脉（97.84%）。左右支气管动脉主干起源于降主动脉，以前壁最多（74.03%）。支气管动脉起源亦存在较大变异，异位起源包括锁骨下动脉、膈下动脉、甲状颈干、胸廓内动脉等。其中异常起源的胸廓内动脉，可发出迷走支气管动脉及交通支向支气管供血。异常支气管动脉归纳为3种类型：①主干型。支气管动脉主干及分支均扩张增粗，周围分支稀少。造影剂注入后呈云雾状外溢，出血量大，支气管壁可附着造影剂而显影。②网状型。支气管动脉主干及分支均扩张增粗，有双支或多支支气管动脉向同一病灶供血，构成血管网，造影剂经不同的血管注入均有外渗现象。③多种动脉交通吻合型。肺外体循环参与病变区供血，并与肺内支气管动脉沟通。多见于病变时间长，胸膜粘连明显者。

支气管动脉来源于体循环，血流压力高，出血后不容易止血。大咯血的准确定位主要依靠术前的HRCT及支气管镜，HRCT可见出血病肺广泛渗出，支气管镜可见出血痕迹，有时可直接看到血液自支气管某分支引出。如患者出血量大，各级支气管可能被血液掩盖，无法判断出血部位，虽在术中可见病肺存在出血斑、病肺淤血等情况，定位仍然欠准确。Baue等认为，单侧肺支气管扩张病变超过1个肺叶时，如术中切除病变明显的1个或2个肺叶后，开放支气管残端检查该肺余肺支气管仍有出血来源，术前检查及术中探查不能判断出血来源于哪一具体肺叶时，可以做一侧全肺切除以挽救生命。有条件者尝试行术中支气管镜或可找出出血的部位。

大咯血时手术死亡率及并发症明显提高，故越来越多的学者达成一致，即手术应该在大咯血的间歇期进行，在咯血停止或病情稳定时手术。但若大咯血危及生命时应急诊手术。双腔气管插管能够隔离病变肺，保护正常肺组织，为下一步处理争取时间。但因隔离气囊压力偏低，出血量大时仍可进入对侧支气管，气道分泌物及出血潴留，对侧肺的通气仍受影响。有研究证据表明咯血时行支气管动脉栓塞为有效的治疗方法，施行快，并发症低。但在非活动性出血的时期出血血管被血凝块堵塞，有时造影无法明确具体的出血血管，影响栓塞的成功率。血管内栓塞术者的操作水平、介入诊疗设备的好坏、栓塞材料的选择、血管栓塞的程度、病变的病理生理特点及栓塞术后的治疗对手术效果均存在不同程度的影响。结合我国国情，有条件且有经验开展支气管动脉栓塞术的单位有限，主要集中在大中型城市的三甲医院，介入治疗的经验及水平不等,所以在咯血期间行手术治疗成为可选择的一种方案。

根据经验,当支气管扩张患者出现危及生命的大咯血,非手术治疗手段无法应用或无效时,可考虑急诊手术。行双腔气管插管,轮替行单肺通气,分别经开放侧气道吸除出血。仔细观察,如一侧刚吸净积血后仍然持续有血自气道涌出或可持续吸引出血液,而对侧吸净残血后不再有血吸出,则可确定该侧为出血侧,选择该侧进行开胸手术探查。进入胸腔后分别依次阻断各叶支气管,该侧气道持续吸引,如不再出血,可确定出血来自阻断支气管所在肺叶,由此可控制出血并进行肺叶切除。总之,支气管扩张合并大咯血病情凶猛,需要判断准确,迅速决策。如决定手术,需手术医师及麻醉师密切配合,才能提高抢救的成功率。

7.支气管剔除术治疗支气管扩张

20世纪90年代中期,有学者开始进行支气管剔除术治疗支气管扩张,并取得了良好的效果。有研究表明,组织解剖学上,相邻肺泡隔上有1~6个肺泡孔(Cohn孔),当年龄增大或支气管阻塞时,肺泡孔数目增多,借此肺泡孔建立旁路通气。此外,细支气管肺泡间Lambert通道和细支气管间的侧支通道也参与旁路通气的建立。所以,单纯剔除肺段支气管支而保留所属肺组织,只要有旁路通气来源,就可以部分地保存这部分肺组织的气体交换功能。支气管剔除术有以下优点:切除了病变不可逆的病理支气管,消除了产生症状的根源,保存了病变支气管区域的健康肺组织,通气功能损失少,最大限度地保存了肺功能。肺组织膨胀后基本无残腔,减少术后健肺代偿性肺气肿。术中首要的问题是准确定位病变支气管。首先探查肺表面着色情况,着色差异不明显时应将肺充气膨胀后摆至正常解剖位置,可用手轻触摸,了解支气管走行,在拟定切除的肺段支气管的肺表面沿支气管走行方向切开肺胸膜,然后固定该支气管,钝性分离该支气管表面的肺组织,暴露该支气管。支气管暴露后,应予以探查以进一步证实:如果为柱状扩张,该支气管呈不均匀纤维化,触摸时支气管壁增厚,硬度增加,弹性下降,且呈不均匀节段性;如果为囊性扩张,则可见多个串状分布的支气管囊壁柔软呈葡萄状,囊腔内可见脓痰溢出,囊腔可与肺组织紧密粘连。对于囊性支气管扩张,注意术中吸引,保持术野清晰。可选择从肺段支气管中间部分开始,更利于定位的操作。遇较大的血管和神经跨越支气管时,可在中点处切断肺段支气管,将支气管由血管或神经后方穿出后继续钝性剥离。剥离至远端时,支气管自然离断,断缘不必处理。必要时可嘱麻醉师加压通气,见余肺段膨胀良好,切断病变肺段支气管,残端全层间断缝合。远端肺段支气管管腔内可置入细导尿管接吸引器吸净腔内分泌物,行管腔内消毒,然后用组织钳夹住并提起远侧支气管断端。沿支气管外壁钝性加锐性剥离,将支气管从肺组织内逐步剔除,当剥离到其分支无软骨成分的小支气管处时,钳夹切断小支气管。更远的细小支气管结扎后留于肺组织内。注意剔除支气管时应剥离至近端见正常支气管为止。整个剔除过程中注意保护好肺段肺动脉、肺静脉。手术完成后请麻醉师加压使肺复张,可见已剔除支气管的肺段膨胀。如部分肺段无法膨胀,应寻找原因,必要时进一步处理。最后缝合支气管残端,闭合切开的肺创缘。从理论上考虑,缺少支气管的肺组织仍可能引流不畅。根据实践经验,保留下来的肺组织仍有扩张和回缩的能力,无感染、化脓,具有肺的通气换气不受影响的优点,我们认为柱状支气管扩张较为适用于支气管剔除术,但这种手术在保证支气管附近的肺组织无病变的情况下,如肺组织纤维增生,损毁明显,不宜行支气管剔除术。

8.胸腔镜支气管扩张的治疗

电视辅助胸腔镜手术应用广泛、进展迅速,已有部分研究证明胸腔镜应用于支气管扩张会带来益处,其创伤小、恢复快、疼痛轻、并发症少及心肺肝肾功能影响小等明显优点得到一致的认可。目前,胸腔镜肺叶/肺段切除作为治疗支气管扩张的方法之一是安全的,由于粘连严重或肺门结构不清,解剖困难,部分患者不得已中转开胸进行手术治疗。如考虑感染不重,胸腔内粘连局限或无肺门淋巴结的粘连钙化,胸腔镜手术可作为一个选择。

如非广泛、致密的粘连,可耐心应用胸腔镜辅助,电凝或超声刀松解胸膜粘连。胸腔镜有放大作用,可以更细致地显示手术部位的解剖细节,通过吸引器的配合,较易发现在松解粘连后的胸壁出血或肺表面持续出血,从而及时处理;另外,胸腔镜的镜头在胸腔内可自由变动角度,视野覆盖全胸膜腔,对于胸膜顶或肋膈角等开胸手术不易分离的粘连松解有较大的帮助。如探查发现胸膜腔广泛粘连,肺与胸壁间血供交通支形成,或肺表面覆有明显的纤维板,各切口之间均无良好的空间供器械操作,或可能分离后出现肺的广泛漏气及出血,此时选择常规开胸手术较为合适。

慢性炎症反应导致肺门部淋巴结肿大,支气管动脉扩张增粗,肺门结构周围间隙不清,这些都会增加全胸腔镜手术的难度。此时要求术者了解支气管以及动静脉所在方位,正确进行解剖。对增粗的支气管动脉或变异增生的血管要及时处理,避免不必要的出血和视野由于出血而模糊。处理时可使用钛夹或超声刀,对于细小的血管可直接电凝。对于操作路径上的淋巴结,尤其是血管、支气管闭合部位的淋巴结必须去除,否则影响下一步操作。这些淋巴结或由于急性炎症反应,质地脆,易破并导致出血,或由于慢性反应机化,与血管、支气管粘连致密。可在肺根部从近心端游离淋巴结,并将淋巴结推向要切除的病肺。对周围有间隙的淋巴结采用电钩游离。对粘连致密的淋巴结从主操作孔伸入普通剥离剪进行锐性解剖。如遇到腔镜不易解决的困难应及时中转开胸,暴露充分,在直视下处理。

9.肺移植治疗支气管扩张

对于严重的支气管扩张,肺移植是一个可以考虑的选择。这种方法更适合肺囊状纤维化的患者,在非肺囊状纤维化的患者中,相关的研究资料较少。在一个描述性的研究当中,患有肺囊状纤维化及非囊状纤维化的患者的生存率及肺功能是相似的。对于咳痰较少的患者,对病变不对称的非囊状纤维化的患者行单肺移植可预期结果较佳。

八、预后

支气管扩张病情波动大,部分患者症状重,围术期的死亡率是比较高的。根据大组研究的统计,围术期的死亡率范围在1%～9%。在有低氧血症、高碳酸血症、范围较广病变的老年患者当中,对于手术的耐受性较差,死亡率也相应增高。

在无抗生素的时代,支气管扩张的自然死亡率大于25%。在目前有了较好的抗生素治疗后,支气管扩张的预后有了明显改善。只有小部分患者的病情迅速进展。结核引起的支气管扩张预后稍好,而遗传的囊性纤维化,死亡率最高。儿童时期所患支气管扩张,在目前的治疗条件下,能够存活很长时间。手术的效果各家报道不一,在无手术并发症的前提下,大部分患者能够从手术中获益。在一个病例对照研究当中,在随访的间期中,71%的人无症状。术后1年肺功能与术前相比,FVC、FEV_1无显著差异。尽管切除部分正常肺,因切除部分对肺功能影响很小,术后余肺易代偿,从而保证患者生活质量。在另一项回顾性的分析中,85.2%的患者接受了病变的完全切除,67%的患者症状完全缓解,25.7%的患者症状有改善。即92.7%的患者从手术中获益。有学者得出结论,外科治疗支气管扩张具有较好疗效。

外科治疗对于有选择的患者,通过充分的术前准备,详细地制定手术方案,可得到较好的收益。想要进一步改善预后,需要对发病机制的深入了解,以及早期预防疾病的发生。

(李延来)

第二节 肺 结 核

肺结核是结核分枝杆菌(简称结核菌)引起的慢性肺部感染性疾病,其中痰排菌者为传染性肺结核。1882年Robert Koch发现结核菌,其后人类同结核病经历了长期和艰巨的斗争。20世纪50年代初以异烟肼(INH)问世为标志的抗结核化学时代的到来,是人类与结核病斗争中最具代表性的里程碑。到目前为止,现代化学治疗的发展,已形成比较完整而成熟的防治技术措施,并使结核病的流行病学和临床状况显著改观。但自20世纪80年代中期以来,在美国等发达国家,结核病的发病率依然居高不下。我国结核病疫情虽然显著下降,但我国是世界人口大国,目前也是世界结核病大国,因此,结核病依然是一个严重的公共卫生和社会问题。由于对肺结核认识的提高及新的化疗药物产生,绝大多数肺结核能通过内科疗法治愈；但仍有部分复治病，因耐药性而内科不易治愈及多种原因造成病灶不可逆转和并发症等情况，外科手术还是不可缺少的治疗方法之一。因此，外科医师应深入了解病情，掌握好手术适应证，适时地施行手术治疗，使患者能获得更好的治疗效果。

外科治疗肺结核的方法，可分为萎陷疗法与肺切除法两类。萎陷疗法中的胸廓成形术仍然是有选择性地应用于临床。肺切除术是采用手术方法切除抗结核药物不能治愈的病肺，以达到消除病灶的目的。但结核病是一种全身性疾病，手术治疗只能是综合治疗中的一种方法。因此，手术前后都应重视全身的综合治疗。

一、病理

（一）渗出型病变

病变表现为组织充血水肿，有中性粒细胞、淋巴细胞、单核细胞浸润和纤维蛋白渗出，可有少量类上皮细胞和多核巨细胞，其中可以发现结核菌。病变组织内菌量多，致敏淋巴细胞活力高和变态反应强。呈现有纤维素-单核细胞性肺泡炎、多核白细胞肺泡炎、纤维素性肺泡炎等组织学类型。其发展过程取决于机体变态反应与免疫力之间的相互平衡。病灶可坏死、液化。若免疫力强，病变可吸收或演变为增生型病理变化。

（二）增生型病变

病变主要特点是结核性肉芽组织的形成与增生。此类肉芽组织缺乏毛细血管，由类上皮组织、朗汉斯巨细胞及淋巴细胞相互交错增生的细胞层，并包绕于坏死灶的周围，使病变局限化。在类上皮细胞外围还有淋巴细胞和浆细胞分布和覆盖。单个结节直径约为 0.1 mm，其中结核菌极少而伴纤维化。增生型病变的另一种表现是结核性肉芽肿，多见于空洞壁及干酪坏死灶周围，由类上皮细胞、毛细血管构成，还有朗汉斯巨细胞、淋巴细胞及少量中性粒细胞。增生型病变中结核菌极少，巨噬细胞处于激活状态。

（三）干酪样坏死

若机体免疫力低，结核菌战胜巨噬细胞后不断繁殖，先为组织细胞混浊肿胀，继而细胞脂肪变性，细胞核碎裂、溶解、坏死。坏死组织呈黄色，似乳酪般半固体，故名干酪性坏死。坏死区周围逐渐为肉芽组织增生，最后成为纤维包裹的干酪性病灶。坏死病灶可以多年不变。但干酪坏死灶也可液化，经支气管排出形成空洞。

由于机体反应性免疫状态，局部组织抵抗力的不同，细菌数量、毒力和感染方式的差别及治疗措施的影响，上述病理改变可以互相转化、交错存在，而以某一种病变为主。

二、分型

1978 年，经卫生健康委员会全国结核病防治工作会议修订，我国肺结核分类为五型。

Ⅰ型：原发型肺结核。
Ⅱ型：血行播散型肺结核。
Ⅲ型：浸润型肺结核。
Ⅳ型：慢性纤维空洞型肺结核。
Ⅴ型：结核性胸膜炎。

三、临床表现

肺结核的临床表现取决于不同类型、病灶的性质和范围、机体的反应性及肺损害的程度。常见的症状为长期低热，伴疲倦乏力、盗汗、体重减轻。呼吸系统症状为咳嗽、咳痰、咯血、胸痛、气促等。

四、诊断

痰结核菌检查是最可靠的诊断凭据。由于客观上存在痰菌阴性肺结核患者，因此，必须重视综合诊断方法,以期做出正确诊断。

(一)病史

病史应包括结核病家族史、接触史、卡介苗接种史。

(二)症状

患者持久的咳嗽和咳痰、咯血、全身乏力、消瘦、胸痛、盗汗。

(三)体征

患者可以无阳性体征,或有典型的双颊潮红、慢性病容、呼吸及脉搏增快。胸部检查叩诊异常及呼吸音改变、捻发音或大小水泡音。全面的体检有助于肺结核与其他疾病的鉴别诊断。

(四)X线检查

X线检查可以发现肺内病变部位、范围、有无空洞或空洞大小、洞壁厚度,而且肺结核空洞又有无壁空洞、厚壁空洞、薄壁空洞、张力空洞、慢性纤维空洞等不同形态。一般而言,肺结核空洞洞壁比较光整,液平少见或仅有浅液平。病期长者则同时出现纤维化或钙化灶。慢性继发型肺结核的特征性X线征象是多形态病灶的混合存在,好发于上叶尖后段或下叶背段,具有诊断意义。由于不同病因引起的肺内病变可以呈现相似的X线影像,特别是当病变位于非好发部位或分布不典型而又缺乏特征性形态时,定性困难,不能单凭此项检查确定肺结核的诊断。

肺结核的症状、体征和X线表现与很多呼吸系统疾病有相似之处,因此,必须运用综合方法,做好鉴别诊断。除多次行痰细菌学检查外,应尽可能利用新技术如BACTEC系统培养、PCR等方法进行检查。

如疑为肺癌时,应询问有无吸烟史、家族史、痰中带血。注意X线及CT表现并进行痰细胞病理学、纤维支气管镜和肺癌标志物检查等。

根据不同对象,有针对性地选用各种方法,为肺结核与其他肺部疾病作鉴别诊断:反复的痰细胞学追踪,以纤支镜为主的内腔镜检查,肺穿刺组织学病检,影像诊断方法——支气管或血管选择性造影、CT、MRI、肺放射性核素检查,诊断性药物治疗及必要时的开胸探查等。

五、治疗

肺结核的治疗史,大体可分为3个时代:①初期为疗养,空气、阳光、营养、卧床休息为主要治疗方法;②20世纪40年代之前,曾广泛应用萎陷疗法,减少病肺活动,使血流缓慢,纤维增生,以利病灶愈合;③少数病例在心肺功能良好的情况下,行肺叶或全肺切除术。

目前,由于高效抗结核药物的增多,利福平(1963年)及乙胺丁醇(1961年)的发现,化学疗法不断改进与发展,目前手术治疗肺结核的病例显著减少。因此,现在治疗肺结核主要应用抗结核药物,称为化疗时代。

六、手术治疗

(一)肺切除术

1.适应证

(1)空洞性肺结核:经抗结核药物正规治疗18个月,空洞无明显变化或增大,痰菌阳性,特别是结核菌耐药的病例;有空洞病变,反复咯血,有继发感染,治疗无效;不排除癌空洞者,非典型抗酸菌空洞,高度耐药化疗效果不佳者。

(2)结核球:经抗结核治疗18个月,痰菌阳性,有咯血者;结核球不能排除肺癌者、结核球直径大于3 cm,可作为手术相对适应证。

(3)毁损肺:经规则治疗仍排菌,或反复咯血及继发感染者。

(4)结核性支气管扩张:反复排菌及大咯血。

(5)结核性支气管狭窄或闭塞:结核性支气管狭窄、闭塞或伴有远端肺部反复感染、血痰与气短者,应根据狭窄部位长度及狭窄远端肺组织情况,行肺切除术或气管以及支气管成形术。

(6)肺结核合并支气管淋巴瘘,持续排菌者。

(7)结核性脓胸伴支气管胸膜瘘者。

(8)肺结核合并急性大咯血者：大咯血对患者是一种严重威胁,可以应用作用于血管、促进和增加凝血因子及抗纤溶、抗肝素等各类止血药物止血,但疗效难以肯定。目前仍以垂体后叶素疗效比较肯定。也有经纤维支气管镜直视定位后在出血部位涂布或灌注缩血管药物,如肾上腺素、促凝血药物或血管硬化剂(鱼肝油酸钠),亦可经纤维支气管镜插入带球囊导管压迫止血。偶有肺结核空洞壁动脉瘤破裂出血,可联合肺动脉插管暂阻断血流,或经选择插管至动脉瘤处进行肺动脉栓塞。如上述处理无效,出血部位明确,应急诊做肺切除术,以挽救生命。

(9)结核性脓胸：经内科治疗无效,应考虑施行手术。①胸膜纤维层剥脱术：适用于单纯结核性脓胸,无感染,肺内无病变者；②胸膜纤维层剥脱术并行肺切除术：适用于伴有肺空洞、纤维层剥脱术后肺扩张不满意者；③胸膜外全肺切除术：适用于结核性脓胸伴肺内多个空洞,或毁损肺、支气管胸膜瘘,痰菌阳性,而对侧肺基本正常者；④胸腔引流术：用于急性及慢性混合性感染者,或因反复胸穿引起继发感染经抗生素治疗无效者。

(10)自发性气胸：多次反复发作；胸腔闭式引流 2 周以上,仍有漏气者；液气胸有继发感染者；血气胸经闭式引流后肺未复张者；气胸侧合并肺大疱者；一侧气胸且对侧有自发气胸者,应及早手术。

(11)肺门纵隔淋巴结结核：经规则抗结核治疗,病灶扩大者；病灶压迫气管、支气管引起呼吸困难者；病灶穿破气管、支气管引起肺不张、干酪性肺炎,内科治疗无效者；不能排除纵隔肿瘤者。

2.禁忌证

(1)结核病活动期,对侧肺或同侧其他肺叶有浸润性病变,痰菌阳性。体温、脉搏及血沉不正常,应先行药物治疗,以免术后发生血行播散。

(2)术前要做肺功能测定,全肺切除者最好做分侧肺功能测定。肺活量、时间肺活量(第 1 秒)、最大通气量等占预计值的 80% 以上,则能耐受肺叶切除甚至全肺切除。上述检查占预计值的 60%,可以耐受肺叶切除；全肺切除要慎重考虑,特别是右全肺切除。检查值占预计值的 40% 以下,一般肺部手术均不能耐受。有严重心脏病、冠心病、哮喘及重度肺气肿者,广泛的肺外结核病,药物难以控制者,某些重症使患者全身情况难以改善者,应做血气分析,观察血氧饱和度、氧分压、二氧化碳分压等项目。同时,结核病患者也可伴有肝、肾损害,有肝肾功能异常时,要查明原因,积极治疗,待好转后再手术。术前患者体质虚弱者,要给予支持疗法,加强营养,必要时给予输血、血浆、清蛋白等,使之更好地耐受手术。

(3)未成年儿童的肺结核,药物治疗大多能治愈。老年患者,心肺功能较差者,手术应全面衡量,十分慎重,应尽量避免做肺切除术。

3.手术时机

要有良好的术前准备,对患者进行全面的了解。内、外科医师密切合作十分重要。患者必须情况良好,无中毒症状,在一系列 X 线胸片上显示病灶稳定,痰菌最好转阴。一般认为肺结核经 6 个月抗结核药物治疗,大部分可逆性病变可被吸收或痊愈,此时,应是最佳手术时机。厚壁纤维空洞,经历3～4 个月药物治疗后,亦可手术切除,并不增加其危险性。X 线体层摄片可进一步了解病灶具体情况。纤维支气管镜可确定有无支气管狭窄,支气管内膜结核或结核性支气管内膜病变。有的患者还需要进行支气管造影检查,以观察有无支气管扩张和肺段的病灶情况。术前除原用的抗结核药物外,还需要增加一种有效的抗结核药物,使术后能发挥药物的保护作用。

4.手术的原则与方式

(1)手术原则：应掌握的手术原则是彻底切除结核病灶,尽最大可能保留健肺组织与功能。

(2)手术方式：一般认为楔形局部切除只适用于病理证实为肉芽肿的结核球的局限病灶。肺叶切除仍是肺结核的主要术式。病变超过一个肺段,主要病变又局限在一个肺叶内,为肺叶切除的适应证。过去需行肺段切除的局限病灶,多数已为抗结核药物所控制,已不再需外科手术。因而,肺段切除及多段切除的方法,已很少使用。若一侧肺内病变广泛,如毁损肺,在心肺功能允许的情况下,可做一侧全肺切除术。对某些特殊病例,如袖状肺叶切除也可施行,这样可以利用支气管成形术,以保留较多的肺功能,多挽救一部分危重患者的生命。一侧肺切除术后是否需要加同侧胸廓成形术,以防止纵隔向患侧移位及对侧肺过度膨胀,意见不一。由于一侧肺切除后,术侧膈肌升高,肋间隙变窄,胸内积血机化,加上纵隔移位及胸膜增厚,术后残腔缩小,甚至可以消失,因而多数学者不主张同期加胸廓成形术。

(二)空洞切开病灶清除缝合术

对两侧肺结核病灶广泛,一侧有大空洞,经常出血,导致结核播散,但心肺功能不佳,不能耐受肺叶切除者,为控制大量排菌和咯血则可行空洞病灶清除缝合术。有学者报道,可切开空洞行病灶清除,结扎引流的支气管,洞壁用碘酊、乙醇消毒后,折叠缝合空洞壁,术后配合抗结核治疗,可达到痰菌转阴、咯血停止的效果。

(李延来)

第三节 脓　胸

胸膜腔化脓性感染后产生的脓性渗出液积聚称为脓胸。按病理发展过程分为急性脓胸和慢性脓胸。按病变累及的范围分为局限性脓胸和全脓胸。若合并胸膜腔积气则称为脓气胸。如果引起脓胸的病原有些特殊性的话,人们还常常按其病因来称呼它。譬如,结核菌感染形成的脓胸称为结核性脓胸,阿米巴感染形成的脓胸叫阿米巴脓胸,由于胆固醇聚积而形成的脓胸称为胆固醇脓胸。

一、急性脓胸

(一)病因

急性脓胸是胸膜感染的急性阶段,又称化脓性胸膜炎,大多为继发性感染,致病菌可来自胸腔内脏器或身体其他部位的病灶。无原发病灶的特发性脓胸临床少见,多发生于免疫功能低下的患者。

胸膜腔感染的途径可以归纳为以下几种情况。

1.肺部化脓性病灶直接累及胸膜腔

大约50%的脓胸继发于细菌性肺炎,如肺炎或靠近脏层胸膜的肺脓肿、支气管扩张继发感染病灶侵及胸膜时,病菌可直接侵入或穿破脏层胸膜进入胸膜腔;又如肺结核空洞溃破或感染的肺大疱破裂常形成脓气胸。

2.医源性脓胸

开胸手术大,胸膜腔暴露时间长,受到空气、消化道液或呼吸道分泌物等的污染,加上手术创面大,术后渗血、渗液多,若得不到有效引流极易招致感染;肺切除术后的支气管残端瘘,食管癌切除术后的食管胃吻合口瘘持续向胸腔内排放病菌,必然会引起脓胸。有人统计,肺切除术后脓胸,40%以上是由于支气管胸膜瘘的存在。除开胸手术外,其他医疗操作,如胸腔穿刺、胸腔镜的检查和治疗、食管狭窄的扩张治疗或纤维食管镜检查造成的食管穿孔、经纤维支气管镜做肺活检造成的支气管胸膜瘘、肝脓肿或腹腔脓肿的穿刺等均可造成胸膜腔感染形成脓胸。医源性脓胸占脓胸的25%左右。

3.邻近部位的化脓性感染

邻近器官或组织间隙感染,如膈下脓肿、肝脓肿、纵隔炎、化脓性心包炎、肾周脓肿、淋巴结脓肿、肋骨或椎骨骨髓炎等可直接穿破或通过膈肌、腹膜后、脊柱旁丰富的淋巴引流途径侵犯胸膜腔。由此途径引起的脓胸占5%～6%。

4.胸部创伤后脓胸

胸部穿透伤带入细菌及(或)异物可引起胸膜腔感染,胸部闭合伤后的血胸继发感染形成脓胸。

5.血行播散性脓胸

脓毒败血症或菌血症时致病菌经血液循环进入胸膜腔,造成急性脓胸。此类感染多见于婴幼儿和免疫功能低下的患者。

在抗生素类药物问世以前,肺炎链球菌、链球菌、葡萄球菌是脓胸的主要致病菌。广泛应用抗生素治疗肺部感染以后,脓胸的发病率明显下降,抗药的金黄色葡萄球菌占主要地位,链球菌所占比例下降。革兰氏阴性杆菌如变形杆菌、铜绿假单胞菌、产气杆菌、大肠埃希菌、沙门菌、梭形杆菌、嗜血流感杆菌、脆弱拟杆菌等呈上升趋势。最近的综合报道指出厌氧菌引起脓胸的比例高达35%~76%。医源性脓胸也是以包括厌氧菌在内的混合菌种感染为主。结核菌和真菌引起的脓胸比较少见。

(二)发病机制

不论是何种细菌引起胸膜产生炎症,其病理变化大体相似。根据自然发展过程可将急性脓胸分为两期。

1.渗出期

细菌侵入胸膜腔后引起组织炎性变,脏层和壁层胸膜充血、水肿,渗出稀薄、澄清的浆液,内含少量细胞和纤维蛋白。在此期排除渗液后肺可即刻复张。

2.纤维素化脓期

纤维素化脓期是急性脓胸转变为慢性脓胸的过渡阶段。化脓性细菌在其中繁殖并杀伤大量中性粒细胞,渗出液变得混浊,纤维素从脓液中释出并沉积在脏、壁层胸膜表面,胸膜间产生粘连使脓液分隔包裹,形成多房性脓胸,肺的膨胀受到限制。各种细菌所产生的脓液不尽相同,也可因抗生素的应用而有所改变。在一般情况下,溶血性链球菌的脓液呈淡黄色较稀薄,少粘连;肺炎链球菌的脓液呈黄绿色较稠厚,含纤维素较多,粘连也较多;葡萄球菌的凝固酶能促使更多的纤维素从渗液中释出,脓液呈黄色更稠厚,粘连更多,最易形成多房分隔的脓腔。脏层胸膜下葡萄球菌小脓肿破溃后造成的脓胸常因肺组织的坏死破裂,溢出气体形成脓气胸。包括厌氧菌和需氧菌在内的混合菌种感染产生的脓液呈暗灰色或绿色,较稀薄并有恶臭,称腐败性脓胸。

脓胸发展的范围很不一致,可以在一侧胸腔,也可在双侧胸腔。早期胸膜腔广泛感染,尤其是链球菌引起的脓胸,可有大量渗液,液体布满整个胸膜腔,称全脓胸。经过一定时间后脓胸局限在胸壁内侧(尤以后下壁为多)、纵隔旁、肺叶间或肺底,称局限性脓胸或包裹性脓胸。亦可同时有数个包裹性局限性脓胸(图7-1)。

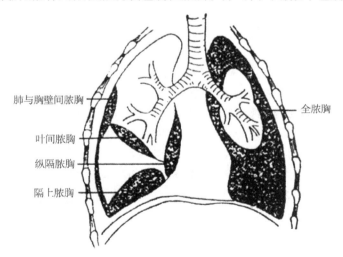

图 7-1 脓胸的类型

脓胸可以向胸壁溃破形成自溃性脓胸或称外穿性脓胸。若溃向肺组织,则形成支气管胸膜瘘和脓气胸。急性脓胸迁延后则进入机化期形成慢性脓胸。

(三)临床表现

脓胸主要症状由感染和胸腔内积液压塞胸内器官2个因素引起,表现为高热、胸痛、胸闷、呼吸急促、咳嗽、痰多、厌食、全身乏力等。继发于肺部感染的急性脓胸,常在肺炎症状好转后7~10天再出现症状。婴儿肺炎后脓胸中毒症状严重,较早出现营养不良和贫血,全身反应低下,缺少特征性表现,若肺炎后出现呼吸困难加重、口周发绀就应想到继发脓胸的可能性。肺脓肿或邻近器官脓肿溃破进入胸腔时可有突发性剧烈胸痛、呼吸困难、寒战、高热和中毒症状,甚至发生休克。手术并发症引起的脓胸常在手术热基本消退后,体温曲线又重新上升,出现高热、胸闷、憋气、虚弱等症状。支气管胸膜瘘或食管胃吻合口瘘继发的脓胸常有严重的呼吸困难、烦躁甚至休克,是张力性脓气胸的表现。

体格检查可发现心率增快、呼吸急促,气管可向健侧移位,视诊病侧胸壁肋间隙饱满,呼吸运动减弱。触诊语颤消失。叩诊呈浊音并有叩击痛,心浊音界移向健侧。听诊呼吸音减低或消失。有脓气胸时,胸上部叩诊为鼓音。

(四)实验室检查和特殊检查

1.血常规检查

白细胞计数增高,核左移。

2.胸部 X 线检查

因胸膜腔积液量和部位不同而表现各异。

(1)少量胸腔积液时,因液体积聚于下肺四周,显示为胸膜反应及肋膈窦消失。

(2)多量积液时可示肺组织受压萎缩,直立位胸片上积液呈外高内低的圆弧形阴影。

(3)大量积液呈现患侧一片均匀模糊阴影,胸膜腔横径增宽,纵隔向健侧移位。

(4)局限性包裹性脓胸时,积液可位于肺叶间或肺与纵隔、横膈、胸壁之间。X 线透视时包裹性脓胸阴影不随体位改变而变动,边缘光滑,有时不易与肺不张相鉴别。

(5)脓气胸或合并支气管胸膜瘘时可见液平面。

3.超声波检查

可见积液反射波,能明确病变累及的范围并做出准确定位,协助与肺不张的鉴别。

(五)诊断

经 X 线透视和超声波定位后做胸腔穿刺,抽得脓液即可诊断为脓胸。符合下列标准之一者即可判断为脓液。

(1)胸液为肉眼脓性渗出液,镜下可见脓细胞。

(2)胸液涂片革兰氏染色显微镜下观察发现病原菌。

(3)胸液细菌培养阳性。

所以,抽得的胸液均必须送化验室检查,测定其比重、糖和蛋白含量、pH 值、细胞计数,还需将脓液送细菌涂片寻找革兰氏阳性和阴性细菌。还要进行细菌普通培养和厌氧菌培养,分枝杆菌和真菌培养及药物敏感试验,以便及早确定病原菌,选用适当抗生素。对于未达到脓液诊断标准者,24 小时后要重新做胸腔穿刺抽得脓液后再做分析。

(六)治疗

急性脓胸的治疗原则是:①应用抗生素控制感染;②排净脓液促使肺早日扩张;③支持疗法,改善患者全身情况。

1.抗生素的应用

诊断脓胸后先根据胸腔穿刺抽得的脓液外观和脓液涂片染色初步推测病原菌的类别,结合临床经验选用适当的抗生素。然后,根据细菌培养和敏感试验选用有效的抗生素。给药剂量要大,一般均需经静脉途径给药。体温正常后应再给药 2 周以上,以防止脓胸复发。

2.排除脓液

排除脓液方法有胸膜腔穿刺抽脓、胸腔闭式引流术、纤维膜剥脱术、开窗引流术、链激酶脓腔灌洗术、电视胸腔镜。

(1)胸腔穿刺抽脓术:急性脓胸早期,脓液稀薄,易于经胸膜腔穿刺抽出。特别是儿童肺炎后脓胸,及早并反复采用胸腔穿刺抽脓并向胸膜腔内注入抗生素可获得满意效果。穿刺时必须用 16～18 号粗针,在腋后线穿刺时,针头应从肋骨上缘进针以免损伤肋间血管。如果脓液黏稠或脓液量大,则不易被抽尽。有支气管胸膜瘘者用此法无效。

（2）胸腔闭式引流术：近来，绝大多数治疗学家均主张早期安置胸腔闭式引流来排除脓液。对脓液较多的全脓胸、脓液黏稠的包裹性脓胸、肺脓肿或结核性空洞溃破引起的张力性脓气胸、混合感染的腐败性脓胸、有气管胸膜瘘和食管胸膜瘘的脓胸或脓气胸，均应紧急安置胸腔闭式引流，以便及时引流脓液，尽快使肺复张，保持胸膜腔负压，减少纵隔摆动，预防慢性脓胸形成。1993 年 Alfageme 提出只要胸腔穿刺抽得的脓液符合脓液标准，应立即安置胸腔闭式引流。对于非脓性胸液，若 pH＜7.0，葡萄糖含量＜3.0 g/L，也应按脓胸处理，安置闭式引流。24～48 小时后脓液可完全排空，肺叶可全部膨胀，脓气胸也能排尽脓液和气体，全身状况也会得到改善。每天引流量小于 50 mL，X 线胸片示肺完全膨胀，48 小时后则可拔去胸管。一般说，急性脓胸放置胸腔闭式引流 1 周左右即可拔管，或可改为开放引流。因为此时胸膜已粘连固定，开放引流已不会发生肺的萎陷。脓液稀薄时可经肋间安置胸管，脓液黏稠时需放置粗大引流管，可经肋床放置。具体手术方法：局麻加肋间神经阻滞下，在置管部位做 4～6 cm 长的皮肤切口，显露肋骨，剥离肋骨骨膜，用骨剪剪除 3～4 cm 长的一段肋骨，经肋骨床切开胸膜腔，吸净脓液，将浅筋膜与肋骨床缝合以封闭两个肋骨断端，同时切除一段肋间神经，结扎肋间血管，以手指探查脓腔，分离纤维隔膜，以利引流。放置带侧孔的引流管于胸膜腔内，其外端连接水封瓶，缝合皮肤并固定引流管。急性脓胸采用抗生素加早期胸腔闭式引流疗法的治愈率可达 85% 左右。

（3）纤维膜剥脱术：适用于急性脓胸安置胸腔闭式引流后 2 周左右，全身感染症状基本控制但脓腔不能消除，X 线胸片或 CT 显示肺仍不能膨胀的病例。因为此时关键的病理变化是肺被纤维脓性外膜所约束，如果及时去除纤维脓性外膜，肺即刻可以复张。在脓腔表面做较小的局限性切口，而不必做正规的后外侧开胸切口即可完成纤维膜剥脱，剥脱术后继续放置闭式引流。纤维膜剥脱术可以早期消除残腔，防止病程迁延形成慢性脓胸。有支气管、食管胸膜瘘的患者不适宜做此术式。

（4）开窗引流术：对于脓腔不能消除的年老、体弱患者，急性脓胸闭式引流术 2 周后仍有脓液滞留。引流不畅者可考虑行开窗引流术，因为此时纵隔及胸膜已固定，开放引流不会影响胸膜腔的负压变化。此术式更适合支气管胸膜瘘引起的局限性脓胸。具体方法是局麻下做 6～8 cm 皮肤切口，切除脓腔表面几段肋骨，将浅筋膜与切除肋骨的骨膜缝合，在胸壁上隔离出一个窗口，放置粗短硅橡胶引流管，其外端用安全别针固定。每天用抗生素溶液冲洗，持续几个星期可望脓液消除，脓腔缩小。待脓腔缩小至 10 cm 以下时可改用凡士林纱布或抗生素溶液纱布引流条换药。对于支气管胸膜瘘可在开窗后进行缝合。此法的优点是适用于年老、虚弱的患者，缺点是住院时间长。

（5）链激酶脓腔灌洗术：安置胸腔闭式引流后如引流不畅，脓腔呈多房性，或肺不膨胀者可采用链激酶注入脓腔，使脓腔表面的纤维蛋白溶解，达到引流通畅、肺组织膨胀的效果。具体给药方法是先经引流管注入 1% 利多卡因 15 mL，然后将含有 25 万 U 链激酶的生理盐水 30～60 mL 注入脓腔，夹闭引流管 2 小时，每 15 分钟变换一次体位，使药液均匀分布，2 小时后继续负压吸引。Alfageme 应用 8 例均取得很好结果而无任何不良反应。

（6）电视胸腔镜：对于包裹性脓胸早期行胸腔镜检查，打开分隔，清除肺表面的纤维膜，直视下准确地放置引流管，可达到协助肺扩张和消灭脓腔的目的。如发现纤维膜包裹较厚，镜下不易剥除时，可在胸腔镜引导下加做小切口行纤维板剥脱术。

3.支持疗法

急性脓胸患者全身中毒症状严重，形成的脓液消耗很多能量及蛋白质，故必须加强营养，给予高热量、高蛋白及高维生素饮食，多饮水，以改善患者一般状况。对于衰竭患者，应给予静脉补液，必要时输血，每次输注 100～200 mL 新鲜血液，每周 2～3 次，既可矫正贫血，又可增加机体抵抗力。

二、慢性脓胸

（一）病因

急性脓胸经过 4～6 周治疗后脓腔未见消失，脓液稠厚并有大量沉积物，表明脓胸已进入机化期，转入慢性脓胸。

形成慢性脓胸的主要原因包括以下几个方面。

(1)急性脓胸没有及时治疗或治疗不当。如早期选用抗生素不当和药物剂量调整不及时,或未适时地排净脓液,常因闭式引流时手术切口不在脓腔最低位置,引流管置入过深或引流管内径太细以致脓腔引流不畅。

(2)原发病变如脓胸合并支气管胸膜瘘或食管胸膜瘘时经常有污染物和细菌进入脓腔;膈下脓肿等邻近器官或组织间隙感染引起的脓胸,原发感染病灶未得到彻底清除和引流,细菌不断进入胸腔。

(3)特异性感染如合并结核菌、真菌感染的脓胸。

(4)胸内有异物残留如弹片、死骨等。

(5)医院内感染如院内获得性革兰氏阴性杆菌感染的脓胸,对抗生素耐药,以致造成病程迁延。

(二)发病机制

慢性脓胸的特征是胸膜纤维性增厚。沉积于肺表面和胸壁上的纤维层机化厚,成纤维细胞生成并形成纤维板紧裹肺组织,使之不能扩张。壁层胸膜上的纤维板使胸壁收缩下陷,但并不能闭合脓腔,脏、壁层胸膜上的纤维板构成脓腔壁,脓腔内有脓块、肉芽组织,致使脓腔长期存在,形成慢性脓胸。一般肺表面纤维板较薄,而壁层胸膜、膈面和肋膈角后方较厚,可达 2~3 cm。长期肺萎缩可引致支气管变形,排痰不畅,继发感染,可以并发支气管扩张和肺纤维化,丧失再膨胀能力和气体交换能力,导致呼吸功能减退和缺氧,可出现明显的杵状指(趾)。气管、食管和纵隔其他脏器被牵向患侧。晚期患者肝肾脏器可有淀粉样变,导致肝、肾功能减退。

(三)临床表现与诊断

慢性脓胸患者因长期感染,多呈消耗性体质。有发热、消瘦、贫血和低蛋白血症,并有气促、咳嗽、咯脓痰等症状。体格检查患侧胸壁下陷、胸廓呼吸活动受限,少数患者脊柱侧弯。胸部叩诊呈实音,听诊呼吸音明显减低或消失。X 线胸片示胸膜肥厚、肋间隙变窄、纵隔向患侧移位。CT 和(或)超声检查可显示脓腔的范围和脓腔壁的厚度。

(四)治疗

慢性脓胸的治疗原则是全身支持疗法,改善营养状况,增强愈合能力;消除致病原因和闭合脓腔。闭合脓腔的手术方法有 5 种。

1.改善原有的脓腔引流

原有引流但引流不畅的患者应先扩大引流创口,或根据脓腔造影选择适当部位另做肋床开窗引流术,使脓液排除干净。

2.胸膜纤维板剥除术

剥除壁层及脏层胸膜上纤维板,使肺组织从纤维板的束缚中游离出来,重新扩张,胸壁也可恢复呼吸运动,既能改善肺功能,又可免除胸廓畸形,是最理想的手术。该手术适用于病程不长、肺内无病变、肺能复张的病例。如果患者一般情况较差,剥离壁层纤维板时出血较多,恐患者不能耐受时,也可仅剥除脏层纤维板使肺游离扩张,同时刮除壁层纤维板上肉芽组织和脓块。手术创伤小,患者易耐受,但未能恢复胸壁活动度。下列情况禁忌做纤维板剥除术:如慢性脓胸病程太久者,脓腔壁进一步机化,纤维组织已侵入胸膜下使脓腔壁不能从胸膜上剥除,强行剥除时手术损伤大,出血多,手术危险大,效果差。又如有继发性肺组织纤维化时,术后肺仍不能膨胀,手术就达不到预期效果。因此,手术宜在慢性脓胸的早期进行。手术前必须了解支气管和肺部病变情况,如脓胸前的肺部 X 线片,支气管镜检查和必要时做支气管碘油造影,有助于明确诊断。肺内已有广泛的破坏性病变、结核空洞、支气管扩张等,则不宜施行胸膜纤维板剥除术。

手术采用后外侧切口:①切除一根肋骨,经肋床切口,找到壁层胸膜外与肋间内肌之间的胸廓内筋膜层后,做胸膜外剥离,剥下壁层纤维板,恢复胸廓活动;②随后剥离脏层纤维板。上方剥至胸顶,内侧至纵隔部分,下方至肋膈角;③将整个积脓囊袋切除,肺扩张后脓腔消失。术毕前胸第 2 肋间放置上引流管和侧后第 6~7 肋间放置下引流管,应用负压吸引使肺扩张,封闭漏气(图 7-2)。

3.脓胸肺切除术

慢性脓胸合并肺组织和或支气管有广泛病变的患者,如空洞、支气管胸膜瘘、支气管扩张或肺广泛纤维化、肺不张时,应将脓胸和病肺一并切除。可行脓胸肺或脓胸全肺切除术。手术时创伤大,出血多,术前需给予营养和输血改善全身情况,术中补足大量失血。根据患者情况,条件允许者可同期做胸廓改形术;如患者不能耐受手术,可延期施行胸廓改形术消除残腔。

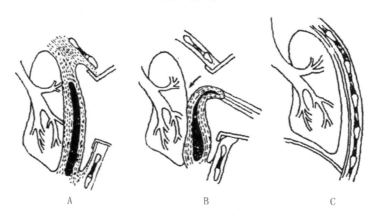

图 7-2　慢性脓胸胸膜纤维板剥除术

A.经肋床切口做胸膜外剥离,剥除壁层纤维板;B.剥离脏层纤维板,上方剥至
胸顶,内侧至纵隔,下方至肋膈角;C.将整个积脓囊袋切除,肺扩张后脓腔消失

4.胸膜外胸廓改形术

手术目的是切除脓腔的外侧壁和支撑胸壁的坚硬组织,使胸壁剩余的软组织下陷,适用于局限性脓胸。手术时将脓腔壁层坚厚的纤维板及肋骨一并切除。刮除脏层纤维板上的脓块和肉芽组织后,用塌陷的胸壁软组织(包括肋骨膜、肋间肌、肋间神经血管)填入脓腔,紧贴固定在脏层纤维板上,从而消除脓腔。若脓腔较大时还可利用背阔肌、前锯肌的带蒂肌瓣填充。术毕,胸腔底部放引流管接水封瓶,胸壁加压包扎以帮助胸壁塌陷。胸腔下部脓胸胸廓改形术的效果差,畸形严重,一般不宜采用。此手术缺点是不能恢复肺的功能,并形成永久性胸廓畸形。

5.带蒂大网膜移植填塞术

大网膜因血运丰富故吸收功能良好,易与其他组织粘连并形成侧支循环,再生力强。引入胸内后很快形成粘连,建立侧支循环,消灭脓胸残腔,使胸廓形状不变或轻度改变,对心肺功能影响小。带蒂大网膜移植填塞术适用于以下情况。

(1)慢性脓胸经肺纤维板剥除术后 2 个月,肺仍不能满意复张,胸管不能拔除者。

(2)对侧有广泛结核病灶或心肺功能不全者。

(3)肺切除术后胸腔感染不愈或合并支气管胸膜瘘者。

(4)纤维板剥除术后脓胸复发者。

(5)胸廓成形术失败者。

(6)青少年慢性脓胸采用此术式可防止胸廓严重畸形。

如脓腔较大做带蒂大网膜胸内移植术,大网膜不能占满者可行胸廓成形术弥补之。确保大网膜良好血运是大网膜移植成功的关键。裁剪大网膜时尽量多保留血管,血管需单独结扎,严禁大块成团结扎,保留血管越多,大网膜血运越好,疗效越佳。经膈肌切口引大网膜入胸腔比经皮下为好。因为膈肌切口径小,而经皮下引入时大网膜易受压迫影响血运,能引入的大网膜量亦明显减少。

三、结核性脓胸

结核菌感染胸膜后可引起结核性干性胸膜炎、结核性渗出性胸膜炎和结核性脓胸。本节专门叙述结核性脓胸。结核菌感染胸膜腔产生脓性渗出液积聚称为结核性脓胸。常因病因诊断延误,治疗不当而形成慢性脓胸。

(一)病因

肺结核原发综合征的肺门淋巴结经淋巴管到达胸膜,肺结核空洞或肺边缘干酪样病灶破裂或侵蚀胸膜造成胸膜腔的结核菌感染,是结核性脓胸最多见的原因。胸膜腔附近的结核病灶溃破进入胸膜腔,多引起比较局限的结核性脓胸,如脊柱结核的椎旁脓疡、胸壁结核、纵隔淋巴结结核性脓肿、肝结核等。肺结核外科手术污染胸膜腔或并发支气管胸膜瘘可引起胸膜腔感染,且常继发一般细菌感染,形成混合性脓胸或脓气胸。结核菌可经血液循环或淋巴循环到达胸膜腔造成渗出性胸膜炎,若得不到及时正确的诊断和治疗可发展为结核性脓胸。自从抗结核药物广泛应用以来,结核性脓胸发病率已显著下降。

(二)病理

早期结核性脓胸与结核性渗出性胸膜炎无明确分界,渗出性胸膜炎积液长期不吸收则可逐渐发展为脓胸。结核结节的干酪样物质溃入胸膜腔则使胸腔积液成为脓性,形成结核性脓胸。结核性渗出性胸膜炎一旦继发感染则立即转化为脓胸。胸膜结核菌感染与一般细菌性感染相似之处是也有急性炎症的变化过程,但渗出浆液中淋巴细胞含量明显高于一般感染。浆液性及浆液出血性胸膜炎持续5~6周之后,渗出物开始减少,直至全消失,但遗留胸膜粘连比一般细菌感染的多。若胸液不能完全吸收而进入慢性期后,形成的纤维素沉积厚而坚实,并常有钙化。慢性脓胸的胸膜增厚,腔内肉芽组织增生,造成限制性通气障碍,若对侧肺脏发生代偿性肺气肿,则可有残气,且残气占肺总量百分比增加,形成混合性通气障碍。伴有支气管胸膜瘘时,肺脏大部萎缩,加重对肺功能的影响,并且脓液可经瘘口反流至对侧肺,引起结核病变扩散。

(三)临床表现

急性起病者有明显毒性症状,如恶寒、高热、多汗、干咳、胸痛等,胸腔积液多时可有胸闷、心慌和气急。大多数结核性脓胸起病缓慢,患者可有低热、盗汗、乏力、食欲缺乏、胸闷、轻微胸痛、干咳等症状。如合并有支气管胸膜瘘,可出现刺激性咳嗽。咳嗽的发作与体位有关,卧向健侧时咳嗽频繁,可咳出与胸腔积液性质相同的大量"脓痰",有时呈血性。病程长久则患者出现贫血和消瘦。结核性脓胸的体征与一般细菌性脓胸相同。

(四)诊断

结核性脓胸的确诊较为困难。患者往往有肺结核病史,出现结核中毒症状,胸部X线检查可见胸膜腔积液及肺内结核病灶,但积液量多时,肺内病灶易被掩盖。胸膜有钙化灶支持结核性脓胸的诊断。如伴支气管胸膜瘘,可见液平面,也支持结核性病变的存在。胸膜腔穿刺可抽出稀薄脓液,脓液中可含有干酪样物质。确诊要在胸液中查到结核菌,但多数患者的胸液中不易查到。凡胸液中淋巴细胞较多,脓液细菌培养阴性者,应首先考虑为结核性脓胸。胸腔壁行病理学检查,有助于确诊。

(五)治疗

早期正规的抗结核治疗,可防止结核性脓胸的发生。结核性脓胸发生后,治疗措施与慢性脓胸相同,但还必须应用抗结核治疗。在脓胸早期浆液性渗出时,应注意休息,加强支持疗法,合理应用异烟肼、链霉素、乙胺丁醇、吡嗪酰胺及利福平等抗结核药物,脓液多能自行吸收。胸膜腔积液多时,可行胸膜腔穿刺抽液,并向胸膜腔内注入抗结核药物,但应严格无菌操作,防止继发一般细菌性感染。一旦并发一般细菌感染,应及时合理应用抗生素。经以上治疗久经不愈者,则需考虑外科手术治疗。手术方法与治疗慢性脓胸相同,但应注意肺内结核病变情况,严格掌握手术适应证。术后应继续抗结核治疗至少半年以上,以防结核复发播散。

四、阿米巴脓胸

(一)病因

阿米巴脓胸是由于胸膜腔受溶组织阿米巴感染而形成的脓胸。该病常继发于阿米巴肝脓肿或阿米巴肺脓肿,可直接破溃进入胸膜腔,也可经淋巴途径感染胸膜腔,常见于右侧。阿米巴肝脓肿患者中,并发胸腔及肺阿米巴病者占10%～20%。医源性阿米巴脓胸常常是肝脓肿穿刺造成胸膜腔及肺内污染所致,因为右肋膈角最低处可达肝门平面之下,所以B超引导下肝脓肿穿刺也不能完全消除胸膜腔的污染可能性。机体阿米巴感染经体循环直接蔓延至胸膜腔而致脓胸者称原发性阿米巴脓胸,临床罕见。

(二)临床表现

阿米巴脓胸的临床表现与一般脓胸相似,但中毒症状较轻,常有胸痛、发热、咳嗽、吐咖啡色脓痰以及慢性消耗、乏力、贫血等表现。部分患者可有腹泻、血便史。少数患者可呈现脓气胸。

(三)诊断

胸膜腔穿刺可抽出典型的巧克力样糊状脓液,镜检可以找到阿米巴滋养体。抽出脓液后立即在保温条件下镜检,可提高阳性率。如果脓液典型,但找不到阿米巴滋养体,可做临床试验治疗,经用抗阿米巴药物治疗,脓液迅速减少,继而脓腔愈合,则可诊断为阿米巴脓胸。

(四)治疗

阿米巴脓胸的治疗包括药物治疗和胸膜腔穿刺排脓。首选药物为甲硝唑,剂量为0.4 g,每天3次,连服7天。必要时重复1个疗程。依米丁、氯喹也都是抗阿米巴的有效药物。在药物治疗的同时,应进行胸膜腔穿刺抽脓。如阿米巴肺脓肿破溃并发支气管胸膜瘘,应做胸膜腔闭式引流术。如阿米巴肝脓肿溃破引起脓胸和支气管瘘时应充分引流肝脓肿,吐咖啡色脓痰症状可于12小时内缓解。如有慢性阿米巴痢疾,须同时进行相应的治疗。

五、胆固醇脓胸

(一)病因

胆固醇脓胸是以胸膜腔积液中含有大量胆固醇为特点的一种慢性胸膜腔积液。本病少见,病因和发病过程目前不完全清楚,可能与体内脂肪代谢异常有关。

(二)临床表现

本病多见于男性青壮年。病发缓慢,长期不愈,可迁延数年甚至更长。病变位于右侧胸膜腔者较多,多为包裹性脓胸,常局限在肺底部与膈肌之间。患者常有胸痛、咳嗽和轻度的呼吸困难。如无继发感染,多无发热、血白细胞增高等临床表现。

(三)诊断

胸膜腔穿刺抽出的液体呈褐红色,较黏稠而混浊,无特殊气味,不凝固。置入试管摇动时可见大量鳞片状闪闪发光的游离胆固醇结晶。放置后,结晶沉淀上层为混浊的黄色液体。镜检可见胆固醇晶体及红细胞、白细胞和脂肪球。胆固醇定量一般为150～500 mg,可确定诊断。

(四)治疗

胆固醇脓胸的治疗一般采用胸膜腔穿刺抽液法。抽液前应确定好位置,每次尽量将胸液排净。对病史较长,胸膜明显增厚或复发性胆固醇脓胸者,采用胸膜纤维层剥脱术。对全身中毒症状明显,反复穿刺抽脓效果不佳者,行胸膜腔闭式引流术。对个别并发支气管胸膜瘘的患者,可施行胸廓成形术,以消灭脓腔。

(李延来)

第四节 肺 脓 肿

肺脓肿是由于各种病原菌感染发生肺部化脓性炎症、组织坏死、液化而形成,以前称为非特异性肺脓肿,以区别继发于邻近感染来源的继发性肺脓肿,故又特称为原发性化脓性肺脓肿。临床上以高热、咳嗽、咳大量脓臭痰为特征。近20年来,由于抗生素广泛应用,肺脓肿的发病率已明显降低。

一、病因

正常人的鼻腔、口咽部有大量细菌寄殖,唾液中含有大量厌氧菌,齿缝中有很多的厌氧菌存在。急性肺脓肿的感染细菌,为一般上呼吸道、口腔的常存菌。常为混合感染,包括需氧和厌氧的革兰氏阳性与阴性球菌与杆菌。其中最常见的病原菌为葡萄球菌、链球菌、肺炎链球菌、梭形菌和螺旋体等。由于培养技术的改进,厌氧菌对肺部化脓性感染的重要性近年来才被重视。Gorbach 和 Bartlett 等 1974 年报道,吸入性肺炎与肺脓肿的厌氧菌感染占 85％～90％;Bartlett 等报道 45 例急性肺脓肿分离出 114 株厌氧菌的资料,单纯厌氧菌感染者占 58％,需氧菌和厌氧菌混合感染者占 42％。较重要的厌氧菌有胨链球菌、胨球菌、核粒梭形杆菌、类杆菌属、韦荣球菌、螺旋体等。除上述厌氧菌外,还有需氧或兼性厌氧菌存在。近年来,国外报道嗜肺军团杆菌所致肺炎,约有 25％形成脓肿。此外,乙型溶血性链球菌、流感菌嗜血杆菌、奴卡菌、支原体、真菌、卡氏肺囊虫等也可引起肺脓肿,但较少见。

二、分类和发病机制

(一)吸入性肺脓肿

吸入性肺脓肿占肺脓肿的 60％以上,病原体经口、鼻咽腔吸入,如扁桃体炎、鼻窦炎、齿槽脓肿或龋齿等的脓性分泌物,口腔、鼻、咽部手术后的血块。麻醉、乙醇和安眠药中毒、溺水、吸毒、癫痫发作、窒息或昏迷时,咽喉部保护性反射减弱或消失,肺的防御和清除功能被破坏,病原菌极易经支气管进入肺内。食管疾病如裂孔疝、贲门失弛缓症、鼻导管、鼻饲、气管造瘘术也是造成吸入的原因。有些患者未能发现明显原因,可能由于受寒、疲劳、全身免疫状态和呼吸道防御功能减低,在深睡时吸入口腔污染的分泌物而发病。

本型多为单发性,其发生与解剖结构及体位有关。因异物较易吸入右肺,在仰卧时好发于上叶后段和下叶背部;在坐位时,好发于下叶后基底段。当各种污物吸入而阻塞支气管后,远端肺组织萎陷,细菌迅速繁殖,引起化脓性炎症、坏死,继而形成肺脓肿。若脓肿与支气管相通,脓液可经支气管排出而形成空洞。在急性期,如脓液能顺利排出且有效药物控制病变可获愈合;若引流不畅,未能及时治疗,则病变扩大,侵犯邻近的肺段或全肺。在引流支气管有活瓣性阻塞时,可形成张力性空洞。肺脓肿多发生于远端支气管,病灶多见于肺表面下,易产生胸膜反应或粘连。脓肿破入胸腔时,可引起脓气胸和支气管胸膜瘘。肺脓肿在急性期如未能及时控制,迁延在 3 个月以上,则逐渐转变为慢性期,脓肿周围的急性炎症吸收,被纤维组织所包绕。在反复感染、组织破坏与修复交错演变的过程中,受累的支气管和肺部组织破坏同时存在。脓腔及周围肺组织有不同程度的纤维化,相关的支气管可有部分性梗阻和扩张,脓腔呈多房性,并有迂曲的窦道相通,系引流不畅,致炎症迁延扩散所致。由于两侧支气管在解剖学上的差异,右侧肺脓肿的发生率比左侧高,右侧约占 70％,左侧占 30％。

(二)血源性肺脓肿

由于肺外感染病灶的细菌或脓毒性栓子经血道播散至肺部引起小血管梗死,产生化脓性炎症,组织坏死导致肺脓肿。肺外感染病灶如皮肤创伤、感染、疖痈、骨髓炎、产后盆腔感染、亚急性细菌性心内膜炎、化脓性血栓性静脉炎、中耳炎、泌尿道或腹腔感染等。病原菌主要是金黄色葡萄球菌、革兰氏阳性杆菌和某些厌氧菌。败血症和脓毒血时,细菌或脓毒性栓子随血流至肺部,栓塞肺部小动脉,病灶多位于肺表面近胸膜处。肺动脉栓塞后,可引起肺组织坏死,迅速形成脓肿,常为多发性,如因炎症阻塞小的支气管,易形成活瓣状,也可形成张力性脓肿,或几个小脓肿融合成一个大脓肿。

(三)继发性肺脓肿

继发性肺脓肿多在某些肺部疾病的基础上继发感染所致,常见于支气管肺癌、肺囊肿、支气管扩张、肺寄生虫病、肺真菌病、支气管或肺异物、食管癌穿孔。肺部邻近器官化脓性病变或外伤感染、膈下脓肿、肾周围脓肿、脊柱旁脓肿等,穿破至肺引起脓肿。因其各有特殊的病理基础,与原发性肺脓肿不同,它们有不同的临床特点。大块肺梗死灶因局部有脓毒性栓子,或伴支气管继发感染,常有肺组织广泛破坏,进展迅速而形成脓肿,其病变多发,多位于下叶后段及外侧段,空洞壁较薄,内壁不光滑,常有胸膜渗出表现。

三、临床表现

(一)症状

急性吸入性肺脓肿起病急剧,患者常出现畏寒、高热、咳嗽、咳黏液痰或黏液脓性痰。炎症波及胸膜时可有胸痛、气急,常伴全身乏力、脉快、多汗、食欲减退。7～10 天后脓肿破溃到支气管,痰量大增,每天可达300～500 mL,为脓性痰或脓血性痰,有臭味,静置后可分 3 层。若为厌氧菌感染则痰有腐臭味。咳出脓性痰后,症状好转,体温下降。约 1/3 患者有咯血。脓肿可穿破进入胸腔则引起急性张力性气胸或支气管胸膜瘘。急性阶段若及时有效治疗可于数周内好转。如治疗不力、不彻底,迁延 3 个月以上则变成慢性肺脓肿,患者有慢性咳嗽、咳脓痰、反复咯血、不规则发热、贫血、消瘦等慢性消耗病态。

血源性肺脓肿先有原发病灶引起的畏寒、高热等脓毒血症的表现,以后数天才出现肺部症状,如咳嗽、咳痰等,痰量不多,咯血者很少见。

(二)体征

肺脓肿早期,病变小或位于肺脏深部可无异常体征。待脓肿形成,周围有渗出,叩诊可呈浊音或实音,语颤增强,呼吸音增强,有湿啰音。脓腔较大时,可有空瓮音。血源性肺脓肿体征大多阴性。慢性患者多呈消耗病容,面色苍白、消瘦或水肿。大多数患者均有杵状指(趾),少数患者可发生肺性肥大性骨关节病。有些患者由于炎症反复发作,病灶周围的胸膜产生粘连,在粘连中常有许多扩张的血管,这些血管和胸壁及肺血管沟通,形成侧支循环,即为左向右分流。检查时,体表部位有时可见到表浅的扩张血管,少数病例能听到收缩期或连续性血管杂音。伴有此种杂音的病例,术中出血量较大,应作充分准备。

四、辅助检查

(一)实验室检查

1.血常规

白细胞计数及中性粒细胞均显著增高。慢性肺脓肿患者白细胞可无明显改变,但可有轻度贫血改变。

2.血培养

急性期血液细菌培养可阳性,对病原菌诊断有帮助。

3.痰细菌培养

对排除其他微生物感染有帮助,如分枝杆菌属、革兰氏阳性及阴性菌、真菌感染等。

4.胸穿菌培养及涂片

当肺脓肿伴发脓胸时,应行胸穿,行厌氧菌及真菌培养,并做胸液涂片,做细菌革兰氏染色。

5.血清学检查

当军团菌感染时,可做试管凝集及酶联免疫吸附试验。支原体感染时,可行间接 ELISA 对患者双份血清做抗肺炎支原体 IgG、IgM 检测及冷凝集试验,阳性感染者对诊断有帮助。国内外已有从血流或脓液标本检测致病的厌氧菌酸性代谢产物进行诊断的方法。

(二)X 线平片

早期肺脓肿呈大片浓密模糊阴影,边缘不清,病变呈肺段分布。脓肿形成后,若脓液经支气管排出,胸片能显示液平面的圆形空洞,四周有较厚的云雾状炎性浸润。若支气管引流不畅,可形成张力性空洞,胸片表现为薄壁囊性空洞。急性期如引流通畅,空洞日渐缩小,周围炎症吸收。慢性肺脓肿,以厚壁空洞为主要表现,空洞大小和形态不一。空洞周围有纤维组织增生,边缘不整,四周可有放射状条索影,即所谓“长毛刺”。不少慢性肺脓肿可跨越肺段或肺叶的界限,常合并胸膜肥厚,有时胸膜增生可掩盖肺内病灶,只有加滤光板摄片或体层摄影,才能显示脓肿。少数病例,由于引流不畅,脓液不能排出而干涸,X 线上呈团块状浓密阴影,没有空洞或只有很小空洞,需与肺癌鉴别。为更清楚显示肺脓肿的实质病变,常需体层摄影检查,可以显示脓腔大小及部位,还可显示与支气管沟通的情况,在鉴别诊断上有意义。

血源性肺脓肿在肺的边缘部有多发的散在小片状炎症阴影或边缘较整齐的球形病灶,其中可见脓腔及液平面,随着炎症吸收可见局灶性纤维化。侧位 X 线检查,可明确脓肿的部位及大小,有助于体位引流及术前定位。

(三)胸部 CT 检查

CT 检查可见类圆形的厚壁脓腔,并可见液平,脓腔内壁常不规则,周围有模糊阴影。

(四)纤维支气管镜检查

纤维支气管镜检查是鉴别肺脓肿、结核、肿瘤、异物等的重要方法。通过组织活检,分泌物的细菌及瘤细胞检查,对确诊有很大价值,同时也有吸除脓痰,减轻感染的效果。

(五)支气管碘油造影

支气管碘油造影可以显示脓肿和继发病变的解剖位置、扩展范围,残余空洞也可显出。对确定诊断和手术范围有很大意义。

(六)食管钡餐造影

食管钡餐造影可了解有无支气管-食管瘘的存在。

五、诊断

肺脓肿的诊断主要依据病史,结合实验室检查。胸片显示肺野大片浓密炎性阴影中有脓腔及液平面。脓痰培养,包括厌氧菌培养,分离细菌,有助于做出病原学诊断。并发脓胸的患者应做胸腔穿刺,行胸腔积液的需氧菌及厌氧菌培养,也有帮助。

六、鉴别诊断

肺脓肿应与下列疾病鉴别

(一)细菌性肺炎

早期肺脓肿与细菌性肺炎在症状和 X 线表现上很相似。肺炎球菌肺炎最常见,有口唇疱疹、铁锈色痰而无大量黄臭脓痰。胸部 X 线示肺叶实变或呈片状炎性病变,边缘模糊不清,但无脓腔形成。痰或血的细菌分离可以鉴别。

(二)空洞性肺结核

应详细询问病史,肺脓肿有高热、寒战、痰多且有臭味,而空洞性肺结核无或有少量脓臭痰。肺结核的 X 线显示空洞周围的炎性病变较少,而且有不规则条索状病灶,卫星病灶和钙化斑点,并有同侧或对侧的支气管性播散病灶,空洞内有小液平面,痰中可发现结核菌。

(三)肺癌

肺癌发病缓慢,在 40 岁以上的患者,常无感染中毒症状。肿瘤阻塞支气管可引起阻塞性炎症。癌灶液化可形成癌性空洞,壁厚、偏心、内壁凹凸不平,无液平,空洞周围无炎症反应,但常可见到肺门淋巴结肿大。多次痰细胞检查、CT 断层扫描、支气管镜检及造影,可有助于与肺脓肿鉴别。

(四)肺囊肿继发感染

胸片显示囊肿呈圆形、腔壁薄而光滑,常伴有液平,周围很少有炎症表现。患者一般无寒战、高热、咳嗽、咳大量脓性痰病史。

七、治疗

(一)药物治疗

早期合理有效的内科治疗是根除肺脓肿的关键。有针对性地应用强有力的抗菌药物及良好的支气管引流是缩短疗程、提高治愈率的重要方法。

1.抗生素治疗

急性期应用大剂量有效抗菌药物治疗,85%～95%的患者能治愈。但应尽量在开始治疗前进行血液、胸液等细菌培养和药物敏感试验,根据结果针对性用药。

(1)青霉素:为首选药物。重症患者,每天应静脉滴注青霉素 2 000 万 U。同时可肌内注射链霉素,1 g/d;或阿莫西林 500～750 mg 口服,4 次/日,持续 4～6 周,直至症状消失;也可加用甲硝唑等广谱抗厌氧菌感染药物,毒性低,并能通过血-脑脊液屏障,不引起二重感染。

(2)克林达霉素:对厌氧菌疗效好,尤其对青霉素耐药菌敏感。也有学者认为青霉素和克林达霉素,或青霉素和甲硝唑合用,可作为常规治疗。对混合感染或致病菌不明的感染也可采用第二代或第三代头孢菌素与氨基糖苷类抗生素,或甲硝唑与氨基糖苷类抗生素联合应用。

2.体位引流及排液

体位引流及排液可按照脓肿的不同部位采用相应体位,3 次/日,每次15～30 分钟,辅以雾化治疗。如有条件或有必要可做纤维支气管镜检查,收集分泌物做细菌培养。如有异物和分泌物可及时吸出,并可将支气管扩张剂与抗生素滴注到病变部位。当病情危重,可用经皮闭式插管空洞引流,并发脓胸时应行闭式引流。

3.支持疗法

支持疗法是指增加营养,少量间断输新鲜血;使用支气管解痉剂和祛痰剂,排出痰液;也可选用中药治疗,有清热解毒、散结祛痰、去腐生新的作用。

(二)手术治疗

肺脓肿经积极内科治疗,效果不显著,因纤维组织大量增生,脓腔壁增厚,并发支气管扩张时,则应考虑手术治疗。

1.适应证

(1)肺脓肿病程在 3 个月以上,经正规内科治疗,无好转或反复发作者。但对年老体弱或有手术禁忌证者,仍应坚持积极内科治疗。

(2)发生威胁生命的大咯血,经非手术治疗无效时,应及时采取手术治疗,以挽救患者生命。

(3)支气管阻塞使感染不能控制,或经积极治疗 1 个月,仍显示巨大脓肿,空洞直径在 6 cm 以上者。

(4)不能与肺癌、真菌感染或肺结核鉴别时,应考虑手术治疗。

(5)慢性肺脓肿并发支气管扩张、脓胸、支气管胸膜瘘者。

2.术前准备

术前应进行充分的综合治疗,包括加强营养,积极控制感染,少量间断输血,改善全身情况,加强体位引流,使痰量减少到 50 mL/d 以下,体温、脉搏平稳,中毒症状消失。大多数慢性肺脓肿经外科治疗,可获良好结果。

3.手术方法

手术应采用支气管双腔插管全麻,应用侧卧位后外侧切口。此切口暴露好,有利于分离粘连、止血。慢性肺脓肿病程一般较长,病变范围广,粘连重。为防止剥破脓肿,可采用胸膜外剥离法。手术时,切除要彻底,范围要够大,原则上要求切面上无病变组织,否则术后留有残余病变,出现症状,并发脓胸或支气管胸膜瘘。若患者全身情况差,经准备后,仍不能承受肺切除手术,可酌情考虑做肺脓肿切开引流术。

患慢性肺脓肿时,肺切除范围应视手术中实际情况而定,尽量不做肺段切除。为了保证手术的良好效果,应做到完全切除病变的肺组织,并最大限度保留健康肺组织。游离病变时应细心操作,防止脓液污染胸腔。支气管残端不宜过长,缝合良好,并应用附近组织包盖,病肺切除后,胸腔应充分冲洗,并放入抗生素。随着麻醉及手术技术的日益成熟,外科治疗效果均很满意。

(李延来)

第五节　肺真菌病

一、肺曲霉病

(一)定义

由曲霉引起的肺部感染为肺曲霉病,是肺部最常见的真菌感染,可为原发性吸入感染。曲霉属中最有致病作用的真菌为烟曲霉。

(二)病理和临床表现

肺曲霉病可分为4种类型。

1.急性支气管肺炎型

(1)患者吸入大量曲霉孢子后,菌丝在支气管黏膜表面生长并引起急性支气管炎,但炎症反应较轻。

(2)如果炎症播散到肺组织,能导致肺组织化脓坏死及肺炎,形成肺曲霉性肉芽肿、肺血栓形成或出血性肺梗死。

(3)患者的主要临床表现有咳嗽、咳痰、发热和乏力等。

(4)梗死的肺实质溶解后,形成肺空洞。

2.变态反应性曲霉病

对曲霉过敏的患者吸入大量曲霉孢子后,发生曲霉性气管支气管炎与变态反应。患者有发热、咳嗽、哮喘、乏力和咳出黄绿色脓痰等症状。胸部 X 线摄片检查显示肺部有短暂性及游走性浸润灶。痰液检查可发现烟曲霉。

3.腐生性肺曲霉球

(1)最常见于肺结核空洞内,也是肺曲霉病最常见的表现形式。

(2)曲霉菌丝在肺空洞内生长繁殖,菌丝与空洞内的血液成分及坏死组织碎屑纠缠而形成曲霉球或菌丝体。

(3)患者最突出的症状为反复咯血,有时发生致命性大咯血。咯血原因为与支气管沟通的肺空洞内的感染侵蚀支气管动脉或 Rasmussen 动脉瘤所致。

(4)在 X 线胸片和 CT 片上,肺曲霉球表现为肺结核空洞内有结节影,结节与空洞内壁之间可见"半月"形透光区;结节在空洞内的位置可随体位的变动而改变。

4.继发性肺曲霉病

有肺部慢性疾病的患者,在全身抵抗力降低时,肺部继发曲霉感染。

(三)诊断

1.X 线胸片和 CT 扫描

肺曲霉病多见于上肺尖后段和下肺背段,常继发于肺结核或其他慢性肺病,本身无特征性 X 线表现。如在 CT 片上发现肺空洞内有曲霉球和半月征,具有诊断意义。

2.痰培养

多次痰培养发现曲霉菌丝和孢子,可作为肺曲霉病的诊断依据。肺空洞未与支气管沟通或曲霉球内的曲霉菌已经死亡,痰培养为阴性。

3.气管镜检查

有咯血症状的患者,气管镜检查有时能发现出血部位;如果支气管黏膜有充血水肿、坏死、肉芽组织或息肉样组织,要取活检后病检找到曲霉菌丝或孢子,可明确诊断。

4.肺穿刺活检

肺空洞性病变位于肺周边部的病例,经皮肺穿刺活检发现曲霉,能诊断为肺曲霉病。

5.血清学试验

痰培养阴性的病例,如果临床诊断考虑为肺曲霉病,血清学试验具有一定程度的敏感性和特异性。

(四)治疗

肺曲霉病的治疗应个体化,视具体病例而异。其自然病史变异很大,有些病例可自愈。但大部分患者的肺部病变长期存在,50%～80%有咯血。发生大咯血的危险性与病变大小、持续时间、并发症的类型以及既往有无咯血史无关。一旦有咯血,发生致命性大咯血的危险性约增加30%。

1.内科治疗

一般而言,诊断明确、咯血症状不严重的肺曲霉病患者,应首先进行内科治疗。

(1)半坐位卧床休息。

(2)静脉补液、使用止血剂和抗生素。

(3)面罩吸氧和呼吸道湿化,可用镇咳药及体位引流等。同时,要严密观察病情,警惕发生大咯血的可能性。对肺曲霉病,全身抗真菌药物治疗多无效。

2.外科手术

肺曲霉病肺切除术治疗,要正确评估和权衡肺部病变和肺切除之间的危险性。单纯肺曲霉病,咯血及手术风险较小;复合肺曲霉病的咯血和手术风险较高,宜考虑施行肺空洞造口术和转移肌瓣填塞肺空洞及肺空洞内使用抗真菌药,有的还应进行支气管动脉栓塞疗法。

(1)肺切除术的适应证:①反复大咯血的患者或肺空洞合并曲霉球;②致命性大咯血的患者;③慢性咳嗽伴有全身症状者;④原肺部病变周围出现进行性浸润影者;⑤肺部有不明原因的肿块影者。

(2)肺切除术式:通常为肺段切除术和肺叶切除术,原则是要切除包括曲霉病病灶在内的全部不健康的肺组织,但极少有需要进行一侧全肺切除术的病例。

(3)复合肺曲霉病在术中可能遇到的手术技术上的困难有以下几种:①肺空洞周围有致密纤维性粘连;②胸膜腔内有广泛膜状或纤维条索状粘连,胸膜腔消失和肺裂内致密粘连,肺裂不清楚;③支气管动脉增粗并扭曲;④病变周围肺组织发生炎性纤维化;⑤脏层胸膜增厚;⑥肺切除术后余肺不能充分膨胀,胸膜残腔难以消灭等。若胸膜残腔较大,可以用胸膜帐篷、全胸膜剥脱、带蒂肌瓣填塞或大网膜转移法减少或消灭残腔。在极个别病例,可进行胸廓成形术。

(五)术后并发症和疗效

肺曲霉病肺切除术的并发症发生率与患者的长期生存率主要与手术病例的选择和术后处理有关。最常见的并发症为术后肺曲霉病广泛播散及继发细菌感染。复合肺曲霉病患者术后5年生存率约85%。患者常死于原有的肺部疾病。术后肺切除标本切缘有真菌侵袭的病例,要用抗真菌药治疗,预防肺曲霉病播散。

二、肺放线菌病

(一)定义

因以色列放线菌侵入肺部而引起的慢性化脓性肉芽肿性疾病称为肺放线菌病。放线菌菌丛边缘的菌丝呈放线状排列,菌丝末端呈棒状增大,故称为放线菌。

(二)病理

(1)肺放线菌病多见于肺下叶和右肺中叶,在肺实质内形成质地坚硬的黄色肉芽组织结节,内含蜂窝状小脓肿,脓液内可找到放线菌菌丝。

(2)肉芽肿周围常有厚层瘢痕组织包裹。因病变常在肺周边部,易累及胸壁而形成胸壁脓肿和窦道,经久不愈。

(3)如果放线菌侵犯支气管黏膜,可形成支气管黏膜肉芽肿。

(三)临床症状

(1)无特异性。在发病早期,患者有咳嗽、咳痰或痰中带血,中后期有发热、全身不适、大量咳痰或咯血。

(2)肺部病变严重者有脓毒血症的表现。

(3)感染累及胸膜及胸壁时,有胸痛、胸腔积液和胸壁脓肿等临床表现;胸壁脓肿破溃后形成瘘管或窦道,长期排脓有的病例,胸壁脓肿能导致局部肋骨、胸骨或椎骨感染。

(四)诊断

肺放线菌病的诊断困难。

1.胸部 X 线摄片检查

(1)可表现为肺周边部进行性浸润影,或肺野内有散在的不规则阴影,有的病例表现为大片状肺实变阴影,内含小透亮区,有时可见密度较高的肺纤维化阴影。

(2)胸廓骨骼受累时,能显示骨膜炎改变。这些 X 线征象缺乏特异性。

2.痰和脓液检查

镜检发现其中有由放线菌菌丝构成的淡黄色小结节(菌丛),即硫黄颗粒,能明确诊断。

(五)治疗

诊断清楚的肺放线菌病,如果未发生并发症,应用抗生素进行治疗。外科手术治疗的适应证有以下几种。

(1)合并脓胸要进行胸腔闭式引流;形成包裹性脓胸时,宜施行胸膜剥脱术。

(2)肺实质慢性纤维化伴肺实变或支气管扩张的病例,应考虑行肺切除术。

(3)肺放线菌病导致胸壁感染,形成多发性胸壁窦道或瘘管者,须进行手术切除,术中要彻底切除受侵蚀的肋骨、肋软骨和胸骨等。

三、肺组织胞浆菌病

(一)定义

因吸入荚膜组织胞浆菌的孢子而引起的肺部真菌感染为肺组织胞浆菌病,该菌为二态性(菌丝型和酵母型)。

(二)发病机制

(1)组织胞浆菌的孢子与断裂的菌丝吸入到肺内后,被人体中性粒细胞和肺泡巨噬细胞吞噬,在细胞内转化为酵母型组织胞浆菌。

(2)酵母型在巨噬细胞内增殖约 15 小时后,可使巨噬细胞破裂,释放有致病力和生存力的酵母型组织胞浆菌,引起肺局部病变。约 2 周后,在肺内形成炎性纤维性肉芽肿或干酪样坏死、钙盐沉着,表现为肺内多发的小钙化灶。

(3)AIDS 患者感染组织胞浆菌后,真菌可通过肺门淋巴结进入血循环,造成全身播散,病死率极高。

(三)临床类型与症状

1.原发型

约 90％的患者无临床症状,但胸部 X 线摄片检查可显示肺部有大小不等的浸润灶。

2.播散型

人体感染组织胞浆菌后,全身多个脏器和组织发生组织胞浆菌病。患者有发热、咳嗽、腹泻、头痛、肝脾和浅表淋巴结肿大、贫血和中枢神经系统受累症状。患此型的婴幼儿和未治疗病例多数死于 DIC 和败血症。

3.慢性肺空洞型

该型约占有症状的组织胞浆菌病例的 10％,而且多数患者有慢阻肺(COPD)等肺部基础疾病,约 90％的肺空洞位于肺上叶。典型的 X 线表现如下。

(1)反复的肺斑片状实变伴有空洞形成、瘢痕化和肺组织溶解。

(2)肺空洞多呈进行性扩大,并有新空洞形成,而且可播散到肺的其他部位或形成支气管胸膜瘘。

临床症状与肺结核相似,患者有发热、咳嗽、夜汗、呼吸困难和体重减轻等,有的出现咯血。

4.纵隔肉芽肿与纤维化纵隔炎

(1)表现为干酪性纵隔淋巴结融合并被周围组织包裹,形成单发的肿块,一般较大,为纵隔淋巴结的肉芽肿性炎症反应所致。

(2)纵隔肉芽肿的最常见病因也是组织胞浆菌感染,多位于右侧气管旁和肺门。如其为进行性肿大,可压迫上腔静脉、气管支气管、肺动脉以及食管;干酪性淋巴结还可破入食管、呼吸道和纵隔。

(3)纤维化纵隔炎是组织胞浆菌所致纵隔肉芽肿的晚期表现,是纵隔肉芽肿破溃后干酪性物质播散到纵隔内而引起的剧烈炎性反应的结果,往往累及整个纵隔结构,也是良性上腔静脉梗阻的常见原因。

(四)诊断

临床所见多为慢性期(晚期)患者,诊断困难。下列检查可供参考。

(1)胸部 X 线摄片和 CT 扫描:表现为肺部多发结节影伴钙化,肺部肿块影或片状影,肺空洞形成及其周围有纤维组织包裹,肺门及纵隔淋巴结肿大或融合呈肿块影。

(2)肺或纵隔病变穿刺活检及培养:如发现组织胞浆菌,可做出诊断。本病有自限性,阳性率很低,不足 10%。

(五)治疗

1.内科治疗

如诊断明确,患者有症状或并发症,应选择两性霉素 B、伊曲康唑或酮康唑等广谱抗真菌药治疗。

2.外科治疗

内科治疗无效,患者有肺空洞及咯血、气管支气管狭窄、上腔静脉梗阻、气管支气管或食管呼吸道瘘时,要进行外科手术治疗。手术方案视具体病例而定。因胸内有广泛致密炎性粘连,肺血管与纵隔其他重要结构的解剖分离有很大困难和风险,应予以高度重视。术后,要继续抗真菌、抗生素治疗。抗真菌药要持续 8～12 个月,并注意随访。

四、肺隐球菌病

(一)定义

由新型隐球菌感染而引起的急性、亚急性和慢性肺真菌病为肺隐球菌病。其孢子经呼吸道侵入肺部后,对中枢神经系统有亲嗜性或亲和力,往往经血行播散到脑及脑膜,形成隐球菌性脑膜炎,称为播散性隐球菌病,可播散到其他部位。

(二)病理特点

(1)荚膜产生的毒素对肺组织有毒性作用,而大量繁殖的菌体对周围细胞具有机械压迫作用。

(2)在肺内的病理表现为完全缺乏炎性细胞反应至形成大量肉芽肿病变,这种差异与患者的免疫功能有关。

(3)肺隐球菌性肉芽肿好发于两肺下叶,直径一般为 2～8 cm,多发或单发而形态不规则;有的直径可达 10 cm,色灰白,质地坚韧。

(4)镜下,在病变组织内能查到隐球菌。

(5)AIDS 病例中,肺内无肉芽肿,但肺泡内可找到大量该菌孢子。

(三)临床表现

免疫功能正常的患者有低热、咳嗽、胸痛、轻度呼吸困难、血痰或咯血、夜汗、疲乏及体重减轻等症状,无特异性。中枢神经系统受到感染后,肺部症状常被掩盖。

(四)诊断

有中枢神经系统症状的病例,脑脊液检查及培养发现隐球菌,即可确诊。肺隐球菌病的诊断困难,必须明确有无肺外播散。

1.X 线胸片和 CT 扫描

(1)结果常表现为肺部单发、多发结节影或孤立性肿块影,边缘可有分叶,密度均匀或高低不等。

(2)有的病灶内见有钙化或空洞,多误诊为肺癌。

(3)有的肺部病变呈片状浸润影,能累及几个肺段,有的可累及两个肺叶。

(4)个别晚期病例可伴有胸腔积液和(或)肺门淋巴结肿大。这些影像学表现亦无特异性。

2.痰涂片检查及培养

多次查到隐球菌者有诊断意义。

3.隐球菌检查

经环甲膜穿刺吸取痰液进行隐球菌检查,屡获阳性结果者,诊断意义更大。

4.肺穿刺活检

X 线检查显示肺部有较大结节影或肿块影的病例,经皮肺穿刺活检标本内发现隐球菌时,一般能诊断为肺隐球菌病。

(五)治疗

治疗包括内科药物治疗和手术治疗。

1.内科治疗

病因学诊断明确,并有肺外播散(尤其是中枢神经系统有感染)的病例,要根据原发灶的部位和患者的免疫功能进行治疗。免疫功能有损害的病例,宜用两性霉素 B 和 5-氟胞嘧啶联合进行抗真菌治疗。

5-氟胞嘧啶对骨髓有潜在毒性作用,对侵袭性肺隐球菌病或隐球菌性脑膜炎病例使用该药时,要注意监测其在血浆内的浓度(水平)。

2.外科治疗

肺隐球菌病经内科抗真菌治疗后肺部肿块影不见吸收或消散,肿块较大,或者无法与肺部肿瘤(肺癌)进行鉴别诊断时,应进行外科手术治疗。一般行肺局部切除术或肺叶切除术。术后继续抗真菌治疗和随访。

(李延来)

第六节 肺 囊 肿

一、概述

肺囊肿又称肺内支气管囊肿,是胚胎发育异常引起的先天性疾病。其病理分类和命名比较混乱,意见不一,目前比较一致地称其为先天性肺囊性疾病,好发于幼年或青年,其发生率为0.16%,男:女为 1:1,左右两侧发生率相等。肺囊肿可单发或多发。先天性肺组织囊性发育畸形包括囊性腺瘤样畸形、肺隔离症、先天性肺叶气肿、支气管肺囊肿及先天性囊性支气管扩张。

二、病因病理

在胚胎第 5 周,由原肠发生的肺芽分支成两个支气管芽,此后逐渐发展形成支气管树和肺泡。肺芽在发育初期是索条状组织,逐渐演变成管状。如果胚胎发育发生障碍,索条状结构不能演变成管状,远端的原始支气管组织与近端组织脱离,逐渐形成盲管,管腔内的分泌物不能排出,积聚膨胀就形成含黏液的囊肿。肺的发育过程可以持续至出生后至 14 岁,故肺囊肿可以在出生时形成,也可以于出生后至 14 岁前形成。

由于肺芽发育障碍的发生时间和部位不同,囊肿可以是单发或多发。如果肺芽索条状组织在尚未分支之前发育障碍,则形成单发的、孤立的肺囊肿;如果肺芽发育障碍发生在分支以后,则形成多发肺囊肿;如果一叶或多叶肺组织被蜂窝状的肺囊肿所占据,则称为多囊肺,也有人将其称为先天性囊性支气管扩张。发生在气管或主支气管分支阶段的发育障碍形成的囊肿,大多数位于纵隔内,称为支气管囊肿。最常见位于气管分叉或主支气管附近,囊肿很少与气管直接相通,多半是紧邻气管或二者之间有一软骨瘘管。发生在小支气管分支阶段的发育障碍形成的囊肿,多数位于肺组织内,称为支气管肺囊肿或肺囊肿,占全部支气管囊肿的 $50\% \sim 70\%$。

先天性肺囊肿的囊壁厚薄不一,内层由柱状或假复层纤毛上皮细胞组成,在发生感染时则为扁平上皮所覆盖,部分为炎症肉芽组织;外层为结缔组织,有弹力纤维、平滑肌纤维、黏液腺、软骨等组织。部分肺囊肿找不到黏液腺及软骨,但有柱状及假复层纤毛上皮细胞等组织结构,这是因为囊肿发生在肺泡的末梢支气管的缘故。由于囊肿不参与呼吸,囊壁组织内无炭末色素沉着,可与后天性肺囊肿鉴别。

先天性肺囊肿发生感染后,上皮层破坏,容易与后天性肺囊肿混淆。支气管囊肿的囊壁同样是由假复层纤毛柱状上皮、软骨、平滑肌、纤维组织和黏液腺组成。个别的支气管囊肿可发生恶变,转为支气管腺瘤。有些囊肿,特别是那些与食管紧密相连的囊肿,含有纤毛上皮、鳞状上皮或胃黏膜。偶有上述 4 种上皮同在一个囊肿内。

囊肿形成后充满黏液,称含液囊肿。这种液体可以是澄清液、血液或凝固血块。囊肿可与支气管相通,但通道较细,若有部分液体排出,气体进入囊内,则可形成液气囊肿。若通道较大而畅通,则囊肿内的黏液全部排出,囊内充盈气体,称为气囊肿,如果通道因感染而形成活瓣,则形成张力性囊肿,从而可压迫正常肺组织,可引起明显的临床症状,此时应与气胸相鉴别。

先天性肺囊肿的病理分类争议较大,多数学者认为先天性肺囊肿在病理上可分为以下几型:①支气管型囊肿;②周围肺泡型囊肿;③间皮细胞囊肿;④囊性淋巴管扩张;⑤先天性腺瘤样畸形;⑥肠源性囊肿。

三、临床表现

支气管囊肿患者可以长期无症状或症状轻微,所以经常被忽略,通常在体检时偶然发现。一旦囊性病变与小支气管沟通,引起继发感染或产生张力性气囊肿、液囊肿、液气囊肿或破溃后产生张力性气胸等压迫肺组织、心脏、纵隔和气管移位时,就会出现临床症状。症状大体分为两大类,一是囊肿本身产生的压迫症状,如压迫支气管和周围的肺组织,出现喘鸣、咳嗽。二是感染症状,包括咳嗽、咳痰、低热,及少量咯血等。在不同发病年龄,其临床表现也不尽相同。

(一)婴幼儿期

张力性支气管源性囊肿、肺大叶气肿和肺大疱较多见。临床上常呈现胸内张力性高压症状,表现为呼吸急促、发绀或出现呼吸窘迫等症状。体检见气管移向对侧,患侧叩诊鼓音,呼吸音降低或消失。患侧肺囊性病变导致肺不张,纵隔、气管移位,并可呈现纵隔疝和同侧肺不张。患者病情危急,如不及时诊断和治疗,可因呼吸衰竭死亡。

(二)儿童期

儿童期患者较多见的为支气管源性囊肿。临床表现为反复肺部感染。患者常因发热、咳嗽、胸痛就诊。症状类似支气管肺炎。

(三)成人期

成人期患者常无症状,通常因继发感染出现症状,如发热、咳嗽、脓痰、咯血、胸闷、哮喘样发作、劳累性气促和反复出现气胸等症状。需与肺脓肿、脓胸、支气管扩张、肺结核空洞和肺部肿瘤等鉴别。

四、诊断

纵隔支气管囊肿多位于纵隔内,常为单个单房,内有液体或黏液,一般与支气管树相连,但并不相通。肺囊肿多位于外周肺实质内,单发囊肿更为多见。偶有体积较小的多发肺囊肿,集中在一叶内,称作细支气管囊肿,与囊状支气管扩张难以区分。肺囊肿的诊断主要依据影像学检查及手术病理检查结果。

(一)X 线检查

肺囊肿 X 线正、侧位胸片所显示的形态,可分为以下四型。

1.气囊肿型

一般好发于肺野内带、肺门附近或心缘旁,是一个孤立圆形或卵圆形阴影,边缘光滑锐利,密度均匀,壁薄而光滑。囊肿周围肺组织无浸润,囊肿阴影可以在吸气时由圆形变成卵圆形,而在呼气时又从卵圆形变成圆形。若引流囊肿的支气管发生部分阻塞,则囊肿呈张力性,严重时肺被控压至肺门部,纵隔移向健侧。

2.液囊肿型

肺野内呈现圆形或类圆形的致密阴影,边缘完整,密度均匀,周围有轻重不一的炎性改变。

3.液气囊肿型

肺野内呈现圆形或类圆形囊腔,内有液平面,液平的大小随引流支气管通畅程度的不同而变化。

4.蜂窝型

囊肿通常局限在一叶肺内,在多发囊肿的空腔内有时有大小不等的小液面,在透光的囊腔间有粗细不等的间隔或小梁存在,从而构成网状结构,形似蜂窝,故又名蜂窝肺。其周围正常肺纹理被推挤于囊肿周围。

(二)CT 检查

CT 检查可显示囊肿的密度及解剖关系,纵隔内支气管囊肿一般单发,呈圆形或类圆形,多位于中纵隔气管旁和隆突下。囊肿一般呈均匀低密度,少数呈软组织密度,囊肿对周围组织有一定压迫。肺内支气管囊肿可单发,也可多发,可发生于肺的任何叶段,但以双下肺居多。多发肺囊肿可聚集成堆,合并感染时连成一片,可见多个气液平堆聚在一起。囊肿可含液、含气或含气液,囊内容物可发生钙化。含气囊肿可合并曲霉球形成,囊肿壁一般较薄。囊肿反复出血、感染者呈软组织密度肿块影,囊肿壁增厚、不规则,囊肿周围可出现斑片状及索条状浸润影,有时囊肿壁可发生钙化,钙化多为点状或不连续弧线状。

(三)支气管造影

有助于观察肺囊肿的部位和支气管发育情况。对比剂一般不进入囊肿内。

(四)产前超声波检查

产前超声波检查可以发现宫内胎儿先天性肺囊性病变,包括肺囊肿。超声波检查诊断准确性可达70%。如出生后得到进一步证实,可早期及时手术治疗,避免引起致命的呼吸窘迫和严重肺部感染。

五、鉴别诊断

(一)先天性囊性腺瘤样畸形

先天性囊性腺瘤样畸形是以细支气管过度生长为特征的一种肺发育异常,特征与错构瘤相似,但一般无软骨组织。病理组织学按 Stocker 标准分型可分为 3 型。Ⅰ型病变的显著特征是存在大的厚壁囊腔,直径多>2 cm。囊腔内衬假复层纤毛柱状上皮,厚壁周围有平滑肌和弹力组织。在囊肿之间或邻接囊肿存在肺泡样结构。Ⅱ型病变以多分隔囊腔为特征,最大直径通常<1 cm。囊肿衬覆立方至高柱状纤毛上皮,只有很少的假复层上皮,结构介于呼吸性细支气管与扩张的衬覆上皮的肺泡之间。Ⅲ型病变大体上看为较大、坚实的肺组织肿块,病理上病变类似细支气管样结构,衬有纤毛立方上皮。肺囊肿与先天性囊性腺瘤样畸形的鉴别主要依据病理组织学特点。

(二)囊状支气管扩张

囊状支气管扩张多发生于两肺下部胸膜下 5 mm 的范围内,临床上常有多咳、多痰及咯血等典型症状,CT 表现有印戒征、杵状及蜂窝肺(3~5 mm 直径大小)等,另外还有小叶间隔增厚、肺气肿、肺不张、周围炎症及纤维化等征象,一般无肺叶发育不全。支气管扩张腔内多有积液,而多发性肺囊肿内一般无积液,推测是由于前者支气管管壁弹性组织不足,收缩无力,分泌物难以完全排除所致,而后者膨胀的管壁不乏弹性组织,收缩时能将分泌物完全排出。支气管扩张常因伴有肺动脉分支显示,横断面形成"印戒征",认为此征是支气管扩张的特征性表现,而多发性肺囊肿却无印戒征表现。

(三)慢性多房型肺脓肿

慢性多房型肺脓肿有时不易与肺囊肿急性感染区别,但该病多有大量脓臭痰,经治疗炎症被控制后,空洞消失较快,CT表现一般以多房性空洞为主,壁较厚,有或无液平,空洞周围可见不同程度慢性炎症形成的纤维化病变。而肺囊肿炎症吸收后可显示囊壁,如发现囊壁有多发点状或不连续弧线样钙化则较易鉴别。

(四)肺棘球蚴病

棘球蚴病(包虫囊肿)是一种寄生虫病,流行于我国西北牧区。由于人口流动等原因,原来仅流行于牧区的棘球蚴病,在非流行地区也可间接接触而受感染。肺包虫囊肿是一种不断扩展的占位性病变,以年为单位倍增,囊壁较薄。较小的囊肿一般不引起症状,长到一定程度对周围组织产生压迫,继发感染可有胸痛、咳嗽、发热等症状。胸部X线片及CT可见囊肿内有液平,其上方可见两层弧形透亮影。若有内囊破裂,部分囊膜漂浮在囊液上,呈现"水上浮莲征"。

(五)小叶中心型肺气肿及肺大疱

该病属肺内空腔性病变,一般多见于老年人,慢性支气管炎患者常见,多发生在肺尖、肺底、肺外带胸膜下等,有或无完整的壁,壁菲薄,无液平,周围一般无渗出性病变,无肺叶发育不全。

(六)肺结核空洞

肺结核空洞应与单纯含气囊肿鉴别,临床上有咳嗽、咳痰、咯血、潮热、盗汗等典型症状。一般情况下肺结核CT表现为空洞壁较厚,且厚薄不均,病变呈多形性,好发于上叶尖后段及下叶背段,多发大小不一。空洞周围有增殖性、渗出性及纤维化。虽与囊肿反复感染时相似,但肺结核多有周围卫星病灶,以及其他肺叶结核灶。

(七)先天性膈疝

其好发于左侧,临床亦以呼吸窘迫为主要表现,有肠鸣音亢进、腹痛等腹部症状。钡剂造影有助于区别。

(八)张力性气胸

张力性肺气囊肿应与气胸鉴别。肺囊肿位于肺实质内,肺尖、肺底及肋膈角部位可见含气肺组织影,而气胸其气体位于胸膜腔,受挤压的肺组织被推向肺门、胸片,有助于区别。

(九)肺癌

肺癌患者发病年龄大,CT上球形病变密度较囊肿高而不均匀,癌性空洞不规则,呈偏心性,凹凸不平,常有小结节突入腔内,洞内可见液平面,洞壁厚薄不均,洞壁外缘常有分叶,边缘有短细毛刺,有的可见胸膜牵拉征,支气管镜、穿刺活检及PET/CT有助于明确诊断。

六、治疗

先天性肺囊肿不能自愈,常导致继发感染增加治疗困难,故一旦诊断成立,无手术禁忌证均应尽早手术治疗,年龄幼小,并非手术的绝对禁忌证。手术时机应视病情轻重及是否有继发感染情况而定。若合并感染者,术前应抗感染及对症支持治疗,待体温及白细胞正常后方可手术。有心、肺功能障碍者,术前应积极纠正,待心肺功能恢复后再进行手术。凡出现呼吸窘迫者,应即行气管插管、机械辅助呼吸。床边摄片如发现液气胸,应行胸腔闭式引流减压,争取急诊手术。如病变广泛,肺功能严重下降,或合并存在严重心、肝、肾等器质性疾病时,应列为手术禁忌。

临床拟诊肺囊肿时,应避免做胸腔穿刺进行确诊,以免引起胸膜腔感染或发生张力性气胸。个别病例表现为严重缺氧、发绀、急性呼吸窘迫,又无条件做急诊手术,可考虑行囊肿穿刺引流,达到暂时性减压、解除呼吸窘迫症状的目的,作为术前一种临时性紧急处理措施。

对无症状的肺囊肿可以择期手术。当囊肿体积占一侧肺 1/4～1/3 时,则不宜等待。因肺囊肿本身为无效腔空气,不参与气体交换,周围被压缩的肺组织内有静脉血通过,回流到左心形成静脉分流,均对呼吸、循环功能产生不利影响。切除囊肿有利于恢复肺功能,有时囊肿越大手术效果越好。

手术方式应根据病变部位、大小、感染情况而定。孤立于胸膜下未感染的囊肿,可做单纯囊肿摘除术;局限于肺缘部分的囊肿,可做肺楔形切除术;囊肿感染而致周围粘连或邻近支气管扩张,则做肺叶或全肺切除术。双侧性病变,在有手术适应证的前提下,可先做病变严重的一侧。小儿以尽量保留正常肺组织为原则。

典型的无症状单发肺囊肿,无继发感染,外科手术一般无困难。主要问题是术中定位,肺囊肿的质地与实性肿块不同,术中探查有可能不易找到囊肿所在的肺叶。因此,术前要认真研究影像学资料,明确肺囊肿所在的部位,以便术中明确切除范围。这种肺囊肿一般来说手术处理和术后过程都会比较顺利,预后颇佳。但是肺囊肿合并多次继发感染,会造成囊肿周围界限模糊,肺门淋巴结炎性肿大、粘连,肺动脉解剖层次欠清晰,支气管动脉增粗。尤其是多发性肺囊肿并发长期反复感染,胸膜腔严重粘连,与胸壁形成多发的侧支循环,手术分离粘连就能出上千毫升血。另外,在这种情况下处理肺门也会有相当的难度,术中特别要注意,尽可能将扩张的支气管动脉一一结扎,有时术者用电灼止血,支气管动脉为体循环血管,当血压波动,有可能使结痂脱落,造成术后出血。

肺囊肿一般为良性病变,其切除范围应本着尽可能多地保留肺组织的原则,尽量行局部切除。现在外科器械在临床上应用已经很广泛,无论是开放手术还是腔镜下手术,切割缝合器均能有效地封闭局部切除的肺残面,避免术后出血和漏气。在多发囊肿、囊肿合并感染、巨大囊肿的情况下,可以考虑肺叶切除。

肺囊肿一般无癌变,但也有极少个案报道。这些个案报道中,分不清是肺囊肿合并肺癌,还是囊肿本身癌变。无论如何,如果遇到类似情况,当然应当按照肺癌的外科治疗原则进行相应处理。

成人患者若术前痰量很多,手术时需做双腔气管插管麻醉,避免痰液倒流至对侧。小儿可采用患侧低位的低俯卧位开胸,进胸后先行结扎病肺支气管。对于小儿患者囊肿张力较大时可以先穿刺置管减压后再行手术治疗,以免术中挤压,感染波及对侧肺。术中注意观察余肺收缩功能,对合并有肺叶不张或功能不良者应行肺段或肺叶切除,以免残留较小囊肿。

（李延来）

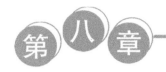

胸 壁 疾 病

第一节 漏 斗 胸

漏斗胸是胸骨的凹陷畸形。其特征性表现为第1肋、第2肋和胸骨柄在正常解剖位置,而下部肋软骨、胸骨体及剑突向后、向下凹陷。剑突凹陷最深,附着于胸骨两侧的肋软骨随之向下、向内凹陷弯曲,形成漏斗胸的侧壁,胸骨体则为漏斗胸的底部。

一、病因

漏斗胸属于前胸壁骨骼的先天性畸形,病因不清楚,一般认为可能的病因有以下几种。

(1)膈肌发育异常,即膈肌前部有发育异常的肌纤维牵拉胸骨体和剑突,使之向内凹陷而形成漏斗畸形,这类患者常合并先天性膈疝。

(2)第2肋以下肋软骨及肋骨过度生长而过长,胸骨体与剑突发生代偿性向后移位,形成漏斗胸。

(3)在胎儿发育过程中,如果胸骨、肋骨和脊柱的发育不平衡,肋软骨太长而向后挤斥胸骨便可导致漏斗胸。

(4)漏斗胸病例肋软骨的病理改变类似脊柱侧弯的病理表现,呈无菌性骨质坏死及炎症过程,但其病因仍不明。

(5)约35%的漏斗胸患者有胸壁畸形家族史,提示其发病有家族倾向。部分患儿合并马方综合征与脊柱侧弯畸形。目前对这些现象之间的关系并不了解。

二、病理和病理生理

(1)漏斗胸的典型病理改变是胸骨体与剑突从胸骨角以下向后凹陷,在剑突处凹陷最深,两侧肋软骨随之向后弯曲和下陷,肋软骨的倾斜度亦逐渐增加。

(2)漏斗胸畸形严重的病例,其胸骨与椎体之间的距离很小,几乎相互接触。

(3)有些病例胸骨向后凹陷的最低处(漏斗底部)并非位于身体中线,而是位于左或右侧椎旁沟,脊柱(胸椎)后凸随之增大。

(4)明显的漏斗胸可妨碍肋骨运动,心脏和肺受压移位,影响右心的血液充盈和搏血量以及肺的通气功能,容易诱发肺部感染。漏斗胸畸形及症状往往随年龄的增长而加重。

(5)畸形严重者,在参加较剧烈的体力活动时出现发绀和心律失常,最终可导致充血性心力衰竭,反映出漏斗胸对心脏的压迫和对血流动力学的影响。

漏斗胸患儿前胸壁的外观与胸廓横断面如图8-1所示。

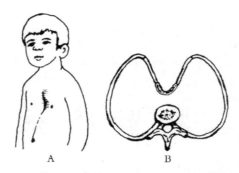

图 8-1　漏斗胸患儿前胸壁外观与胸廓横断面图示

A.胸骨凹陷畸形(漏斗胸);B.胸廓横断面:胸骨及相邻肋软骨明显向后凹陷,呈典型的漏斗状

三、分型

根据胸骨向后凹陷的范围及畸形的表现,将漏斗胸分为以下 4 型。

(一)广泛型

胸骨从胸骨柄至剑突及相邻的两侧肋软骨都向后凹陷,但凹陷相对较轻,胸廓外观较扁平。凹陷范围可超过乳头连线。

(二)普通型

胸骨凹陷占其长度的 1/3 以上,凹陷深度为 3~4 cm,容量为 40~80 mL,多有心肺受压表现。漏斗畸形位于中央或偏向一侧。

(三)局限型

胸骨下 1/3 凹陷,剑突处凹陷最深,漏斗畸形小。

(四)混合型

除漏斗胸之外,合并前胸壁某处凸起,有的与鸡胸并存。

四、症状和体征

(1)漏斗胸一般见于小儿或儿童,漏斗畸形轻的患儿多无症状,畸形严重的病例常有反复呼吸道感染和心功能差的表现,运动耐量降低,自觉心悸、气短和容易疲劳。

(2)年龄稍大的儿童主诉肋软骨凹陷畸形区有疼痛或在运动后心前区有疼痛,发育亦较差。

(3)典型的体征:胸骨凹陷呈漏斗状,颈肩前倾,凸腹及后背呈弓状(圆背)。

五、诊断

(1)漏斗胸的诊断比较简单,通过望诊便能做出诊断。

(2)胸部 X 线摄片检查和 CT 扫描能判断胸骨和肋软骨凹陷严重程度、心脏受压移位的情况及有无肺部感染或支气管扩张。

(3)胸部触诊能发现心尖冲动移位或一过性房颤。有的病例中,胸骨左侧可闻及心脏收缩期杂音。

(4)漏斗胸内注水法是判断其严重程度的简单、实用方法:患儿取仰卧位并向漏斗内注水,若其容量达 200 mL 左右,即为重症漏斗胸。

(5)心电图检查可能发现有心律失常或有束支传导阻滞。心脏超声偶尔发现有二尖瓣脱垂。

六、治疗

3 岁以下的漏斗胸患儿有自然矫正畸形的可能。手术年龄以 3~6 岁为宜。

(一)手术适应证

(1)明显而严重的漏斗胸。

（2）漏斗胸导致心脏受压或移位的患儿。

（3）漏斗胸造成患儿精神或心理负担,影响今后生活者。

（二）手术方法

常用胸骨抬举术,即对凹陷的胸骨和肋软骨施行 V 形截骨术后,将胸骨体抬举到正常位置,并用 Kersh 针横行穿过胸骨体,Kersh 针两端同时固定相应的左、右两侧肋骨上,纠正漏斗胸畸形。用于胸骨内固定的 Kersh 针在术后 1～2 年后拔除。胸骨抬举术修复漏斗胸的主要手术步骤如下所述(图 8-2)。可采用前胸壁横行弧形切口或胸骨表面正中切口。

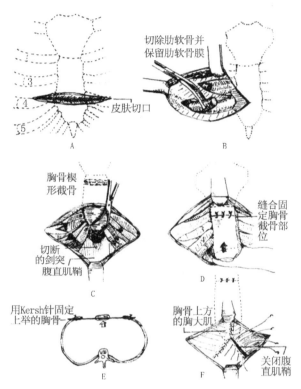

图 8-2　胸骨抬举术修复漏斗胸的主要手术步骤

（1）在乳头连线下缘行弧形切口,逐层切开皮肤和皮下组织;纵行分离两侧胸大肌、胸小肌在胸骨的附着处,依次显露第 3～7 肋软骨。

（2）沿肋软骨走行方向横行切开第 3～7 肋软骨骨膜并进行钝行分离后,在肋软骨与胸骨和肋骨交接处切除畸形凹陷的肋软骨。切除肋软骨时可用 Allis 钳将其夹住后提起,切除比较容易。

（3）用巾钳夹住胸骨,分离并切断腹直肌在剑突及第 5～7 肋软骨的起点,在腹直肌后鞘表面钝性分离剑突和胸骨后间隙;切除剑突,继续钝性分离凹陷的胸骨至第 3 肋软骨平面上缘,在胸骨角下方表面行胸骨楔形截骨 30°～35°,使胸骨上抬。在分离胸骨的过程中,要注意保留肋软骨骨膜。

（4）用左手示指抬高已经游离的胸骨体,胸骨截骨处用粗丝线间断缝合固定 3 针。

（5）用一根 Kersh 针横行穿过已经抬举(抬高)的胸骨体中部,Kersh 针两端固定在左、右两侧前胸壁相应的肋骨上,以防术后胸骨凹陷,漏斗胸复发。

（6）将胸大肌肌瓣对拢后间断缝合固定在胸骨体中线处,再将胸大肌肌瓣间断缝合固定在腹直肌前鞘上,并将腹直肌与胸大肌肌瓣缝合固定,关闭腹直肌鞘。

（三）手术并发症

漏斗胸的手术并发症少见。可能遇到的并发症有:气胸、切口血肿或感染、切口裂开、肺炎、手术野组织间隙积液、咯血、心包周围出血、术后漏斗胸复发。其中切口感染和术后漏斗胸重度感染为严重并发症。

（姜金栋）

第二节 胸壁感染

一、胸壁皮肤、浅层软组织的感染

胸壁皮肤、浅层软组织的感染与发生在其他部位的软组织感染相比无特殊性。唯胸肌下与肩胛下蜂窝织炎因其特殊部位形成巨大自然间隙,虽全身症状较重,但局部症状可能不明显,需加以注意。

(一)病因

胸肌下和肩胛下的感染可由外伤、疖、痈、急性化脓性乳腺炎、急性淋巴腺炎、骨髓炎、脓胸及脓毒血症等原因引起感染,形成蜂窝织炎。

(二)症状与体征

1.全身症状

早期即可有畏寒、发热症状,血常规检查血白细胞升高。

2.局部体征

感染的部位红、肿、疼痛,随感染加重。胸肌下间隙感染出现胸肌部膨隆,乳房隆起;肩胛下间隙感染出现肩胛骨缘肿胀、压痛,背肩部运动受限。脓肿形成后局部按之有波动感,穿刺抽出脓液后可确诊。

(三)治疗

早期全身大量使用有效的抗生素,一旦有脓肿形成,应及时切开引流,引流口要选择在脓腔低位,切口要够大,以保证引流通畅。

二、胸壁结核

胸壁结核临床较常见,多发生于中、青年,主要继发于肺或胸膜结核。临床上往往原发病灶已基本治愈,所以多半情况下找不到原发病灶,有时仅有胸膜肥厚的改变。

(一)病因和发病机制

该病由结核菌感染引起。结核菌侵至胸壁的途径有以下 3 条。

1.淋巴径路

肺结核或胸膜结核通过胸膜淋巴管,穿透肋间组织,在软组织中形成结核性脓肿,这是最多见的径路。

2.直接扩散

表浅的肺结核或胸膜结核病灶,经过与胸膜的粘连部,直接扩散至胸壁。

3.血行径路

结核菌经血液循环进入肋骨或胸骨骨髓腔,引起结核性骨髓炎,再穿破骨皮质形成脓肿,这种途径比较少见。结核性脓肿伴有肋骨破坏多半是感染直接浸润引起。

(二)病状与体征

(1)胸壁出现一囊性包块,初期位于壁层胸膜外,穿破肋间隙进入皮下,形成葫芦状、哑铃型。无混合感染时局部红肿并不明显,病变进一步发展可引起脓肿溃破不愈。

(2)全身伴有结核感染的反应,如低热、盗汗、乏力、局部有不同程度的疼痛等。

(三)诊断要点

(1)胸壁无痛性肿块,增大缓慢,不红、不热、不痛。

(2)可有波动感,压痛不明显,脓肿治疗不当或不及时可破溃,形成久治不愈的窦道和溃疡。

(3)若脓肿波动明显,诊断性穿刺可抽出无臭、稀薄的黄白脓汁或干酪样物,做涂片、集菌或培养等细菌学检查,可以确定诊断。穿刺时应严格无菌操作,防止继发感染,进针部位应选在脓肿上方的健康皮肤处,使针道迅速闭合。

（4）X线检查可见肺、胸膜结核病变，肋骨、胸骨骨质不规则破坏或缺损，但X线检查阴性不能否认胸壁结核的存在。

（5）胸壁形成窦道和溃烂的患者送肉芽活体组织检查常可确诊。

（四）鉴别诊断

1.化脓性胸壁脓肿

化脓性胸壁脓肿包括化脓性肋骨或胸骨骨髓炎。特点：起病较急，病程短，全身和局部反应均比较明显。当结核脓肿伴混合感染时鉴别有困难，需要从病史、病程，肺或胸膜有无结核样病灶等方面综合分析，最后可能需病理活组织检查才能确诊。

2.胸壁肿瘤

当深部结核性脓肿波动不明显时，可能会与胸壁肿瘤混淆。尤其是胸壁血管瘤。按之亦有波动感，但穿刺可以鉴别。

3.胸椎结核的椎旁脓肿

胸椎结核的椎旁脓肿发生在后胸壁的脓肿，常常向下，向外流注，脓肿可出现在脊椎旁或侧胸壁，与胸椎结核的椎旁脓肿相混淆。鉴别要点是胸椎X线正侧位片可以发现胸椎有椎体破坏性改变。

4.乳房结核

开始是乳房内单个或多个结节状肿块，触之不甚痛，数月后肿块软化，形成寒性脓肿，易同胸壁结核相混淆。特点：病变多局限在乳房内，极少侵入胸肌内和肋间隙，一旦脓肿形成后皮肤极易溃破形成窦道。

5.胸壁放线菌病

放线菌病胸壁的肿块坚硬，有多数瘘孔，脓液中可有硫黄颗粒，可与胸壁结核鉴别。

（五）治疗

1.加强全身治疗

全身治疗包括加强营养、休息及抗结核药物的应用。

2.脓腔穿刺

对较小的胸壁结核性脓肿及年老体弱的患者，可试行胸腔穿刺排脓，注入链霉素0.5～1.0 g，并加压包扎，每2～3天重复1次，同时全身抗结核治疗，有少部分人可获治愈。

3.手术治疗

在全身抗结核治疗的基础上（2～4周）行结核病灶清除术是胸壁结核治疗的主要手段。

（六）手术注意事项

（1）当结核性脓肿继发感染时，如局部炎性反应明显，应先切开引流，再择期手术。

（2）如皮肤层已受损，可梭形切除部分皮肤，沿脓肿壁外周游离直抵脓腔底部整块的切除脓肿，尽可能不要过早地切入脓腔。

（3）于脓腔底部仔细寻找窦道。根据肉眼观察，或借助于探针寻找，注意窦道可呈直线单根，也可以分叉多根，必须将肉芽组织彻底清除。彻底清除病灶是手术成败的决定因素。

（4）如发现肋骨皮质变脆，颜色发暗，需同时切除受侵的肋骨。病灶清除以后使手术野创腔呈碟形。

（5）用5％碳酸氢钠溶液冲洗伤口，并置入链霉素2～4 g。

（6）用周围软组织肌肉充填创腔，并用细线缝合固定。常可供选择的肌肉有胸大肌和背阔肌。

（7）术后伤口内放置引流条并适当加压包扎亦是决定手术成败的重要环节。一般1周拔除引流条，再适当加压包扎2周，即能达到一期愈合。

（8）术后继续抗结核治疗6～12个月。

三、胸壁放线菌病

胸壁放线菌病是有放线菌感染所致的慢性化脓性肉芽肿性疾病，近年来此病已相当少见。

(一)病因与发病机制

放线菌常寄居在人的口腔内,当人体抵抗力降低时,吸入呼吸道的放线菌则可以引起肺的放线菌病。肺的放线菌可浸润胸壁,在胸壁上发生特有的板样硬块,呈暗紫色,其中许多部位逐渐软化形成多发性小脓腔,溃破后形成许多凹凸不平的瘘孔,流出的脓液中有很多黄色"硫黄颗粒"即放线菌菌块,有54%的人可以找到。

(二)症状和体征

(1)胸壁脓肿出现多处瘘管,且瘘管周围组织纤维化明显,肿块坚硬,压痛不明显,本病很少经血液循环和淋巴系统扩散,故局部淋巴结不大。

(2)久病者可有贫血、水肿、营养不良和内脏淀粉样变。病变侵及食管、脊椎、心肌等部位,预后不良。

(三)诊断要点

(1)胸壁脓肿形成多处瘘管,肿块坚硬,脓液中找到硫黄颗粒即可判断。

(2)当肺内同时有放线菌病时,X线胸片可见瘤样异常阴影,伴有胸膜肥厚及胸腔积液,要注意和肺癌的区别。

(四)治疗

本病较顽固,常采用综合疗法。长期大剂量使用青霉素治疗可取得一定的效果。每天剂量可达1 000万~2 000万 U。亦可用林可霉素和头孢菌素类抗生素。待病灶稳定缩小后用手术切除。

四、肋骨软骨炎(Tietze 病)

肋软骨炎是胸科门诊常见病,好发于青壮年,临床特点是无明显原因的胸痛伴肋软骨处隆起。

(一)病因与发病机制

病因尚不明确,可能与下列因素有关。

(1)慢性累积性损伤造成炎性改变。

(2)内分泌异常致局部营养代谢障碍。

(3)病毒的感染。

(二)症状与体征

肋软骨单发或多发的增粗隆起,伴有明显疼痛与压痛。多发生在第2~4肋软骨,病程往往较长,多数患者症状能自行消失。

(三)诊断要点

主要根据主诉和检查所见。X线胸片检查对本病作用不大,但可以用于鉴别诊断,注意排除患肋骨肿瘤、胸壁结核等疾病。

(四)治疗

(1)解除思想顾虑,指明此病有自愈的倾向,无大的危险。

(2)局部封闭治疗,每周1次,连用2~3次。药物可选用以下方案:①2%普鲁卡因10~20 mL+维生素 B_{12} 100~500 μg +维生素 B_1 50 mg;②泼尼松(强的松龙)25 mg+2%普鲁卡因10~20 mL;③2%普鲁卡因加等量的当归注射液。

(3)中药治疗:可服用"复元活血汤":柴胡15 g,瓜蒌根、当归、桃仁各9 g,红花、甘草各6 g,酒军30 g。

(4)手术治疗:对少数症状重、对症治疗效果不好、局部增生明显的肋软骨炎可采用手术切除的方法,可望完全治愈。

五、化脓性肋骨骨髓炎

虽然过去当结核及伤寒流行时偶见胸骨及肋骨自发地出现骨髓炎,但目前已极为罕见。结核感染侵犯骨和关节较常见,但发生在肋骨的骨髓炎占1.1%。因此目前肋骨骨髓炎常是继发于伤口感染。

(一)症状与体征

(1)一般症状有局部肿胀、疼痛及发热等炎症表现。

(2)如继发于伤口感染,则伤口经久不愈,形成慢性胸壁窦道。

(3)X线胸片可见肋骨有骨质溶解破坏,如发生肋软骨部位,则X线胸片可无明显改变。

(二)治疗

单纯靠药物抗感染治疗已很难奏效,往往要在抗生素类药物的控制下采用手术治疗。手术注意:①对受累的肋骨切除要够长,要在正常部位(距病变2 cm以上)切除。②切除的肋骨断端用肌肉、软组织覆盖。③肋软骨发生骨髓炎时,因肋软骨血运差,对患病的肋软骨行全根切除,如发生在肋弓则需要全肋弓切除,否则效果差。

(姜金栋)

第三节 胸廓出口综合征

胸廓出口综合征是指臂丛神经和锁骨下动静脉在胸腔出口处的颈基底部受到压迫,从而引起的患侧上肢麻木、发冷和肌无力等一系列症状。早在1821年,Cooper首先在文献上描述了本病的症状;1861年,Coote首次成功地切除颈肋骨治疗本症;1956年,Peet将其命名为胸腔出口综合征。

一、病因

本病的病因首先为先天性因素,其次为后天性因素。先天性因素主要包括第1肋骨畸形或颈肋,前、中斜角肌肥大、腱样化或附着部异常及异常的小斜角纤维带的存在等。这些原因使斜角肌的间隙变小,肋锁间隙狭窄而产生血管、神经压迫症状。后天性因素主要包括外伤、肱骨头脱位、颈椎骨质增生、颈部淋巴结肿大、肿瘤和血管硬化等。

二、发病机制

本病的临床症状主要是由于神经、血管的压迫而引起的。神经血管在胸腔出口至上臂间较易造成压迫的部位有3处。

(一)肋骨斜角肌裂孔

在前、中斜角肌间有一裂孔,从中间通过的有臂神经丛和锁骨下动脉。臂丛神经外有一层很薄的肌膜包围,位于中斜角肌的前缘,其上干占斜角肌间三角裂孔的顶部,中干在锁骨下动脉的上方,下干在动脉的后下方。斜角肌过度肥厚是造成裂孔处受压的主要原因之一。另外,在斜角肌间裂孔的内口有一层坚密的纤维肌膜将动脉包围并完全固定住,在切除斜角肌时需同时切开这层肌膜才能有效缓解症状。

(二)肋骨锁骨通道

肋骨锁骨通道是指在锁骨的内侧面和第1肋骨前中段的上侧面之间的管道,有前口与后口:前口通过锁骨下静脉,后口有神经动脉经过。

(三)胸小肌管道

胸小肌管道是指神经血管束从胸小肌接近喙突起止点下通过的管道。一般在极度外展(180°)时会增加张力,此时发生压迫的大多是臂丛神经,很少压迫血管。

神经受压迫一般先累及感觉纤维,其次是运动纤维。一旦运动障碍症状出现,而且逐渐加重,则恢复的可能性很小。如果神经长期受压迫,可因交感神经的作用,引起血管收缩。

锁骨下动脉长期持续受压迫,血管周围纤维化,动脉外膜增生,中膜水肿和内膜增厚导致动脉管内栓塞。这些小的栓子脱落可阻塞远端手指动脉,造成缺血,出现雷诺综合征或指端溃疡。锁骨下静脉受到压迫,血流受阻,静脉压增高。后期血管逐渐纤维化导致静脉栓塞或受阻,其相关临床症状的轻重取决于侧支循环是否及时形成。

三、临床表现

因神经血管受压部位及程度的不同而产生的症状各不相同。一般包括局部症状、神经症状和血管症状。

(一)局部症状

局部症状表现为锁骨上窝压痛,有时可触及锁骨下动脉的狭窄后扩张膨大。

(二)神经症状

神经症状包括疼痛和麻痹。疼痛多为突然剧烈的痉挛性疼痛,也可只是疼痛部位不明确的微痛。Roos 指出疼痛位置可分为两类:上干(C_5、C_6、C_7)受到压迫,疼痛位置为颈部的侧面,累及耳朵、下颌、脸部、颞部和头枕部,类似偏头痛,也可累及背部、上胸部和上臂三角肌处;下干(C_7、C_8)受压迫,主要为锁骨下区域疼痛,可影响到背部、肩胛下和上臂的内侧面沿尺神经分布区而下。麻痹多发生在神经分支末端,约 34% 的麻痹在尺神经分布区,41% 分布在所有手指,其中以第 4、5 指较重,另有 15% 则以第 1～3 指为重,这些患者可能有腕管综合征。

(三)血管症状

血管症状根据锁骨下动脉受压的程度而不同:前期可为间歇性痉挛性疼痛,上臂活动时血管受压产生疼痛,活动停止疼痛会慢慢消除;后期若锁骨下动脉栓塞则为持续性疼痛。末梢血管痉挛或栓塞可导致局部末梢缺血,引起雷诺综合征。锁骨下静脉栓塞患者常感患侧上臂肿胀,偶尔有同侧前胸壁肿胀感,如侧支循环形成,则水肿可减轻。

四、诊断

该病较为少见,临床上容易被误诊为其他疾病。其诊断主要根据病史、体格检查等,其中以病史最为重要。下列各方法有助于诊断。

(一)举臂运动试验

上臂平举和外旋,快速做握拳和张开动作,前臂因出现疼痛和麻刺感觉而自动下垂,则为阳性。

(二)Adson 试验

患者做深吸气,颈部伸直,头部转向患侧,如果此时桡动脉搏动减弱表示有本症。

(三)军事姿势法

把患侧肩部向下,向后拉,如果桡动脉搏动减弱,即表示有本症可能。

(四)高度外展检查法

患者手臂举起外展到 180°,如果桡动脉搏动减弱,即表示可能有本症。

(五)X 线检查

X 线检查可显示颈肋或第 1 肋骨的异常、横突过长、骨疣和锁骨异常等。

(六)动脉造影检查

锁骨下动脉造影可以显示血管受压的部位和范围,亦可明确有无动脉瘤或血栓形成等。

(七)尺神经传导速度

Urschel 利用肌电图测定尺神经传导速度。在胸部出口处,尺神经传导的正常速度是72 m/s,如果臂丛神经受到压迫,传导速度就会减慢。依其压迫程度测得传导速度如下:①微度压迫,66～69 m/s;②轻度压迫,60～65 m/s;③中度压迫,55～59 m/s;④重度压迫,小于 54 m/s。

五、治疗

(一)非手术治疗

非手术治疗包括颈部牵引、理疗、星状神经节封闭、消炎镇痛、应用肌肉松弛剂及运动疗法等。这些疗法可使症状得到暂时缓解,对于轻症患者有一定的疗效,但症状较重者疗效不佳,多需手术治疗。

(二)手术治疗

常用的手术方法有以下几种。

1.斜角肌切除术

该术式适用于斜角肌异常肥大、挛缩或有其他病损,使前、中斜角肌间隙狭小而压迫臂丛神经和锁骨下动脉者。

2.颈肋骨切除术

该术式适用于经检查证实颈肋存在,并且为导致临床症状的主要原因者。

3.第1肋骨切除术

该术式是治疗胸腔出口综合征的主要手术方法。一般认为第1肋骨是构成夹压锁骨下动脉和臂丛神经的重要因素,多主张切除第1肋骨以解除压迫。至于何时该行何种手术,主要依病变部位而决定。

(姜金栋)

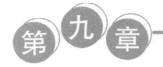

胸膜疾病

第一节 乳 糜 胸

乳糜胸指胸腔内积有乳糜样液体。

一、病因和发病机制

胸导管损伤发生在第 5 胸椎以上时,乳糜胸在左侧,损伤在第 5 胸椎以下时,乳糜胸在右侧。胸部开放性或闭合性损伤、胸心外科手术损伤、肿瘤侵蚀胸导管均可导致乳糜胸。其他病因包括胸部淋巴管先天性畸形或继发于胸部肿瘤的淋巴管扩张、破裂。丝虫病也可引起乳糜胸。

二、诊断

(1)乳糜液大量丧失使患者损失大量脂肪、蛋白质和淋巴细胞。导致脱水、消瘦、全身衰竭和免疫力低下。

(2)大量胸腔积液可以压迫肺组织,造成呼吸困难和低血容量性休克。

(3)体检和 X 线检查可显示胸腔积液。

(4)胸腔穿刺可得乳白色混悬液。镜检苏丹Ⅲ染色见大量脂肪颗粒。将乙醚滴入乳糜液中,混浊的乳糜液立即变澄清。

(5)鉴别诊断。①胸壁、纵隔或肺淋巴管破裂:后者引起的积液无色透明。进食高脂饮食后积液也不变为乳糜样液。②假性乳糜胸:常因慢性感染或肿瘤导致,因其液体内含有卵磷脂蛋白复合物,致其外观也呈牛奶状,但其中脂肪成分较少,基于此点用苏丹Ⅲ染色可予以鉴别。另外,此种胸液内蛋白质和胆固醇含量低于真正的乳糜液,乳糜胸中的甘油三酯浓度往往更高,超过 6.11 mmol/L。

三、治疗

(1)持续胸腔闭式引流,给以低脂、高蛋白、高糖饮食或完全静脉营养。3～4 周后约半数乳糜胸患者能够痊愈。

(2)手术适应证:每天乳糜引流超过 1 500 mL,连续 5 天以上,或引流量虽少,但经 2～3 周治疗仍不减少者。

(3)手术要点如下。

基本方法是结扎或缝扎破损的胸导管或胸壁、纵隔及肺的淋巴管。手术可以直接闭合瘘口、缝合纵隔渗漏及在膈上结扎胸导管。一般采用胸导管结扎术。

术前应控制感染,纠正营养不良、水电解质紊乱。对自发性双侧乳糜胸或合并乳糜腹的乳糜胸患者,经足背淋巴管做淋巴系统造影有助于术前查寻破口。术前也可行核素淋巴管显像,以确定胸导管瘘口的位置。术前 3～4 小时给高脂肪饮食,有助于寻找胸导管及其破损部位。

右侧后外侧切口第 6 肋间开胸。沿胸导管上、下探查,如发现破损处,即在破损处两端结扎胸导管。如未发现破损处,可在纵隔最低部位结扎胸导管。

胸导管结扎后应同时行胸膜固定术或壁层胸膜切除术,以促使瘘管闭合或淋巴的吸收,防止乳糜胸复发。

胸膜固定术是通过物理方法摩擦壁层和脏层胸膜,或涂以药物(或黏合剂),促使胸膜粘连,帮助瘘管闭合。

胸膜切除术适用于淋巴管平滑肌瘤病,由于此病导致淋巴管被阻塞,此时胸膜固定术已无助于乳糜胸的治疗,将壁层胸膜完全切除,增加淋巴管侧支循环的建立,有助于减少乳糜液的量。

顽固的乳糜胸,可试行旁路手术,如胸膜腔右心房旁路手术,或胸腹腔沟通术。使乳糜直接回到体静脉系统,但疗效不佳。双侧乳糜胸应先探查右胸。

术后处理:术后须继续胸腔闭式引流 2～3 周,并给予完全性静脉营养促进瘘口完全愈合。

四、临床路径

(一)询问病史
如手术史、肿瘤病史、结核病史、丝虫病史等,注意胸闷、胸痛等症状,以及胸液引流量和颜色。

(二)体格检查
胸部叩诊呈浊音,听诊呼吸音减弱或消失,纵隔有无移位。

(三)辅助检查
胸腔穿刺,穿刺液送检行苏丹Ⅲ染色、细菌学检查。胸部 X 线平片和胸部 CT 检查。

(程传刚)

第二节　自发性气胸

一、概述

正常人体胸膜腔是由脏层胸膜和壁层胸膜构成的密闭腔隙,其内压力为负压,低于大气压 0.29～0.49 kPa(3～5 cmH$_2$O),从而保证肺脏处于膨胀状态,完成正常的通气与换气功能。当气体进入胸膜腔造成积气状态时,称之为气胸(pneumothorax,PT)。气胸可分为自发性、外伤性和医源性三类。自发性气胸(spontaneous pneumothorax,SP)是由于肺部疾病使肺组织和脏层胸膜破裂,或者胸膜下微小疱或肺大疱破裂,肺和支气管内空气进入胸膜腔所致肺脏压缩。根据肺部是否有慢性阻塞性肺疾病或者肺结核等原发性疾病,分为原发性自发性气胸(primary spontaneous pneumothorax,PSP)和继发性自发性气胸(secondary spontaneous pneumothorax,SSP)。

(一)病因
原发性自发性气胸发病机制尚未明确,是较为常见的胸膜疾病,每年发病率为 5～10/10 万,好发于瘦高的 20 岁左右的青年男性,男性多于女性,男女之比为 6∶1。Whithers(1964)认为瘦长体型的人肺的快速生长引起肺部缺血而形成肺尖部大疱,高个子的肺尖传导的压力高,使扩张的肺泡破裂所致。发生在健康成人单侧气胸的临床症状多为胸部不适、轻度活动受限等,但严重者也会威胁生命,其机制为空气进入胸膜腔导致胸膜腔压力升高,肺脏被压缩影响气体交换,静脉回心血流受阻,可导致不同程度的心肺功能障碍,严重时出现呼吸循环衰竭甚至死亡。

继发性自发性气胸是在原发肺部疾病基础上形成肺气肿、肺大疱或直接胸膜损伤所引起,患者发病年龄较大,常见于肺结核、COPD、肺癌、肺尘埃沉着病等。月经性气胸一般在月经来潮前后24～72小时内发生,病理机制尚不清楚,可能是胸膜上存在的异位子宫内膜破裂导致。

(二)临床类型

根据脏层胸膜破裂的不同情况及气胸发生后对胸腔内压力的影响,自发性气胸通常分为以下3种类型。

1.闭合性(单纯性)气胸

胸膜破裂口较小,随肺萎缩而闭合,空气不再继续进入胸膜腔。胸膜腔内压接近或略微超过大气压,测定时可为正压亦可为负压,视气体量多少而定。抽气后压力下降而不复升,表明其破口不再漏气。

2.交通性(开放性)气胸

破裂口较大或因两层胸膜间有粘连或牵拉,使破口持续开放,吸气与呼气时空气自由进出胸膜腔。胸膜腔内压在0 kPa上下波动。抽气后可呈负压,但观察数分钟,压力又再次升至抽气前水平。

3.张力性(高压性)气胸

破裂口呈单向活瓣或活塞作用。吸气时胸廓扩大,胸膜腔内压变小,空气进入胸膜腔;呼气时胸膜腔内压升高,压迫活瓣使之关闭,致使胸膜腔内空气越积越多,内压持续升高,使肺脏受压,纵隔向健侧移位,影响心脏血液回流。此型气胸胸膜腔内压测定常超过0.98 kPa(10 cmH$_2$O),甚至高达1.96 kPa(20 cmH$_2$O),抽气后胸膜腔内压可下降,但又迅速复升,对机体呼吸循环功能的影响最大,必须紧急抢救处理。

(三)临床表现

气胸症状的轻重与肺有无基础疾病及功能状态、气胸发生的速度、胸膜腔内积气量及其压力大小3个因素有关。气胸发生越慢,症状越轻,肺受压体积越大;症状越重,若原已存在严重肺功能减退,即使气胸量小,也可有明显的呼吸困难。年轻人即使肺压缩80%以上,有的症状亦可以很轻。常见的诱因有:剧烈咳嗽、打哈欠、激动、大声喊话或唱歌、提重物、剧烈运动等。

1.症状

(1)胸痛:多数患者在正常活动或安静休息时发生,偶有在睡眠中发病者。大多数起病急骤,患者突感一侧胸痛,针刺样或刀割样,持续时间短暂,继之胸闷和呼吸困难。老人胸痛症状不如年轻人,可能是由于老年人对疼痛反应不敏感。

(2)呼吸困难:80%以上老年人表现出呼吸困难,张力性气胸时胸膜腔内压骤然升高,肺被压缩,纵隔移位,迅速出现严重呼吸循环障碍。患者表情紧张、胸闷、挣扎坐起、烦躁不安、发绀、冷汗、脉速、虚脱、心律失常,甚至发生意识不清、呼吸衰竭。

(3)刺激性咳嗽:系气体刺激胸膜所致。气体量较大时也可压迫气管支气管,刺激气管黏膜造成刺激性干咳。

2.体征

取决于积气量的多少和是否伴有胸腔积液。少量气胸体征不明显,大量气胸时可见明显体征。

(1)呼吸加快、发绀:多见于老年患者或者继发性自发性气胸及张力性气胸。如果有低血压表现,应注意血胸合并存在。

(2)皮下气肿:亦多见于张力性气胸。

(3)胸部体征:气管向健侧移位,患侧胸壁饱满、肋间隙增宽、呼吸运动减弱、触觉语颤减弱或消失、听诊呼吸音减弱或者消失。

(四)诊断

X线胸片检查是诊断气胸的重要方法,可显示肺受压程度,肺内病变情况及有无胸膜粘连、胸腔积液及纵隔移位等。典型气胸根据突发的胸痛、胸闷或者刺激性干咳症状结合X线胸片很容易诊断。CT在发现气胸病因方面占有优势,可以发现肺气肿样改变,HRCT亦可发现肺大疱的数量和位置,指导进一步的治疗或者手术方案。

(五)鉴别诊断

根据临床症状、体征及影像学表现,气胸的诊断通常并不困难。X线或CT显示气胸线是确诊依据,若病情十分危重无法搬动行X线检查时,应当机立断在患侧胸腔体征最明显处试验穿刺,如抽出气体,可证实气胸的诊断。自发性气胸,尤其是老年人和原有心、肺慢性疾病基础者,临床表现酷似其他心、肺急症,临床医师容易对此缺乏警惕,容易误诊为慢性支气管炎或者其他疾病。

1.支气管哮喘与慢性阻塞性肺疾病(COPD)

两者均有不同程度的气促及呼吸困难,体征亦与自发性气胸相似。但支气管哮喘患者常有反复哮喘阵发性发作史。COPD患者的呼吸困难多呈长期缓慢进行性加重,气胸发生前肺功能已经失代偿,气胸发生时亦是以呼吸困难为主要表现,容易漏诊,必要时行CT检查。

2.急性心肌梗死

患者亦有突然胸痛、胸闷,甚至呼吸困难、休克等临床表现,但常有高血压、冠状动脉粥样硬化性心脏病史。体征、心电图、X线检查、血清酶学检查有助于诊断。

3.急性肺栓塞

大面积肺栓塞也可突发起病,患者出现呼吸困难、胸痛、烦躁不安、惊恐甚至有濒死感,临床上酷似自发性气胸。但患者可有咯血、低热和晕厥,并常有下肢或盆腔血栓性静脉炎、骨折、手术后或脑卒中心房颤动等病史,或发生于长期卧床的老年患者。

4.肺大疱

位于肺周边的肺大疱,尤其是巨型肺大疱易被误认为气胸。王俊(1997)报道4例占胸腔体积90%的巨型肺大疱中有3例术前被误诊为气胸。注意以下几点有助于巨型肺大疱的鉴别诊断:①青壮年,无自发性气胸病史,无突发严重胸闷、喘憋病史;②症状轻、病史长、耐受性好;③胸片及CT示肺压缩90%以上,萎陷肺组织居于心膈角,并非萎陷于肺门处,有纵隔移位,但无加重趋势,CT有时可见对侧肺内有一至数个肺大疱存在;④胸穿抽气后肺基本不复张,或放置胸腔闭式引流管后(通常不易置入大疱腔内),只有少许气体溢出,有液面波动,但患者症状和肺压缩程度无明显改善;⑤若术前疑为巨型肺大疱,放置胸腔闭式引流时,应先置入手指探查胸腔,若触及有一定张力的巨型肺大疱壁即可确诊。

5.其他

消化性溃疡穿孔、胸膜炎、肺癌、膈疝等,偶可有急起的胸痛、上腹痛及气促等,亦应注意与自发性气胸鉴别。

(六)治疗

自发性气胸的治疗目的是促进肺的完全复张和防止再次复发,目前的治疗方法多种多样。其中包括以暂时缓解或者消除症状为目的的措施,如穿刺抽气或者置管引流等,但这种措施往往只能暂时解决部分问题,大部分患者会再次复发。最好采用以手术为主的以根治为目的的治疗措施,包括常规开胸及最近几年广泛兴起的VATS下肺大疱切除术等。当然,还有一小部分患者即便手术切除了病灶,还是会存在一定概率的复发可能性。为了能够彻底去除这小部分复发的可能,就需要采用一些辅助性的措施,比如胸膜粘连术、壁层胸膜剥脱及脏层胸膜加固术等。通过辅助这些措施,可以将气胸的复发概率大大降低。

二、以暂时缓解或者消除症状为目的的治疗措施

对于初次发作的且无法接受手术的原发性自发性气胸的患者,所采取的治疗措施以保守及创伤小的方法为主。另外,对于患者体质较差,肺功能无法耐受手术创伤的继发性自发性气胸的患者来说,也只能采取这类治疗措施。这些治疗方案效果并不理想。其原因之一是,无论单纯的抽气还是闭式引流,其1.5年内复发率高达34%~65%。如此高的复发率和由于复发而导致的不安焦虑使这些年轻人无法以正常的心态参加工作学习。理想的治疗方案除了安全、有效、复发率低以外,还应该让患者获得较高的治疗

满意度。

（一）单纯观察，保守治疗

无明显呼吸困难症状，肺压缩体积小时，可以采取单纯观察，待其自行吸收。具体指征包括如下几点：①肺压缩在 20％以下；②初次发作，CT 未见明显肺大疱形成；③无伴随的血胸等；④患者坚决拒绝任何有创检查或治疗。由于胸腔内气体分压和肺毛细血管内气体分压存在压力差，每天可自行吸收胸腔内气体容积（胸片的气胸容积）的 1.25％～1.8％，即一个肺压缩 15％的气胸完全吸收约需 12 天。如果给予吸氧，可将吸收率提高 3～4 倍。高浓度吸氧可加快胸腔内气体的吸收，经鼻导管或面罩吸入 10 L/min 的氧，可取得比较满意的疗效。在气胸发生后 12～48 小时内建议留住观察室，密切监测病情改变。12～48 小时复查胸片，如果气胸量没有进展，患者要求的话可以出院，但要明确告知患者病情进展时可能出现的症状。如果无明显症状进展，1 周后再次复查胸片，观察气胸吸收情况。如果病情进展，需行进一步的治疗措施。

（二）胸腔穿刺抽气

其适用于小量气胸、呼吸困难较轻、心肺功能尚好的闭合性气胸患者。抽气可加速肺复张，迅速缓解症状。通常选择患侧胸部锁骨中线第 2 肋间为穿刺点，局限性气胸则要选择相应的穿刺部位。其优点是简单且费用低廉，但是复发率高。单纯性原发性自发性气胸，无伴随血胸及胸腔积液的患者，为减轻置管创伤，可采取中心静脉穿刺，穿刺导管留置于锁骨中线第 2 肋间或者相应气胸定位点。可重复多次抽气或者接一次性引流袋，患者耐受性较好。

（三）胸腔闭式引流术

其适用于经单纯抽气失败的原发性自发性气胸和绝大部分继发性自发性气胸患者，呼吸困难明显、肺压缩程度较重、交通性或张力性气胸、反复发生气胸的患者。无论其气胸容量多少，均应尽早行胸腔闭式引流。插管部位一般多取锁骨中线外侧第 2 肋间或腋前线第 4～5 肋间，如为局限性气胸或需引流胸腔积液，则应根据 X 线胸片或在 X 线透视下选择适当部位进行插管排气引流。胸管导管口径的选择应结合胸膜破口大小、是否伴发胸腔积液及血胸，以及是否接受机械通气等综合考虑。血气胸及机械通气患者选择的引流管口径应相对粗一些。

（四）胸腔闭式引流＋负压吸引

该措施适用于：①呼气时胸腔内压力小于大气压；②胸腔引流时间超过 2 周，气体不易排出的患者；③肺压缩时间过长，肺表面纤维素形成，不易复张；④行胸腔闭式引流的患者出现皮下气肿或者纵隔气肿的患者。

自发性气胸行胸腔闭式引流术的一个并发症是复张性肺水肿，虽不是很常见，但存在着潜在的危险。表现为置管后突然出现（通常在 1 小时之内）咳嗽、呼吸急促以及体温过低。其病理生理机制尚不是特别明确，但是我们常见到的易患因素包括：气胸发生时间较长以后行闭式引流，全肺不张、张力性气胸及肺复张过快等。正因如此，大量气胸（肺压缩＞30％）病情稳定者置管后不要应用负压吸引，以尽可能避免发生这种情况。一旦发生后，可以采取的处理措施包括激素的应用和必要时呼吸机及循环支持等。

三、以彻底去除病因为目的的治疗措施

虽然大部分患者通过住院行胸腔穿刺抽气或者胸腔闭式引流可暂时治愈，但 30％以上的患者气胸迁延不愈或反复发作，并且随着复发次数的增加，再发气胸的可能性会增大。首次气胸后再次同侧气胸发生率达到 25％，在第二次气胸非手术治疗后第三次气胸复发率＞50％，3 次后复发率在 80％以上。对于反复发作的自发性气胸的唯一有效治疗方法是外科手术切除肺大疱加胸膜固定术。

对自发性气胸，有学者主张术前行 CT、HRCT 检查，其目的：①协助选择手术适应证，如肺大疱弥漫、胸腔内粘连严重，则行普通开胸手术；②了解气胸侧肺部病变情况，以指导手术切口的选择及术中重点探查部位；③明确对侧是否有肺大疱，以决定是否同期治疗。

Vanderschueren 将自发性气胸分为 4 期：Ⅰ期，肺部正常，没有肺大疱；Ⅱ期，没有肺大疱，但肺与胸膜有粘连，说明既往有过气胸；Ⅲ期，肺大疱直径＜2 cm；Ⅳ期，有多发的直径＞2 cm 的肺大疱。

（一）传统切口开胸

常规开胸行肺尖部肺大疱切除术外加胸膜摩擦术曾一度被公认为防止气胸二次复发的"标准术式"，这种手术方式只有 1% 不到的复发率，成人并发症发生率<15%。常规后外侧切口开胸虽治疗彻底，但损伤重、出血多、痛苦大，瘢痕长 20～35 cm，不美观，患者心理负担重，此种手术方法已经逐渐被微创小切口及胸腔镜手术方式所取代。

（二）腋下小切口微创入路

Becker 和 Munro 于 1976 年首先描述了这一手术入路。1980 年 Deslauriers 等再次详细描述了这种手术方式。

1.手术方法

健侧卧位，患侧上肢前伸固定。由腋前线第 3 肋间至腋后线第 8 肋间 5～8 cm 切口，沿第 3 或者第 4 肋骨切开部分前锯肌，选择第 3 或者第 4 肋间进胸，这样其肋间切口与皮肤切口呈垂直交叉。可以将肺拖到切口外行肺大疱切除闭合。除胸腔镜手术外，小切口也提供了一个创伤小、恢复快的开胸入路，其操作方式类似于传统开胸，但创伤小，术后疼痛轻，对呼吸影响小。小切口用电刀分离粘连速度较快，能及时止血，减少术中出血量；手术中应注意术前尽量明确肺大疱和粘连带的位置，上叶病变经第 3 肋间，中下叶经第 4 肋间进胸；各种操作均要在良好暴露下进行，适当调整手术床，随时调整手术灯，最好使用头灯及长柄器械；处理肺大疱，尽量在切口外进行，牵拉肺时动作要轻柔。通过小切口也可以完成大部分气胸手术。但如存在广泛粘连，尤其是与胸内大血管粘连，宜采用胸腔镜或后外侧开胸手术。

进胸后先分离不规则粘连，以免影响术后肺复张。重点探查 HRCT 提示病变部位。由于视野限制、术中患肺萎陷致肺大疱空瘪等原因，肺大疱位置有时不能确定，可以请麻醉师重新让患肺充分鼓起，再缓慢瘪肺，在肺萎陷的过程中仔细查找。因与肺大疱相通的细小支气管多有病变，且肺大疱弹性回缩差，肺大疱萎陷一般较正常肺组织慢，反复几次，多能找到。对不易发现的肺破口，应鼓肺进行注水试验。切除病变时，注意切除部位应位于正常肺组织处，以免残留病变肺大疱，术后持续漏气或远期复发。

采用这种手术切口进行操作的一组 362 位成人患者，平均住院 6 天，复发率 0.4%，并发症发生率只有不到 10%。

2.适应证和禁忌证

腋下小切口与 VATS 治疗自发性气胸的手术适应证和禁忌证基本相似。

适应证：①自发性气胸第 1 次发作经胸腔闭式引流超过 5 天仍有漏气者，肺不复张，说明肺破口较大；②同侧自发性气胸 2 次或超过 2 次发作；③自发性血气胸、双侧自发性气胸伴双侧肺大疱者行同期手术；④单侧自发性气胸伴双侧肺大疱者，与患者及家属充分沟通，向其说明对侧自发性气胸概率会明显升高，征求同意，再决定术式；⑤特殊职业者的首次发作，如野外工作者、飞行员、潜水员等。

禁忌证：①胸腔内有广泛粘连者；②既往曾有患侧开胸手术史或曾患有可能导致胸腔粘连的胸部疾病史。

3.优缺点

腋下小切口术式具有以下优点：①腋下 5～8 cm 切口，胸部肌肉的损伤小，能快速进胸及缝合切口，缩短了麻醉和手术时间；②术后较低的疼痛水平，基本不需要 PCA 止痛泵镇痛；③手术切口在腋下，采用皮内缝合，双上肢自然下垂隐蔽手术瘢痕，达到一定的美容效果，患者心理上能够接受；④由于可以不采用双腔气管插管及一次性腔内切缝器等进口耗材，手术费用明显减少；⑤设备及技术要求相对较低，能够开展气管插管全麻的医院基本能开展此术式，普及面广；⑥与 VATS 相比具有相同的治疗效果。

腋下小切口也存在一些缺点：①手术视野小，不能窥视整个胸腔，手术视野不如胸腔镜好，不利于对肺全面探查；分离粘连时若暴露不好，易出现伴随损伤；如遇有较重粘连及出血时，此设计的切口延长有一定困难。②撑开肋间粗暴，易肋骨骨折，或损伤肋间神经造成术后胸痛。

由于我国目前医疗资源分布不均衡，VATS 普及率不均衡，患者医疗费用支付能力有限，使其在临床中的应用受到了一定程度的限制。腋下小切口与 VATS 相比有着相同甚至更好的疗效及可以接受的疼痛水平,费用和设备与技术要求低,符合我国目前国情。而且自发性气胸是外科常见急诊,大多数患者首诊在基层医院,所以此术式还是具有一定的可行性和实用价值,不能因 VATS 的出现而对腋下小切口的临床价值完全否定。两种术式在临床工作中的具体应用可根据患者病情、经济条件及就诊医院技术和设备条件而定。

(三)听诊三角小切口入路

听诊三角小切口手术入路在心外科微创手术当中应用较多,对于自发性气胸的治疗,应用不多。国内向小勇(1995)曾报道过 10 例用于治疗自发性气胸的病例。全麻下在听诊三角区沿肋间做 10～12 cm 切口,切断背阔肌前缘 3 cm,经第 4 肋间进胸,将切口上缘至胸顶部的壁层胸膜切除,注意勿损伤锁骨下动脉,仅需切断少许背阔肌即可顺利进胸。手术创伤小,术后疼痛轻,主动咳嗽容易,肺复张快,患者住院时间短,疗效可靠,不易复发,是自发性气胸患者易于接受的一种术式。

(四)电视辅助胸腔镜手术(VATS)

胸腔镜手术由于不需要撑开肋骨、创伤小,对胸壁损伤小,出血少,术后恢复快,伤口瘢痕细小美观而易被患者接受。随着技术水平的日益成熟,VATS 已成为治疗自发性气胸的首选方法。

1.腔镜操作的不同方法

针对我国经济发展不均匀的特殊国情、手术者开展腔镜的不同熟练程度以及患者对手术及术后的不同程度的要求,胸腔镜下操作可以分为以下几种不同的操作途径。

2.胸腔镜辅助小切口手术(VAMT)

VAMT 治疗自发性气胸是指在电视胸腔镜引导下辅以 3～7 cm 小切口并应用胸腔镜器械与常规开胸手术器械结合进行的一种较灵活的手术,其通过触觉反馈进行胸内操作,符合微创外科要求。亦称之为 hybrid surgical approach of video assisted minithoracotomy。VATS 技术已在我国迅速发展,电视辅助胸腔镜切除肺大疱一般多采用切割缝合器、套扎、钛夹等方法,但因其使用一次性器械价格较贵,而 VAMT 将肺病变处牵至切口下,在直视下应用常规器械进行缝扎或楔形切除,安全可靠,降低了一次性医疗器械的消费,减少了手术费用。与 VATS 相比,手术适应证进一步扩大,费用明显降低,同样获得良好治疗效果,更适我国国情,在某些经济不发达地区有一定的推广价值,同时也适合早期开展胸腔镜、手术技术不娴熟的医院开展。

3.常规三孔法

VATS 治疗自发性气胸,国内外多采用三孔操作,这也是应用最早,使用最成熟,操作起来最容易上手的一种方案。

具体方法:标准健侧卧位,腰部垫高,双腔管气管插管单肺通气。胸腔镜观察孔利用原引流口或选在第 7 肋间腋中线,腋前线第 4 肋间为操作孔,必要时在腋后线第 5 肋间做辅助操作口,切口长度1.0～1.5 cm。

4.二孔法

二孔法指的是一个操作孔外加一个观察孔。

(1)操作方法:双腔气管插管静脉复合麻醉后取健侧侧卧位,腋下垫枕,使术侧肋间隙增宽,双上肢前伸固定。选择腋中线第 7 肋间做一长约 1.5 cm 观察孔,置入硬质 trocar,选择第 3 或第 4 肋间腋中、前线间的胸大肌外侧缘做一 2 cm 操作孔,置入硬质 trocar。于观察孔进 10 mm 胸腔镜。

(2)特点:两孔分别位于腋前线和腋中线相应肋间,免掉背侧辅助操作孔。由于背部肌肉层次多、血供丰富、肋间隙窄,易出血且不易自止,常常在术中处理被动或反复花费时间对背部操作孔进行止血。胸腔较小的患者,器械进入胸腔后行程短,三孔操作空间小,操作困难,二孔法反而有一定优势。由于肌肉及神经损伤,术后背侧切口疼痛明显,且易产生感觉异常和运动障碍。不做背侧辅助操作孔,所有操作器械均经前侧操作切口进出,减少了对背侧胸壁肌肉和神经的损伤,术后疼痛、感觉异常和运动障碍明显减轻。前侧切口部位主要为肋间肌,肌肉层次少,弹性高,且肋间隙宽,操作方便。由于胸腔内操作无特殊变化,手术相关费用与传统三孔法 VATS 无差异。同时该方法减少了背部操作孔的手术瘢痕,更能符合患者对美观的要求。缺点是由于只有一个操作孔,所有操作器械均经此孔出入,有时器械可能相互干扰,尤其在刚开始运用这一方法时可能会很不习惯,增加手术难度和延长手术时间。本法更适于术者操作熟练的情况下,肺粘连轻、肺大疱窄基底或者肺大疱范围局限、数量少、位于肺尖者。

5.单孔法

单孔法指观察孔与操作孔共用一个孔道。具体位置视患者病变位置及手术者个人习惯而定,一般选取腋中线 5～7 肋间。由于单孔手术操作难度较大,手术器械互相影响,有时候需要特殊的腔镜器械,所以开展不多。国内部分学者对其手术理念及手术效果抱怀疑态度,文献报道不多。

6.胸腔镜下肺大疱的处理

VATS 探查要按照一定的顺序,特别需要注意肺尖部、背段、叶裂间、肺底、脊柱旁、肺门和心包之间,以免遗漏。有时镜头进胸后,由于肺萎陷,漏气口已经关闭或隐蔽病变部位可能被遗漏,但肺表面却能发现覆盖的纤维膜,甚至肺表面有灰白色瘢痕性收缩及周围有疱性气肿存在。手术技巧:术中仔细探查整个肺脏,切割缝合器切除部分要包括正常肺组织,术末鼓肺时要轻柔;同时联合可靠的胸膜固定可消除可能遗漏的肺大疱。

(1)单纯结扎或者圈套器结扎法:适合于<3 cm 以下的肺大疱。找到肺大疱后,钳夹肺大疱根部留下压榨痕迹便于打结操作,再通过丝线或者圈套器套索结扎肺大疱根部。由于大疱较小,结扎后肺表面不会形成明显的皱缩,对肺功能影响微小。由于不使用一次性切割缝合器,可明显降低手术费用。

应用 Endoloop 圈套器行肺大疱结扎术要考虑两方面的因素:首先,肺大疱的部位。对于位于纵隔侧肺门附近的肺大疱操作稍有困难。其次,肺大疱基底部的宽度。对于基底部过宽的病变,结扎后可能会造成正常肺组织的过多丧失,要引起注意。

(2)直线切割缝合器切除:适合大多数气胸肺大疱的处理,也是使用最多的,方法简单可靠,缺点是切割缝合器费用较高。确定肺大疱根部位置后,用长的卵圆钳钳夹相应位置,将其压榨变薄后便于置入切割缝合器。根据大疱的大小可以选用不同规格的缝合器。该方法可以缩短手术时间,降低手术难度,切除后的肺组织缝闭可靠,不会皱缩,对肺功能影响小。

(3)直接切除缝扎:对于较大的肺大疱,需要仔细寻找大疱的边缘后于局部切除后缝扎。用无损伤 Prolene 缝线连续缝合,缝合时避免引起肺的过度皱缩以影响肺功能。缝合对于术者的操作技巧以及器械的要求比较高。

(4)其他措施:包括激光以及氩气刀或超声刀烧灼等,适用于较小成串的肺大疱或肺小疱的处理。

7.胸腔镜手术的优缺点

VATS 治疗自发性气胸的优点:①在胸壁上做 3 个 1～2 cm 切口即可完成整个手术,不损伤胸壁肌肉;②由于进胸时不需使用胸撑,缝合切口时肋间不需要丝线缝合,可以避免损伤肋间神经,使术后疼痛降到最低水平;③术后微小的手术瘢痕,达到最佳美容效果。

缺点:①由于目前尚无国产设备,进口价格高昂,使其在我国普及受到限制;②对麻醉技术要求高,要求有娴熟的双腔气管插管技术,否则不能满足手术要求;③须用一次性进口腔内切缝器等耗材,增加手术费用。

VATS 与腋下小切口开胸切除肺大疱相比,由于 VATS 可能忽略了一些肺大疱没有处理,从而导致了气胸的复发率较腋下小切口开胸升高。所以,有学者建议为了预防气胸复发,VATS 治疗自发性气胸的时候最好行胸膜摩擦术以促进胸膜粘连。

(五)双侧气胸的处理

Baronofsky 等于 1957 年最先提出治疗单侧气胸同时处理双侧肺大疱的概念。对于年轻的气胸患者,术前行 HRCT 发现对侧可见明显大疱组织,与患者及家属充分沟通,向其说明对侧自发性气胸概率会明显升高,征求同意后可以按双侧气胸一起处理。

传统处理双侧气胸的方法为正中胸骨劈开,但是由于其创伤太大,并发症多,对患者以后影响较大,患者很难接受。比较容易接受的方法为病变严重一侧 VATS 下切除肺大疱后翻身改变体位再切除另一侧大疱。也有学者采用平卧位改变手术床角度的办法,但是由于改变的角度不能完全达到侧卧位,手术操作受限,应用有一定局限性。除此之外,国内外的学者尝试了各种不同的其他途径。

1.VATS下跨前纵隔对侧肺大疱切除术

最早由 Kodama 于 1995 年提出,当时的一例患者接受了 VATS 下跨纵隔对侧肺转移瘤切除术,虽然不是应用在气胸的治疗,但提供给我们一种崭新的思路。

中国台湾的 Yi Cheng Wu 于 2003 年报道了 6 例双侧气胸患者接受了这种径路的手术方式,其中4 例成功,另外 2 例转为同期双侧 VATS 下治疗。国内学者上海市肺科医院姜格宁等于 2011 年将此途径第一次应用到双侧肺大疱切除。

2.腋下小切口跨后上纵隔对侧肺大疱切除术

Nazari 于 2000 年描述了这种手术途径,报道了 13 例自发性气胸伴对侧肺大疱的患者。自第 1 胸椎前缘切开纵隔胸膜,用钝性牵开器将食管上提,经食管后间隙进入对侧。找到肺大疱后可将其牵拉到开胸侧胸内用切割缝合器闭合。需要注意的是避免胸导管的损伤,术中需要用到较长的手术器械。2003 年台湾学者 Yi Cheng Wu 发表了其采用的上述 VATS 下跨前纵隔对侧肺大疱切除方式以后,Nazari 按照其方法尝试了几例患者采用腋下小切口跨前纵隔对侧肺大疱切除的手术方式,发现跨前纵隔对侧肺脏的暴露要比跨后纵隔差一些,并把这个经验写信告诉了 *Ann Thorac Surg* 的编辑,该信发表于 2005 年的 *Ann Thorac Surg* 杂志。

四、以不再复发为目的的治疗措施

无论是单纯的保守治疗、微创治疗还是 VATS 治疗,气胸的复发都是一个客观存在的问题。从以往的文献来看,越是创伤大的治疗手段,复发的概率越小,越是创伤小的手段,复发的概率反而越大。这就为气胸的治疗提出了挑战。如何在二者之间掌握平衡,不能单纯为了微创而失掉治疗本身的意义。传统的开胸切除肺大疱的远期复发率为 1%～3%,甚至多篇文献报道可以达到 0。如果单纯仅仅行肺大疱切除术而不行其他的胸膜粘连术等辅助措施的话,VATS 远期复发率可以达到 10%～20%。为了防止气胸复发或者术后漏气,可以采取各种不同的措施,主要是针对患者情况的不同。比较常用的是胸膜粘连术,胸膜粘连术的关键是人工造成脏、壁层胸膜的广泛粘连,消灭胸膜腔间隙,即使术后肺内再次形成肺大疱也不易破裂,不会造成再次气胸,达到防止远期复发的目的。比较年轻的单纯原发性自发性气胸患者,可以仅仅给予机械胸膜摩擦术以促进胸膜粘连。当然,也有学者考虑患者将来二次开胸等因素,不采取任何措施。而老年 COPD、肺气肿、肺大疱患者可能需要采取肺创面垫片加固覆盖以及滑石粉胸膜粘连等比较强有力的措施。当然,对于具备接受肺移植条件的患者来说,就不能给予滑石粉粘连,以免增加二次手术大出血的风险或者由此而失去肺移植的机会。

(一)胸内或胸管放置粘连剂

这种方法除了适用于年轻的单纯原发性自发性气胸患者之外,还适用于老年继发性自发性气胸的患者。针对这类患者肺功能及全身状况的考虑,不能接受手术治疗,这种办法可以有效地解决长期漏气的问题。这些物质形成胸膜粘连的机制是能够促使胸膜形成纤维性胸膜炎,从而在脏壁层胸膜之间形成粘连。所以,对肺不张或者肺膨胀不全的气胸患者,这种方法是无效的。

1.化学类粘连剂

(1)滑石粉:喷洒滑石粉胸膜固定法是公认的方法,以前较常用。但是,致密的胸膜粘连形成后不利于再次手术,尤其是肺移植手术,目前已不列为首选。然而,它对弥漫性肺大疱无肺移植可能者,仍是较好的选择。滑石粉固定术可能会出现发热,考虑为化学刺激或制剂不纯所致,经对症处理后大多不影响恢复。对肺大疱多且弥散、无法彻底切除、有复发可能、而今后又无肺移植可能的老年患者,用滑石粉行胸膜固定术更安全可靠。国内学者曾有报道应用滑石粉术后出现渗出增多,双肺广泛湿啰音,多量白色泡沫痰,胸引量较多,怀疑为滑石粉过敏引起。滑石粉胸膜粘连术后发生 ARDS 的可能性在 1% 左右。曾有 2 例因滑石粉引起的炎症反应继发炎性假瘤,8 例致死的报道。关于滑石粉胸膜粘连术的远期观察报道比较罕见。应用滑石粉对于肺功能的影响也不是很肯定。22～35 年以后观测这些患者的肺功能,没有发现很明显的影响。尽管相对来说这些患者的死亡率比较高一些,这可能与患者的选择偏差有关,因为接受滑石粉治疗的患者往往都存在着一些潜在的肺部疾病。也有人担心滑石粉里面可能掺杂一些石棉的成分,可能会导致患胸膜间皮瘤的可能性增大,但是这种想法并没有被证实。

(2)抗生素类:以四环素为代表。四环素现在很难找到了,如果能找到的话,其胸膜粘连效果也非常好,但是胸痛非常明显。建议用米诺环素替代四环素的,效果也可以,但是治疗剂量下可以引起患者前庭系统反应及血胸。其他替代的抗生素还有红霉素,需要注意的是胸膜反应较重,患者疼痛明显,注意清醒患者应用时的止痛。我们一般在应用之前 20 分钟给予患者哌替啶或者地西泮注射,2％的利多卡因 10～15 mL 胸管内注入以起到局部麻醉的作用,这样可以大大降低患者的疼痛反应。

(3)碘伏:同样可以获得较好的粘连效果,不良反应较小。在一项应用碘伏做胸膜粘连剂的大型荟萃分析研究中,包含了 6 项研究,共 265 例患者,最常见的并发症是胸痛,偶见有 3 例出现低血压的患者,没有死亡报道。

(4)其他:如硝酸银等,应用较少。

2.生物蛋白胶及自体血

这两者的作用基本相似,传统的胸膜粘连方法能够在肺与胸壁之间形成较强程度的粘连,一定程度上限制肺脏的运动,丧失一部分肺功能。相反,通过动物实验表明纤维蛋白胶粘连术只是形成轻度的胸膜增厚及粘连。尽管向患者胸腔内注入了量比较大的混有造影剂的纤维蛋白胶,但是术后 1 个月对患者进行胸部 X 线检查,没有看到造影剂残留,也没有看到胸膜增厚。由此看出,纤维蛋白胶胸膜粘连术对肺功能的影响程度小一些。

胸腔内注入自体血胸膜粘连术的病理生理机制应该有如下两点:①自体血可以起到类似蛋白胶的作用以闭合漏气点;②胸腔内血液有促纤维生成作用,激发脏壁层胸膜产生炎症反应,形成纤维粘连,粘连后封闭漏气点。Robinson 于 1987 年首先描述了胸腔内注入自体血胸膜粘连术。他描述了向 25 位肺已经复张的反复发作的难治性气胸患者胸内注入 50 mL 自体血 1～3 次,通常于上胸部置管内注入,未应用抗凝,成功率为 21 例(85％)。

Dumire 及其同事首先于 1992 年描述了用自体血来封闭漏气点的 2 例成功患者,患者同样是肺功能较差,不适合再次手术。并总结了自体血较化学粘连剂有如下几个优点:①自体血刺激性小,实施过程中患者不需要接受额外的镇定止痛药物。②对于较大瘘口的患者来说,不会像化学粘连剂那样可以反流入支气管内造成刺激性咳嗽或者其他病变。③自体血凝集后本身可以形成类似于补片样的结构,直接堵住瘘口,发挥作用快。而化学粘连剂只能靠刺激胸膜形成的炎症反应或者瘢痕挛缩来闭合瘘口,起效时间稍长。

(二)物理方法胸膜粘连

1.机械方法

机械方法即通常我们采用最多的纱布壁层胸膜摩擦固定术。对于开胸患者,可以用海绵钳钳夹消毒干纱布或者尼龙海绵于脏壁层胸膜间反复摩擦,至可以见到轻微渗出点为止。需要注意的是,操作动作要轻巧,特别是要注意对胸顶部锁骨下静脉处及纵隔处大血管的保护。该方法效果较好,安全,痛苦小,对再手术影响小。用消毒纱布或者尼龙海绵进行胸膜摩擦术可以提供与胸膜切除术同样的粘连闭合效果,但却能保留胸膜间隙,这使以后的手术治疗成为可能。但 VATS 下用消毒纱布或者尼龙海绵进行胸膜摩擦术耗时费力,因为通过小孔径的孔和很小的纱布垫能完成的工作非常有限。有学者最新设计的方法采用了 VATS 下电动毛刷进行摩擦术。Maier 1999 年报道了 47 例自发性气胸接受这种电动毛刷机械摩擦胸膜粘连术的患者,其中 68.1％的患者发现肺大疱或者肺小疱接受部分病肺楔切(采用腔镜下肺切割缝合器)。平均随访 20～56 个月,这些患者无明显术中及术后并发症,仅有 1 例患者复发,复发率为 2.1％。证实这种方法是有效安全的。

2.胸膜部分切除术

壁层胸膜切除术广泛应用,优点是可以闭合漏气,但同时也增加了出血等并发症。由于粘连致密,导致这些患者无法后期接受肺移植,而其中很多患者存在着一些潜在性疾病,这些病变往往需要肺移植,所以这种方法的应用要慎重。

3.电凝或激光烧灼固定法

尽管胸膜粘连术应用广泛,但有学者提出有关胸膜粘连术的顾虑:①气胸是胸膜下或者肺脏的病变,而胸膜粘连术把治疗的方向侧重在胸壁。②胸膜粘连术或多或少会影响肺功能,特别是在有些呼吸功能不全的患者,这些损失的肺功能会带来不良后果。③胸膜粘连术后患者复发气胸会增加再次手术的难度。④用作胸膜粘连术的物质成分太杂乱。⑤后期如果因为其他的疾病(特别是心脏或者食管)需要开胸的话,手术难度增大。⑥术后气胸二次复发需要再次手术治疗的话,如果还是单纯应用胸膜粘连术辅助治疗的话不是十分可取,需要一种新的有效的治疗方法辅助。⑦现今在决定治疗方案的时候有必要考虑患者本身的生活质量。胸科医师应该多倾听患者本身的声音,他们迫切需要一种新的治疗方案来代替胸膜粘连术。

(三)脏层胸膜包埋或者加固覆盖

Muramatsu 等深入研究观察气胸复发的原因,于 2007 年报道其一项分析研究,1992 年 3 月到 2005 年 12 月期间共观察了 499 例自发性气胸患者接受腔镜下肺大疱切除术。其中二次复发 39 例。通过术中观察或者术前 CT 检查等方法,发现复发的原因主要是新大疱形成(37 例)。这 37 例中有 19 例患者大疱复发位置位于闭合器残端附近(距离闭合线 1 cm 以内),15 例与闭合线没有什么关系。有学者发现气胸多复发于前次手术抓钳或者肺钳钳夹牵拉的部位。这项研究报道也更加支持我们临床当中常用的针对脏层胸膜所采用的加固方法。

1.切割缝合线局部胸膜加固

残端创面漏气的主要原因是闭合不严,大疱切除不彻底,大疱切除周围肺组织发生肺气肿样改变,以及闭合线互相交叉。可吸收纤维网(Vicryl Mesh;Ethicon,San Angelo,TX,USA)是一种可以短期内被人体吸收的材料,3 周后其力学稳定性会降到 50%。在动物实验研究中,可吸收纤维网置入 6 周后已被吸收,剩下寥寥无几,60~90 天以后几乎完全被吸收。其在吸收过程中,能够促使形成新生结缔组织从而促使粘连形成。肺大疱先用腔内直线切割缝合器切除闭合,以 1.96 kPa(20 cmH$_2$O)的气道压力测试以确保没有漏气点,然后将可吸收组织纤维网切割成相应大小,根据切割缝合器闭合的长度大小应用不同数量的可吸收纤维网。每块纤维网浸以 1 mL 纤维蛋白胶。将切割缝合创面覆盖,再将纤维蛋白胶喷洒于纤维网上以促使其与脏层胸膜完全黏合。不再进行其他的化学或者机械胸膜粘连术。

Muramatsu 等 2007 年描述了一种于切割缝合线上加用纤维蛋白胶涂层纤维组织网(Tacho Comb;YCOMED Austria Gm bH,Austria)的方法。该方法的目的在于加固病变部位及其他切割缝合部位的脏层胸膜,而不是促进肺组织与壁层胸膜的粘连。有接受该方法手术的患者因为其他病因接受再次开胸手术时,证实这层纤维蛋白胶涂层纤维组织网能够持续加固 3 个月甚至更长时间。当然,在某些切除范围及加固范围较大的病例,术后肺脏膨胀稍差一些,胸顶部可能会有一段时间存在残腔。然而,他们认为相对于过早的膨胀使胸膜粘连,加固缝合处脏层胸膜并且让其牢固地愈合更为重要一些,因为这种方法确实降低了二次复发率。Tacho Comb 是一种以胶原纤维做载体,含有纤维蛋白原、凝血酶和抑肽酶的人体可吸收干式分层泡沫纤维网。在与出血创面或体液接触时,其中的凝血因子溶解,并将胶原载体和创面表面连接起来。纤维蛋白原分裂出肽,使纤维蛋白单体聚合。聚合反应如胶水般产生黏合作用,在创面上形成纤维蛋白凝块稳定的交联。抑肽酶则提高纤维蛋白溶解稳定性,延缓其降解。通常在 3~6 周胶原纤维网逐渐被肉芽组织吸收,转化成内源性结缔组织。

我们应用较多的是一种称之为奈维的可吸收性聚乙醇酸修补材料(Neoveil;Gunze,Kyoto,Japan),其在修补肺组织漏气方面有很好的效果,可以将其套入直线切割缝合器前端。

2.全胸膜覆盖法

全胸膜覆盖法用于治疗顽固性双侧复发性自发性气胸,由 Masafumi Noda 等于 2011 年报道了 5 例患者,分别是肺嗜酸性肉芽肿肺病、肺淋巴管平滑肌瘤病(LAM)2 例、Birt-Hogg-Dubé 综合征以及白血病行骨髓移植后由于排斥反应导致的细支气管阻塞性肺病。手术方法是在 Kurihara 于 2010 年报道的方法的基础上改进的。具体操作方法是,腔镜下以 EndoGIA 处理漏气点,EndoGIA 前端可套入可吸收性聚乙醇酸修补材料奈维(Neoveil;Gunze,Kyoto,Japan),整个脏层胸膜覆盖可吸收止血氧化再生纤维棉絮,即 ROCM(regenerated oxidized cellulose mesh)(Surgicel;Johnson&Johnson,New Brunswick,NJ,USA)。于肺塌陷以后,用器械将 ROCM 置入胸腔,然后让肺处于半复张状态,将 ROCM 覆盖于整个脏层胸膜表面,包括叶间裂以及膈面。让肺脏完全复张,没有覆盖的地方继续以 ROCM 覆盖。最后再以生物蛋白胶和凝血酶溶液喷洒于整个 ROCM 膜上。生物蛋白胶可以用生理盐水稀释,具体方法为:15 mL蛋白胶加入生理盐水稀释至 60 mL 制成溶剂 A,15 mL 凝血酶加入 45 mL 生理盐水稀释至 60 mL 制成溶剂 B,然后先后分别注入 A、B 两种溶剂。除最后一例患者于术后 23 天死亡以外,其余的 4 例患者术后平均随访 23 个月均未复发。死亡的一例患者术前由于漏气严重导致肺不张,虽然经过手术控制漏气,但由于无法纠正的高碳酸血症导致呼吸功能不全最终死亡,并不是由于手术本身导致。

(王青涛)

第三节　急性化脓性胸膜炎

急性化脓性胸膜炎是化脓菌引起的胸腔感染。

一、病因和发病机制

(1)该病多继发于化脓性肺部感染。

(2)开放性胸外伤、胸内手术、食管损伤、脓血症是其他常见致病原因。

(3)致病菌一般经破损的胸壁、肺、食管侵入胸腔,有时经淋巴或血液循环入侵。致病菌多为葡萄球菌和革兰氏阴性杆菌。

(4)腐败性脓胸常继发于肺脓肿、膈下脓肿和食管穿孔,坏死组织多、脓液恶臭、中毒症状严重,多为化脓性球菌与肠杆菌、肠球菌的混合感染。

二、诊断

(1)有急性肺部感染病史。当肺炎症状逐渐好转时,患者再次高热、胸痛、大汗,检查可发现胸腔积液。

(2)肺脓肿破溃或食管穿孔时,常突发胸痛、高热和呼吸困难。有时发绀、休克。

(3)听诊患侧呼吸音减低,纵隔可向健侧移位。

(4)X线可见胸部大片模糊阴影。直立时可见下胸部 S 形线。有时脓腔内可见气液平。局限性脓胸可包裹在肺叶间裂、膈肌上或纵隔面。

(5)肺炎经抗感染治疗后,仍然高热。胸片提示积液阴影,就要怀疑急性脓胸。行胸腔穿刺抽出脓液可明确诊断。

三、治疗

(1)控制感染,根据脓液培养和药敏试验给予相应抗菌治疗,同时给予全身支持疗法。

(2)引流脓液。

(3)促使受压的肺组织尽早复张。

（4）手术要点及术后处理如下。

穿刺排脓术：患者反向坐背椅。病情重者可斜坡平卧位；取腋后线第5～7肋间穿刺，包裹性脓胸须根据X线、CT或超声定位后穿刺，边刺入边抽脓，防止穿刺损伤肺或膈肌，尽量将脓液排净。拔针前，向胸内注入抗菌药物，脓液送检查。在穿刺中如有虚脱、出冷汗、血压低，应停止操作，立即平卧。脓液稀薄、经抽吸后脓液量减少、肺逐步扩张者，多能自愈。如果穿刺1～2次后症状无好转，肺扩张不佳，渗出量不减少，应改用更有效的引流措施。

肋间插管闭式引流术：从腋后线第5肋间试穿刺，抽得脓液后，做1.5 cm长切口。用止血钳钝性分离胸壁和肋间肌，再用止血钳将引流管送入胸腔。可行持续性$-1.47\sim-0.98$ kPa（$-15\sim-10$ cmH$_2$O）压力引流。

部分肋骨切除闭式引流术：亦称开胸纤维素清除术，适于纤维素性脓胸。全麻下，以腋后线为中心，切除第6肋中段7～10 cm长肋骨，经肋骨床切开增厚胸膜。用手指钝性分离胸内粘连。插入粗引流管，清除所有沉积物和脓液，吸引器头搔刮清除胸膜面上的纤维素层。用含抗生素的温盐水反复清洗胸腔，最后胸管接水封瓶引流。

胸腔镜脓胸清除引流术：适于纤维素性脓胸、包裹性脓胸。全麻下，以腋中线第6～7肋间作为观察孔，进镜观察，选择操作孔（多为肩胛下角线第5或6肋间和腋前线第4或5肋间），腔镜下分离胸内粘连，清除所有沉积物和脓液、胸膜面上的纤维素层。温盐水反复清洗胸腔，最后胸管接水封瓶引流。

术后处理包括：①负压吸引7～10天。②术后可经冲洗管（另一胸管位于上方）间歇滴注温盐水，冲洗胸腔，3天后可拔除冲洗管。③如引流液消失可拍胸片，如肺膨胀满意，可停负压吸引，观察2～3天后在引流管处行碘油窦道造影术。④如只在引流管周围见碘油，说明脓胸已愈合，可将引流管切断，改为开放引流。⑤每天冲洗窦道，并逐日剪短引流管1～2 cm，窦道容积<10 mL时，即可拔除引流管。

（5）经积极治疗渗出期和纤维素脓性期脓胸，绝大多数患者（>90%）1个月左右病愈。慢性脓胸很少见。

四、临床路径

（1）询问病史：外伤史、肺炎史或手术史，有无发热、胸闷、胸痛、呼吸困难等症状。

（2）体格检查：体温、脉搏、呼吸、血压。有无发绀，呼吸音有无减弱、消失，有无干、湿啰音。

（3）补液，抗感染治疗。

（4）辅助检查：胸部X线平片，胸部CT。

（5）穿刺抽取脓液，细菌培养加药敏试验。

（6）胸腔闭式引流术或手术清除脓液。

（王青涛）

第四节　结核性胸膜炎

一、病因和发病机制

结核性胸膜炎是机体处于高度过敏状态，对结核分枝杆菌素和蛋白成分出现高度反应的胸膜炎症，是结核累及胸膜的结果。致病菌为结核分枝杆菌。结核分枝杆菌到达胸膜的途径有：①肺门淋巴结核的细菌循淋巴管逆流至胸膜；②结核病灶破溃，细菌直接进入胸膜腔；③血行播散。

二、诊断及鉴别诊断

（1）发热、干咳和胸痛。胸痛多位于腋前线或腋后线下方，深呼吸或咳嗽时明显。此时胸膜互相贴近摩擦,称"干性胸膜炎",胸膜摩擦音为重要体征。少数人症状较轻,能自愈。

(2)若病情发展,胸膜腔积液,称"渗出性胸膜炎"。此时胸痛减轻或消失,出现气短。患者常有乏力、食欲减退、午后低热,无痰或少量黏液痰。

(3)体检:大量积液时,可有气管向健侧移位。患侧胸廓饱满。慢性期患侧胸廓低平,肋间隙变窄,语颤消失。患侧液平面以下叩诊浊音,听诊呼吸音减弱或消失。液平面上方呼吸音增强。

(4)中等浓度纯蛋白衍生物(PPD)试验阳性或强阳性反应。

(5)胸液多为草黄色,也可为红色血性,透明或微浊,比重在 1.018 以上,黏蛋白试验阳性,蛋白含量大于 3 g,pH 在 7.0～7.3 之间,糖含量少于 2.8 mmoL,白细胞总数常为 $(0.5～2)×10^9/L$,急性期中性粒细胞占多数,慢性期则以淋巴细胞为主。胸液涂片或集菌均不易找到结核分枝杆菌,但结核分枝杆菌培养可能为阳性,胸膜活检见干酪样或非干酪肉芽肿组织。

(6)X 线可有肋膈角胸膜粘连,300 mL 以上积液时,肋膈角变钝。中等量积液可见其上缘呈下凹的弧形密度均匀阴影。大量积液时,患侧全为致密阴影,纵隔移向健侧。包裹性积液不随体位改变而移动。叶间积液侧位胸片呈梭形的叶间阴影。X 线检查肺实质内多无明显病变。

(7)CT 检查可能发现轻微肺实质内结核病变。

(8)超声波检查有助于明确积液的部位,可为抽液准确定位,同时可鉴别胸膜肥厚和实质性病变。

(9)PPD 试验有意义,胸膜活检和细菌学检查具有确诊价值。鉴别包括癌性胸腔积液。后者一般增长快,无中毒症状且常为血性胸液,结核分枝杆菌素试验阴性,抗结核治疗无效。癌性胸液细胞分类以小淋巴细胞为主,缺少嗜酸性粒细胞。

三、治疗

原则是治疗和预防活动性肺结核播散、解除症状和防止胸膜粘连。

(1)治疗与肺结核治疗相同,口服异烟肼、乙胺丁醇和利福平,用药 1～1.5 年。服药期间注意药物的不良反应。

(2)中等量以上积液,每周抽胸液 2～3 次,每次抽液约 1 000 mL。若患者出现头晕、出汗、脉弱、血压低,立即停止抽液,皮下注射 0.1% 肾上腺素 0.5 mL,同时静脉内注射地塞米松 5～10 mg,静脉输液,至症状完全消失。胸腔抽液时应防止抽吸速度过快、抽液过多发生复张性肺水肿。

(3)胸腔积液吸收不满意或中毒症状重的患者可用泼尼松 30 mg/d,至胸液明显减少后逐渐减量。结核性胸膜炎如能及时得到正规抗结核治疗,预后良好。未经治疗的患者,5 年内约有 2/3 出现结核病。结核性胸膜炎治疗不当,可形成慢性结核性脓胸。

四、临床路径

(1)询问病史:注意发热、盗汗、乏力、胸闷、胸痛、呼吸困难等症状。
(2)体格检查:注意体温、脉搏、呼吸和血压。听诊呼吸音有无减弱、消失,有无干、湿啰音。
(3)抗结核治疗。
(4)辅助检查:胸部 X 线平片、胸部 CT、胸部超声波检查和 PPD 试验。
(5)胸腔穿刺抽液送检,做细菌培养和药物敏感度试验。

(魏培培)

第五节　胸膜间皮瘤

一、恶性胸膜间皮瘤

恶性胸膜间皮瘤(malignant pleural mesothelioma,MPM)是一类较为少见的胸膜肿瘤。理论上,任何覆盖有间皮细胞的体腔都有可能发生间皮瘤,例如,腹膜、心包、睾丸或者卵巢的鞘膜。但胸膜腔是间皮瘤最好发的部位,且可引起弥漫性的播散,从而使脏壁层胸膜皆增厚。肿瘤沿浆膜面生长,可侵入叶间裂并包盖整个肺。少数情况下,恶性间皮瘤可表现为局限性的胸膜肿块。恶性间皮瘤可以产生多种多样的间质细胞分化倾向,例如,纤维肉瘤型、恶性纤维组织细胞型、软骨型、成骨型及脂肪肉瘤型。良性间皮增生与恶性间皮增殖的鉴别较为困难。目前恶性间皮瘤的诊断更多地依靠的是肿瘤细胞的组成结构及是否有侵袭性生长的行为。

恶性间皮瘤的发生与工业史上石棉的应用密切相关。早在1920—1950年,大量的医学文献报道了与石棉接触有关的癌症病例,石棉接触史与恶性肿瘤的关系渐渐引起了人们的注意。1960年,Wanger和他的同事报道了南非石棉矿高发恶性间皮瘤病例。但是直到20世纪70年代早期,Selikoff和他的同事在美国的详细研究发表以后,石棉接触史和恶性胸膜间皮瘤的产生才有了明确的相关性。自从石棉接触史和恶性胸膜间皮瘤有了明确的因果关系后,全世界范围内,对于特定工种都采取了相应的防护措施。

尽管采取了种种防护措施,自20世纪80年代开始,美国的恶性间皮瘤的发病率却在逐年上升,每年新增病例2 000～3 000例,患者年龄多在50～70岁。由于石棉接触史与恶性间皮瘤的发生之间可以间隔20～50年,从20世纪70年代开始人们才逐步采取保护措施,因此预计恶性间皮瘤的发病率将会继续上升,可能在2020年左右达到高峰。总体而言,仅有80％的恶性间皮瘤患者有着明确的石棉接触史,每年全美有将近500名恶性间皮瘤患者没有任何石棉接触史。

尽管恶性胸膜间皮瘤的发生是一个多因素的过程(例如,遗传学因素、环境因素、石棉纤维及胸膜瘢痕等)。近年来比较有趣的发现是恶性胸膜间皮瘤与SV40病毒的关系。Carbone和他的同事发现在60％的胸膜间皮瘤患者的组织中检出SV40病毒样片段。在20世纪50年代的美国,被SV40污染的脊髓灰质炎病毒被接种于上百万的儿童和成人。SV40病毒可能在石棉造成的DNA损伤中起到协同作用。同样,染色体的缺损及肿瘤抑制基因的缺失都可能参与了恶性间皮瘤的形成。

诊断主要依靠临床表现和影像学检查,临床最常见的症状是呼吸困难和胸痛,体检可提示有胸膜腔积液。影像学检查往往可以发现大量的胸膜腔积液伴随胸膜肿块。与胸部平片相比,CT对于评估疾病的范围更为精确。同样,在治疗随访过程中CT可以用来评估治疗效果。MRI一般在评估膈肌病变及纵隔受侵的情况方面优于CT。但是无论哪种辅助检查手段都无法达到100％的准确率,但是否需要进行手术探查目前仍然没有定论。

近年来PET/CT的解剖和功能影像的融合成像技术提高了恶性间皮瘤分期的准确性。某项研究报道中,曾有29名拟行胸膜全肺切除术的病例,通过增加了PET/CT的检查,其中11例发现了常规检查所没有发现的远处播散,因而免于手术。总体而言,PET/CT在将胸膜良性疾病与恶性疾病区分方面有着91％的敏感性和100％的特异性。但PET/CT无法对恶性间皮瘤和腺癌胸膜转移进行鉴别,而且在胸膜炎或者胸膜腔脓肿时可有假阳性。

一旦临床怀疑MPM之后,下一步就应该寻找组织学的诊断,由于大部分患者都需要进行胸腔穿刺引流以缓解症状,因此在胸腔积液里找到肿瘤细胞进行诊断是最常用的方法。但是这一方法的阳性率仅有62％。如果采用胸膜针吸活检,阳性率可以提高到86％。同传统的开胸术相比,胸腔镜技术是诊断MPM的一个非常有效的手段。在VATS的帮助下,可以取得脏层、壁层及膈肌面的胸膜组织。仍有部分患者需要进行常规的开胸手术,98％的开胸手术仅仅为了取得组织学诊断。

在组织学上对于良性的胸膜间皮增生和恶性胸膜间皮瘤的鉴别需要花费不少时间。同样,对于鉴别上皮性间皮瘤、肉瘤样间皮瘤及肉瘤同样存在不少难度。无论上皮性肿瘤还是梭形细胞性肿瘤,一旦镜下出现间质侵袭可以作为肯定的恶性证据。如果仅仅是胸膜腔内丰富的间皮细胞紧密排列常作为良性考虑。但如果同时伴有丰富的细胞间质通常提示为恶性间皮瘤。

恶性间皮瘤从组织学上根据上皮细胞和梭形细胞所占比例的不同可分为三个亚型:上皮型、肉瘤型、混合型。其中上皮型间皮瘤占所有恶性间皮瘤的约50%。这一类型需要同腺癌仔细鉴别。电镜下,腺癌细胞的基膜结构较间皮瘤细胞更为完整。黏多糖染色(例如,高碘酸迈尔粘蛋白胭脂红染色)通常在腺癌中呈强阳性而间皮瘤中不表达。相反,透明质酸酶的阳性表达提示间皮瘤可能。上皮样间皮瘤不仅细胞排列具有多样性,包括小管状、乳头管状、乳头状及颗粒状,而且细胞组成也多样化,包括小细胞、大细胞、蜕膜细胞及透明细胞。

肉瘤型间皮瘤占所有恶性间皮瘤的15%～20%,这一型间皮瘤必须同肉瘤相鉴别。目前没有单一的免疫组化标记对区分间皮瘤、腺癌、肉瘤及间皮增生有着足够的敏感性和特异性。因此多采用一系列的免疫组化标记。钙视网膜蛋白抗体是间皮细胞特异性的表达标志,而CEA多为腺癌细胞特异性表达。低分子量的细胞角蛋白通常可以见于间皮瘤,而高分子量的细胞角蛋白则是上皮型间皮瘤的特有表达。甲状腺转录因子1和上皮细胞钙粘蛋白也可将间皮瘤同腺癌相区分。这两个标记通常作为间皮瘤免疫组化染色的首选指标,如果需要的话,还可增加钙视网膜蛋白、细胞角蛋白等标记。Bueno和他的同事采用RNA生物芯片的方法对间皮瘤和腺癌进行鉴别。这一方法利用基因产物的比值对MPM进行诊断,其准确率可以达到95%～99%。

(一)分期

与肺癌一样,对于任何一个恶性间皮瘤的患者,准确的分期对于制定治疗方案有着非常重要的指导意义。合理的分期对治疗过程中评估疗效也同等重要。而且对于不同的治疗组,采用合理的分期有助于比较其疗效。同其他任何分期系统一样,医师必须明白临床分期和病理分期的区别。目前对于恶性胸膜间皮瘤有多种分期系统,缺乏一个统一的标准。曾有多个分期标准,包括Butchart分期、国际抗癌联盟(UICC)制定的TNM分期、由国际间皮瘤学会(IMIG)制定的根据TNM分期进行经验性改良而来的TNM分期,以及由Brigham and Women医院Dana-Farber癌症中心提出的BWH分期。

Butchart分期最早于1976年提出。在这一分期中,Ⅰ期指肿瘤局限于壁层胸膜;Ⅱ期肿瘤侵犯了胸壁、食管、心脏或者对侧胸膜,无论淋巴结是否有转移;Ⅲ期肿瘤穿透膈肌,或者有胸腔外的淋巴结转移;Ⅳ期则有远处转移。这一分期系统非常简单,但是对于预后的评估没有价值,除了Ⅰ期之外,其他分期都已无手术切除指征。

UICC的分期系统主要参照非小细胞肺癌的TNM分期,该分期于1990年提出。由于间皮瘤主要弥漫生长于胸膜腔内这一特性,因此TNM分期中的T并不一定适用于每一个间皮瘤患者。同样,对于淋巴结转移分站较为明确的肺癌而言,由于胸膜腔内常会充满肿瘤或者积液,很难判断淋巴结的转移分站。由于恶性胸膜间皮瘤总体预后较差,很多患者并不能存活到出现远处转移。因此,这一分期因为其无法对于患者的预后和生存率进行一个较为准确的评估而被逐步放弃。

在1994年,由国际间皮瘤学会提出了另一个分期。这一分期参照TNM分期,通过重新修改T及N这两个因素来体现间皮瘤的特性。T1A,肿瘤位于壁层胸膜伴或不伴有膈肌受累;T1B,肿瘤累及脏层胸膜。T2,肿瘤累及肺组织实质,如要进行肿瘤全切术,则需要进行肺组织的切除。以上三种分期都可以合并有胸膜腔积液。T3肿瘤为局部进展期,可能累及纵隔脂肪、心包或者有局限的胸壁侵犯,但仍属于可尝试根治性切除范围。T4,肿瘤局部晚期,不可切除,主要包括肿瘤侵犯胸壁,穿透膈肌进入腹腔或者累及对侧胸膜、纵隔大脏器、脊柱,侵入心包内甚至累及心肌。N的分期主要参照非小细胞肺癌的TNM分期。Ⅰa期和Ⅰb期分别对应T1AN0和T1BN0;Ⅱ期对应T2N0;Ⅲ期,任何T3或者任何N1、N2的患者;Ⅳ期,任何T4、N3或者M1的患者。

BWH分期相对TNM分期更为简单,但对于不同治疗方案的预后判断更有判断价值。Ⅰ期指手术可切除且没有淋巴结转移;Ⅱ期指肿瘤仍然位于胸膜上且伴有淋巴结转移(N1 或 N2);Ⅲ期:肿瘤局部侵犯纵隔、膈肌或者胸壁且无法手术切除;Ⅳ期肿瘤有胸腔外转移。这一分期系统主要根据是否手术切除、肿瘤的组织学及淋巴结情况进行分期,更能反映预后情况,并在 120 例患者中证实了这一分期系统的预后判断情况。

(二)预后

恶性胸膜间皮瘤是一类少见但却是高度恶性的胸膜肿瘤,目前已有明确的治疗方案。如不采取任何治疗措施,中位生存期为 4～12 个月。同其他肿瘤一样,治疗方案主要采用手术、化疗、放疗及联合治疗。我们可以通过一定的标准来评估肿瘤对于治疗的反应,但是由于间皮瘤的生长特性使得这一标准很难得到很好的应用。因此将生存率及肺功能改善这两个因素加入肿瘤的治疗评估标准后更能反映间皮瘤的治疗效果。

(三)治疗

直至今日我们仍然缺乏一个以循证医学为主的治疗共识。由于其发病率较低,因此就各种外科治疗而言缺乏多中心的随机对照研究。通常我们所采用的资料多来自病例报道及没有对照组的回顾性研究。一旦采用不同的肿瘤分类和分期方法,那么这些数据将会变得更为混乱。

1.放疗

间皮瘤细胞对于放疗中度敏感,其敏感性高于非小细胞肺癌,但是低于小细胞肺癌。在放疗野的制定中,很难避免对肺的损伤。目前没有大宗病例研究对比放疗组和对照组,因此对于放疗的价值目前也很难进行评估。Ball 和 Cruickshank 报道了 23 例患者的病例研究,发现放射剂量小于 40 Gy 时,患者并没有得到有效的缓解,而接受高剂量放疗的患者相对缓解效果较好。

在胸腔穿刺及胸腔镜活检以后采取放疗被认为能降低局部复发率。但对于肺部分切除术的患者放疗往往是无效的,因为为了保护剩余的肺组织,放疗的剂量一般控制在 20 Gy 以下。对于完成胸膜外全肺切除术的患者,同侧的复发率目前超过 60%,辅助放疗有助于降低局部的复发率。在一个非随机的研究中,接受辅助放疗的胸膜外全肺切除术的患者局部复发率为 31%,而未接受辅助放疗的复发率则为 45%,但该研究中这两者的差别并没有统计学意义。在切缘阴性的患者中,术后放疗并不能降低局部复发率。而对于切缘阳性的患者而言,术后辅助放疗被认为是有益的。外线束放疗从以胸部平片为依据已发展成三维立体定向的适形放射治疗。依靠外科医师手术中的精确标记及放疗医师术后的严密定位,适形放射治疗可以对肿瘤床进行最大剂量照射的同时避免周围脏器受损。尽管这一技术有着理论上的优越性,但近来的随访却使医师开始关注这类放疗的不良反应。

2.化疗

恶性胸膜间皮瘤对化疗相对耐受,单药化疗的缓解率<20%,对于总体生存率没有明显影响。抗代谢类药、蒽环类抗生素,以及铂类对于大部分间皮瘤有一定的疗效。在一Ⅱ期临床试验中,氨甲蝶呤对 63 例患者有 37% 的缓解率,但是 58% 的患者出现了毒性反应。在另一项包含 35 例患者的研究中地托比星较多柔比星更为有效,缓解率达 26%。在西南肿瘤研究协会中,顺铂对于间皮瘤有着 14% 的缓解率。在高剂量组,缓解率可达到 36%。由于此类药物的不良反应,有 34% 的患者因为药物毒性而不得不中断治疗。卡铂的缓解率约为 11%,接近顺铂,但是其耐受性要好于顺铂。长春瑞滨作为单药也有着抗间皮瘤的活性,而且严重不良反应发生率较低,24% 的患者出现部分缓解(实体肿瘤厚度减少 50%),55% 的患者稳定(实体肿瘤厚度增长 25% 以内或者减少少于 50%)。吉西他滨单独应用效果有限。在一有 64 例患者的单中心研究中培美曲塞取得了令人鼓舞的结果,14% 的患者部分缓解。与单药治疗相比,双药联合的缓解率相对较高。因此近年来单药化疗已逐渐被双药联用所取代。Vogelzang 和他的同事的研究发现,与卡铂单药化疗相比,卡铂联合培美曲塞有着更长的生存期、缓解率。这是一个随机多中心的Ⅲ期临床试验,包含了 456 例患者。其中上皮型的间皮瘤超过了 2/3,Ⅲ期或者Ⅳ期的患者占 78%。联合用药组平均生存期为 12.1 个月,缓解率为 41.3%,而卡铂单药组为 9.3 个月,缓解率为 16.7%。目前培美曲塞联合卡铂的化疗方案已成为恶性胸膜间皮瘤的标准治疗方案,二线化疗方案的研究目前已经开始起步。

3.外科治疗

在考虑对患者实施胸膜部分切除、胸膜剥脱术甚至是胸膜外全肺切除术时,必须保证患者能够耐受开胸手术。患者的年龄及功能状态应该作为首先衡量的指标。需要密切关注患者的心肺功能,对侧通气功能应该>45%。肺动脉高压(>6.0 kPa(45 mmHg))是胸膜外全肺切除术的禁忌证。术前进行 FEV1 的测试配合放射性核素通气/血流灌注显像能够大致预测术后的肺容积。CT 及 MRI 能够了解肿瘤大体解剖上的外侵情况,PET/CT 及经颈纵隔镜活检能够评估肿瘤肺外转移及纵隔淋巴结的情况以明确分期。

(1)胸膜外全肺切除术:一般采用硬膜外麻醉复合全麻,配合血流动力学检测,双腔管插管完成麻醉。手术采用后外侧切口,切口起自肩胛骨和脊柱连线的中点,沿肩胛骨向下延伸,绕过肩胛下角,沿第 6 肋向前至肋骨软骨交界处。切断背阔肌和前锯肌。如果手术最初是以胸腔镜开始的,尽量利用原先的腔镜切口连接或者延长成后外侧切口。确定第 6 肋后,自后侧脊柱旁韧带前直至肋骨软骨交界处,完整切除第6 肋。第 6 肋床处就是胸膜外全肺切除术操作的起始处,于此处切开胸膜,并将胸膜从胸壁上完整游离直至有足够的空间置入撑开器。然后依次有序地进行胸膜外的游离。游离以钝性分离和锐性分离为主,钝性分离主要依靠海绵钳及外科医师的手指,而锐性分离主要利用剪刀。在游离时需要密切注意,避免损伤锁骨下大血管,避免损伤胸廓内动脉及对侧胸膜,右切口避免损伤奇静脉上腔静脉,避免损伤后方的食管及主动脉弓,左侧切口避免损伤主动脉、肋间动脉及后方的食管。术中仔细地探查避免不必要的损伤,同时术前置入胃管,术中通过触及胃管来定位食管。

此时,外科医师需要确定患者能否进行根治性切除术。一旦确定后,则从膈肌前缘开始切除膈肌及相邻心包和胸壁。在切除膈肌时,应仔细地将膈肌从胸壁上钝性分离,锐性分离可能导致大量出血。应尽量仔细地清除所有的肿瘤,但需保留完整的膈脚以便后期的补片修补,膈肌的腹膜面应尽可能地保持完整。而后自下方打开心包,沿前内侧方向向膈神经及肺门大血管方向切开,心包内结扎肺静脉,右侧肺动脉心包内结扎,但左侧肺动脉需在心包外结扎。血管的结扎需要神经拉钩的引导并以切割缝合器切断。后心包切缘在右侧为平食管,在左侧则为平主动脉。先清除隆凸下淋巴结,而后用闭合器切断一侧支气管。可以利用气管镜直视下下明确气管切除位置及残端长度,尽量缩短气管残端以减少术后残端瘘的发生率。

在肿瘤切除后,进行淋巴结采样送检病理,而后进行残端试漏。试漏时可进行胸腔冲洗,如无禁忌可采用热水冲洗或者化疗药物冲洗。然后采用大网膜包盖支气管残端。支气管残端的包盖物还可选择心包脂肪垫、胸壁肌肉如背阔肌等。而后采用 2 mm 和 1 mm 的 Gore-Tex 材料重建膈面和心包。膈肌补片一般从后方自棘突旁韧带开始沿第 6 肋向前缝至第 6 肋软骨处。而后双层的膈肌补片在心包底面处,自前肋膈角向后右侧缝至食管和下腔静脉处,左侧至主动脉弓处。补片可防止术后胸腔积液进入腹腔。

心包补片首先从心包后缘缝起,而后向下与膈肌补片缝合,再与前上方的残留心包缝合。缝合时需注意不可张力过大以免术后心包缩窄,这一点在右侧手术时尤为重要,因为右侧术后心脏常会沿轴向转位。而左侧手术通常不需要常规进行心包补片修补。补片缝合完毕后,在膈肌补片上做一切口,自切口处将大网膜拉进胸腔包盖支气管残端。可修剪大网膜降低腹腔至支气管残端的张力。由于膈肌的双层补片是可以折叠的,因此膈肌补片可以小幅活动调整胸腔内张力,因此在缝合膈肌补片时要避免缝合过紧失去膈肌补片动态平衡的能力。手术临近结束时需要用氩气刀止血,同时置入一根胸管常规关胸。术后可以根据胸片纵隔的位置开放胸管进行胸腔积液引流,胸管一般在术后第 3 天拔出。

(2)胸膜剥脱术:胸膜剥脱术主要是针对那些无法承受胸膜全肺切除术患者的姑息性治疗手段。切口的选择和最初切开处与胸膜全肺切除术相同,在壁层胸膜游离后再切除脏层胸膜面的肿瘤。可采用氩气刀进行粗面的止血。在手术操作时应尽可能地做到肉眼根治术,尤其是清除肺裂中的肿瘤。右侧手术时,可保留膈肌,因为其下还有肝脏,胸腔内仍然留有肺组织。

(3)术后管理:患者术后是否能够恢复良好主要取决于以下 3 点:术后疼痛的处理;液体平衡的精确把握;术后并发症的早期诊断和处理,这类并发症包括深静脉血栓、肺栓塞、声带麻痹、乳糜胸、脓胸、支气管胸膜瘘及纵隔移位。疼痛一般可采用硬膜外的 PCA 泵来控制。良好的疼痛控制有利于患者早期下床行走(一般在术后 48 小时后),早期行走能很好地预防术后对侧肺不张。患者术后 48 小时内一般留置鼻胃管并禁食。48小时后恢复进食。术后如发现患者有声音嘶哑或者进食呛咳等症状，应及时恢复禁食，避免误吸，在胸膜全肺切除术后的患者一旦发生误吸往往是致命的。胸膜全肺切除术后另一个短期内可致死的并发症为肺水肿，因此入液量的限制及利尿剂的应用能够维持患者术后的液体平衡。围术期可口服美托洛尔预防心房颤动。对每一个患者都应积极采取措施预防深静脉血栓的形成。对手术中采用过热疗或者化疗的患者，术后应常规进行双下肢深静脉多普勒彩超检测。同样这类患者如果术中曾用过顺铂，术后需要进行适当的水化以免出现肾毒性。硫代硫酸钠及氨磷汀可降低术后肾衰竭的发生率。

（4）手术效果：综合回顾一些大宗的胸膜全肺切除手术，Sloan-Kettering 纪念癌症中心的手术死亡率是 1.8%，并发症发生率为 25%，64 例患者中，术后 1 年的生存率为 49%。德国的 Achatzy 和他的同事回顾了 245 例胸膜全肺切除术或者胸膜剥脱术的患者，其中术后 30 天的死亡率为 8.5%，平均生存期为 9.2 个月。1991 年 Brancatisano 报道了 45 例胸膜剥脱术的患者，术后近期死亡率为 2.2%，平均生存期为 16 个月。Allen 和他的同事报道了 56 例病例，其中围术期死亡率是 5.4%，术后 1 年生存率为 30%。最近 Richards 和他的同事报道了一系列胸膜剥脱术或者胸膜全肺切除术联合术中顺铂热溶液灌洗的治疗效果。在一个亚组中比较两种剂量的顺铂灌洗液（$50\sim150$ mg/m² $vs.$ $175\sim250$ mg/m²），发现高剂量组的生存获益率明显增高。而且胸膜全肺切除术患者的治疗效果优于胸膜剥脱术。

在很多研究中胸膜外全肺切除术相对于胸膜剥脱术有着更高的死亡率。Butchart 早在 20 世纪 70 年代的研究中，围术期的死亡率可以高达 30%。随着技术的提高及经验的累积，之后的围术期死亡率逐渐降到 10% 左右。Da Valle 和他同事的报道中，这一死亡率为 9%，Rusch 等报道的死亡率为 6%。近年来 Sugarbaker 等报道的围术期死亡率为 3.8%。

4.综合治疗

早期的单一方法治疗恶性胸膜间皮瘤并没有显著提高患者的生存率。因此有学者提出了综合治疗的概念。这一多学科的治疗包含外科的手术治疗、外线束半侧胸廓放疗、全身化疗。在随机对比研究中，两种治疗方法的联合（化疗联合手术、放疗联合手术、放疗联合化疗）治疗效果优于单一治疗方法，但单独运用化疗或者放疗的治疗效果有限。外科治疗无论是胸膜剥脱术还是胸膜外全肺切除术联合放疗或者化疗后能提高术后的生存率。Rusch 和他的同事在 105 例恶性间皮瘤患者的手术中进行术中近距离放射配合食管的外线束放疗，中位生存期为 12.5 个月。而另一项研究中，28 例接受胸膜剥脱术的患者配合术中的胸膜腔内化疗和术后全身性化疗，1 年生存率为 68%，2 年生存率为 40%。近年来培美曲塞在恶性胸膜间皮瘤的治疗中的作用越来越受人们关注，初步的研究认为培美曲塞联合铂类药物进行化疗对恶性间皮瘤有效且耐受性好，进一步的研究仍在进行中。

5.新近的辅助治疗方法

（1）术中热化疗：腔内化疗曾经用于腹腔内以控制肿瘤的局部复发。通过腔内直接给药，化疗药物可以通过弥散作用直接进入肿瘤细胞内部，这在很大程度上减少了通过静脉给药的全身化疗所带来的不良反应。腔内化疗应在肿瘤肉眼下完全切除以后进行，这样可以保证化疗药物充分接触术野的各个可能残留肿瘤细胞的表面。腔内化疗的最佳时机应为手术中肿瘤切除后立即进行。这样可以避免术后一旦粘连形成后，化疗药物无法作用于纤维素包裹中的肿瘤或者分隔中的肿瘤。同时术中立即进行腔内化疗可以在残留肿瘤细胞量较少的情况下完全渗透肿瘤细胞。同时术中热化疗造成术野局部温度上升可以在改变细胞代谢的同时提高细胞膜的通透性，有利于化疗药物进入细胞。

（2）抗血管生成治疗：新生血管的形成在肿瘤的发生和发展过程中起着十分重要的作用，因此这也是治疗的一个重要目标。目前已经进入临床试验阶段的血管生成抑制剂的有沙利度胺、SU5416 和贝伐单抗。沙利度胺是少数可以口服的血管生成抑制剂，已有研究表明它可以延长疾病的稳定期且药物毒性作用较轻微。而另外两个药物都是与 VEGF 有关的，SU5416 是 VEGF-1 受体 FLK1 的阻滞剂，而贝伐单抗是抗 VEGF 单克隆抗体的重组体。

（3）光敏治疗：光敏治疗包含两个阶段治疗。第一阶段是光敏剂的摄入，例如，光卟啉和磷卡萘。这些药物被肿瘤优先摄入。第二阶段是将这些受光敏剂影响的肿瘤暴露在特定波长的光线下，在光作用下产生自由基,进一步产生缺血性坏死。这一效应不但可以直接造成细胞毒反应还可以引起血管闭塞。由于光照深度有限,这一技术更多地用于术中外科充分暴露后直接作用于术野。已有数个研究中心将这一技术用于恶性胸膜间皮瘤的治疗中,但是仍需要进一步的临床研究。

(4)免疫治疗:一些研究表明,间皮瘤细胞可通过免疫学手段杀死。早在1991年,Boutin发现 γ 干扰素能够影响间皮瘤的生长,和他的同事就进行了这方面的尝试,通过向受累胸腔内直接给予免疫制剂来抑制肿瘤生长。近年来,很多机构针对早期病变的研究表明,这一方法的总体应答率为20%,且耐受性良好。这一反应确切机制仍不明确。

(5)基因治疗:基因治疗的主要方法是通过基因转导技术将某些细胞因子基因转导入细胞内并表达。目前仅有少量的动物实验和人体实验,这一技术仍有待进一步的研究。

二、局限性胸膜间皮瘤

恶性胸膜间皮瘤按大体标本可分为局限性和弥漫性两类。局限性极为少见,主要侵犯局部胸膜。目前医学文献仅有个例报道,总共仅十余例。早期局限性胸膜间皮瘤曾被定义为局限性纤维间皮瘤。随着免疫组化技术的提高,目前鉴别胸膜间皮瘤和孤立性纤维瘤已非难事。孤立性纤维瘤起源于间皮下细胞。尽管少数孤立性纤维瘤可为恶性,但是绝大多数纤维瘤为良性。局限性胸膜间皮瘤起源于胸膜间皮细胞,与弥漫性胸膜间皮瘤有着相似的组织学、免疫组化表现及超微结构。局限性胸膜间皮瘤还需同周围型肺癌及滑膜肉瘤鉴别。病理学上,孤立性纤维瘤一般不包含上皮细胞,肿瘤细胞 CD34 和 Bcl-2 阳性。大多数滑膜肉瘤对 EMA 及 HBME-1 阳性。组织学上,周围型肺癌,尤其是腺癌,一般很少有肉瘤成分。周围型肺癌可表达 CEA、SP-A 和 TTF-1。而间皮瘤一般这三者为阴性。

在一些个例报道中,局限性胸膜间皮瘤可无任何临床症状,仅表现为胸部平片时的异常块影,仅少数病例在外科手术切除后可以获得较长时间的无瘤生存期,绝大多数都会很快进展为弥漫性胸膜间皮瘤。因此推测可能局限性胸膜间皮瘤是弥漫性胸膜间皮瘤的早期阶段。

(米 静)

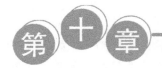

纵 隔 疾 病

第一节 纵 隔 感 染

1724 年 Boerhaavt 第一次报道了纵隔感染。纵隔感染主要影响纵隔软组织和纵隔淋巴结。纵隔感染按发病原因的不同可分为原发性和继发性,按病期又可分为急性、亚急性和慢性 3 种类型。该病由各种致病菌、条件致病菌、分枝杆菌及真菌所致,也可能是对先前感染所产生的过度免疫反应。急性纵隔感染的死亡率很高,慢性感染若处理不当,也能造成死亡。

一、原发性纵隔感染

(一)病因及发病机制

原发性纵隔感染在临床上是一种不十分确切的诊断,少数病例由急性纵隔感染治疗后转变而来。原发性纵隔感染由真菌、组织浆细胞病、放线菌病、结核等病因所造成。原发性纵隔感染可分为 3 型:肉芽肿型、局限性纤维性变型和慢性纵隔脓肿。

1.肉芽肿型(慢性淋巴肉芽肿)

该类型在健康的人群中少见,免疫功能低下者,特别是艾滋病患者中较常见,纵隔和肺门淋巴结最常受累。该类型主要由组织浆细胞病和结核分枝杆菌引起,形成淋巴结空洞性坏死和脓肿后,播散至纵隔内。偶尔可由真菌如放线菌、土壤丝菌、芽生菌、白霉菌等引起,也可由肺直接侵蚀至纵隔内。感染局限于右主支气管旁或气管支气管淋巴结时,可引起上腔静脉梗阻。受累的隆突下淋巴结穿孔后可波及食管前壁或全周,引起牵引型食管憩室或狭窄。感染还可沿支气管壁播散,引起支气管扩张,侵蚀气管者少见,但儿童的结核性淋巴结可穿入气管引起梗阻。

2.局限性纤维性变型(亦称慢性纤维性纵隔炎)

该类型少见,可在各年龄组看到,但以青年人居多。女性发病率是男性的 3 倍。因慢性炎症或假炎症过程造成大量致密纤维组织在纵隔的沉积,使纵隔内的结构被压迫或受包绕。多数由组织浆细胞病和结核分枝杆菌引起,部分病例原因不明。易造成上腔静脉梗阻和气管、支气管变形狭窄,还可引起肺动脉或肺静脉狭窄及缩窄性心包炎。由于纵隔内组织相互粘连,在食管钡餐坚持做吞咽动作时,主动脉弓和气管可随之上下移动,谓之主动脉吞咽综合征。

3.慢性纵隔脓肿

该类型多由于慢性纵隔淋巴结感染、急性纵隔脓肿引流不畅、支气管瘘、食管瘘等引起。来源于淋巴结或脊柱的慢性脓肿常为结核。支气管瘘、食管瘘常常为手术并发症,属继发性纵隔感染。慢性纵隔脓肿几乎难以与局部肉芽肿及纤维型纵隔炎鉴别,除非与食管或支气管沟通。纵隔内有液平或提示与食管相通,则证明脓肿由食管破裂引起,但也可能是脓肿破入食管内。

(二)临床表现

原发性纵隔感染的常见症状有胸痛、发热(常为低热)、乏力、体重下降、咳嗽等慢性消耗性症状,重者可发展成恶病质。如有上腔静脉、气管支气管或食管外压性或纤维包裹性狭窄,则可出现相应的症状和体征。慢性纤维性纵隔炎有自限性特点,但一些严重而持续的并发症可使患者残疾,甚至导致死亡。大约40%的患者可不出现症状,另外60%的患者除有咳嗽、咯血、胸痛、发热、喘鸣等症状外,主要表现血管、气管支气管、食管、心脏或神经受压的症状和体征,以上腔静脉综合征最为多见。气管、支气管狭窄可造成呼吸困难及阻塞性肺炎。肺动脉受累可产生肺动脉高压。心包受侵可引起缩窄性心包炎的一系列症状和体征。食管狭窄则造成吞咽困难。左喉返神经受累可致声音嘶哑。

(三)诊断

原发性纵隔感染的早期,诊断常较困难。除一般临床表现外,实验室检查可有血红蛋白降低,白细胞持续升高。早期 X 线胸片可无异常。随着病情的发展,较常见的 X 线片表现有胸骨后间隙密度增高、气管右侧肿块影,侧位或斜位片可见隆突下区肿块影,其内可有钙化,轮廓不十分清晰,断层摄影可较清楚显示。同位素镓扫描、同位素铟标记白细胞扫描更有帮助。大的肿块可使主支气管移位、支气管夹角增宽。如食管受累,则钡餐片可见食管局限性边缘不整。局限性纤维性变型的 X 线胸片,可有受累器官的相应表现,如上腔静脉受累可有右上纵隔影增宽;肺动脉受累可有肺野供血少和右心室肥大;肺静脉受累则表现为肺野充血。如为广泛纵隔纤维性变,可表现为双侧纵隔影变硬,失去正常曲度,边缘锐利、毛糙。继发于椎体感染的慢性纵隔脓肿,可表现为肿块向双侧纵隔突出。

胸部 CT 有助于明确大血管、气管和食管受累的程度。MRI 在不用造影剂的情况下即可判断大静脉阻塞的情况。静脉造影及静脉^{99m}Tc 核素扫描对了解上腔静脉及奇静脉的情况有较大价值。怀疑肺动脉受累时,可行肺动脉造影。纤维支气管镜和纵隔镜检查对明确本病的性质及可能的原因有帮助。有的病例需行开胸活检术才能准确地了解纤维化的良性性质。有吞咽困难的患者应行食管镜检查。此外,皮肤实验、血液补体测定、活检标本的组织学检查及真菌、抗酸杆菌培养均有助于本病的诊断。

(四)鉴别诊断

原发性纵隔感染主要应与纵隔内其他良性淋巴结相鉴别,但即使进行详细的细菌学、组织学和免疫组化检查,有时也难以完全区分。

(五)治疗

1.治疗原则

支持疗法,加强营养,提高自身抵抗力,抗感染。原发性纵隔脓肿以根除病因为主。静脉梗阻、受压引起的上腔静脉综合征、心包炎则需要手术治疗。

2.病因治疗

在明确患者存在纵隔感染时,应积极寻找病因,查找引起纵隔感染的病原菌,再根据不同的病菌给予相应敏感的抗生素。

3.手术治疗

由于纵隔脓肿和组织纤维挛缩引起的纵隔内器官受压、破坏则需要手术治疗,手术治疗适用于:①有严重压迫症状如呼吸困难、吞咽困难或有上腔静脉综合征表现;②慢性纵隔炎出现气管食管瘘、气管或食管胸膜瘘者;③纵隔内块影与纵隔肿瘤难以鉴别时。手术主要是解除对气管、食管的压迫。如清除淋巴肉芽肿病灶或松解纤维素带等。由于肉芽肿或纤维组织块与肺血管、气管支气管、食管等关系密切,手术分离时应小心。有时上腔静脉综合征患者还需行血管旁路术。气管食管瘘或其他胸膜瘘患者应清除病灶,修补瘘口。如术后病理证实为结核菌者,应予抗结核治疗。

(六)预后

本病的预后总的来说是好的。只有累及气道、肺动脉、肺静脉的患者预后差。患者往往死于肺心病、严重的呼吸衰竭。从发病到死亡一般间隔 6 年。

二、继发性纵隔感染

(一)病因

可因颈部感染向下蔓延,不同原因造成的食管、气管支气管破裂、穿透性胸外伤、颈部外科手术后感染、邻近器官感染直接蔓延或纵隔内手术后感染等原因引起。目前,纵隔感染最常见于心脏直视手术的胸骨正中切开术后。心脏手术后约4%患者发生表浅切口感染,1%～2%患者的感染累及纵隔。纽约大学医学中心统计2 549例心脏手术后发生纵隔感染38例(1.5%)。北京安贞医院统计2 844例体外循环手术,其中17例(0.6%)术后出现纵隔感染。常见的致病菌为葡萄球菌(金黄色葡萄球菌、白色葡萄球菌、表皮葡萄球菌等)和革兰氏阴性细菌(肠产气杆菌、产碱杆菌、变形杆菌、荚膜杆菌、铜绿假单胞菌等)。继发于食管穿孔及食管外科手术后者,占非心脏直视手术后急性纵隔感染的90%;膈下感染向上蔓延,则多累及纵隔的下半部分。急性上纵隔感染主要由颈部或胸部食管损伤所致,较常见的原因有食管镜检查、食管异物、自发性食管破裂、食管手术后胸内食管胃吻合口瘘等,但后者引起的炎症常迅速扩散至胸腔内而掩盖了纵隔感染的问题。

(二)发病机制

在解剖上,上纵隔平面及其脏器间隙直接与颈部筋膜平面相连,而下纵隔平面及其结构也通过筋膜与腹膜后区上部相通,而食管周围间隙则贯穿颈部、纵隔和腹膜后。故某个解剖区域或间隙的感染可直接蔓延到另一个解剖区域。尤其是原发于颈部的感染,在自身重力和胸腔负压的双重作用下,易向下蔓延至纵隔内。牙源性脓肿、扁桃体周围脓肿、咽后脓肿、咽峡炎、成人会厌炎、创伤性咽部穿孔及感染均可向下蔓延,引起严重的颈部感染。颈部感染经过胸骨后间隙、气管前间隙、颈部血管鞘、椎前间隙、咽后间隙及食管周围间隙等扩展到纵隔内。此类急性纵隔感染大多数为需氧菌和厌氧菌的混合感染。一种或多种革兰氏阴性需氧杆菌与厌氧菌混合感染时,有协同作用,可引起纵隔坏死性蜂窝织炎,称为急性、坠入性、坏死性纵隔炎。

经胸骨正中切口可由切口感染后蔓延至纵隔,也可先有纵隔感染后影响到切口,常因引起胸骨骨髓炎而导致胸骨裂开,可进一步引起败血症、心内膜炎,或因心脏大血管切口感染后破裂,导致大出血、心肺功能衰竭等严重后果。体外循环时间过长、纵隔引流不畅、纵隔积血或血肿形成、术后低心排致组织灌流不足及低血氧等均可降低人体免疫力,助长细菌繁殖,进而引起术后纵隔感染。术后出血的再次探查、切口裂开、胸外心脏按压、术后心源性休克,以及使用双侧内乳动脉行冠脉搭桥术,尤其是在老年患者或糖尿病患者,都是纵隔感染的危险因素。

(三)临床表现

继发性纵隔感染患者常有感染、外伤或手术史,可有寒战、高热、胸部剧痛、呼吸困难、心率加快,甚至休克等表现。继发于气管或食管损伤者,早期可有颈部皮下气肿,并可迅速向周围蔓延,可触及皮下捻发感。当感染播散致双侧肺门区时,可有显著的肩胛区痛。疼痛能反应纵隔感染的部位,前纵隔脓肿疼痛是明显的,常位于胸骨后,呈跳痛;后纵隔脓肿常是肩胛之间疼痛,可延肋间神经走行放射到前;若气管受累咳嗽,吞咽时可引起上胸痛;吞咽困难常有脓肿、脓液压迫;食管穿孔疼痛常位于穿孔部、颈部,上胸部疼痛穿孔常有环咽肌平面;呼吸困难常表明有胸腔积液。急性、坠入性、坏死性纵隔炎多发生在颈部感染后的48小时,可短至12小时,长达14天。患者咳嗽、呼吸困难、吞咽困难,即使接受了足量抗生素的治疗,甚至颈深部的引流术,也仍有脓毒败血症的表现,如高热、胸痛、颈部和前胸部肌肉发紧、肿胀及凹陷性水肿,并有捻发感。若胸膜腔、心包腔受累,或感染经食管裂孔蔓延至上腹部,则有相应部位感染的症状和体征。有时可蚀穿大血管,导致致死性大出血。

(四)实验室检查和特殊检查

1.血清学检查

白细胞计数和血沉增高,纤维蛋白原增加。

2.X线胸片

颈部和胸部X线检查常显示:①颈后间隙增宽,或许可看到气液面;②气管向前移位;③纵隔气肿,上纵隔加宽;④正常的颈椎前凸消失。若胸膜腔和心包腔受累,则显示胸腔和心包积液的征象。

3.胸部 CT

所有颈深部感染的患者均应行胸部 CT 扫描以及早诊断出急性、坠入性坏死性纵隔炎。CT 扫描能显示纵隔脓肿形成、脂肪层消失的软组织炎症浸润、正常纵隔淋巴结消失及不正常的纵隔内气泡。CT 还能明确感染向下,特别是隆突平面以下蔓延的范围。少量胸腔和心包积液,CT 也能及时发现。

(五)诊断

继发性纵隔感染诊断不难,多有上述明确的起因。有典型的临床表现,胸片及 CT 提示纵隔内积液及气肿者,应考虑本病。纵隔或胸腔引流出脓性液体则确诊无疑。

(六)治疗

纵隔急性感染需要立即采用有力的措施,若有延迟,常造成不可救治的并发症,甚至迅速死亡。

1.急性、坠入性、坏死性纵隔炎的治疗

治疗方法主要包括抗生素应用、外科引流及气管切开。应根据需氧菌和厌氧菌的种类及药物敏感试验选择和调整抗生素。当纵隔感染局限于隆突平面以上时,可行颈前纵隔切开引流术,切口内插入质地柔软的橡皮管和橡皮片,以免磨损纵隔内的大血管。感染若蔓延至隆突平面以下,则应开胸手术,将纵隔广泛切开、充分引流,才能挽救患者的生命。前纵隔的感染,若颈前纵隔切开引流效果不佳时,可进一步考虑行剑突下引流术。气管切开适用于有大出血可能的患者,但也有人认为,所有急性、坠入性、坏死性纵隔炎的患者均应行气管切开术,以保证呼吸道畅通。近来有报道用胸腔镜下行胸部引流,认为引流较颈部引流好,创伤较胸部切开引流小。

2.食管穿孔的治疗

食管穿孔可采用保守治疗,但多在一些小的穿孔,常发生于食管狭窄后扩张,因周围有粘连和慢性纤维组织,污染仅局限在食管周围,但应严密观察。在复合穿孔,大的裂口常需紧急的外科处理,直接修补食管穿孔主要取决于局部病理改变和污染情况,一般在 12～36 小时内修补易成功。可用骨肋间肌片、胸膜片和心包脂肪包裹修补。24～36 小时后修补常不易成功,在这种感染重的情况下可采用充分的纵隔引流,食管改道和切除,在裂口部放置支架,减少纵隔污染,对严重的患者可切除食管,二期重建。

3.前胸正中切口纵隔或心脏直视手术后并发的纵隔感染

(1)开放引流法:这是早年的传统方法,即敞开切口,去除脓液、坏死组织(包括软组织和受累胸骨)、松脱的钢丝和肉芽组织,冲洗创面,纵隔和创口用湿纱布填塞并经常更换,待出现清洁、新鲜的肉芽组织后,再二期缝合切口。其优点是无引流不畅所造成的无效腔,并可随时处理感染灶。但其缺点包括:①患者的痛苦较大,病程较长;②胸骨移动、胸廓不稳定,影响呼吸功能,易使肺功能不全的患者产生呼吸衰竭或肺部并发症;③胸骨、纵隔组织和心脏长期显露,易使心脏缝线和代用品遭受继发性感染的威胁,常可导致心脏、大动脉切口大出血或心内膜炎等。因此开放引流法的治疗失败率较高,目前仅适用于纵隔炎出现于手术后 2～3 个星期胸廓较稳定的病例,以及病情严重合并有骨髓炎而不能耐受麻醉再行手术的病例。

(2)密闭引流法:近年来主要采用的方法,即打开切口,彻底清创,去除纵隔感染组织和纤维性沉积物,冲洗创面,在切口上端另戳孔置入多侧孔硅胶冲洗管,在心包腔底部(感染累及心包腔)或右心房旁及胸骨后各放置一乳胶引流管后,一期缝合切口,包括用不锈钢丝牢固对拢缝合胸骨。用无菌抗生素溶液(如庆大霉素 8 万 U/500 mL 生理盐水,1 500～2 000 mL/d)或聚维酮碘液连接冲洗管,持续冲洗纵隔,引流管接负压吸引装置 -1.177～-1.471 kPa(-12～-15 cmH$_2$O),保持引流通畅。一般在持续冲洗 3～5 天后,引流液即可由混浊逐渐转变为清澈,引流量与灌注量趋于平衡,患者全身情况改善,体温逐步下降至正常,多可在 7～10 天内停止冲洗。先拔除冲洗管,1～2 天后再拔除引流管。此法的优点:①能迅速控制纵隔感染,尤其是在胸骨未出现骨髓炎前早期施行效果更好;②无胸骨移动,胸廓稳定性好,可保持良好的呼吸功能;③患者痛苦小,疗程短;④可减少因纵隔暴露和多次换药造成再次感染,以及由此引起的心脏、大血管破裂出血。其缺点是有可能因引流不畅造成纵隔无效腔。

(3)肌肉充填法:对于纵隔感染侵及胸骨的患者,该方法对胸骨造成了严重的感染,甚至坏死。可部分或全部切除胸骨,同时将胸大肌、腹直肌做部分离断,将肌肉填充到因胸骨切除留下的间隙之中,然后一期缝合。由于腹直肌片由腹壁上动脉供血,所以只有当内乳动脉通畅时该组织片才能使用。当双侧内乳动脉部被用作移植血管或在清创中已被清除时,使用网膜亦获得成功。因为网膜能促进新血管再生,减轻淋巴液肿胀,提供成纤维细胞,以及在关闭胸骨时覆盖所需的软组织。这种治疗进一步地减少了发病率和死亡率,长期维持良好的功能,并且明显降低住院时间。其优点是愈合时间短、胸廓稳定性好、保持良好的呼吸功能、避免换敷料的并发症、减少精神创伤。该法特别适用于慢性、反复性发作的患者。

(七)预后

急性、坠入性、坏死性纵隔炎的死亡率仍然很高,多数文献报道达 40%。引起死亡的主要原因是严重的败血症、大血管破裂及出血、呼吸衰竭和颅内感染。脓胸、化脓性心包炎及心包填塞也是致死的原因。

（姜金栋）

第二节 纵隔气肿

一、概述

纵隔气肿指纵隔内积存有空气或其他气体,也称纵隔积气,是肺泡外积气(肺泡外气体)的一种形式。纵隔气肿的气体最常来源于微小肺泡的破裂,也可以来自上呼吸道逸出的气体及胸腔内呼吸道或消化道逸出的气体。内脏间隙的细菌感染也可产生气体。此外,手术和创伤也可将外界空气带入纵隔。除了分娩可发生纵隔气肿,机械通气、各种重症监护、潜水病、胸部创伤、哮喘等均可引发纵隔气肿。

除了纵隔张力性气肿,通常纵隔内气体在临床上并不产生严重后果。但是,许多重要脏器邻近的纵隔组织层面对炎症性损伤变得异常脆弱,容易继发纵隔炎症,结果临床上出现了各种各样受累脏器功能改变的表现,这些功能改变的表现较之炎症本身的症状和体征要严重得多。纵隔内气体的来源主要有以下几种可能。

(一)上呼吸道

包括:①头和颈部感染(牙齿感染、唾液腺炎、颈淋巴结炎、扁桃体炎、扁桃体周围脓肿、面部骨髓炎);②骨折(累及鼻旁窦、眶骨、颌骨等其他面骨);③黏膜损伤(创伤、手术、气管内插管);④牙科手术(拔牙、气钻凿孔);胸内呼吸道。

(二)胸部钝性伤或穿透伤异物

包括:①医源性(支气管镜、支气管内毛刷、经支气管活检、针吸活检);②肺实质;③肺泡直接损伤(穿透性损伤、手术、经支气管活检、针吸活检);④肺泡自发性破裂(肺泡和邻近支气管血管鞘之间的剪切力造成)。

(三)胃肠道

食管穿孔。

(四)经气腹或腹膜后(胃肠道穿孔、憩室炎、内镜检查、活检或感染)

包括:①产气菌感染;②急性细菌性纵隔炎;③头颈部感染。

(五)来自体外气体

包括:①颈、胸部穿透性损伤;②外科手术(气管切开、纵隔镜检查、胸骨切开);③经胸管引流产生的皮下气肿;④人工气胸;⑤人工气腹。

二、临床表现

(一)症状

胸痛,可能是气体在扩散过程中牵拉纵隔组织所致。特征性的部位在胸骨后,随运动、呼吸、体位改变而加重,常放射到背部、肩部或上肢,不适感可能会延伸到颈部。如果气体进入腹膜后或腹膜腔可引起腹部不适,这种情况不多见。

(二)体征

颈部和锁骨上区可有握雪感。严重时心脏浊音界叩不清楚,可以有发绀和颈静脉怒张。

单纯纵隔气肿的患者常有低热并伴有轻、中度白细胞升高,系气体在组织间隙扩散产生的反应性炎症。心电图可能有与气胸相似的改变,包括普遍性低电压、非特异性电轴偏移、ST-T 波改变和胸部导联 ST 段抬高。

三、诊断

正位和侧位胸片发现纵隔内气肿,胸骨后积气,沿左侧心缘存在线状纤细透光区时,即可以明确诊断。胸片也可显示皮下气肿。CT 可更清楚地显示纵隔气肿存在。

四、治疗方案和原则

(一)处理原则

处理纵隔气肿主要取决于有效地治疗原发病,很少需要外科直接处理纵隔气肿,如排气减压或心包积气减压。

纵隔气肿的气体可扩散到整个纵隔,有时,皮下气肿范围很大。但皮下气肿本身并无任何危险,没有必要通过外科治疗来缓解。只要原发漏气口闭合,气肿会在 2～3 周后自行吸收。处理目的主要是缓解气体机械性压迫产生的生理功能障碍。

(二)自发性纵隔气肿的处理

自发性纵隔气肿多与一个或多个易感因素有关,例如,支气管痉挛、感染、异物,去除了这些易感因素,自发性纵隔气肿会逐渐自行吸收。疼痛和其他症状可对症处理。需要特殊治疗的外科手段有:用针抽吸纵隔气体,锁骨下皮肤切开。通常比较稳妥和保险的做法是在胸骨上窝做一小切口直达纵隔筋膜层,帮助纵隔内气体有效排出。

(三)正压通气所致纵隔气肿的处理

正压通气患者出现纵隔气肿和皮下气肿,当不合并张力性气胸时,通常无生理意义,但是纵隔气肿有可能迅速进展为张力性气胸。机械通气患者出现气胸需要立即放置胸腔闭式引流管,或床旁备好胸腔闭式引流包。

只要可能就要尽快离断正压通气,不能离断呼吸机。可调整呼吸机参数,降低潮气量,减小 PEEP,调节吸气流量和时间来降低胸内平均压,减小气体进入纵隔。机械通气时如果出现支气管痉挛和其他引致气体滞留的可逆性原因,都应该予以相应的积极处理。

(四)气管、支气管破裂

存在气管、支气管裂伤造成的肺泡外积气,需要尽快确诊并立即进行外科修补。

(姜金栋)

第三节　胸内甲状腺肿

一、概述

19 世纪后半期欧洲文献即出现了描述颈部甲状腺向下扩展到胸腔的报道。此后有关胸内甲状腺肿的临床、放射学检查及病理特点的研究报道陆续见诸于世。但是它的命名一直存在着争论。有人根据病变是颈部甲状腺增大延续到胸腔而致,称为部分性胸内甲状腺肿大。病变完全在胸内而颈部未触及甲状腺者,称为完全性胸内甲状腺肿或胸骨后甲状腺肿。亦有人泛称为纵隔内甲状腺肿或胸内甲状腺组织。另外一种胸内甲状腺肿为胸内异位甲状腺或迷走甲状腺,它是胚胎发育过程中的变异,来源于异位甲状腺的残余组织。异位甲状腺可分布于自舌尖到横膈之间的各个部位,在纵隔内它可出现在喉、支气管、食管、主动脉、心包和心肌等不同的部位。文献上有报道罕见的气管内异位甲状腺病例。临床上纵隔内异位甲状腺很少见,最常见的胸内甲状腺肿仍然是颈部甲状腺肿因机械性因素延伸到胸腔。据统计约 20% 的颈部甲状腺肿伴有胸内甲状腺肿大。

二、应用解剖和生理

正常甲状腺位于颈部,覆盖于喉和气管起始部两侧的表面。甲状腺分为左右两叶,中间由峡部相连,一般位于第 2 和第 3 气管软骨环之前方。甲状腺外有两层被膜包裹,内层是甲状腺固有膜,较薄,紧覆甲状腺体。外层较厚,又称为甲状腺外科被膜,它与内层的固有膜借疏松的结缔组织相连。两层被膜之间存在着极狭的间隙,在此间隙内布有丰富的动脉网和静脉网,同时在此间隙内还存在两对甲状旁腺,它们附在左右甲状腺两叶的背面。

甲状腺系内分泌腺,有着极为丰富的血液供应,主要血液来源于甲状腺上动脉和甲状腺下动脉。甲状腺上动脉来自颈外动脉,其沿喉侧下行,在达到甲状腺两叶上极,分成前后两支进入甲状腺体的前面。甲状腺下动脉起自锁骨下动脉,呈弓形横过颈总动脉的后方,再分支进入甲状腺两叶的背面。偶有一对不对称的甲状腺最下动脉,起自头臂干或主动脉弓,在气管前方上行至甲状腺峡部或一叶的下极。甲状腺上动脉与甲状腺下动脉在同侧相互吻合,而且与对侧的分支也互相沟通。此外这些分支还与喉部、气管、咽部及食管的动脉分支吻合,这对外科手术处理有一定意义。因为行甲状腺大部切除时,可以无顾虑地结扎双侧甲状腺上下动脉,因甲状腺体残留部分和甲状旁腺仍有足够的血液供应。甲状腺表面有丰富的静脉血管组成静脉网,汇成甲状腺上、中、下静脉干。上干伴甲状腺上动脉,回流到颈内静脉。中静脉常单独行进,横过颈总静脉前方,亦汇入颈内静脉。甲状腺下静脉数目较多,于气管前汇入头臂静脉。

在气管与食管之间两侧的沟内有喉返神经通过。喉返神经来自迷走神经上行支,在甲状腺下部两叶的背面与甲状腺下动脉交叉。因之处理甲状腺下动脉时需慎重,辨清其解剖关系,勿损伤喉返神经,否则将造成术后声带麻痹。另一需要注意的应用解剖是喉上神经。喉上神经也起自迷走神经,分内、外两支,内支为感觉支,经甲状舌骨膜进入喉内,神经末梢分布在喉的黏膜上;外支为运动支,下行分布至环甲肌,贴近甲状腺上动脉。因此在解剖结扎甲状腺上动脉或分离较高的伸延向上的甲状腺上极时,应小心避免损伤甲状腺上动脉,特别是喉上神经的外分支。在甲状腺上下动脉周围,有来自颈中、颈下交感神经节的纤维形成交汇网,继而进入甲状腺体内。

甲状腺有丰富的淋巴网,其淋巴液汇合流入沿颈内静脉走行的颈深淋巴结。此外,气管前、甲状腺峡上方的淋巴结及气管旁、喉返神经周围的淋巴结也收集来自甲状腺的淋巴液。

在甲状腺左右两叶的背面内侧有甲状旁腺,其数目常有变异,但一般为 4 个。甲状旁腺呈扁平状的圆形或椭圆形,大小为 $(5\sim6)\,mm\times(3\sim4)\,mm\times2\,mm$,重 40 mg 左右。腺体呈黄褐色,质地较软。两个上极甲状旁腺的位置较固定,常位于甲状腺两叶背面的上、中 1/3 的交界处,解剖上相当于环状软骨的下缘水平。两个下极甲状旁腺的位置多有变异,通常位于甲状腺两叶的背侧,在甲状腺下极的上方约一横指处。上下甲状旁腺均有其固有的血液供应,其动脉来自甲状腺上、下动脉。

甲状腺的主要功能是将无机碘化物合成为有机结合碘,即甲状腺激素。由食物中摄取的无机碘化物经消化道吸收进入血液,迅速被甲状腺摄取并将之浓缩,以后借过氧化酶的作用由无机碘化物释出高活性游离碘,继之经碘化酶作用,又迅速与酪氨酸结合成一碘酪氨酸(T_1)和二碘酪氨酸(T_2)。一个分子的 T_1 和一个分子的 T_2 结合形成三碘甲状腺原氨酸(T_3),两个分子的 T_2 结合形成四碘甲状腺原氨酸(T_4)。T_3 和 T_4 都是甲状腺激素,并与甲状腺球蛋白密切结合,储存在甲状腺滤泡的胶体内。甲状腺球蛋白的分子较大,分子量约为 680 000,不能穿透毛细血管壁,必须再经蛋白水解酶作用,甲状腺激素与甲状腺球蛋白解离,才能释放入血液内。血液中的甲状腺激素99.5％以上与血清蛋白结合(TBG),其中90％为T_4,10％为T_3。T_3的含量虽然较T_4为少,但是T_3与蛋白结合松散,易于分离,活性较强并迅速,故其生理作用较T_4高出4～5倍。

甲状腺激素对于能量代谢和物质代谢都有显著的影响,它能加速所有细胞的氧化率,全面增高人体的代谢,同时促进蛋白质、脂肪和糖的分解作用。给予人体甲状腺激素,则尿氮排出量增高,肝内糖原降低,脂肪储备减少,同时氧耗量和热量排出量增加。此外,甲状腺激素严重影响体内水代谢,促使尿排出量增多。甲状腺功能减退时,可致机体代谢全面降低,体内水储集,临床上可出现黏液性水肿。

甲状腺腺体的组织学检查中,根据甲状腺滤泡壁细胞的形态和滤泡内胶体含量的多少,可以显示甲状腺激素合成及分泌的情况。甲状腺激素活动亢进时,滤泡壁细胞呈柱状,滤泡内胶体减少。活动减退时,滤泡壁细胞变扁平,滤泡内胶体增多。甲状腺激素的合成和分泌等过程受下丘脑调节,其通过垂体(垂体前叶)分泌的促甲状腺激素(TSH)控制和调节。促甲状腺激素不仅加速甲状腺激素的分泌(滤泡内胶体减少),而且能增进滤泡壁细胞摄取血液中的无机碘,促使摄取的无机碘转变为有机碘,增加甲状腺激素的生物合成(滤泡细胞呈柱状)。促甲状腺激素的分泌受血液中甲状腺激素浓度的影响,当甲状腺激素分泌过多,或给予大量甲状腺激素,能抑制促甲状腺激素的分泌。反之,手术切除甲状腺以后,或甲状腺激素生物合成发生障碍时(如给予抗甲状腺药物),均能引起促甲状腺激素分泌增加。这种反馈作用维持着下丘脑-垂体前叶-甲状腺生理上的动态平衡。

三、病因、发病机制和发病率

正常甲状腺被软组织和肌肉包围,上极达喉和甲状软骨,其周围无坚硬结构,故当颈部甲状腺增大时容易向疏松的胸腔内移行。甲状腺增大后移行到纵隔受到几个因素的影响:甲状腺肿大、颈部较短、胸内负压和呼吸运动。甲状腺坠入纵隔后容易偏向右侧胸腔,原因是左侧存在主动脉弓和由其发出的大血管,它们阻挡坠入的甲状腺向左侧生长。95％的胸内甲状腺肿是颈部甲状腺增大后沿着筋膜向下坠入胸腔形成,有时胸内甲状腺肿有蒂、条索或韧带与颈部甲状腺相连,其血液供应仍来自甲状腺血管。

与颈部甲状腺肿坠入纵隔的胸内甲状腺肿相比,胸内异位甲状腺少见的多,它是胚胎发育过程中甲状腺发生异常产生的。甲状腺起源于咽的内胚层,胚胎发育的第4周,在原始咽底壁正中线相当于第2、第3对鳃弓的平面上,上皮细胞增生,形成一伸向尾侧的盲管,即甲状腺原基,称甲状舌管。此盲管沿颈部正中线下伸至未来的气管前方,末端向两侧膨大,形成左右两个甲状腺侧叶。甲状舌管的上段退化消失,其起始段的开口仍残留一浅凹,称盲孔。如果甲状舌管的上段退化不全,残留的部分可形成囊肿。胚胎第11周时,甲状腺原基中出现滤泡,第13周初甲状腺开始出现分泌活动。在甲状腺发育中出现异常,就可以在舌的基部,沿着甲状舌管的正常发育途径,即前纵隔、心包或心脏上出现有功能的甲状腺组织。

位于前纵隔的异位甲状腺通常位于甲状腺附近,与正常颈部甲状腺也可无明显关系。其血供可来自局部血管,也可来自颈部血管,在罕见情况下胸内异位甲状腺也可能是身体唯一有功能的甲状腺组织。

胸内甲状腺肿并非罕见,文献报道的发生率变化较大,原因为各大组报道资料的诊断标准不同,另外胸外科和基本外科报道的发生率亦有较大差别,因相当部分的胸内甲状腺肿可经颈部切口摘除,需要胸外科医师处理的胸内甲状腺肿相对较少。

目前公认的发生率为胸内甲状腺肿约占纵隔肿瘤的10％,占全部甲状腺切除病例的1％～15％。综合10组胸外科报道的2973例纵隔肿瘤和囊肿病例,胸内甲状腺肿占纵隔肿瘤的5.7％。胸内甲状腺肿可发生于各个年龄组,但是多见于年龄超过40岁患者。胸内甲状腺肿生长缓慢,病程较长,常可达数年,有的甚至长达30余年。综合国内7个大组手术切除的442例胸内甲状腺肿,男性与女性分别为148例和294例,男女发病率比例约为1：2。患者平均年龄为51.8,国内7个大组外科治疗胸内甲状腺肿的基本资料见(表10-1)。

表 10-1 国内大组报道胸内甲状腺肿

单位	例数	平均年龄	男：女	查体发现	异位
上海胸科医院	57	58.3	25：32	13 例	4
中国医科院肿瘤医院	87	52	32：55	10	0
河北医大第四医院	34	41.5	9：25	4	0
哈尔滨医科大学	75	47.5	17：58	13	1
河南省人民医院	60	57.5	23：37	19	3
复旦大学附属中山医院	65	54	23：42	21	2
北京协和医院	64	52	19：45	9	3
总计	442	51.8	148：294	89(20%)	13(3%)

胸内甲状腺肿的部位也有明显特点,最常见于前上纵隔,也可出现于中纵隔或后纵隔。文献报道出现于中纵隔或后纵隔的胸内甲状腺肿占全部胸内甲状腺肿的 20%～50%。中国医学科学院肿瘤医院头颈外科报道的一组 87 例胸骨后甲状腺肿,肿物位于前纵隔、后纵隔和跨前后纵隔的比例分别为 35.6%、31% 和 33.3%。位于后纵隔的甲状腺肿瘤系通过气管、大血管后方向下发展,形成后纵隔甲状腺肿。

四、临床表现

相当多的胸内甲状腺肿患者因肿物压迫周围脏器产生的各种症状就医,此种有症状的胸内甲状腺肿约占 86%。另有少数患者是在常规体检胸部 X 线片上偶然发现纵隔内阴影,以后证实为胸内甲状腺肿,这部分约占全部患者的 20.1%(89/442)。

胸内甲状腺肿产生的主要症状有胸闷、憋气、气促、咳嗽、声音嘶哑、胸背部痛或胸骨后疼痛,仰卧位时胸部有压迫感。症状常与体位改变有关。一般来说,胸内甲状腺肿患者的甲状腺功能正常,当合并有甲状腺功能亢进时可伴相应的症状。因胸内甲状腺肿压迫上腔静脉造成梗阻者少见,主诉吞咽困难者临床亦不多见。

体检有时可扪及颈部肿大的甲状腺并向胸腔内延伸,但是不能扪及肿块的下极。更多的情况是患侧甲状腺区呈空虚感,令患者屏气或仰卧位增加腹压时,可使胸内肿块上移,于胸骨切迹处可触及胸内甲状腺肿上极向颈部膨出。细心检查可发现气管向对侧移位。因胸内甲状腺肿体积多较大、固定并且大部分在胸腔内,故肿块随吞咽上下移动的体征并不明显。

临床上患者叙述的病史描述了胸内甲状腺肿发展的过程。患者诉其颈部原有一存在数年的包块,后来不知什么原因肿块消失了。最近自觉胸闷、憋气,活动时甚至感觉呼吸困难。经影像学检查发现纵隔内肿块,系颈部肿块坠入纵隔所致。长期存在的胸内甲状腺肿既不排除肿瘤的恶性变,也不排除发生甲状腺功能亢进,更不除外因肿瘤内出血或其他原因引致肿瘤的急骤肿大。胸内甲状腺肿短时间内急性肿大可压迫气管对患者生命造成威胁。

五、诊断

单纯通过普通胸部 X 线平片和胸部 CT 即可诊断胸内甲状腺肿。常规胸部正位 X 线平片上可发现纵隔增宽或上纵隔内存在向外膨出的椭圆形略有分叶的致密影,外侧边缘光滑清晰,肿块中间可以有钙化或条索影。胸部 X 线检查胸内甲状腺肿特征性的表现是胸内甲状腺肿的部位总是位于锁骨上下,或以锁骨为中心向上下生长。肿块可突向一侧或两侧,有时可见肿块上缘延入颈部。另一特点是大多数病例在胸部平片上即可发现气管受压、变狭或气管向对侧移位(图 10-1)。偶尔情况下,透视下可见肿块随吞咽上下移动。

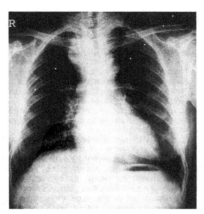

图 10-1 胸骨后甲状腺肿胸部 X 线正位像

胸部 CT 可以更清楚准确地显示胸内甲状腺肿的部位、大小及与颈部甲状腺相连,并可明确肿物与血管、气管及周围脏器的关系(图 10-2)。CT 扫描可见胸内甲状腺肿位于前上纵隔,在连续扫描影像上可证明胸内甲状腺肿与颈部甲状腺相连,此外 CT 还可以明确显示气管受压、变窄或移位。甲状腺肿内含碘,故 CT 图像上胸内甲状腺肿密度较高,可有轻度增强或明显增强,并且可出现延时增强。有时可发现肿瘤内有钙化。

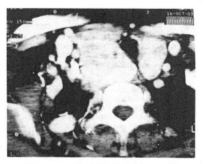

图 10-2 胸内甲状腺肿 CT 像

MRI 检查可发现胸内甲状腺肿较正常甲状腺具有较长的 T_1 和 T_2 时间,在 T_1 加权图像上表现为略低于正常甲状腺的信号,T_2 加权图像呈高信号,信号较均匀。胸内甲状腺肿常见液化囊性变和钙化,囊性变区在 T_1 加权图像为更低信号区,边界清楚或不清楚。T_2 加权图像上则呈边界清楚的高信号区。钙化表现为信号缺失区。胸内甲状腺肿较大时,可推挤气管、颈总动脉、锁骨下动脉、头臂静脉,使这些血管移位,但是很少引起血管狭窄或血管内血栓形成。在 MRI 的冠状位、矢状位扫描很容易发现肿瘤与颈部甲状腺下极或峡部相连,从而得以确诊。

放射性[131]I扫描可显示甲状腺肿的轮廓并确定肿块的性质。测定基础代谢率可判断甲状腺功能,这种检查对胸内甲状腺肿合并甲状腺功能亢进的患者有一定的价值。但是若胸内甲状腺肿无内分泌功能,核素扫描则不能提供胸内甲状腺肿存在的迹象。

纵隔内异位甲状腺发生率较低,国外报道其占所有纵隔肿瘤的 1%,国内 7 个大组 442 例胸内甲状腺肿中,胸内异位甲状腺仅 13 例,约占 3%(表 14-1)。这些患者通常无任何临床症状,多在与其无关的原因进行胸部 X 线检查时偶然发现纵隔内阴影,也有报道胸内异位甲状腺产生甲状腺中毒症状。在过去,很少考虑纵隔异位甲状腺的诊断,大多当作畸胎瘤、胸腺瘤或者来源未明的纵隔肿瘤进行开胸探查,摘除肿瘤后经病理学检查方明确诊断。纵隔异位甲状腺可以很大,偶尔甚至伸展到横膈顶部。纵隔异位甲状腺的阴影内也可存在钙化斑点。这些钙化斑点在 CT 上能清楚地显示出来,注入造影剂后肿块的 CT 值相对较高,并有延时增强。这些特点均使得术前诊断更多地支持纵隔异位甲状腺。此外,若术前怀疑肿物是异位甲状腺,应当进行有效的检查方法代替常规的[131]I摄入,来确定纵隔内的肿瘤不是体内唯一的有功能的甲状腺组织。

六、治疗

胸内甲状腺肿一经诊断,应立即手术切除,从而解除肿瘤对周围脏器的压迫症状。因为缺乏替代性治疗方法,如药物或放射,均不能消除或缩小长期存在的巨大甲状腺肿。对于毒性胸内甲状腺肿,[131]I可代替手术切除,但是也可能造成胸内甲状腺肿体积急剧增大,压迫纵隔,威胁患者生命。一般手术前不需特殊准备,合并甲状腺功能亢进者,术前需进行药物准备。

摘除胸内甲状腺肿可采用两种切口。肿瘤位置较高、体积不大时,可经颈部领状切口摘除,此种方法简单,手术创伤小,恢复快。具体方法为颈根部弧形切口,游离切断甲状腺上极血管和甲状腺中静脉,用手指沿甲状腺包膜钝性剥离,推开周围组织的粘连,将胸内甲状腺肿块借助于缝线或巾钳逐渐提出纵隔而至颈部,而后再处理甲状腺下极血管,完成甲状腺大部切除或腺瘤切除。

少数胸内甲状腺肿有炎性粘连,侧支循环丰富,盲目钝性剥离可能损伤周围脏器和引发大出血,造成严重后果。因此当钝性剥离有困难时,可考虑在第二肋间做一前胸壁切口或劈开胸骨上部,如此有助于暴露胸内甲状腺下极。

胸内甲状腺肿较大、部位较深时,可做胸骨正中切口或胸骨上部正中切口。此种切口手术野暴露充分,容易完成手术,但劈开胸骨对于有气管软化术后可能需要行气管切开患者,有可能造成纵隔感染及胸骨骨髓炎。我们在临床上多采用颈部领形切口,因胸内甲状腺肿多为良性病变,其外膜较完整,质地亦软,容易将其从胸内提到颈部,达到完整摘除。

关于胸内甲状腺癌或伴有甲状腺功能亢进者,其处理原则与颈部病变基本相同,但是由于甲状腺癌,特别是甲状腺未分化癌,多呈浸润性生长,无明显包膜,解剖困难,术中出血多,单纯颈部领状切口多不能完成手术。我们的经验是,对于胸内甲状腺癌多需行胸骨正中劈开切口。偶尔胸内甲状腺肿呈多个肿瘤,结节性甲状腺肿多表现为此种类型,有时外科需行联合颈部和胸骨正中两个切口来完成全部胸内甲状腺肿摘除手术。

常有临床外科医师担心,单纯从颈部摘除胸内甲状腺肿有困难,需要劈开胸骨来完成手术。有学者总结的经验是需要劈开胸骨摘除胸内甲状腺肿者仅限于 3 种情况:①胸骨后甲状腺未分化癌;②胸骨后甲状腺肿巨大不能从颈部切口摘出;③复发性胸骨后甲状腺肿再次手术时。

纵隔异位甲状腺的治疗原则与任何其他纵隔肿瘤的治疗一样,即手术切除。其原因首先为肿瘤长期存在,逐渐增大将对周围脏器产生压迫;其次为明确肿瘤的病理诊断,避免产生某些并发症,如恶性变等。从纵隔内将异位甲状腺摘除,手术不存在任何困难,需要注意的是应根据肿瘤所在部位选择恰当的切口予以切除。由于胸内异位甲状腺发生率较低,术前多不容易获得确切诊断,常常是拟诊为纵隔内肿物而常规剖胸,切除肿瘤后病理诊断为异位甲状腺。所以多数是前外或后外剖胸切口摘除肿瘤,很少采用颈部切口完成手术。另外纵隔异位甲状腺属于内分泌腺体,血流丰富,血供来自纵隔,供应血管可能很粗,而且可能完全来自异常血管,如心包膈动脉、乳内动脉或者直接来自胸主动脉,偶尔其血供来自颈部血管。异位甲状腺深在纵隔胸膜内,在开胸手术时并不一定能确切辨识清楚异位甲状腺的血供来源,术中解剖出血较多。这些特点在手术切除时应慎重考虑,术时应注意细心解剖,彻底止血以免出现意外。异位甲状腺组织学上的特点是胶样甲状腺组织,切除了纵隔异位甲状腺组织后,不影响机体甲状腺功能。在已报道的所有纵隔异位甲状腺切除病例,经核素扫描检查颈部甲状腺组织均有不同程度的增长和补充。这是因为异位甲状腺内仅含有甲状腺组织,不含其他任何成分,不像卵巢肿瘤容易误诊为畸胎瘤。

临床上需要注意的是,罕见病例纵隔内异位甲状腺是机体少有的有功能的甲状腺组织,切除了异位甲状腺将造成甲状腺功能低下,需要终生补充外源性甲状腺素。因此术前外科医师应确定正常部位的甲状腺是否存在,异位甲状腺是否具有正常甲状腺功能,否则需要重新考虑处理方针。

胸内甲状腺肿经颈部手术切除的主要并发症与颈部甲状腺摘除手术相同。综合国内大组报道的手术并发症发生率为 31.9%(141/442),主要的并发症包括喉返神经损伤(11.7%)、术后出血(1.8%)、气管切开(2.5%),以及少见的气胸、甲状旁腺功能低下、甲状腺功能低下、切口感染等(16%)。特别需要注意的是巨大甲状腺肿可以引起气管软化，术后可突然发生窒息，对此要做好气管切开准备，术后床旁准备气管切开包。有的单位为此推荐预防性气管切开。国内报道的手术死亡仅2例，一例为麻醉意外，另一例为甲状腺未分化癌，死于呼吸衰竭。

最常见的胸内甲状腺肿是结节性甲状腺肿，也可能是滤泡性甲状腺瘤，偶可见到甲状腺炎和甲状腺癌。分析国内7个大组报道，结节性甲状腺肿最多见，占44.1%，甲状腺瘤占38.5%。虽然文献上曾有个案报道胸内甲状腺肿是甲状腺癌，但是临床上胸内甲状腺癌并不多见。国外报道甲状腺癌占胸内甲状腺肿的2%～16%，国内报道占全部胸内甲状腺肿的12%。故切除标本病理诊断为甲状腺癌时，应当判断它是原发性还是继发性的。

七、预后

胸内甲状腺肿手术切除后效果较好，甲状腺瘤切除后一般无复发，结节性甲状腺肿未能完全彻底摘除时，可有复发，对此应根据患者症状的轻重权衡再次手术的必要性。双侧结节性甲状腺肿，应当同时摘除。胸内甲状腺癌预后依其病理诊断而不同，甲状腺未分化癌预后最差，即使术后辅以化疗或放疗，亦无长期存活病例。

八、临床上几个有争议的问题

(一)胸内甲状腺肿是否都需要劈开胸骨才能摘除

在综合医院，胸外科医师会诊讨论最多的是颈部甲状腺肿坠入纵隔是否需要劈开胸骨才能完全摘除肿瘤。据学者数十年临床经验，颈部领形切口可以完成绝大多数胸内甲状腺肿摘除手术，一般情况下不需要行胸骨劈开。国内大组的经验显示71%的胸内甲状腺肿可以经颈部切口摘除，1.3%的病例可经颈胸联合切口摘除。但是手术要点是应在包膜内钝性解剖分离，借助缝线或巾钳牵引，使肿瘤逐步移出胸腔，并妥善处理下极血管。在这方面，头颈肿瘤外科特别强调经颈部切口入路摘除胸内甲状腺肿。一般认为良性胸内甲状腺肿，下极在主动脉弓上缘水平，可以从颈部切口摘除。如果下极在此水平以下，则需要行胸骨劈开切口或颈胸联合切口，以利于手术显露，防止术中或术后大出血。

需要劈开胸骨摘除肿瘤的情况，首先是胸内甲状腺未分化癌，因其呈浸润性生长，特别是侵犯纵隔内重要脏器，单纯颈部领形切口难以摘除肿瘤。其次是胸内巨大甲状腺肿，主要是胸内巨大结节性甲状腺肿，我们有1例肿瘤大小为13 cm×12 cm×9 cm，如此巨大体积的肿瘤不可能从颈部切口取出。最后是复发性胸内结节性甲状腺肿，因前次手术引致的粘连，结构改变，再次手术时解剖较为困难，出血较多，为顺利完成手术，有时需要劈开胸骨。此外，偶见纵劈胸骨的情况是，颈部领形切口摘除肿瘤时不慎撕破大血管，被迫纵劈胸骨以止血并摘除肿瘤。

(二)胸内结节性甲状腺肿切除的范围如何界定

胸内结节性甲状腺肿的切除范围，目前临床医师的意见尚不统一。结节性甲状腺肿累及双侧甲状腺均存在甲状腺结节，或整个一侧甲状腺完全受累而对侧甲状腺有散在结节时，完全彻底切除有伤及喉返神经和甲状旁腺可能，术后可能出现甲状腺功能不足。切除不足则有复发的可能。另外结节性甲状腺肿的多发散在小结节是否需要全部切除干净，也存在争论。争论要点是切除不足，结节容易复发，切除过多可能损伤其他结构。这两种情况学者均曾遇到过。我们的意见是根据实际情况(患者年龄、肿瘤位置、结节数目、粘连程度)全面考虑斟酌处理，原则是既要争取彻底切除肿瘤，同时对机体又不产生较大的损害。结节性甲状腺肿复发时，如无手术禁忌，患者的全身条件能承受手术，应该再次手术摘除。本组曾有病例三次手术切除胸内结节性甲状腺肿。

(三)胸内结节性甲状腺肿局灶性癌变如何处理

在基本外科，隐性癌是指直径小于1 cm的微小癌灶，通常是乳头状癌，并且多为硬化性癌。微小癌大多是在尸检时或是甲状腺完整切除标本，每间隔1～2 mm做切片，每张切片均进行研究，或是在切除巨大结节性甲状腺组织学检查时偶然发现微小癌灶。微小癌灶在美国成年人甲状腺的发生率为5.7%，年轻人发病率更低些。此肿瘤平均直径约为 2 mm,多数在 5 mm 以下。某些甲状腺的细小的瘢痕部位也可有沙样瘤小体积聚,因而有人假设这样的病变有自行退化的可能。目前大家均接受的观点是,这种肿瘤在临床上辨认率很低,因而大多数微小癌并无生物学上的意义。实际上,在临床常规外科或尸检时,许多的微小癌被漏掉了。

产生微小癌的原因并不清楚,很可能是隐性硬化性癌的变异,硬化性癌通常较大并含有明显的硬化成分,容易发生转移。已有人提出,这种癌与甲状腺放疗后产生的癌相似,放疗后产生的癌只有很少的一部分被发现。有人报道与放疗有关的癌平均直径约为 1.7 cm,只有 14% 直径在 0.5 cm 以下。是否这种微小癌会发展成临床上明显的肿瘤,仍是一争论的问题。

因此,目前微小癌仅仅是病理学上而非临床上的问题。结节性甲状腺肿局灶性癌变与其他甲状腺癌不同,除了胸内甲状腺肿外缺乏特征性的症状和体征,只是在术后病理检查发现微小癌灶。此种甲状腺癌诊断后是否需要再次手术切除剩余甲状腺,争论较多。

有学者报道,此类肿瘤较小,无临床症状和体征,在甲状腺切除后随诊十余年未发现局部有复发,因此对于此种局灶性癌变患者,不必立即再次行手术切除,可以定期严密随诊,一经发现肿瘤增大或出现临床症状,可再次行甲状腺肿瘤彻底切除。

(四)胸内甲状腺癌处理原则

国内有关胸内甲状腺癌的报道并不多,文献报道胸内甲状腺癌占胸内甲状腺肿的 2%~16%。上海胸科医院报道 69 例胸内甲状腺肿,其中有 4 例甲状腺癌。白求恩医科大学第二临床医学院报道 20 例中有 1 例甲状腺癌。一组 64 例胸内甲状腺肿中有 10 例甲状腺癌。国内 7 大组报道的 442 例胸内甲状腺肿,甲状腺癌有 53 例,占胸内甲状腺肿的 12%(53/442)。

根据甲状腺癌患者的临床资料,甲状腺乳头状癌和结节性甲状腺肿局灶性癌变的临床表现和影像学特点,与良性甲状腺肿大致相同。而胸内甲状腺未分化癌多表现为位于颈根部质硬不活动的肿块,无明显喘憋及呼吸困难,但可出现上腔静脉综合征、声音嘶哑、颈部淋巴结肿大等症状。增强 CT 显示肿块界限不甚清楚,相邻脏器,特别是血管受压变形。对于胸内甲状腺未分化癌手术需要行颈部切口合并胸骨劈开联合切口,手术中发现这种肿瘤无完整的包膜,呈浸润性生长,并沿组织间隙向深部侵犯主动脉、上腔静脉和气管,肿瘤质脆易出血,不能完整切除干净。

因此,胸内甲状腺癌有以下特点:①发病年龄、性别、病程与良性甲状腺肿无明显区别;②临床症状多为肿瘤侵犯周围脏器所致,很少发现巨大肿瘤,因此对邻近脏器的压迫症状相对较轻;③胸部平片难以鉴别胸内甲状腺肿瘤的良恶性,需增强 CT 检查才能辨别肿瘤与周围脏器的界限;④确诊需要病理检查;⑤单纯颈部切口往往不能够摘除肿瘤,多需要附加胸骨劈开切口;⑥胸内甲状腺未分化癌完整切除多有困难,患者预后极差;⑦胸内甲状腺乳头状癌切除后可有复发,但是再次手术切除预后良好,存活期较长;⑧胸内结节性甲状腺肿局灶性癌变切除后极少复发,预后最佳。

(五)甲状腺癌侵及气管的手术处理

大多数甲状腺癌为分化较好的腺癌,约占 90%。因而,总的说来,甲状腺癌的预后较好,死亡率为 11%~17%。但是甲状腺癌若侵犯了气管,可引致呼吸道并发症,甚至突然窒息,是甲状腺癌死亡的重要原因之一。有报道甲状腺癌侵犯呼吸道的发生率为 0.9%~22%。据一篇报道,2 489 例甲状腺癌,13 例有呼吸道窒息症状,其中气管严重阻塞有 8 例,5 例气道几乎完全堵塞,5 例有声带麻痹。根据甲状腺癌侵犯气管的深度可以分为 3 种:肿瘤仅侵犯气管外膜、肿瘤侵及气管软骨和肿瘤长入到气管腔内。

各种病理类型的甲状腺癌晚期均可侵犯气管,报道的有乳头状癌、髓样癌、未分化癌,以乳头状甲状腺癌最多见,而未分化癌侵犯最恶劣。气管受累可以因肿瘤直接侵犯或经气管旁淋巴结转移累及气管。

甲状腺癌侵犯气管虽然临床少见,但对患者的危害却不可轻视,因为甲状腺癌侵犯气管常提示预后不良,特别是侵入到气管腔内,临床上出现喘鸣、咯血等呼吸道症状。对此种并发症的外科治疗方法仍存在争论。我国气管外科专家黄偶麟教授的意见是"甲状腺肿瘤侵犯气管者,原则上应一并切除,并行淋巴结清扫"。某些研究提出保守性地剜除气管壁上的肿瘤比较安全,手术并发症较低,存活期与完全切除的效果大致相似。气管切除对端吻合重建方法,其优点是手术切除彻底,可提供长期姑息,甚至相当部分患者可达到治愈。但气管切除重建手术创伤较大,并发症多。限于各医疗单位的条件,手术医师技巧的熟练程度,术后管理的经验等方面,目前,采取的手术方式并不统一,关键的问题是手术切除是否彻底。一般认为,对大多数甲状腺癌侵犯气管壁的患者,应当考虑保守性切除手术,只有当肿瘤完全侵犯气管并造成咯血和喘鸣症状,临床表现有严重气道梗阻时,才进行根治性气管切除对端吻合重建。对于侵犯局部气管的甲状腺癌,气管切除可使患者恢复完全进食,术后 4 周,气管功能逐渐恢复,生活质量亦明显提高。

对于病理上诊断为甲状腺髓样癌侵犯气管患者,推荐积极手术治疗。甲状腺髓样癌是一种神经内分泌性肿瘤,有遗传史者占 25%,其余 75% 为个别零散发生。甲状腺髓样癌全部出现在多发性 II 型内分泌肿瘤患者,并且常常因为肿瘤侵犯气管、大血管或侵及纵隔造成死亡。甲状腺髓样癌侵及气管常导致死亡,全身化疗无效,放疗作用不肯定,因而需努力争取手术切除。

(姜金栋)

第四节　胸腺上皮肿瘤

一、概论

在过去 30 余年,有关胸腺上皮性肿瘤的定义、诊断和治疗一直不断被细化,以前认为,凡是来源于胸腺的肿瘤,统统归类于"胸腺瘤"。现在它被分成几个临床病理分类不同的肿瘤,如胸腺瘤、胸腺癌、胸腺类癌、胸腺畸胎瘤、胸腺脂肪瘤等。真正胸腺瘤的形态学和生物学行为更为清楚,更加明确。临床医师迫切需要的是,深入讨论最常见的良性胸腺瘤和恶性胸腺瘤的病理特点和预后影响因素,特别是组织病理学与生物学之间的关系,胸腺瘤与其他肿瘤鉴别诊断,显微镜下鉴别特点等。

二、临床特点

胸腺瘤通常表现为前上纵隔肿块,有的是在常规体格检查时被偶然发现,但是多数患者表现某些临床症状,如咳嗽、呼吸困难、心悸、胸痛及肩胛间疼痛。某些肿瘤外综合征也提示胸腺瘤存在,包括重症肌无力、纯红细胞障碍性贫血、获得性低 γ 球蛋白血症等。罕见的情况是胸腺瘤出现在异常部位,如出现在后纵隔、肺实质内及颈根部。出现在异位的胸腺瘤与胸腺胚胎发育移动过程有关,后纵隔胸腺瘤可以产生胸痛,肺内胸腺瘤可以合并重症肌无力,颈根部胸腺瘤可毫无症状。

三、临床表现

肉眼检查,胸腺瘤有包膜,界限清楚,呈分叶状。典型胸腺瘤切面较硬,粉褐色,质地均匀,由致密纤维结缔组织将肿瘤分隔成肉眼可见的小叶。包膜的特征为较厚、纤维性。约 50% 的胸腺瘤可能含有肉眼可见的小囊,这些小囊内通常含有液体或凝结成块的细胞碎片。此外,还可发现局限性坏死灶,但是广泛性坏死改变合并或无出血较为少见,若发现此种情况,则需要考虑其他诊断。偶尔胸腺瘤也可能出现肉眼可见局限性钙化灶,或者周边不完全钙化嵴,甚至骨化。其他的胸腺瘤,特别是淋巴细胞上皮性胸腺瘤,有时缺乏明显纤维性包膜和瘤内纤维性分隔,表现为均匀一致鱼肉样粉褐色切面。极少的情况是在正常胸腺的某一小叶内,有一小结节状胸腺瘤,这是在为治疗重症肌无力而摘除胸腺时最常发现的情况。在胸腺囊肿囊壁上也可见到胸腺瘤样结节。

外科医师详细描述手术台上胸腺瘤肉眼所见是最有价值、最重要的资料。有完整包膜、容易全部摘除的胸腺瘤完全不同于侵犯周围纵隔结构的恶性胸腺瘤。肉眼观察胸腺瘤特点对估计预后有重要价值。胸腺瘤大小范围较大,从逻辑上讲,肿瘤大小与有无临床症状存在一定关系。Rosai 和 Levine 曾报道过直径仅 1 mm 的胸腺瘤。另一方面,Smith 描述一例巨大胸腺瘤,重 5 700 g,最大直径达 34 cm。一般来讲,约 2/3 的胸腺瘤直径在 5～10 cm,但是梭形细胞构成的胸腺瘤体积更大。

四、显微镜下特点

显微镜下可见胸腺瘤由不同比例的上皮细胞和淋巴细胞构成。在这类肿瘤内,上皮细胞是唯一的肿瘤细胞,上皮细胞体积较大,至少是成熟淋巴细胞的 3 倍,有中等量双染性细胞质。核膜呈锯齿状,染色质分布均匀,核仁不明显。在胸腺瘤上皮细胞内通常可见稀疏核分裂象,但是无不典型核分裂。既往临床常采用"淋巴细胞为主型、淋巴-上皮混合型及上皮细胞为主型"对胸腺瘤进行分类。这种分类方法较为武断,它的定义是胸腺瘤内淋巴细胞所占比例多少,占 2/3 或更多为淋巴细胞型,1/3～2/3 为混合型,不足 1/3 者为上皮细胞型。梭形细胞胸腺瘤是一种特殊类型肿瘤,不属于上述 3 种类型范畴。显微镜下胸腺瘤组织学特点是,肿瘤由粗糙纤维组织分隔成无数小叶构成,少量细胞纤维束将小叶再交叉分隔。这些束带在小叶交界处形成锐角。肿瘤外周通常有纤维性包膜。在切除胸腺瘤标本内还可包含残余胸腺组织,残余胸腺有正常的皮质和髓质,可以与胸腺肿瘤进行鉴别。

肿瘤内淋巴细胞一般较小,发育较成熟,偶尔可表现为"激活"外貌,此时核增大、核膜皱褶、核分裂象增多。但是从不表现有淋巴母细胞迁曲外貌,核与胞质比例也无增加。偶尔淋巴细胞型胸腺瘤含有大量、散在染色的巨噬细胞,在低倍镜下呈现"天空繁星"样图像。因淋巴细胞已经成熟,不像脱离滤泡中心的小细胞淋巴瘤,此类淋巴瘤细胞较小。在各种类型胸腺瘤,通常上皮细胞很明显,犹如天空繁星。淋巴细胞型胸腺瘤其他局灶性或细微显微镜下特点,有助于将其与淋巴瘤区别开来。一个特点是称为"髓质样分化"(MD),因为它容易让人想起正常胸腺髓质。髓质样分化的胸腺瘤表现为,低倍镜下在淋巴细胞中出现圆形低密度区,这些可能与生发中心或者与结节型淋巴瘤的瘤性滤泡相混淆。但是与生发中心不同的是,它不存在免疫母细胞,也无染色的巨噬细胞。结节型淋巴瘤的滤泡结构主要由小而紧密粘于滤泡中心的细胞构成,而胸腺瘤的 MD 区仅表现为疏松聚集的小成熟淋巴细胞。此外,在 MD 局灶内也可能有明显的小哈氏小囊样结构。淋巴细胞型胸腺瘤区别于胸腺小细胞淋巴瘤的另一特点是,存在血管周围间隙(小湖)及上皮性肿瘤微小囊改变。血管周围间隙围绕着位于肿瘤中心的毛细血管或微静脉大小的血管,在这些血管和上皮细胞基膜之间充满蛋白样物质,染色呈稍微嗜酸性,在浆液性液体内分布着淋巴细胞、散在红细胞或泡沫状吞噬细胞。偶尔,血管周围间隙可被透明样物质代替。另一方面,在肿瘤内微小囊与淋巴细胞混合存在,表现为小体积,有时为簇状透明区,其内含有退变上皮细胞或淋巴细胞。全部胸腺瘤中大约 10% 可以发现真正生发中心,通常是淋巴细胞型胸腺瘤。有人认为胸腺瘤内存在生发中心与临床重症肌无力密切相关。最早对这种病变诊断不是胸腺瘤,而是血管滤泡型淋巴结增生。但是,胸腺瘤并不表现浆细胞和淋巴细胞围绕着生发中心呈"葱皮样结构",细胞间也缺乏嗜酸性物质,这些均是淋巴滤泡型淋巴结增生的特点。

上皮细胞型胸腺瘤,组织学上变异较大,诊断时容易与其他肿瘤混淆。胸腺神经内分泌肿瘤(胸腺类癌)常常含有真正玫瑰花结(细胞排列球形包围开放间隙)或假玫瑰花结(瘤细胞包围着小血管)。上皮型胸腺瘤可能采取某种细胞器生长类型及表现有玫瑰花结或假玫瑰花结,某些情况下与胸腺类癌极为相似,因而需要特殊检查,如电镜、组织化学和免疫组化才能获得确切诊断。解决此难题的染色主要是 CAE 方法(用石蜡包埋组织),胸腺瘤 CAE 染色后整个表现为散射状山毛榉细胞,而胸腺类癌无此特点。

胸腺瘤常见鳞状化生,瘤细胞有嗜酸性玻璃样胞质,早期常排列成角化珠,除非小心确定鳞状细胞核表现温和,可能会漏掉胸腺癌的诊断。上皮型胸腺瘤出现腺样腔隙可达 1/5,它们内衬低柱状或立方状上皮细胞,外观类似甲状腺滤泡但无胶体存在,在这些包涵体内有时可见到乳头状上皮形成。这种腔隙代表构成胸腺上皮的真正上皮结构,诊断上可能与胸腺转移性腺癌造成混乱。通过观察整个肿瘤外观和细胞内容物可以排除转移癌,因为它有典型的胸腺瘤结构。

上皮型胸腺瘤的变异类型是梭形细胞瘤,细胞呈梭形外观,类似间质性肿瘤,如果有明显血管基质,或呈 storiform 生长并伴有梭形细胞改变,血管周围外皮瘤、内皮瘤或纤维组织细胞瘤都可能是诊断结果之一。经验表明,前上纵隔梭形细胞瘤大多数来自胸腺上皮,在这种情况下,将具有短钝梭形细胞分在细胞器类型肿瘤一组,表现为上皮巢周围细胞彼此平行排列,呈栅栏状外貌,肿瘤内基质为浓密的纤维性。

五、核异型性

上皮型胸腺瘤可以发现核异型性,即核多形性、染色过深和核仁突出,这些变化可以是局灶性也可以是弥漫性。某些情况下,很难确定将一种非典型上皮型胸腺瘤称为胸腺瘤还是胸腺癌。胸腺癌通常表现核仁突出,大量核分裂,细胞核质比例明显增加,以及多灶性自发坏死。此外,还有上述的细胞核异型性改变。鉴别胸腺瘤和胸腺癌非常重要,因为二者的临床行为差别很大。

六、电镜检查

胸腺瘤超微结构特点与正常腺体特点非常相似。因为这些肿瘤增生的主要成分是胸腺上皮细胞,电子显微镜下诊断胸腺瘤主要是鉴别出此类细胞特点。胸腺上皮细胞和胸腺瘤上皮细胞均有卵圆形或稍不规则细胞核,有均匀分布的异染色质和小核仁,这些与其组织学结构相对应。细胞质内通常含有代谢细胞器及大量电子密度染色质丝,内含细胞角化中间微丝。胞质相互重叠是其特点,它们蔓延横穿经过很长距离才彼此融合。上皮细胞之间形成互相连接,有成熟的桥粒,偶尔可见微丝插于其中。沿着胞浆伸延的胞膜可见规则基底板。在淋巴细胞型和淋巴上皮混合型胸腺瘤,反应性淋巴细胞主要表现为边缘光滑、胞核完整和少量细胞器,这些与免疫学和免疫组织化学显示的胸腺瘤内淋巴细胞是 T 细胞相一致。需要仔细研究找出上皮细胞或它们的衍生物以确切诊断淋巴细胞型胸腺瘤。

七、免疫组化检查

免疫组化检查,应用 PAP(peroxidase-antiperoxidase)或 ABC(avidin-biotin-peroxidase complex)方法,在选择性病例确定纵隔内肿块是否为胸腺瘤有一定价值。胸腺瘤含有大淋巴细胞和组织细胞,容易与淋巴瘤相混淆,但是胸腺瘤上皮细胞表达角蛋白,也表达上皮膜抗原(EMA),可用于鉴别。相反,胸腺上皮细胞缺乏白细胞共同抗原(CLA),而所有淋巴瘤均有表达。因此,通常用免疫组化方法,抗细胞角蛋白、抗 EMA、抗 CLA 抗体可以对淋巴型、上皮淋巴混合型胸腺瘤与小细胞、大小细胞混合型淋巴瘤进行鉴别诊断。这种鉴别诊断对于组织病理学家的诊断水平是一种挑战,特别是穿刺活检标本或针吸活检的细胞学标本进行诊断。对于单纯梭形细胞胸腺瘤与其他间充质肿瘤鉴别,抗角化蛋白和抗 EMA 非常有用,梭形细胞瘤对角化蛋白和 EMA 反应,而其他间充质肿瘤则不反应,但它们对于抗 Vimentin 反应,胸腺瘤则不反应。

最近,有学者利用淋巴细胞特异性抗原的单克隆抗体来研究淋巴细胞型胸腺瘤的淋巴细胞。这些研究表明大多数淋巴细胞是 OKT60 阳性细胞和终末 deoxynucleotidyl 转移酶(TdT)阳性细胞,它们完全缺乏 OKT$_3$ 反应(成熟胸腺淋巴细胞),同时还观察到不同数目的 OKT8 细胞(抑制细胞)表型。初步结论是在合并重症肌无力的胸腺瘤中,淋巴细胞数目减少。已经显示淋巴细胞型胸腺瘤中有反应的淋巴细胞和上皮细胞对 Leu-7 和 HLA-DR 抗原有表达,前者在血管周围血清肿局部上皮细胞可以探测到。单独用 OKT、Leu 和 HLA-DR 免疫反应来评估纵隔肿块有可能造成诊断错误,淋巴母细胞型淋巴瘤和分化较好的淋巴细胞型淋巴瘤都可以分别对 OKT6、TdT 呈阳性反应和 HLA-DR 反应。强调评估胸腺瘤进行免疫反应时需要将上皮细胞标志物包括在内。对于胸腺"激素"的免疫反应,像正常胸腺上皮的胸腺素和血清胸腺因子,也已报道。但是胸腺瘤内是否存在这些激素尚缺乏肯定报道,它们作为胸腺上皮性肿瘤特异性标志物尚未确定。

八、穿刺活检和针吸细胞学

为了获得纵隔肿物组织学诊断,在过去数十年穿刺和针吸活检的研究明显增加,这些检查技术为外科医师制订治疗方案提供了有价值的参考。随着经验积累,病理学家对针吸活检标本的诊断率也相应提高。

在胸腺瘤穿刺活检中,已经确定的规律仍然应用,特别是对淋巴细胞型胸腺瘤和梭形细胞胸腺瘤。有时,采用普通显微镜检查不能排除小细胞恶性淋巴瘤或间质瘤,则需要免疫细胞化学特殊技术帮助做出确切诊断。此外,穿刺针吸活检细胞学无法判断肿瘤是否为侵袭性胸腺瘤,不像开胸手术可以确定侵袭与否。这不是主要问题,因为有包膜的或侵袭性胸腺瘤均需外科手术,后者更需要大块切除。

九、有包膜胸腺瘤和侵袭性胸腺瘤

预示胸腺瘤生物学行为最重要的因素是肿瘤有无包膜。有完整纤维性包膜且与纵隔结构无严重粘连的胸腺瘤,单纯外科切除 85%～90% 可以达到治愈。相反,侵犯周围软组织、肺、大血管外膜或心包,若未予辅助治疗,术后极容易复发。因此,在将所有切除标本送往病理检查之前,需要肉眼仔细观察肿瘤,并多处取材供显微镜下确定肿瘤有无包膜,这一点对每个病例都非常重要。此外,外科医师与病理学者有效沟通,共同确定肿瘤原位特点,也为病理诊断提供重要信息。

有关胸腺瘤 4 个临床分期已有描述:Ⅰ期包括胸腺瘤有完整包膜,显微镜下无包膜外侵;Ⅱ期为肉眼见肿瘤侵犯纵隔脂肪、胸膜,或显微镜下包膜有侵犯;Ⅲ期为肉眼见肿瘤侵犯邻近脏器(心包、大血管、肺);Ⅳ期为胸膜或心包肿瘤种植或有远处转移。

小的胸腺瘤,即使有完整包膜,也存在确定的复发危险。Fechner 在 1969 年就报道了几例这样病例,Mayo 中心报道有包膜的胸腺瘤 15% 术后出现复发,这一情况提示需要再次手术和术后放疗的必要性。侵袭性胸腺瘤指肿瘤呈浸润性生长,但是保留典型温和的肿瘤细胞学特点。过去,这些病变常常被称作"恶性"胸腺瘤,这一名词经常与胸腺癌产生混乱,所以应该予以摒弃。侵袭性胸腺瘤术后需要放疗以有效控制复发,术后放疗和化疗现在已应用多年并取得良好的效果。但是,尽管术后辅助放疗,侵袭性胸腺瘤 10 年存活率低于有包膜的胸腺瘤。需要制订更新的治疗方案来平衡这两组存活率,但至今尚未解决。

十、转移性胸腺瘤

外科手术时发现胸腺瘤有胸膜种植(脏胸膜或壁胸膜转移),或以后出现胸膜种植,此种情况最常见于侵袭性胸腺瘤。这种现象是代表胸腺瘤的真正转移,还是胸液介导的胸膜腔种植,至今尚是一个有争议的问题。但是胸腺瘤大块胸腔外转移发生率极低(<5%)。Mayo 医学中心的经验显示,283 例胸腺瘤仅有 8 例表现为真正的胸膜腔以外转移,包括颈淋巴结、骨、肝、脑或周围软组织,1 例选择性侵犯脑神经和周围神经。骨转移影像学呈爆炸性表现,主要发生在上皮型胸腺瘤,少数表现有核异型性。许多学者一致认为没有可靠的组织学特点预示胸腺瘤将来是否发生转移。需要强调的是,上述论述中应将有恶性细胞学表现的胸腺瘤排除。恰当的诊断是简单的"转移性胸腺瘤"。近来 Needle 报道化疗对胸腺瘤胸膜腔外转移有一定疗效。

十一、肿瘤组织学特点与临床表现的关系

有关显微镜下胸腺瘤类型与其临床表现描述很多,题目列在显微镜下胸腺瘤类型,副瘤综合征发生率,复发和胸外转移的危险因素及整个存活率等标题之下。

以前发表的文章将胸腺瘤划分为淋巴细胞型、混合型和上皮型胸腺瘤,但是临床上很少实际应用。最近 Mayo 的文献复习发现淋巴细胞型整个死亡率为 44/1 000 例,混合型为 76,上皮型为 93(包括梭形细胞)。这一结果有统计学意义,与 Masaoka 的结果相似。Maggi 在研究 169 例胸腺瘤后发现淋巴细胞型胸腺瘤存活率明显低于上皮型,5 年存活率分别为 76% 和 88%。因此,对肿瘤标本进行多处切片才能对胸腺瘤做出显微镜下确切分类,分类对预后的影响一直有争议。过去认为,缺乏明显细胞学恶性时,上皮型胸腺瘤核异型性与临床结果无关,也没有显微镜下特点能可靠地预示胸腺瘤临床经过。而 Mayo 的 283 例结果提示无其他明显胸腺癌特点时,核异型性与更高局部复发率和胸外转移率密切相关($P<0.004$),这种情况并未全部超出人们预料,因为胸腺瘤与胸腺癌表现为相同的细胞学分化,在二者之间的中间型偶可表现为侵袭性行为。临床上可能发现镜下诊断为不典型胸腺瘤,其他方法诊断为明显胸腺癌。目前,尚不清楚镜下核异型性胸腺瘤的治疗方法,如上讨论,它应该作为一组而不是单个病例来处

理。对所有核异型性胸腺瘤应定期监测密切随诊(一年两次)将是有益的。目前公认的做法是,术时无肉眼可见外侵或转移的胸腺瘤,也推荐术后辅助放疗或化疗。

关于镜下胸腺瘤分型与副瘤综合征的关系,仅有两种说法较为可信:①重症肌无力与胸腺瘤分型有关而与梭形细胞型胸腺瘤无关;②获得性红细胞发育不良或低γ球蛋白血症与梭形细胞胸腺瘤相关。

十二、鉴别诊断

如果你已经排除了细胞学明显恶性病变外,需要与胸腺瘤进行鉴别诊断的疾病有胸腺区小细胞型和混合型恶性淋巴瘤、胸腺类癌、梭形细胞间质瘤、血管滤泡型淋巴结增生和胸腺囊肿。最后是胸腺囊肿,肉眼和显微镜下很容易将之与胸腺瘤囊性变区别。囊肿含有单层鳞状或低柱状上皮,缺乏孤立的上皮增生灶,表10-2、表10-3和表10-4显示这些鉴别诊断特点。

表 10-2　胸腺瘤光镜下鉴别诊断

项目	分叶	MD	PSL	微囊肿	淋巴细胞	玫瑰花	细胞器	基质出血胆固醇
淋巴型	++	++	+	±	+++	0	0	0
上皮型	++	0	++	±	±~+	±~+	0~±	0~++
梭形	++	0	±	±	±	0	0	0
淋巴结增生	0	0	0	0	+++	0	0	0
淋巴瘤	0	0	0	0	+++	0	0	0
血管外皮瘤	0	0	0	0	0	0	0	0
组织细胞瘤	0	0	0	0	0	0	0	0
胸腺囊肿	0	0	0	0	+~++	0	0	++
胸腺类癌	0	0	0	0	±	++	++	0

注:MD.髓质分化;PSL.血管周围血清湖;0.无;+.局灶性或非全部病例发现;±.可变化;++.全部存在。

表 10-3　胸腺瘤电镜下鉴别诊断

项目	ECP	PBM	微丝	CIF	ICJ	PCL	饮液作用	CDB	NSG
胸腺瘤	++	++	++	±	++(D)	0	0	0	0
恶性淋巴瘤	0	0	0	±	0	±	0	0	0
胸腺类癌[a]	0	+	±	+	+(MA)	0	0	0	++
血管皮外瘤	±	+	0	+	+(AP)	0	+	++	0
组织细胞瘤	+	0	0	±	±(AP)	++	0	0	0

注:ECP.细胞突增长;PBNL.基膜;CIF.胞质间丝;ICJ.细胞连接;D.桥粒;MA.粘连斑;AP.对合斑;PCL.胞质溶解;CDB.胞质浓密体;NSG.神经分泌颗粒;a.胸腺类癌中间丝常局限性位于核周胞质,呈螺纹状。

表 10-4　胸腺瘤免疫组化鉴别

项目	EMA	CKER	NSE	VIM	ACT	AACT	CLA	染色粒
胸腺瘤	+	+	±	0	0	0	+	0
淋巴瘤	0	0	0	±	0	±	+	0
胸腺类癌	±	±	+	0	0	0	0	+
血管外皮瘤	0	0	0	+	±	0	0	0
组织细胞瘤	0	0	0	+	±	+	0	0
淋巴结增生	0	0	±	+	0	0	+	0

注:EMA.上皮膜抗体;CKER 角蛋白;NSE.神经特异性烯醇化酶;VIM Vimentin.波形蛋白;ACT.肌纤蛋白;AACT.α-抗凝乳蛋白酶;CLA 白细胞共同抗原。

十三、国内胸腺瘤治疗结果

几十年来,我国胸外科手术治疗胸腺瘤,特别是合并重症肌无力,已取得较大进步。自1965年北京协和医院首次施行胸腺瘤切除治疗重症肌无力以来,至今累积病例达数千例,胸腺瘤切除在全国各级医疗中心均已开展,尤其是单纯胸腺切除治疗重症肌无力已经做到无手术死亡,并发症发生率低于1%,重症肌无力症状改善超过80%。胸外科医师与神经内科医师密切合作,规范手术适应证,使得胸腺切除成为治疗重症肌无力的有效手段,越来越多地被神经内科医师和众多的MG患者所接受。有学者检索最近几年国内发表的较大组报道,列于表10-5。

表10-5　近年国内大组报道胸腺瘤治疗结果

单位	例数	Ⅰ＋Ⅱ期	Ⅲ＋Ⅳ期	合并	MG (%)	切除 (%)	姑息 (%)	探查 (%)	存活率(%) 5年/10年	死亡例数
复旦大学附属中山医院 (2004年)	166	130	36	22.3	82.5	6.0	11.4	63.7	56.8	1
第三军医大学大坪医院 (2003年)	69	37	32	53.6	81.2	13.0	5.8	83.3	67.4	1
天津医科大学肿瘤医院 (2003年)	109	77	65	20.4	65.1	14.7	20.2	59.9	45.8	未提
昆明医学院第一附属医院 (2003年)	96	75	21	23.9	86.5	9.4	4.2	63.5	56.3	1
解放军总医院(2002年)	116	61	55	25	78.4	16.3	5.17	67.9	40.5	2
北京结核病研究所(2000年)	68	41	27	11.7	89.7	5.9	4.4	61.8	29.4	1
河南医科大学(2003年)	258	124	134	34.9	77	19.7			59~81	7
中国医学科学院肿瘤医院(2001年)	159	127	32	14.5	79.9	11.3	8.8	10~82	0~80	2
北京协和医院(1995年)	110	70	40	44.5	69.0	14.5	16.4	68.1	40.0	1

十四、影响预后因素

在Mayo的研究中发现,60岁以上患者因肿瘤生长死亡率更高,肿瘤直径超过10 cm死亡率亦增加。相反,直径<5 cm的肿瘤无复发或因此而死亡。此外,研究也发现纵隔脏器移位也提示预后不佳。

早年报道胸腺瘤合并重症肌无力预后不良,但是最近研究显示这两种疾病与高死亡率之间无统计学意义。同时,合并纯红细胞再生障碍性贫血和低γ球蛋白血症的患者存活期也无明显缩短,但统计学上处于边缘状态。单纯梭形细胞胸腺瘤处于中间类型,很少产生致命结果,为判断预后之目的,不应当将其划归到上皮型胸腺瘤内。正如Masaoka和Bergh指出,诊断时分期较高的胸腺瘤(侵犯纵隔脏器,胸膜腔内种植,远处转移)对预后有更大影响。

北京协和医院自1965年开展胸腺瘤和胸腺切除治疗MG以来,至今已切除单纯胸腺瘤270例(不包括胸腺摘除和胸腺其他肿瘤)。在1984年以前,8例单纯胸腺切除的近期和远期效果均不满意。自1984年后,采取多学科(神经内科、胸外科、麻醉科和加强医疗科)协作,结果有很大改进,无手术死亡,无手术并发症发生,长期随诊(超过3年)有效率达80%。提出影响预后的因素包括年轻女性,病程较短,躯干型并眼肌型,有胸腺增生者,经胸骨正中切口摘除胸腺,均获得良好结果。

北京协和医院于1995年总结了110例胸腺肿瘤的治疗结果,在此组内50.9%的患者合并各种综合征,其中最多的是重症肌无力,占44.5%。切除率与肿瘤大小及是否侵犯周围脏器有明显关系,胸腺瘤与胸腺癌和胸腺类癌的切除率在统计学上有显著差别。胸腺瘤切除后其3年、5年和10年生存率分别是

82.7％、68.1％和 40.0％。北京协和医院的经验认为,影响预后的因素主要是肿瘤病理学分期、周围组织和脏器受累严重程度。是否合并重症肌无力对于预后的影响并不重要,胸腺瘤患者主要死亡原因是肿瘤复发和远处转移。

自 1995 年国内开展电视辅助胸腔镜外科(VATS)治疗胸部疾病,包括各种胸部良性或恶性病变,其中应用最多、效果最好的是良性疾病,随着经验积累,手术技巧完善,疗效不断提高。有关 VATS 胸腺切除或胸腺瘤切除报道的病例数虽然尚少,但也获取了有益的经验。VATS 施行胸腺切除或胸腺瘤切除治疗重症肌无力,优点是手术创伤小,恢复快,并发症少。但是对于 VATS 能否做到彻底摘除所有的胸腺及纵隔脂肪组织,部分人尚存有疑虑。因此,临床胸外科医师对于 VATS 摘除胸腺瘤或胸腺组织治疗重症肌无力仍有争论。无论如何,VATS 是一种有益的探索,不失为一种外科治疗重症肌无力的有效方法。其指征为:体积较小的胸腺瘤、非侵袭性胸腺瘤,患者因各种原因不适合开胸手术,重症肌无力合并肺功能低下,患者采用激素治疗重症肌无力而不适宜开胸手术。

(姜金栋)

第五节　神经源性肿瘤

一、概述

(一)病因和分类

纵隔神经源性肿瘤包括所有发生于纵隔范围内的来自神经细胞、神经纤维、神经鞘细胞的各种良恶性肿瘤,以神经纤维瘤、神经鞘瘤和节细胞神经瘤 3 种为最常见。大多数纵隔神经源性肿瘤起源于脊神经和交感神经,故多位于后纵隔脊柱旁沟附近,上纵隔多于下纵隔。而位于前纵隔或内脏间隙、起源于膈神经和迷走神经者较为少见。神经鞘瘤发源于有髓及无髓神经的神经膜细胞,多来自迷走神经和膈神经,后纵隔多于前纵隔。节细胞神经瘤发源于交感神经节细胞,自颅底至尾骨均可发生,但以纵隔者最为多见。

纵隔神经源性肿瘤的准确发病率并不清楚,但在所有纵隔肿瘤的病理报告中占 10％～34％。国内文献报道多位居纵隔肿瘤首位。女性略多于男性,任何年龄均可发病。儿童中恶性肿瘤发病率约 50％,成人中恶性者仅占 10％左右。病理类型最常见的有神经纤维瘤、节细胞神经瘤、神经鞘瘤;较少见的有恶性雪旺瘤、神经母细胞瘤、交感神经纤维瘤、交感神经母细胞瘤、神经纤维肉瘤、节神经母细胞瘤、副交感神经母细胞瘤、化学感受器瘤、嗜铬细胞瘤等。

(二)临床表现

大多数成人神经源性肿瘤患者无明显症状,常在体检行胸部 X 线检查时意外发现。少数患者伴有轻微非特异症状如咳嗽、胸痛、胸闷等。少数有声音嘶哑、Homer 综合征、吞咽困难和脊髓压迫症状等。迅速出现的压迫症状和发热等表现常提示恶性肿瘤。

(三)诊断和鉴别诊断

1.影像学表现

神经鞘起源肿瘤在胸部 X 线正、侧位胸片上常表现为脊柱旁圆形、椭圆形或半圆形阴影,密度均匀,边缘光滑锐利,可伴有钙化和相应椎间孔的扩大。儿童的肿瘤常为恶性,由于生长迅速,故体积通常巨大,中心常有坏死和钙化。神经节起源肿瘤常呈三角形或扁圆形,体积通常较大。X 线胸片不易区分后纵隔神经源性肿瘤和囊肿,须行 CT 或 MRI 检查进行鉴别。

2.CT

应强调所有后纵隔神经源性肿瘤均应常规行 CT 检查,以了解瘤体与椎管的关系。可见瘤体位于脊柱旁沟内,一般为均匀实性密度,少数可有囊性变。增强扫描肿瘤轻度均匀强化(囊性变者无强化)。后纵隔囊肿多为食管源性或支气管源性囊肿,囊壁薄而均匀,内为水样密度液体;而神经源性肿瘤即使囊巨变,其囊壁亦较厚,比较容易鉴别。

3.MRI

由于 MRI 可以多角度成像,所以不但能发现肿瘤是否侵入椎管,而且能了解长度及范围。此外,MRI对区分实性肿瘤和囊肿较 CT 更敏感。

(四)治疗

由于纵隔内空间狭小,重要器官多,故肿瘤无论大小或良恶性均应首选手术切除。体积较小的良性肿瘤可采用胸腔镜下切除,创伤小,疗效确实;体积较大或怀疑恶性者应开胸切除,恶性者术后还应辅以放疗。

二、神经鞘来源肿瘤

良性病变可被分为神经鞘瘤(良性神经鞘瘤)和神经纤维瘤,二者的区别见表 10-6。恶性病变称为恶性神经鞘瘤或神经源性肉瘤。

表 10-6　神经鞘瘤和神经纤维瘤的比较

特征	神经鞘瘤	神经纤维瘤
年龄高峰	20～50 岁	20～40 岁(神经纤维瘤年龄稍小)
常见部位	头、颈、肢体的屈侧,纵隔少见	皮肤、深部神经及内脏神经纤维瘤病
组织学形态	有包膜,包括 Antoni A 和 B 细胞,偶见丛状生长	局限,散在、局限弥漫或丛状生长
退行性改变	常见	偶见
S-100 蛋白	在特定区域内呈一致深染	在一定区域内染色变化较大
CD-34 活性	Antoni A 区阴性,B 区阳性	通常阳性
瘤病发生率	少见	多发
恶变	极少	多见

(一)神经鞘瘤

神经鞘瘤(雪旺瘤)经常是单发包裹性病变,包裹内细胞多来自神经鞘或神经膜细胞。细胞在神经内膜内增殖,在神经束膜内形成包裹,细胞平行排列,与神经纤维没有交织,这一点与神经纤维瘤不同。肿瘤包膜完整,质地硬,外形呈灰色皮革状,在切面上呈涡漩状,常存在囊性变或钙化样的退行性变。神经鞘瘤的恶变罕见,据 Crowwe 及其同事(1956 年)及 Enzinger 和 Weiss(1988 年)认为恶变发生率大概为 2%。

1.网状神经鞘瘤

网状神经鞘瘤在患者中被称为神经纤维瘤病或叫 Von Recldinghausen 病。这一系列的神经鞘瘤由非肿瘤结缔组织组成,典型的 Antoni 染色中 A 区含有栅栏状及 Verocay 小体,小体由两排具有栅栏状核细胞组成,而且与少细胞黏液的 Antoni 染色中 B 区相连。

2.细胞神经鞘瘤

Woodruff(1981),Fietcher(1987)和 Lodding(1990)描述了第三种神经鞘瘤——细胞神经鞘瘤。据 Kornstein(1995)报道,肿瘤存在一种纤维肉瘤样鲱鱼骨样生长方式,这种肿瘤由于其病理表现可能被考虑为恶性。这种梭形细胞细且常为波浪状,没有核的栅栏状形态,没有 Verocay 小体存在,而且具有多形性,但肿瘤分裂程度低。尽管表现为假肉瘤样形态,有些人认为他们不典型或不确定有恶变可能,但却是良性的,在椎旁区好发。Fletcher 及其同事报道(1987)这些肿瘤不易复发,也不易转移。

3.黑色素神经鞘瘤

Enzinger 和 Weiss(1988)发现,神经膜细胞和黑色素细胞均可由神经嵴发生,在一些神经膜细胞肿瘤中可以发现黑色素细胞分泌产生黑色素。这种细胞具有表皮黑色素的超微结构特征,通常少量色素存在不能改变神经鞘瘤的大体标本颜色,但也有一些大体标本上被染成黛青色的神经鞘瘤的报道,黑色素神经鞘瘤主要起源于椎旁沟及脊椎管内。这些良性黑色素神经鞘瘤表现类似神经鞘瘤,可能有局部复发,但不发生转移。

(二)神经纤维瘤

与神经鞘瘤相对,神经膜细胞在神经纤维瘤中以不规则形态出现,细胞被神经纤维胡乱缠绕着,肿瘤是假包裹性的,包裹切开后组织是由灰间黄、白、缺乏退行性改变,看起来如同神经鞘瘤。从组织学上看,胡乱缠绕在一起的伸长了的肿瘤细胞其核深染,并含有一些过渡的核形态;在电镜下看,细胞看起来变长了,且有较厚的细胞质突起,可带有或不带髓鞘的轴突散在分布于胶原的基质中。在神经纤维瘤 S-100 蛋白染色不稳定,而神经鞘瘤则深染。Weiss 和 Nickolff(1993)报道在神经壳肿瘤 CD-34(血液干细胞)表达阳性,但阳性细胞与神经膜细胞不同,17 个神经纤维瘤中有 14 个可测到,10/10 的神经鞘瘤的 Antoni A 区阳性,但在一个黑色素性神经膜细胞瘤的 Antoni A 区均为阴性。

1.网状神经纤维瘤

网状神经纤维瘤是一系列神经纤维瘤,其定义为沿外周神经干有弥散的梭形膨大或多处团块,或两者兼而有之;在组织学上看,病变处的神经纤维呈簇状螺旋形形态,有些像散在的神经纤维瘤。病变最多发生于胸外,但也可发生于椎旁沟走行的交感神经干或迷走神经和膈神经。神经纤维瘤的恶变比神经鞘瘤的恶变要高,为 4%~5%。

2.颗粒细胞肿瘤

颗粒细胞肿瘤不常见,Fust 和 Custer(1949)提出颗粒细胞肿瘤可能起源于神经。几乎所有颗粒细胞瘤均为良性。Enzinger 和 Weiss(1988)认为癌变率仅为 1%~2%。

(三)恶性神经鞘瘤

在纵隔神经起源肿瘤中,恶性神经鞘瘤(神经源性肉瘤)发生率不足 1%~2%。但罹患 Von Recklinghausen病的患者中有约 4% 的患者发生恶性神经鞘瘤。根据 Ducatman 和 Scheithauer(1983)的研究,它也可能是治疗性或职业放射后的一种晚期并发症,而无遗传相关性,所以纵隔淋巴瘤或生殖细胞瘤接受过放疗的长期存活的患者在放射野可能发生恶性神经鞘瘤。大多数恶性神经鞘瘤切面为白色或由于出血或坏死或两者兼有之而呈肉色。它们可能,但不一定,起源于典型形态的神经纤维瘤,镜下这些肿瘤与神经纤维肉瘤相似,但边界不规则。Enzinger 和 Weiss 发现,50%~90% 的肿瘤 S-100 蛋白阳性,这可以将它与其他软组织肉瘤区分开。

(四)神经鞘起源肿瘤的临床特征

胸腔内的神经鞘肿瘤多见于肋椎沟,很少发生于行走在内脏间隙的迷走神经和膈神经,它也可起源于臂丛或肋间神经。良性神经鞘肿瘤病变早期患者通常无症状。肿瘤压迫附近的神经则可产生一些症状,如胸痛、霍纳综合征、声嘶,偶见上肢乏力和疼痛、呼吸困难、咳嗽及其他呼吸道症状。肿瘤较大时可发生上腔静脉压迫综合征,一些患者可发生脊髓硬膜外压迫症状,这是由于肿瘤经椎间孔突入到脊髓腔内所造成。Oosterwijk 和 Swierenga(1968)报道良性神经鞘瘤,如发生于膈神经或迷走神经,则可能位于内脏间隙。左侧迷走神经较右侧迷走神经更易患病,而且左侧迷走神经经常在胸部动脉弓水平及动脉弓以上的近端发病,约 20% 会发生声嘶,当肿瘤很大或为恶性时也会侵及气管。膈神经鞘瘤发生率低于迷走神经,膈神经肿瘤在男女患者中发病率相当,左右侧受累均等。

神经纤维肉瘤,特别是与神经纤维瘤病变 I 型相关,年轻妇女易患。神经鞘瘤恶变多见于年龄较大者,常发生相邻骨组织破坏而产生疼痛,肿瘤可长入椎管内,淋巴结转移少见,大多数可发生远处转移。

(五)神经鞘起源肿瘤的影像学特点

1.常规胸片

常规胸部后前位及侧位片是后纵隔肿瘤最基本的影像学诊断方法,可发现大多数后纵隔肿瘤。表现为胸椎前方或两旁的半圆形影,其上下缘与脊柱呈钝角,密度较均,边缘较清楚,肿瘤常压迫邻近肋骨使之变薄甚至破坏,偶可见椎间孔扩大。良性肿瘤的影像学特征是为孤立的边缘光滑的圆形肿块,通常位于邻近脊柱旁沟的上 1/3 或上半部分。偶尔可见分叶状及附近骨的改变（如骨破坏、肋骨外翻或椎间孔扩大），有时可见钙化及囊性改变。恶性病变肿瘤可呈弥散性或有邻近骨质破坏。

少见的迷走神经或膈神经的肿瘤，没有特异性的影像学表现，多数位于左侧主动脉弓区域。神经纤维瘤病患者 CT 扫描示主动脉旁有肿块对诊断丛状神经纤维瘤最有帮助。然而，CT 扫描在排除脊柱旁区肿瘤是否向椎管内扩张时很重要，如果发现脊柱旁肿瘤已侵到椎管内，此时应做脊髓造影或 MRI 以了解椎管内病变的范围。

2.CT 表现

CT 应用于纵隔肿瘤的诊断价值，除了能确定病变的存在，判断病变的准确位置和范围外，还能明确地显示肿瘤对邻近脏器包括大血管的侵犯情况，因而为已知或疑有纵隔肿瘤者必不可少的检查方法；神经源性肿瘤的具体 CT 表现如下：神经源性肿瘤好发于脊椎旁沟内，大多为圆形或椭圆形肿块，分叶为少见表现；神经节细胞瘤往往长而扁，呈条形或三角形。肿瘤与纵隔缘的交角关系，CT 较胸部平片显示更为清楚，其有多种表现：椭圆形或长条形者，其上下缘往往呈钝角；圆形或球形者，以锐角较多见；三角形者，往往一端为钝角，另一端为锐角。故在鉴别肿块位于纵隔内或肺内时须十分慎重，钝角改变者为纵隔肿瘤的可靠征象，锐角改变者则不能排除纵隔肿块。若肿块与肺的交界面十分光滑，肿块紧贴纵隔，中间无隔开时，不论交角如何，基本上属于纵隔内肿块。至于肿瘤密度，大多较均匀，但略低于邻近的胸壁组织，这主要是神经组织内含脂量较高的原因。如果肿瘤发生坏死液化，含脂肪或钙化时，密度则可不均匀。由于良性肿瘤大多有包膜，因而边界较清楚，而恶性者则边缘不清。肿块的强化多不甚明显，有个体差异，强化近乎均匀也可不均匀。少见表现为肿块内出现钙化，呈斑点状，多寡不一。囊性变甚少见，囊壁也可钙化。

肿瘤对邻近器官的压迫与侵犯，最常见的是肋骨的受压侵蚀，表现为近脊柱旁肋骨吸收变细，少数情况下可伴骨质增生以及肋骨的溶骨性破坏。胸椎体也常受累，表现为压迫性侵蚀，往往呈扇形或不规则形破坏。肋骨和胸椎的压迫性侵蚀，主要见于良性肿瘤，恶性肿瘤者少见，但溶骨性不规则形破坏一律见于恶性肿瘤。相邻椎间孔的扩大表明肿瘤已伸入到椎管内形成所谓的哑铃状肿块，为胸内神经源性肿瘤的特征性改变。另外肿瘤还可以压迫侵犯气管、食管、大血管、奇静脉、半奇静脉，使之与肿块融合或将其包绕其中。恶性神经源性肿瘤还常侵犯胸膜，产生胸腔积液、胸膜结节。另外还可发生远处转移，多见于肺转移。

3.MRI 表现

MRI 检查可同时获得清晰的横轴位、矢状位、冠状位或其他任意斜位图像。相对而言，它无须静脉内造影剂即能鉴别纵隔肿瘤与大血管的关系，对于肿块大小、范围，尤其是向椎管内的侵犯情况和脊髓受压程度等的显示较 CT 更好。

（六）神经鞘起源肿瘤的治疗

良性肿瘤治疗较为简单，神经鞘瘤可行肿瘤切除术，神经纤维瘤可行扩大切除术，根据需要切除邻近的神经结构。在 20 世纪 90 年代后期的许多报道中认为可用电视胸腔镜下切除肿瘤，但巨大肿瘤（直径＞6 cm）者，脊柱动脉受侵者，肿瘤侵入脊柱者应列为电视胸腔镜手术的禁忌证。但也有一些学者持不同观点，尤其是后一个禁忌证，他们认为对哑铃状神经源性肿瘤在脊柱内的受侵病变进行松动术后，再用电视胸腔镜下切除胸腔内的肿瘤及松动的脊柱内病变。Nakamura 及其同事以及 Singer 均用这种方法切除迷走神经的良恶性肿瘤。病变位于脊柱旁沟的顶端时，常可致外周神经损伤，此时可能发生星状神经节损伤导致霍纳综合征。特别值得注意的是，在胸腔内行肿瘤切除或留下椎管内肿瘤可能导致椎管内出血，随之脊髓受压甚至直接损伤脊髓，这两种情况都会导致 Brown-Sequard 综合征或完全性脊髓截瘫。对于恶性肿瘤患者，切除肿瘤的基本目的是预防或减轻脊髓的压迫，彻底切除肿瘤通常是不可能的。如做广泛切除肿瘤必须做脊柱固定，为控制局部病灶残存，术后可做放疗。对化疗的作用意见尚不一致，但病变已播散的患者可试用多柔比星等药物。

（七）神经鞘起源肿瘤的预后

良性肿瘤复发不常见，伴有 Von Recklinghaosen 病的患者可能出现复发。临床上，脊柱旁区的恶性神经鞘瘤很少,但术后常复发。Guccion 和 Enzinger(1978)认为,任何部位的恶性神经鞘瘤并发 Von Recklinghausen 病的患者局部复发率为 78%,远处转移率为 63%,常见的转移部位有肺、肝、皮下组织和骨,大多在治疗 2 年内出现。

三、交感神经节肿瘤

绝大多数交感神经节肿瘤发生于婴儿和儿童,纵隔神经源性肿瘤几乎都生长于脊柱沟旁。在许多关于儿童纵隔肿瘤的文章认为,大多数起源于神经元细胞神经源性肿瘤,约占纵隔肿瘤的 40%。在儿童,此类肿瘤最常见来源于自主神经节,只有少数来源于神经鞘,少见来源于神经外胚层,更少见来源于副神经节系统。

神经节瘤是良性肿瘤,主要见于 3~4 岁以上儿童,也可能在年轻人或中年人中发生。Reed 及其同事(1978)发现在 Armed Forces 病理研究所的 160 例侧胸壁神经源性肿瘤患者中,38 例为神经节瘤,其中几乎有一半(47%)年龄在 20 岁以上。这些肿瘤表现为大而圆或椭圆形的脊柱旁肿物。与神经鞘瘤相比,脊柱内扩展不常见,本病治疗主要为手术切除。

(一)成神经细胞瘤和成神经节细胞瘤

成神经细胞瘤主要是婴儿和幼儿的疾病,但在成人也有发生。在 Bronson 及 Kihon 的文献回顾中,大多数肿瘤位于胸部以外的任何地方,但也有少数位于脊柱旁沟。成神经节细胞瘤在儿童中很常见,成人少见,但这些肿瘤在成人表现出的临床行为恶性度明显高于儿童肿瘤。本病的治疗主要为手术彻底切除肿瘤。辅助性放疗不作为Ⅰ期患者的常规治疗,而Ⅱ期(如出现局部侵犯)患者需要放疗,但它的实际疗效不清,对播散性病变可试用化疗。

(二)交感神经节的原发恶性黑色素瘤

高度恶性的色素沉着性肿瘤可能来源于交感神经节,但真实的组织源性仍不清楚。Kayano 和 Katayama(1988)回顾了黑色素瘤的文献,认为这个肿瘤被冠以各种各样的名字,已经与良性黑色素神经鞘瘤相混淆了。这些可能来源于交感神经节的恶性黑色素瘤在免疫组化上不仅作用于 S-100 蛋白而且作用于特异性烯醇化酶。所有色素沉着性恶性肿瘤的这种变化都类似度恶性肿瘤,伴有广泛的局部扩散及邻近椎体的受侵和远处转移,且迅速死亡。若有可能可以尝试手术切除治疗。放疗及化疗未见有报道。

(姜金栋)

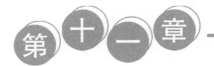

胸部大血管疾病

第一节 主动脉夹层动脉瘤

一、概述

胸主动脉夹层动脉瘤是指由各种原因造成主动脉壁内膜破裂，主动脉腔内血液从主动脉内膜撕裂处进入主动脉中膜，使中膜分离，并沿主动脉长轴方向扩展，形成主动脉壁的两层分离状态，又称主动脉夹层或主动脉壁间动脉瘤。Anagnostoponlos 等报道，在美国的年发病率为 5～10 例/100 万人口，国内尚未见相关的流行病学调查报道。高发年龄为 50～60 岁，男女之比为（2～3）：1。绝大部分胸主动脉夹层动脉瘤患者的发病急骤而凶险，自然预后很差，如果不及时得到诊治，则死亡率很高。据报道约 50% 的患者在 48 小时内死亡，70% 在 1 周内死亡，90% 在 3 个月内死亡。因此，胸主动脉夹层动脉瘤一经诊断，须积极的抢救治疗。近年来，积极的内科治疗，外科手术技术的进步，使急性夹层动脉瘤的死亡率已经明显地下降。

二、历史回顾

Morgagni 于 1761 年描述了病变主动脉在外膜下由血流形成间壁血肿，称为主动脉壁间动脉瘤。此后医学界开始关注和逐渐认识此病。1934 年 Shennan 总结分析了 300 例壁间动脉瘤，他认为主动脉中层的退行性变是主动脉壁间动脉瘤的基本病理特点。1935 年 Gurin 等首次报道了一手术治疗病例，在右髂外动脉内膜做一局限性"开窗"，手术成功地恢复了肢体的血供，但患者术后第 6 天死于急性肾衰竭，从此开始了壁间动脉瘤的外科治疗。1955 年 DeBakey 和 Cooley 等报道 1 例壁间动脉瘤手术治疗获得成功，并首次将开窗术应用于降主动脉壁间动脉瘤。10 年后（1965 年）DeBakey 等报道了一组 179 例最成功的主动脉壁间动脉瘤手术治疗结果，总的成活率达 79%，同时提出了一个至今已被广泛接受的简要病变分型。随着外科、麻醉、体外循环等技术的发展，外科治疗效果明显提高，手术死亡率从 21%～89%（20 世纪 60 年代）降至 7%～19%（20 世纪 80 年代）。近年来由于初期内科治疗，应用 β 受体阻滞剂减轻左心室做功控制血压，使得急性期主动脉夹层的破裂危险明显下降，从而进一步降低了主动脉夹层的围术期死亡率。

三、病理及分型

胸主动脉夹层动脉瘤的病因很多，据文献报道的有动脉硬化、高血压病、动脉中层囊性坏死、马方综合征、梅毒、主动脉缩窄、Turner 综合征、巨细胞主动脉炎、妊娠及外伤等，其病变基础主要是动脉壁中层（或称弹力纤维层)和平滑肌层发生退行性变。在欧美最多见者为高血压和动脉硬化。据报道,在美国90%的胸主动脉夹层分离患者有高血压。

主动脉夹层动脉瘤的基本病理过程是:各种诱发因素使主动脉壁中层变薄,在流体动力学和剪力的作用下产生内膜撕裂。主动脉夹层分离的外层部分或全部中层和外膜受主动脉腔内压力及血流冲击力的影响,促使夹层分离范围进一步扩展,管壁膨大可形成夹层动脉瘤。涉及主动脉根部的夹层分离可引起主动脉瓣瓣叶交界附着处失去支撑而下垂,瓣叶交界错位引起关闭不全,或因瓣环松弛、扩大造成关闭不全。造成内膜撕裂的主要因素有:①主动脉夹层有退行性病理改变。②左心射血对主动脉壁的冲击。③心脏搏动时引起的主动脉连带运动。主动脉内膜破口最易发生于升主动脉的近心段和降主动脉的起始段,内膜一旦撕裂,则由于血流的顺向和逆向冲击,内膜剥离的范围迅速扩大,此时高血压如不能很好控制的话则病情会进一步恶化。心搏动力和周围动脉血管阻力对本病的病理进程影响很大,这对我们在救治胸主动脉夹层动脉瘤时有指导价值。

临床分型:目前最常用的分类方法是 DeBakey 和 Stanford。根据主动脉夹层剥离的部位和涉及的范围,DeBakey(1965 年)将其分为 3 型。Ⅰ型:破口在升主动脉,但夹层剥离累及升主动脉、主动脉弓及降主动脉。Ⅱ型:破口也在升主动脉,但夹层剥离限于升主动脉。Ⅲ型:破口在左锁骨下动脉以远,夹层剥离限于胸降主动脉(Ⅲa)或延及腹主动脉(Ⅲb)。

此后,Miller 等根据手术的需要提出 Stanford 分类,将胸主动脉夹层动脉瘤分为两型。a 型:夹层分离涉及升主动脉段,而不论其内膜破口源自何处(相当于 DeBakey Ⅰ型和Ⅱ型);b 型:夹层分离未涉及升主动脉者(相当于 DeBakeyⅢ型和该型兼有弓部夹层分离者)。

Stanford 分型法应用最为广泛,而且对选择治疗方法及预后更有确切的价值。在临床上,根据病情的缓急,通常将胸主动脉夹层动脉瘤分为急性和慢性两类。主动脉夹层动脉瘤急性发病在 2 周以内者属急性,急性发病后病程超过 2 周或无急性发病史者属慢性。

四、诊断

(一)急性主动脉夹层的临床表现

1.症状

(1)胸痛:主动脉夹层的胸痛很有特点,疼痛的发作非常突然,呈撕裂样,剧烈疼痛,难以忍受,有濒死的感觉。胸痛的部位也有助于判断夹层的部位,前胸疼痛者多为升主动脉夹层,颈部或下颌疼痛者可能为主动脉弓部及其分支的夹层,胸背部肩胛区的疼痛然后向腰腹部转移者多为降主动脉夹层。约10%的患者没有胸痛。疼痛可因假腔血流重新破入主动脉腔(真腔)使假腔内压力下降,剥离停止而减轻。但有时可反复出现,提示夹层继续扩展。有上述症状或疼痛持续不能缓解者,预后多不良。

(2)主动脉夹层破裂的症状:升主动脉破裂时,由于血液进入心包腔可引起急性心脏压塞而突然死亡。胸主动脉破裂,血液进入胸腔则可出现胸腔积液,也可破入腹腔、食管、气管等出现休克、胸痛、呼吸困难、心悸及咯血、呕血等表现。

(3)主动脉关闭不全的症状:夹层撕裂累及主动脉瓣时可引起主动脉瓣膜关闭不全。轻度关闭不全患者可无症状或被疼痛所掩盖。中度以上关闭不全时,患者可出现严重呼吸困难、胸痛、咯粉红色泡沫痰等急性左心衰竭的症状。

(4)重要脏器供血障碍的症状:约30%的患者因主动脉的分支动脉受累而出现脏器缺血表现。如冠状动脉供血障碍时,可表现为心绞痛、心肌梗死,严重者可导致死亡;头臂干、颈动脉分支夹层可以出现晕厥,精神异常,昏迷,脑卒中,偏瘫;四肢动脉夹层缺血可以出现肢体麻木,疼痛,发凉,(间歇)跛行,脉搏消失,四肢血压不对称;肾动脉夹层可出现腰痛或肾功能不全;腹腔动脉、肠系膜上动脉受累可引起腹胀,腹痛,肠麻痹,甚至肠坏死,腹膜炎等症状和体征。

2.体征

(1)血压与脉搏:除失血外,多数患者常有高血压病史,发病时血压通常升高,而且很难用药物控制(其多由夹层累及肾动脉,造成肾缺血所致,原有的高血压病、疼痛刺激、交感神经兴奋均可促使血压升高)。若出现血压下降应警惕夹层破裂的可能。另外,主动脉夹层的一个很重要的体征就是肢体间脉搏、血压存在差异,因此在体检时应注意四肢脉搏和血压的检查。如无名动脉受累,则可出现右上肢脉搏减弱,血压低于对侧。累及左锁骨下动脉开口时,左上肢脉搏减弱,血压低于右侧。下肢足背动脉搏动减弱,血压下降提示夹层累及髂动脉或股动脉。外周动脉搏动减弱伴有血压下降提示可能有夹层破裂、急性心脏压塞或急性心肌供血障碍导致的低心排。

(2)心脏体征:心率较快,多数患者在胸骨左缘第2、3肋间,右缘第2肋间可闻及2~3级收缩期杂音。合并有主动脉瓣关闭不全时,心前区(胸骨左缘2、3肋间)可闻及舒张期杂音,向心尖部传导,主动脉第2音减弱。心音减弱并有心浊音界扩大时,提示心包积液。

(3)主动脉瓣关闭不全引起的周围血管体征:股动脉杂音,毛细血管搏动征,点头征及股动脉枪击音等。

(二)慢性主动脉夹层的临床表现

急性发作病史外,慢性主动脉夹层的临床表现为胃夹层部位主动脉瘤样扩张及压迫症状,如压迫气管、食管、喉返神经、交感神经丛、上腔静脉引起相应的症状,分别表现为呼吸困难、吞咽困难、呛咳和声音嘶哑、Horner综合征、上腔静脉阻塞综合征等症状。

(三)辅助检查

常规的诊断检查包括血液检查、胸部X线片、ECG等,但这些不足以确诊急性主动脉夹层。心电图检查通常无缺血性改变,仅20%的急性A型夹层患者有明显的缺血性改变。累及冠状动脉开口的患者中近1/3只有非特异性复极化异常。有长期高血压病史患者的心电图检查会显示左心室肥厚。60%~90%的急性夹层患者会有胸部X线片异常,可显示纵隔影增宽,如主动脉结增大,累及升主动脉时右纵隔影增宽,累及降主动脉时纵隔影向左增宽。升主动脉或降主动脉不同程度扩张、变形的阳性率占50%以上。但仅凭胸片不能明确诊断。尽管大多数患者有至少一项异常征象,但胸部X线片正常也不能除外夹层的诊断。应当抽血检查全血细胞计数、血清电解质、肌酸激酶及心肌同工酶、肌钙蛋白、血型等项目。在观察初期,上述检查结果通常没有显著变化,常有轻到中度的白细胞增多。贫血可能系血液隔离或溶血所致。一旦有确定的灌注障碍综合征,随着持续时间的延长,肝功能、血清肌酐、肌红蛋白、乳酸均会有异常改变。

(四)其他诊断性检查

不管临床表现如何支持诊断或病情如何危急,影像学诊断是急性主动脉夹层分型所必需的。诊断检查应该迅速并且不增加患者痛苦。目前有两种影像诊断方法符合上述要求,并用于急性主动脉夹层的诊断,即电子计算机X线断层摄影术和超声心动描记术。磁共振成像、主动脉造影、血管内超声,也用于急性主动脉夹层的诊断,但因为各种原因,均为二线诊断方法。必须熟悉每种影像学诊断方法的优点、缺点和诊断准确率,在具体的临床情况下选择最合适的诊断方法。每种检查可提供独特的信息,包括原发破口及继发破口的位置,假腔内有无血流或血栓,主动脉瓣的情况,有无心肌缺血及其性质,头臂血管和动脉分支受累及的情况。对于每个特定的患者,必须了解其具体的资料,以便制订手术计划和选择最合适的影像诊断方法。

1.超声检查

超声检查是一种简便、快捷的检查方法,且无创,明显提高了夹层动脉瘤的检出率,同时因其检查方便,可以在床边进行,严重患者也可接受,目前已作为术前检查和术后随访复查的首选检查项目。超声波检查可以定位动脉内膜破裂位置,真、伪腔的状态及血流情况,可显示主动脉瓣膜功能、心包有无积液及主动脉弓分支血管的阻塞等。经胸超声心动图对升主动脉的病变显示比较清楚,但对降主动脉和腹主动脉受累的情况观察显示不清。食管超声则可以清楚显示降主动脉夹层及破口情况。但超声波检查的阳性率高低在很大程度上取决于检查仪器的敏感性和检查者的临床经验与水平。

2.螺旋CT

螺旋CT可显示夹层动脉瘤的部位、大小、范围及主动脉内膜剥离情况,是一项对诊断和治疗及有价值的检查项目。夹层动脉瘤 CT 检查要求碘油增强,并减薄断层扫描层厚(5 mm 或 3 mm),须从头臂动脉一直扫描至髂股动脉平面。三维重建可以弥补 CT 断层不能很好显示分支血管的不足。通常真腔较小,而伪腔较大。在升主动脉,伪腔多在主动脉的右前方,在主动脉弓部,伪腔多在大弯上部。在降主动脉,伪腔多位于前外侧。夹层累及肾动脉和髂股动脉时,伪腔多位于左侧。目前,螺旋 CT 对于血流动力学不稳定的主动脉内膜剥离患者来说是一种比较全面和安全的非侵入性检查诊断方法。

3.磁共振成像(MRI)

磁共振为无创检查项目,可以从不同的角度断层显示主动脉夹层的病变情况,MRI 血管造影还可以大致确定破口的位置及主动脉分支受累情况。因此,对夹层动脉瘤的诊断优于 CT。但 MRI 诊断夹层动脉瘤并非尽善尽美,也还存在一些不足:①MRI 不能提供有关冠状动脉的状况;②当患者合并有心律失常时会影响其诊断的准确性;③有部分患者会出现假阳性或假阴性结果;④在检查使用上受到限制,如:血流动力学不稳定的患者、体内有金属移植物等均不能进行此项检查。

4.数字减影血管造影(DSA)

DSA 为有创性检查,也是诊断动脉夹层非常有价值的手段,可以直观地显示真、伪腔范围,内膜破裂位置,分支动脉梗阻情况,重要脏器血供情况等,同时可以明确是否有主动脉关闭不全、心脏血流动力学及冠脉情况,对手术治疗方法具有重要的指导价值。但在造影时应避免在动脉伪腔内高压注射造影剂,否则易发生严重后果,夹层撕裂加重或动脉瘤破裂。

五、手术适应证

急性 A 型夹层的手术目的是防止主动脉夹层破入心包腔或胸膜腔,避免夹层撕裂累及到冠状动脉开口或主动脉瓣。除高危患者之外,只要累及到升主动脉,就有手术指征。但是如何判断高危患者及高危因素则是一个难点。比如,通常情况下患者的年龄并不被认为是手术的绝对禁忌证。然而手术治疗80岁以上的急性 A 型夹层患者则很少有成功的病例报道,因此,对于 80 岁以上的高龄患者,其年龄因素也应该被考虑在内。患者就诊时的神经系统状况也会影响手术治疗的决定。多数人认为反应迟钝和昏睡状态的患者很少能从手术中获益。就诊时有卒中或偏瘫等并发症的患者不是手术治疗的禁忌证。夹层的状态也不应是一个因素,真腔或假腔内已形成血栓的患者仍可能发生严重致死的并发症,应该手术治疗。同样,亚急性 A 型夹层的患者(即发病 2 周后的患者)也需要手术治疗。Scholl 等研究表明,那些没有发生夹层早期并发症的患者,可以选择择期进行安全性较高的手术,而不需急诊手术。

手术治疗没有症状的急性复杂 B 型夹层的目的是防止破裂及保证远端器官的灌注。急性 B 型夹层最常见的死因是动脉破裂和内脏的灌注障碍。但经过药物治疗,这些并发症的发生率明显低于非手术治疗的急性 A 型夹层患者。仅通过药物治疗,70%～80%的急性 B 型夹层患者可以存活,渡过急性期及亚急性期。由于药物治疗的成功,过去对于急性 B 型夹层,手术仅用于药物治疗出现并发症或夹层不断进展的患者。手术的指征有包裹性或非包裹性动脉破裂、急性主动脉扩张、灌注障碍综合征、大剂量药物使用后仍有疼痛或夹层进展、药物不能控制的高血压。尽管在大多数医疗中心,药物治疗急性 B 型夹层已成常规,但是在一些医疗中心,提倡对没有并发症的急性 B 型夹层患者有选择地进行急诊手术治疗。他们认为预计会从急诊手术中获益的急性 B 型夹层患者的因素有:马方综合征、大的假性动脉瘤、累及主动脉弓、估计药物治疗效果不佳。与急性 A 型夹层一样,偏瘫并非手术的禁忌证,因为在手术再血管化后,患者的症状会有明显的改善。

对于那些被诊断为壁内血肿和穿透性动脉粥样硬化性溃疡患者,在治疗上目前还尚存争论。最近有关这一类夹层的资料使得该问题逐渐明朗。约 35% 的壁内血肿的患者会发生急性破裂,而大多数渡过急性期的患者经药物治疗后,其血肿可以消退或保持不变。同样地,穿透性动脉粥样硬化性溃疡患者的急性破裂的发生率为 42%。正因为如此高的破裂发生率,耶鲁小组建议对累及升主动脉的壁内血肿和穿透性动脉粥样硬化溃疡的患者应尽早手术干预。对累及降主动脉的患者,应用抗搏动药物治疗和积极手术干预可以取得最低的死亡率。这些患者应连续观察病情,在住院后3～5 天应重复影像检查以监测病变的发展变化。

慢性 A 型夹层患者大部分没有临床症状,仅少部分因动脉瘤扩张引起疼痛或主动脉瓣反流引起心力衰竭而就诊。慢性 B 型夹层也可能因为背痛或少数因为灌注障碍综合征而就诊。尽管这些发现都是干预指征,最普遍的手术指征还是动脉瘤样扩张。耶鲁小组最近回顾胸主动脉瘤外科手术指征的标准指出:升主动脉直径>5.5 cm,或 5 cm 同时伴有结缔组织疾病,应当行人工血管置换术。同样,慢性 B 型夹层的两个最常见的手术指征是动脉瘤样扩张和灌注障碍。在胸降主动脉,置换的指征为直径>6.5 cm,或 6 cm 同时有结缔组织疾病的家族病史或生理特征。偏心性的主动脉、快速扩张(超过 1 cm/年)和持续吸烟均是破裂的危险因子。在决定手术时,除了根据动脉瘤的大小,应该考虑这些因素。

综上所述,主动脉夹层的手术适应证和禁忌证归纳如下。

(一)急性主动脉夹层动脉瘤

1.Stanford A 型(DeBakey Ⅰ、Ⅱ型)夹层动脉瘤

源自升主动脉的急性夹层动脉瘤,病情凶险,极易发生主动脉破裂,或引致主动脉瓣关闭不全,甚或分离的内膜堵塞冠状动脉开口。因此,宜持积极手术原则,及时手术尚可阻止主动脉夹层分离的蔓延。

2.B 型(Ⅲ)夹层分离

一般对手术治疗采取较保守态度,因手术疗效与内科疗法相近似。对呈现持续性疼痛、难以控制的高血压、内脏或躯体重要血管分支灌注障碍,以及血管极度扩张倾向破裂者,宜积极手术。

(二)慢性夹层分离

(1)形成动脉瘤:位于升主动脉或弓部的夹层动脉瘤,直径>5 cm,或动脉瘤直径略小,但合并中度以上主动脉瓣关闭不全者。对位于胸降主动脉或兼而涉及腹主动脉者,一般对手术持较保守态度,因手术总效果与内科疗法相近;若动脉瘤直径>6 cm,应考虑手术治疗。

(2)有内脏或躯体重要血管灌注受阻、动脉瘤周围重要脏器和组织(肺、气管、支气管、食管或喉返神经等)受压或受侵等并发情况。

(三)手术禁忌证

(1)年迈衰弱、合并多器官疾病(冠心病及心、肺、肾等功能不全)不能耐受手术者。

(2)无症状、无任何并发情况(如所辖血管分支灌注受阻和主血管血栓形成等)及动脉瘤直径<5 cm 的 DeBekeyⅢ型夹层分离。

六、术前准备

主动脉夹层患者的自然病程比较凶险,故而初期的内科治疗也是初始诊断评估的一部分。遇见这样的急诊患者,重要的不仅仅是明确诊断,还要分辨出需要立即处理的病理变化。选择先明确诊断?还是先抢救治疗?这主要取决于患者的血流动力学状态。血流动力学状态不稳定的患者应及早送入手术室,对于血流动力学状态稳定的患者,可以先明确诊断,再进行相应的紧急治疗。因此,对因主动脉破裂,血液流入胸腔或心包腔导致血容量不足而出现低血压的患者,应在进行上述的诊断及治疗的同时,将患者尽早送入手术室。对于清醒的患者,尽量避免在手术室以外的地方做经食管超声检查或中央性置管等有创处理,由于患者疼痛或不适刺激可引起血压升高,可导致动脉破裂或夹层进展。

急性主动脉夹层动脉瘤的处理原则为:①急性主动脉夹层动脉瘤一经诊断应立即将患者送入 ICU,并采取有力措施尽快使生命体征稳定;②立即开始镇痛、降压和减低心肌收缩力的药物治疗,以便减缓或防止主动脉夹层的剥离范围进一步扩展,缓解或消除疼痛,血压最好控制在13.33~15.99 kPa(100~120 mmHg),平均动脉压 7.99~9.32 kPa(60~70 mmHg),心率控制在 60~70 次/分;③生命体征平稳后应尽快完善影像学检查,以便明确病变范围和类型,选择适当的治疗方案;④如果出现威胁生命的严重并发症,应立即考虑手术治疗。

对于病情稳定的没有累及重要脏器的急性病例要检测双上肢的血压,治疗处理包括:绝对卧床休息、镇静、止痛、降血压、减低心肌收缩力和减慢左心室收缩速率等,治疗的目标是将收缩压控制在 13.33~15.99 kPa(100~120 mmHg),心率控制在 60~70 次/分。通常对于急性主动脉夹层患者,控制血压的目

的有两方面:首先收缩压下降可以降低动脉壁的张力,减少破裂的可能性;另外减少动脉血压上升的速率可以减少动脉壁的剪切力,进而降低主动脉夹层剥离范围进一步扩展的可能性,即所谓的抗搏动疗法。

较为严重的并发症多发生在发病后数小时内,因此积极的药物控制治疗以降低血流对主动脉的冲击极为重要。降压药物常选用硝普钠持续静脉输入,开始剂量为 0.2~0.3 μg/(kg·min),逐渐增加剂量,以使血压下降到最低,且不影响心、脑、肾灌注为度。硝普钠单独使用会增加左心室的收缩速率(扩张小动脉,加大左心室后负荷),因此必须同时应用 β 受体阻滞剂。口服起效太慢,宜静脉注射。如使用普萘洛尔静脉注射,第 1 次 0.5 mg,然后 1~2 mg 每 3~5 分钟 1 次,直到心率降到 60~70 次/分,或 60 分钟内总量达到 0.15 g/kg。以后可以每 2~4 小时静脉注射相同剂量普萘洛尔维持心率。也可以选用心脏选择性的 β 受体阻滞剂,如美托洛尔,剂量和给药方法相同。也可以应用短效、快速的 β 受体阻滞剂,持续静脉注射 50~200 μg/(kg·min)。静脉用药使血压得到控制后,如果病情允许,可以同时开始口服降压药。通常需要多种降压药联合应用才能达到静脉给药的效果,如硝苯地平、美托洛尔、吲达帕胺,如果肾功能正常还可以加用 ACE 阻滞剂。对于有疼痛的高血压患者先要给予麻醉性镇痛药以控制血压。常用的镇静止痛剂有吗啡、哌替啶等,通过缓解疼痛镇静对控制血压,预防严重并发症也是非常必要的。

术前准备有以下几点。

(1)影像学诊断明确病变部位及范围,制订合适可行的手术方案,备齐所需材料。

(2)控制、稳定血压在正常范围偏向低限。

(3)大型手术术前常规化验,包括血气分析、肝肾功能、电解质、血糖、凝血酶原时间等,还包括心肺功能检查评估,必要时行冠脉造影检查。其他还包括与手术输血相关的传染病筛查。

(4)备足库血,手术当天取用的血小板和促凝血、止血药。

七、手术方法

(一)麻醉选择与监测

主动脉夹层手术的麻醉是以麻醉性镇痛药为基础,辅助以吸入性药物维持。经胸骨正中切口的手术应使用单腔气管内插管。经左胸切口虽然没有规定一定要使用双腔气管插管,但使用双腔气管插管还是会有帮助。监测途径包括经中心静脉留置的肺动脉导管和根据不同手术留置的 1 根或多根动脉血压监测路径。单侧或双侧桡动脉和至少一侧股动脉测压是必需的,以确保全身的血供。所有患者都应留置经食管超声的探头以满足各种需要。通过留置在膀胱的 Foley 导尿管、直肠、食管、鼻咽探头监测中心体温。备皮区域应包括腋窝及股动脉区,以便提供所有可能的插管途径。

(二)止血

主动脉夹层手术会有大量的出血。仔细的止血和血液回吸收是手术很重要的一方面,应至少准备一个血液回收装置。在手术开始前,应将备好的红细胞,血小板,新鲜冰冻血浆取至手术室。患者手术前存在凝血障碍、体外循环、深低温停循环都会影响凝血功能,造成大量的出血。移植血管材料的改进几乎可消除因其引起的术中及术后出血。抗纤溶药物如 6-氨基己酸也是很有用的止血剂。对于应用深低温停循环的病例,在复温并恢复循环后患者常需要输入新鲜冰冻血浆、血小板甚至冷沉淀物。当全身性凝血紊乱矫正后,纤维蛋白胶和止血材料如氧化纤维素和吸收性明胶海绵也有效。

(三)体外循环

根据夹层的类型,动静脉插管途径有多种。对于急性 A 型夹层患者,较适宜的动脉插管部位为未累及的远端主动脉弓。在升主动脉夹层插管到真腔是可以实施的,在经食管超声引导下先置入一长的导丝,使用 Seldinger 技术可以很容易地完成上述插管。其他的插管部位包括右锁骨下动脉、无名动脉,可以提供顺行灌注,或者通过股动脉逆行灌注。在任何逆行灌注的病例,要通过有效的桡动脉导管监测近端的灌注压。

当出现下肢灌注障碍伴搏动消失时,选择哪一支股动脉插管还存有争议。腹主动脉夹层经常导致左股动脉源于假腔,所以右股动脉插管可能更容易灌注真腔。灌注到假腔会引起逆行剥离和引起主动脉真腔的分支血管灌注障碍。一旦出现这种情况,应立即停止体外循环,选择另外的部位插管,以达到良好的全身灌注。在胸腔已打开时,通过经食管超声的引导经升主动脉直接插管很容易取得成功。

静脉插管通常经右心房,使用二级静脉管道。如在停循环时进行脑逆行灌注,需要行双腔静脉插管。在主动脉瓣关闭不全的患者,需要留置左心引流管,可经右上肺静脉放置,偶尔也经左心室心尖放置。心脏停搏液可以经冠状静脉窦置管逆行灌注,也可经没有发生夹层的冠状动脉口直接灌注。

B 型主动脉夹层可选择部分左心转流。对于主动脉夹层局限于近端胸降主动脉的患者,动脉插管部位可以在远端胸降主动脉。当主动脉夹层扩展到腹主动脉时,也可在股动脉插管。氧合血的静脉引流管可置于左下肺静脉或经心耳插入左心房。这种技术不需要氧合器及吸引泵,所以肝素用量少于 100 U/kg 完全心肺转流。

(四)脑保护和脊髓保护

主动脉夹层累及弓部需手术治疗时,停循环期间会影响脑部的血供。这期间的神经系统的保护极为重要,可以通过深低温减少脑的电活动,或各种形式的持续脑灌注。

深低温停循环对于短时间的手术操作是一种有效的方法。通常在 25 ℃时,停循环 14 分钟是可以接受的。在 15 ℃时,停循环 31 分钟,只有少部分患者有短暂的神经系统后遗症。尤其是停循环后出现短暂的认知性的神经系统功能障碍的风险,30 分钟大约为 10%,但 40 分钟增至 15%,50 分钟为 30%,60 分钟为 60%。正确估计脑的温度对判断预后十分关键。测量鼻咽和鼓室的温度可以估计脑的温度,但并非最佳方法。正因为这个原因,一些小组用脑电图描记法的脑电静止来决定合适的点停止降温和灌注。通过体外循环进行全身降温(20~25 分钟),保持灌注液温度与患者体温的最大温差<10 ℃最为理想。用冰帽包裹头部以保持脑的低温。随着温度的降低,停循环的安全时限也会延长。温度降到 15 ℃以下会导致一种非缺血性脑损伤,所以不建议这样。降温期间使用甲泼尼龙和硫喷妥被认为可以进一步降低停循环期间脑的代谢需求,但现在多已不再使用。修补结束后恢复体外循环,全身复温到至少 37 ℃,同样温差不要超过 10 ℃。因为复温停止和脱离体外循环后,中心体温会有轻度的下降。应用呋塞米和甘露醇加强利尿和促进停循环后自由基的清除。

另一种脑保护的技术是在停循环期间持续性脑灌注。脑血流灌注可以顺行也可以逆行。逆行性脑灌注技术依赖于静脉插管策略。如果为双腔静脉插管,在上腔静脉近端置一止血带,通过上腔静脉管逆向的血流灌注非常简单和有效。二级静脉插管时,需要缝一荷包,通过荷包在上腔静脉内留置一逆行的冠状静脉窦导管。逆行脑灌注的另一好处是可以清除头臂血管内动脉粥样硬化斑块物质及气体。灌流速度以保持上腔静脉压在 1.99~3.33 kPa(15~25 mmHg)最为理想。选择性顺行脑灌注近年来开始流行,当主动脉弓切开后,将无名动脉和左颈总动脉分别环绕血管止血带,并分别置入逆行冠状静脉窦导管。将左锁骨下动脉阻断后,在理想的停循环温度,逐渐增加流量以达到灌注压在 6.66~9.33 kPa(50~70 mmHg)。这些插管在头臂血管与人工血管吻合快完成时拔出。据报道,主动脉夹层引起的胸腹主动脉瘤手术后脊髓瘫痪的发生率高达 10%。最近 10 年,提倡物理和药物干预以减少这种风险。显然对 T_9 水平以上的胸主动脉动脉瘤样扩张,上述的部分左心转流已经足够,截瘫的发生率为 5%~8%。累及远端主动脉弓的动脉瘤需要完全心肺转流和深低温停循环以保护脊髓。在这些病例和那些更广泛的胸腹主动脉瘤,与单纯中心低温相比,附加措施不同程度地降低了截瘫的发生率。对扩展到 T_9 水平以下的动脉瘤,可应用 Safi 等描述的脑脊液引流法。重新移植 T_9~L_1 之间的肋间动脉和腰动脉也很重要。分支血管重新移植后,将主动脉阻断钳向远端移动以尽早恢复分支血管的血流灌注。结合远端灌注、脑脊液引流、重新移植大的肋间动脉和腰动脉,可以使成功率大大提高。附加的脊髓保护技术包括监测感觉和动作的诱发电位、局部硬膜外降温,以及使用各种保护细胞的药物。

(五)A 型主动脉夹层的手术技术

升主动脉及近端主动脉弓部夹层的手术入路是通过胸骨正中切口,该切口可以向锁骨上、颈部及向下延长以显露头臂血管或降主动脉。当夹层累及远端主动脉弓时,应注意辨别和保护好左迷走神经及其喉返神经分支和左膈神经。对于累及弓部的 A 型夹层(30%)或不清楚是否累及弓部,最好采用远端开放吻合技术置换升主动脉。远端开放吻合技术需要钳夹中段升主动脉,通过顺行或/和逆行灌注心脏停搏液使心脏停搏。然后切开阻断钳近端发生夹层的升主动脉。这时可以评估和手术修复主动脉瓣,并继续全身降温。假如夹层未累及主动脉根部,在窦管交界远端 5～10 mm 处横断主动脉。如果夹层累及窦管交界,用一条或两条 Teflon 毡片夹住剥离的动脉壁,以 3-0 或 4-0 Prolene 线将其重新缝合在一起,重建近端主动脉。Safi 等将间断带垫片的水平褥式缝合法与三明治毡片法进行了比较。根据他们的经验,前一种技术更加稳固并减少以后发生主动脉狭窄的可能性。明胶-间苯二酚-甲醛(GRF)胶或新的生物胶(GA)曾被推崇用来重新黏合剥离的动脉壁。然而对每一种市场有售的胶,均有再次剥离以及胶内成分(甲醛)毒性的报道。

当温度降到 18～20 ℃时,可以中断灌注,开始短时间的停循环。移开主动脉钳,检查主动脉弓的内膜,然后根据情况做相应的修复。如果内膜是完整的,可以直接行远端吻合口吻合。并在人工血管上插管,排气,上阻断钳,恢复体外循环全身复温。如果主动脉弓的内膜已累及,可以行半弓重建。我们发现只有很少情况下急性夹层需要切除全部主动脉弓。如果需要做复杂的主动脉根部手术,用 1 根人工血管修复主动脉根部,另 1 根人工血管行远端主动脉吻合,然后将进行两根人工血管的测量、剪切、吻合,这样可以保证替换的主动脉有合适的长度和角度。

对于不能在升主动脉上阻断钳的患者,先降温到 20 ℃,然后停循环。应先处理远端主动脉,完成人工血管与远端主动脉端端吻合,随后在人工血管上插管,近端上阻断钳,恢复体外循环全身复温。与逆行灌注相比,在人工血管上插管顺行全身灌注和复温,对神经系统的保护更好,所以应尽可能采用此法。有一种人工血管带有 7～8 mm 分支血管,更便于插管。在未上阻断钳,全身降温时(大约 20 ℃)一旦出现纤维性心室颤动,左心必须充分引流以防扩张和引起不可逆的心肌损害。近端升主动脉的修复可以在复温时完成。

对于夹层局限在升主动脉或头臂血管开口近端的主动脉弓的患者,除了术中远端开放吻合外,还可通过远端主动脉弓或右锁骨下动脉插管顺行动脉灌注。另外,传统的经股动脉插管灌注也能取得较为满意的结果。术中主动脉阻断钳置于无名动脉近端的主动脉上,切除升主动脉连同部分主动脉弓的下壁。主动脉阻断钳近端剥离的动脉壁可先行修补处理,再用合适口径、斜面的人工血管置换升主动脉,然后再行近端的重建和吻合。整个手术过程不需要深低温停循环。

单纯的主动脉弓夹层较为少见,其分类属于 A 型夹层,需要在内膜破裂的地方切除主动脉弓并予以置换。头臂血管的外科处理方法取决于相邻部位的内膜的完整性。如果完整,可将三支头臂血管作为一个补片修补后重新移植到人工血管上。如果夹层累及到分支血管,各分支需要分别修剪并移植到置换主动脉弓的人工血管上。

主动脉根部夹层通常不侵犯冠状动脉口的内膜。在主动脉窦管交界处置换升主动脉足以修复主动脉根部夹层,不影响冠状动脉的血流。对于冠状动脉开口部位内膜的微小剥离可用 5-0 或 6-0 的 Prolene 线修补、固定。假如开口部位发生完全(全周)剥离,而且主动脉根部也需要置换,则应将冠状动脉开口部位的主动脉壁像纽扣状切下,用 5-0 的 Prolene 线、生物胶或两者合用修补夹层。然后将冠状动脉纽扣重新移植到人工血管上,或移植到另外一根 8 mm 人工血管的两端作为 Cabrol 修补的一部分。冠状动脉旁路移植术只在冠状动脉开口无法修补时作为最后的选择。

急性 A 型夹层患者合并有主动脉瓣关闭不全,约占 75%。但这样的患者有 85% 都能有机会成功保留自体的瓣膜,因为大多数患者主动脉瓣关闭不全的机制是缺少瓣叶交界处的支持。在窦管交界处用带垫片的 4-0 Prolene 线重新复位固定瓣叶交界。然后用 3-0 Prolene 线及一条或两条 Teflon 毡片修补剥离的主动脉根部。缝合修复窦管交界前在剥离的动脉壁之间使用生物胶,可以加固修复和重构 Valsalva 窦。保留主动脉瓣的手术需要在术中做经食管超声检查以评价术后的瓣膜情况。少于中量的主动脉瓣的反流可以接受。除了交界悬吊法,还有保留主动脉瓣的主动脉根部替换法治疗急性 A 型夹层。但只有早期经验,患者数量也不多。

对于那些主动脉瓣无法保留的患者,需用带瓣管道或同种血管置换升主动脉及瓣膜。以 2-0 Tycron 缝线水平褥式缝合法置换带瓣管道,再将经修整过的冠状动脉纽扣用 5-0 的 Prolene 线连续缝合移植于人工血管上。先移植左冠状动脉纽扣，然后钳夹人工血管，并保持一定的张力，以确定右冠状动脉纽扣合适的位置和角度。类似的，同种血管也以 2-0 Tycron 缝线水平褥式缝合法移植。但冠状动脉纽扣以下主动脉根部边缘需再用 4-0 Prolene 线连续缝合以防出血。另外，自体肺动脉移植（Ross 手术）不适合结缔组织有异常的患者以及急性夹层患者。

腔内血管治疗（血管内支架置入）目前正在国内外应用，也可作为一种特殊手段用于急性 B 型夹层的治疗。其与手术联合治疗急性 A 型夹层，还需要长期的资料，以及与手术治疗做前瞻性对比研究。

慢性 A 型夹层远端动脉的治疗仍存争议。有人主张通过修补远端动脉消除假腔的血流，也有人主张通过切除远端的内膜片保持真假腔血流。那些通过修补慢性夹层以达到只灌注真腔的病例中，超过 50% 的病例仍有血流经过远端破口灌注假腔。在理论上，单纯灌注真腔会影响那些完全从假腔发出的重要分支的灌注，切除远端的慢性剥离片可以消除这种顾虑。远端吻合口缝在动脉壁的外层，这样可以保持大部分结构的完整性。慢性 A 型夹层发生头臂血管灌注障碍者，可切除主动脉弓的剥离片。如慢性剥离片扩展到更远的分支血管，则可出现短暂的缺血发作或脑卒中。这时常需要切除分支血管的剥离片或在重新移植前先修补分支血管。

部分慢性 A 型夹层患者可以发展成广泛的动脉瘤样扩张，病变累及升主动脉、主动脉弓和降主动脉。对这种病变范围广泛的患者，可选择分期手术治疗。先经正中切口置换升主动脉及主动脉弓，行所谓的"象鼻"手术，在 6 周后经左胸切口用第 2 根人工血管置换降主动脉。该手术最初由 Borst 等提出，目前已经被广泛地使用并取得好的结果。有些病例左锁骨下动脉远端的主动脉太大，不能采用分期修复手术。Kouchoukos 等报道一种经双侧前胸切口一期修补的手术技术。手术方法是先在短暂的停循环下修补主动脉弓，在随后的升主动脉和降主动脉置换时，经右锁骨下动脉和股动脉插管应用体外循环提供近端和远端的灌注。他们这一组病例的住院死亡率为 6.2%，没有神经系统并发症。

（六）B 型夹层的手术技术

手术治疗 B 型夹层，理想的手术体位是右侧卧位，骨盆向后倾斜以方便显露双侧股动脉。第 4 肋间后外侧胸部切口足以显露主动脉，断开第 5 和第 6 肋后缘可以显露整个胸主动脉远端。在有内脏灌注障碍时，需行胸腹联合切口以便显露腹主动脉。腹主动脉的显露可经腹腔或腹膜后腔途径。放射状切开左侧膈肌，并将切开的两侧邻近的部分用金属夹标记，便于手术结束时膈肌重新缝合。

急性夹层的手术原则是依据病变范围尽可能少地置换降主动脉。多数病例近端的置换范围很少超过第 3 肋平面，且已包括了原发破口。其目的是保留灌注脊髓的肋间动脉以减少截瘫的发生率。有报道称急性 B 型夹层术后截瘫的发生率高达 19%。但这种观点也存在争论，一些小组提倡置换全部胸主动脉。其理由是当假腔内有血流时，如果主动脉置换范围不足，残留夹层的动脉有晚期扩张形成动脉瘤的危险。然而，既要切除所有病变累及的动脉，又要杜绝脊髓灌注障碍的发生，这样理想的方案目前还没有。

手术显露胸主动脉后，继续解剖分离左锁骨下动脉和左颈总动脉间的纵隔组织，左锁骨下动脉套带并上 Romel 止血器。在分离时，应注意识别并保护好左侧迷走神经及喉返神经。主动脉弓远端必须充分游离，以便能在左锁骨下动脉和左颈总动脉间放置 1 个主动脉阻断钳。继而将远端降主动脉全周作充分游离，这一段的肋间动脉要切断。分离左下肺静脉并在其后方用 4-0 Prolene 线缝一荷包以便部分左心转流时插管用。全身肝素化（静脉给予 100 U/kg 肝素）后，左下肺静脉置 14 号插管，动脉插管可以在远端正常的降主动脉或股动脉置入，以 1～2 L/min 的流量开始部分左心转流。先控制左锁骨下动脉，在降主动脉两端各上一阻断钳。监测右桡动脉压，维持近端主动脉收缩压在 13.33～18.66 kPa（100～140 mmHg），平均股动脉压＞7.99 kPa（60 mmHg）。纵向切开主动脉，缝扎出血的肋间动脉，在左锁骨下动脉起始部远端横断主动脉，行近端吻合。使用 3-0 Prolene 线缝合，可以在外部加用 Teflon 毡片条加强。移植血管的大小要依据远端动脉的直径进行选择，近端可以修剪成斜面以与近端动脉相配。近端吻合口可以包括左锁骨下动脉的起始部，以治疗该动脉的夹层。如果左锁骨下动脉近端的内膜破裂，可选 6～8 mm Dacron 血管另作吻合。一旦近端吻合口完成，可将阻断钳移位到人工血管上，以检查吻合口情况。然后用胶或 Teflon 毡片修复远端主动脉，远端吻合口完成后，可以撤除阻断钳，停止部分左心转流。

包裹人工血管也是一种手术方式。采用这种手术方式时,近端主动脉的后壁并不完全横断。近端吻合口一部分就缝在完整的主动脉后壁上,这种方式的缺陷是术者并不确定是否吻合了主动脉壁的全层。

对于扩展到腹主动脉的急性 B 型夹层,可以采用完全心肺转流和深低温停循环以防可能引起的脑、脊髓及腹腔脏器的缺血损伤。选择胸腹联合切口,显露胸腹主动脉(从左锁骨下动脉到髂动脉分叉部均可显露)。行股动静脉插管,开始体外循环全身降温。头部置冰袋,近端主动脉打开后停止体外循环。如果需要,可用 Teflon 毡片及胶修复主动脉弓,并完成近端吻合。将阻断钳移到人工血管吻合口的远端,在人工血管上插管,恢复体外循环行近端灌注。胸主动脉发出的第 3 肋以下的肋间动脉可以切断,T_9 以下的大的肋间动脉和腰动脉血管,用 4-0 Prolene 线重新移植到人工血管的背面。当这些血管重新移植后,将近端阻断钳移到远端恢复脊髓的灌注。腹主动脉的分支血管可从动脉壁上剪下,留 5 mm 的袖口以便重新移植时用。通常右肾动脉、肠系膜上动脉、腹腔干、相邻的肋间动脉和腰动脉可作为一个片剪下并移植到血管上。左肾动脉通常从动脉的夹层部位发出,可以修复后单独移植到血管上。发自 L_3 以下的肠系膜下动脉常被误认为是出血的腰动脉而被结扎。任何内膜破裂的腹主动脉分支均需用 5-0 Prolene 修复后再移植。当所有的分支血管都吻合完后,再完成主动脉髂动脉分叉部的远端吻合。必要时用 Teflon 毡片先修复远端主动脉后再作吻合。

在手术开始前或手术中出现胸主动脉破裂是灾难性的事件,常直接导致患者手术死亡。此时需立即行股动静脉插管开始体外循环,采用深低温停循环。但只有在破裂部位可以局部控制时才可能成功。经股静脉辅助性静脉引流通常很充分,也可以经肺动脉直接右心室置管。当心脏开始心室纤维性颤动时,应经左下肺静脉置左心房引流管,也可经心尖部直接置入左心引流管。当鼻咽温度达到 15 ℃ 时,停止体外循环,头低位,在停循环期间打开主动脉进行修补。修补时应夹闭远端动脉以减少出血。一旦近端吻合口完成,将近端的阻断钳移到人工血管上,并在人工血管上插管,恢复体外循环。

脊髓缺血引起的偏瘫或截瘫是急性夹层手术的严重并发症,尽管可以部分预防甚至可以逆转,目前仍不能完全防止这一并发症的出现。急性 B 型夹层术后的脊髓缺血损伤的发生率是19%~36%。已有各种防止慢性夹层手术引起的脊髓缺血损伤的方案,很少适用于急性夹层。类固醇、自由基清除剂、血管扩张剂、腺苷等均是防止脊髓缺血损伤的辅助药物,但还缺少足够的临床证据。目前采用的措施有:左心房到股动脉的部分转流,移植关键的肋间动脉,有选择地使用 Safi 等提出的脑脊髓液引流(降低脑脊液压,从而间接增加血流灌注压)。

慢性主动脉夹层动脉瘤置换胸降主动脉的手术技术与前面所描述的治疗急性 B 型夹层的技术完全相同。对于有破裂风险或有症状的慢性 B 型夹层动脉瘤,其手术切除范围通常更广泛。降主动脉手术可以经左胸切口,对于范围广泛的动脉瘤或有内脏灌注障碍的病例,需要胸腹联合切口或应用类似象鼻技术的分期手术方法。近端吻合口最好吻合在没有夹层的正常动脉上。对于累及远端主动脉弓者,需要改变手术方案。慢性 B 型夹层术中脊髓保护方法尚存争议。

有学者推荐应用部分左心转流辅助循环和脑脊液引流增加阻断期间的脊髓血流灌注。插管部位在左上肺静脉和左股动脉或胸降主动脉。探查动脉瘤的位置和范围,先解剖游离远端主动脉弓,在左颈总动脉和左锁骨下动脉之间做全周游离,并将左锁骨下动脉单独控制。然后开始部分左心转流辅助。阻断钳理想的位置在左颈总动脉和左锁骨下动脉之间,以及累及的动脉段的远端。如果全部的胸降主动脉均有夹层,将阻断钳置于胸降主动脉中段,先完成近端吻合口。切开主动脉,缝合小的肋间动脉开口。近端吻合口尽可能缝在正常的动脉壁,用 3-0 Prolene 线连续缝合,如果组织较脆可用 4-0 Prolene 线。吻合完成后阻断钳移动到人工血管上,检查吻合口并止血。远端吻合口就缝在慢性夹层的动脉外膜,并切除远端动脉管腔内数厘米的剥离片。对于范围广泛的胸腹动脉夹层动脉瘤患者,当 T_7~L_2 的肋间动脉和腹腔内脏血管重新移植后,将阻断钳逐渐移向远端。吻合完成后停止转流。

对于在预想的部位不能安全或充分地上阻断钳完成近端吻合口时,需要采用完全心肺转流和深低温停循环辅助。Kouchoukas 等报道的一组病例中,30 天的死亡率为 6.2%,脑卒中发生率为1.9%,主动脉夹层的患者没有截瘫发生。这些资料充分证实,辅助循环、脑脊液引流、深低温等措施是手术中保护脊髓和内脏器官的有效方法。

(七)灌注障碍综合征

从冠状动脉开口到髂动脉分叉部位的主动脉分支均可发生灌注障碍,有时这就是某些患者主要的临床表现。系列尸检结果显示患者发生灌注障碍的比例很高,在临床上主动脉夹层患者合并至少一个器官系统灌注障碍也并不少见。绝大多数病例主动脉分支闭塞的原因是假腔压迫真腔所致。分支血管也可以完全与真腔分离,由假腔不同程度地灌注。灌注障碍通常通过一期外科修复夹层来治疗。但是经导管或直视开窗手术也是有效的治疗方法,近年来又开始受到重视和关注。

经皮开窗和支架置入是外科治疗灌注障碍综合征的较新的补充。出现灌注障碍的患者的住院死亡率高达60%,因此对这种方法的关注程度在增加。外科开窗术治疗灌注障碍可将死亡率降低到20%以下。经皮开窗和支架置入治疗灌注障碍综合征的适应证正在扩大,其目的是进一步改善结果。在堵塞的分支血管内直接置入支架和经皮开窗或同时在真腔内置入支架,这些都已是常规的治疗操作。在某些情况下,支架是通过已经存在的续发破口放置,以保持分支血管和真腔的通畅和灌注。有时则需要球囊开窗以便在真假腔间建立交通,或防止可能有分支血管的假腔内形成血栓。早期结果已经显示,这样的操作既安全又有效。高达90%的患者可以恢复血供,30天的平均死亡率为10%~25%。由于大多数伴有灌注障碍的急性夹层患者,其术后死亡率与灌注障碍持续的时间相关。一种方案是先经皮开窗接着手术修补。经皮治疗灌注障碍也可以在手术修补夹层后进行,但大多数报道成功率不高。

外科治疗灌注障碍的手术,主要根据所累及分支血管的部位,其方法通常比较类似于急性 A 型夹层引起的头臂血管的灌注障碍。如果内膜完整,可以通过修补近端的夹层来治疗。如果内膜已经撕裂或夹层扩展到任何一支头臂血管,需要将其从主动脉弓上横断,修补后重新移植到主动脉弓,必要时可以移植一人工血管。对于无法修复的病例,也可以选择搭一个旁路连接到颈总动脉。

部分患者腹腔内脏器的灌注障碍可能在就诊时就已经很明显,这也会增加急性 A 型或 B 型夹层手术的复杂程度。修复近端夹层治疗方法的标准是一样的。如果这种方法失败或修复后灌注障碍仍然存在,就需要补充治疗措施,需直视或经皮在剥离片上开窗。经皮开窗是使用球囊导管或开窗刀在剥离的内膜片破膜,从而在真假腔间建立一交通。手术开窗要经腹正中切口或左侧腹切口显露肾动脉以下的主动脉。如果剥离片不能完全切开,必须修复远端血管夹层。当灌注无法恢复时,可以选择搭一个血管旁路解决。

对于手术后出现的末端动脉闭塞或下肢灌注障碍,最好采用经皮开窗术治疗。当经皮开窗术仍然没有恢复血供时,可以选择手术开窗。如果手术开窗也不成功,在单侧灌注障碍时,最好的方法是股-股搭桥。如果双下肢灌注障碍,需要腋-股搭桥加股-股搭桥。

八、术后处理

(一)术后早期处理

使用有创的血流动力学监测维持血压在 $11.99 \sim 14.66$ kPa($90 \sim 110$ mmHg),以确保充分的终末器官灌注。术后早期应用麻醉药和镇静/催眠药达到充分的肌肉松弛和镇静以控制血压。患者应该允许从全身麻醉状态短暂地苏醒,以便进行大体的神经系统检查和判断。然后患者再镇静一段时间,保证连续的血流动力学平稳并有利于止血。对于凝血功能障碍者要积极地治疗,根据需要使用血制品或抗纤溶物质,并注意患者保温。检查血细胞比容、血小板计数、凝血功能和血清电解质等,并行相应的处理。ECG、胸部 X 线片可用以判断有无异常,并作为今后比较的基准。

患者手术后,要进行全面的物理检查,包括完整的外周血管检查。尽管已充分地修补夹层,假腔的灌注可能仍然存在,所以仍有可能发生灌注障碍综合征。如果术后怀疑有腹部灌注障碍综合征,应该进行超声检查,如果可能,还应行动脉造影检查。考虑到误诊导致的严重后果,所以临床有高度怀疑就要进一步检查。到次日早晨,如果患者血流动力学平稳,没有大量的出血,神经系统检查正常,就可以逐渐脱机拔管。此后按常规处理。

(二)远期处理

急性夹层手术成功后,就意味着开始终生精心的药物治疗和持续的密切观察。据估计,A 型夹层患者置换升主动脉后,只有不到 10% 的患者完全消除远端假腔的血流。其结果是夹层修复手术后的自然病程包括了慢性远端夹层的扩张和破裂。De Bakey 在 1982 年报道的病例中,近 30% 的晚期死亡原因是远端夹层的扩张和破裂。目前这也是外科手术后晚期死亡的主要原因。

有资料表明,将血压控制在一个较小的范围,可以减慢动脉瘤扩张的速度,从而改变慢性夹层的自然病程。因此高血压的药物治疗是术后治疗非常重要的环节,使用包括 β 受体阻滞剂等多种抗高血压药物以维持收缩压低于 15.99 kPa(120 mmHg)。

冠状动脉以上的主动脉重建后,主动脉瓣的远期耐久性相当好,10 年免于主动脉瓣置换的患者达到 80%～90%。然而自体瓣膜仍可能发生进行性关闭不全,有些患者需要经胸超声心动图随访。超声心动图对检查升主动脉很有帮助,并可以提供主动脉瓣的信息。

慢性夹层的患者需要影像检查随访,以监测动脉的直径。螺旋 CT 动脉造影和 MRI 均是可以选择的影像检查。对于有肾功能不全和只需检查腹主动脉的患者,MRI 和超声很有用。认识和了解各种影像检查的优缺点,以及比较不同影像检查结果的可靠程度非常重要。通常测量应在同一解剖层面,关注固定的解剖结构(如窦管交界、无名动脉或左锁骨下动脉、膈肌裂孔)。不管假腔有没有灌注,测量主动脉直径时一定要将其包括在内。在影像结果比较时,螺旋 CT 和 MRI 扫描的三维重建可减少因主动脉偏心率所带来的误差,有利于这部分患者的随访。建议在出院前取得一个基础影像资料,第 1 年的检查间隔为 6 个月。如果 1 年时主动脉的直径没有变化,就每年复查 1 次。6 个月内动脉扩张超过 0.5 cm,并且三维重建图像显示偏心率增大,这些均是高危因素。如果仍没有手术指征,检查间隔应减至 3 个月。

九、疗效

随着影像诊断的进步,夹层的早期诊断率不断提高,ICU 和基础护理水平的提高、人工血管材料止血性能的进步、越来越多的更有效的止血药物、体外循环安全性能的提高,使急性主动脉夹层的手术死亡率从 1965 年 DeBakey 最初报道的 40% 开始下降。近 20 年间,许多中心报道的急性 A 型夹层的手术死亡率大约为 20%。急性夹层的早期死亡率与出现严重低血压和休克的患者数目相关。多数病例的死亡原因是脑卒中、心肌缺血/心力衰竭、灌注障碍。因为传统的手术指征为内科治疗无效或出现上述并发症,因此急性 B 型夹层的手术死亡率(28%～65%)高于 A 型夹层。国际多中心登记的最新资料显示,急性 A 型和 B 型夹层手术死亡率的差异可能会消失。这项研究显示,急性 A 型夹层的手术死亡率为 27%,急性 B 型夹层为 29%(P 无统计学意义):急性夹层的早期死亡原因是动脉破裂或灌注障碍。

最近 10 年公布的结果:急性 A 型夹层手术后远期生存率,5 年为 55%～75%,10 年为 32%～65%;急性 B 型夹层术后生存率,5 年为 48%,10 年为 29%。

慢性 A 型夹层的手术死亡率为 4%～17%,文献报道的慢性 B 型夹层的手术死亡率为 11%～15%,平均死亡率相似。慢性 A 型和 B 型夹层术后实际生存率没有差别,5 年者为 59%～75%,10 年者为 45%。慢性 A 型夹层手术后脑卒中发生率为 4%,早期神经系统的并发症的发生率为 9%。手术中保留自体主动脉瓣膜的患者需要规律的随访。最好每年检查 1 次经胸超声心动图。早期的文献报道指出,近 20% 的患者因为主动脉瓣反流加重而需要再次手术。然而 David 等人的资料显示,保留主动脉瓣手术后 5 年,主动脉根部动脉瘤患者有 90%±4% 未发生中重度主动脉瓣反流,升主动脉瘤患者达 98%±2%。

(贾少军)

第二节　胸主动脉瘤

一、概述

　　主动脉管壁各层在不同病因的影响下变薄弱或者组织结构受到损害时,动脉壁在正常或者高血压的作用下会扩张,形成主动脉瘤。胸主动脉包括升主动脉、主动脉弓和降主动脉。胸主动脉瘤指的也就是这三段部位的主动脉瘤。主动脉是循环系统血运的一根主要的连续的管道,由于解剖关系,病因和发病因素不同,胸主动脉瘤往往涉及邻近段的主动脉,也可以是全身动脉病变的一部分。当然也有相当病例是单发于或者局限于某部位。降主动脉瘤向下延续至不同部位的腹腔段主动脉称为胸腹主动脉瘤(thoraco abdominal aortic aneurysm,TAAA),将不在本节范围之内。主动脉瘤病因病理中的主动脉夹层撕裂有专门的论述。这里介绍的是有关升主动脉、主动脉弓和降主动脉段的胸主动脉瘤,以及涉及邻近组织的处理问题。

二、病因学与发病机制

　　胸主动脉瘤病理分型和其他动脉瘤一样,真性、假性、夹层撕裂、创伤性等。动脉瘤的形式大致可以分为弥漫性的(或者称纺锤状的)瘤样扩张,囊状的(即盲袋型)动脉瘤,还有多发性的主动脉瘤。

　　病因也因为年代的变迁而有所不同,发病率也有所变化,大致有以下几点。

　　(1)胸主动脉瘤多由退行性变所致(黏液瘤的黏液样退行性变、主动脉硬化)。

　　(2)主动脉夹层撕裂。

　　(3)马方综合征。

　　(4)Ehlers-Danlos 综合征(综合征的特点是皮肤弹性过度,为一种具有遗传倾向的胶原异常性疾病)。

　　(5)各种病菌感染(过去多见于梅毒)。

　　(6)多发性主动脉炎(又称 Takayasu 病,指主动脉及其主要分支的慢性进行性非特异性炎症,原因可能与自身免疫有关)。

　　(7)外伤(急性或者慢性)。

　　(8)外科手术后(如主动脉缩窄手术后,或者升主动脉和主动脉瓣置换后,人工心脏瓣膜感染,瓣周脓肿,反复发作的瓣周漏)。

　　(9)患者本身固有的主动脉组织结构改变,加上急性或者慢性的高血压作用形成主动脉瘤。

三、外科适应证

　　急性外伤(常见于坠落,以及交通事故中的撞击所致降主动脉狭部的撕裂等)或者动脉瘤破裂(可以局部破裂到胸腔,慢性主动脉瘤也可以因为浸润到食管、支气管而发生咯血、吐血等)在无法进行主动脉内支架介入治疗时应该紧急手术。

　　大部分慢性的胸主动脉瘤患者都可以择期外科治疗,手术适应证可以参考以下几个方面。

　　(1)胸主动脉瘤的直径＞5 cm。已经有很多的研究表明,主动脉瘤直径超过 5 cm 时伴发的并发症(如破裂),会导致没有进行治疗的患者死亡率高于直径＜5 cm 者。

　　(2)胸主动脉瘤扩张迅速,在连续数月或者数周之内增长速率是其本身的直径 10％以上。

　　(3)患者有胸主动脉瘤,近期出现和胸主动脉瘤有关的症状,如疼痛、胸部压迫感、咯血、吐血、贫血、呼吸困难等,巨大的胸主动脉瘤可以压迫食管引起吞咽困难。

　　(4)年龄不是限制手术的绝对因素,但是如果一般情况很差,合并其他重要器官病变时,年龄是一个参考。

（5）在升主动脉瘤和弓部主动脉瘤病例合并主动脉瓣关闭不全时，一并手术。降主动脉瘤合并主动脉瓣关闭不全时，先外科纠正主动脉瓣病变。

（6）冠心病患者应先治疗冠心病，合并升主动脉瘤病例，一起外科治疗。慢性阻塞性肺部疾病患者要检查肺功能。

（7）马方综合征有专门外科手术指南，但是基本上也可以遵循这个原则。如果马方综合征有家族史，诊断明确可以更积极手术。

（8）A型主动脉夹层撕裂，一旦确诊，特别是已经发生心包积液或者有心脏压塞症状应该立即手术。因为，夹层撕裂一旦发展到主动脉瓣窦，夹层中的高压的血流可以使主动脉瓣叶向左心室内脱垂，引起急性主动脉瓣关闭不全，左心室扩张而致急性心力衰竭，影响左右冠状动脉窦血供会使心肌急性缺血。心脏压塞是动脉瘤破裂的征象，要刻不容缓地准备手术。

（9）升主动脉瘤合并急性主动脉瓣细菌性感染或者带瓣复合人工血管置换后人工心脏瓣膜感染，瓣周脓肿及所致的假性升主动脉瘤都要用同种异体升主动脉带瓣移植物，或者自体肺动脉瓣（Ross手术），或者采用无任何人工织片的无支架带瓣生物人工血管。

四、临床检查

胸部X线平片可以显示胸主动脉影增宽，可见扩大的主动脉瘤壁突出、钙化的轮廓。动脉瘤的钙化也可以在标准的前后位或侧位片上见到。经食管超声心动图检查能提供胸主动脉各段的图像。新一代的超声机都带有经食管检查的特殊探头，高清晰的图像一般可以满足诊断的需要，但是在无名动脉和左颈动脉这段弓部，由于气管穿插在主动脉和食管之间，经食管超声不能显示这段主动脉。CT成像现在已经成为主动脉瘤常规检查诊断手段，它所拍摄的轴向的或矢状的横切面呈电影模式重建成形后可以显示完整的主动脉，不仅提示了发病的部位和范围，而且显示了病变的程度，主动脉壁的结构和邻近器官周围血管的关系。360°的全方位旋转使外科医师从不同的角度观察和了解到胸主动脉的情况。增强的CT和造影剂还显示了主动脉的内腔壁的血栓、主动脉夹层的存在、壁内的血肿、纵隔血肿、主动脉破裂。CT还用于胸主动脉瘤手术后的常规复查，提供再手术时升主动脉瘤和胸骨的间隙，避免再开胸时损伤主动脉。在患者有肾功能不全，不能使用造影剂时，MRA可以替代螺旋计算机断层检查，避免患者过多地暴露于X线。而MRI是使用射频能量和一个强大的磁场产生影像。局限性有两个，因为磁性关系患者体内不能有任何含铁东西，如起搏器、金属义肢，甚至固定胸骨的钢丝等，费用昂贵。主动脉造影诊断胸主动脉瘤已经有几十年的临床历史，现在仍然是一个常用的方法。它能详细显示动脉瘤的范围，分支血管受累，分支血管异常狭窄的损害。但是主动脉造影术是一种有创检查，其使用对肾功能有损害的造影剂。在患者需要排除冠心病等其他情况下，可以考虑应用。

五、升主动脉瘤

术前评估能使外科医师了解手术的难度，采用什么手术方法，充分准备，减少手术危险性。

（一）手术评估

（1）要评估升主动脉瘤是否合并主动脉瓣病变，以及主动脉瓣环的大小。在主动脉瓣环大小正常，主动脉瓣正常时，只需要置换升主动脉。主动脉环扩大（直径＞27 mm）所致瓣膜关闭不全时，要考虑升主动脉置换和换瓣手术。若瓣环正常大小，仅仅瓣膜关闭不全，要看关闭不全的原因，如果是升主动脉瘤导致的一个瓣叶下垂，不能成形的要换瓣。主动脉二叶化瓣是升主动脉弥漫性瘤样扩张的主要原因，也常导致升主动脉瘤。因为二叶化的主动脉瓣常合并狭窄，也有关闭不全。不管哪种病变，开口都不在主动脉的中心，左心室收缩时开口的血流长期冲击升主动脉壁，被冲击部分的主动脉壁就会扩张，形成主动脉瘤。根据开口方向不同，开口的大小不同，造成形形色色的升主动脉瘤。也有少数二叶化主动脉瓣的病例，因为开口尚在主动脉中心，对主动脉壁冲击不大，没有升主动脉瘤的形成。

（2）弥漫性扩张的升主动脉瘤壁，不管是何种病因，主动脉壁很薄弱，透视，甚至可以看到升主动脉内的血流。手术时要使用 5-0 的聚丙烯线（Prolene），必要时采用间断缝合，外带特氟纶（Teflon）小毡片。

（3）慢性高血压患者，主动脉往往粗壮，主动脉壁厚薄视患者不同。

（4）主动脉瓣成形手术因为无标准方法，手术技巧很多，除非外科医师有经验，一般不要冒试。成形失败后一旦发生严重关闭不全，必须立即进行左心室引流，阻断升主动脉。如果发生左心室严重扩张而又没有及时处理，预后很差。

（5）在升主动脉瘤手术方法中有一种保留主动脉瓣的技术。患者大多主动脉瓣开闭正常，在使用保留主动脉瓣技术时，特别要注意手术后主动脉瓣不能有反流，一旦有反流必须立即认识和处理，如左心吸引减压，立即阻断升主动脉处理。即使小量的关闭不全，也可能因为突如其来的体外循环连续灌注，使原本正常的左心室无代偿，可能短时间内扩张，影响左心功能，甚至带来左心室的不可逆损害。

（6）升主动脉瘤患者合并冠心病需要搭桥手术，尽量使用乳内动脉。采用静脉或者游离动脉做材料的远端吻合口做在无名动脉上。

（7）不管是升主动脉瘤远心端接近弓部，还是降主动脉瘤近心端接近弓部，都建议采用深低温停循环做开放式的吻合。在累及到弓部时按弓部主动脉瘤手术。

（8）除非假性升主动脉瘤，或者在正中开胸手术的患者，一般没有心脏手术史的升主动脉瘤很少侵袭到胸骨，可以按正常心内直视手术劈开胸骨。在怀疑或者确定有主动脉破裂、心脏压塞的病例，开胸以前要准备股动脉插管。

（9）升主动脉瘤手术方法很多，在某些方法中是否要保留瘤壁，将瘤壁同升主动脉人工血管包裹，仁者见仁，智者见智。而且各外科医师经验不同，采取不同处理。一般认为切除动脉瘤壁，升主动脉置换采用端端吻合，吻合方便、简单、可靠，一旦吻合口不严密漏血，容易补针。因为吻合在直视下进行，吻合口有保证，手术后引起的吻合口并发症如假性动脉瘤较少见。因为整个人工血管是异物，裸露在纵隔心包腔内，一旦手术后纵隔感染，简单的冲洗引流是无济于事的，严重感染时必须重新进行升主动脉置换并且使用其他生物制品的人工血管。相反，将动脉瘤壁包裹在人工血管外，吻合技术较麻烦，吻合口漏血处的定位和补针也较难一些。建议在手术基本结束，确定吻合口不漏血，最后再将瘤壁把人工血管包裹。因为任何少量吻合口漏血，哪怕是针眼，都是来自高压的主动脉，聚集在人工血管和瘤壁之间。如果没有凝结，这个压力会压迫人工血管，特别是近心端，引起冠状动脉开口处受压、狭窄，冠状动脉缺血，最后左心功能不全。一旦发生，表现为动脉血压下降，心房压升高，甚至毫无先兆的室颤，突然心电图检查改变。出现这种情况后，检查发现动脉瘤壁有张力，应该立即松解开动脉瘤壁，减压。慢性的出血，人工血管和动脉瘤壁的压力小于人工血管内动脉血压，主动脉瘤壁会向外发展，手术后会形成假性动脉瘤。优点是在发生纵隔感染时，动脉瘤壁包裹了人工血管，避免了人工血管感染，纵隔感染处理相对来说简单，可靠得多。为了单纯止血，用动脉瘤壁包裹人工血管。为了减压，可以使用一段人工血管，直径在 6 mm 左右，做一个主动脉瘤壁到右心耳的分流。这样可以把动脉瘤壁和其内的漏血引流到右心，既可以减压，又减少了血液的流失。

（二）手术

升主动脉瘤手术都需体外循环准备。不涉及主动脉弓部的手术，按医疗单位的经验，采用常温或者中低温（最多降温到 30 ℃左右）。升主动脉远端如果基本正常，有足够阻断和吻合空间，可以在弓部动脉插管，右心耳直接插双节静脉管到右心房、下腔静脉。建议常规从右肺静脉放左心引流管到左心室，特别是在有主动脉瓣关闭不全的病例。在升主动脉远端有病变时，动脉插管可以选择股动脉或者右锁骨下动脉。

1.升主动脉置换

其适应证仅为升主动脉瘤，主动脉根部和主动脉瓣正常。近心端吻合口一般在左右冠状动脉开口以上 8~10 mm。主动脉瘤壁厚度或者韧度足够，吻合口可以使用 3-0 的 Prolene 缝线，针眼不必加特氟纶毡片。反之，对于壁薄的动脉瘤壁，常见于主动脉瓣二尖瓣化的弥漫性扩张的升主动脉瘤，采用4-0的聚丙烯线，按情况缝合处加特氟纶毡片。在 A 型主动脉夹层撕裂，同样如果主动脉瓣和根部正常，也可以仅行升主动脉置换手术。但是在夹层撕裂到主动脉窦部，只要内膜完整，根部和瓣环大小都正常，不必换瓣，做根部成形。先将升主动脉横断，交界处用 3 针固定，主动脉根部内外用特氟纶条加固，再和人工血管连续缝合。远心端可以像近心端一样处理,不要把远心端的升主动脉壁切除,而是像卷袖口一样卷在主动脉瘤壁外,使得远心端主动脉瘤壁加倍厚,再做连续缝合。

2.单纯升主动脉置换外加主动脉瓣置换

在有升主动脉瘤时,主动脉根部正常,但是主动脉瓣病变而且必须置换,可以先进行瓣膜置换手术,再按上面的方法进行升主动脉置换。这种手术方法在涉及主动脉瓣病变时,是最简单,最安全,最值得推荐的。因为不必额外处理主动脉窦或者根部,保证了左右冠状动脉的灌注,在为患者再次做升主动脉手术或者再换瓣时带来很大的方便。此方法也适合主动脉夹层撕裂。

3.带瓣膜复合人工血管手术方法

在升主动脉瘤的病变累及根部,而且主动脉瓣不能保留时,升主动脉和瓣膜置换需要用带瓣膜的复合人工血管。手术方法有以下 3 种,各有其特点。

(1)Bentall 手术方法:如果左右冠状动脉开口的解剖位置正常,在切除主动脉瓣后根据测量瓣膜的大小选择相应大小的带瓣膜复合人工血管,按瓣膜置换手术将复合人工血管缝合在主动脉瓣环上。然后在左右冠状动脉开口对应的人工血管上打孔,用 4-0 聚丙烯线连续吻合。一般先做左冠状动脉口吻合,再做右冠状动脉口的吻合。吻合口不宜太小,避免术后吻合口瘢痕化狭窄,造成冠状动脉缺血。但是尽管如此,还是有部分患者术后有冠状动脉开口狭窄的并发症,在再次手术中发现,除了瘢痕狭窄,还有钙化,动脉硬化导致的吻合口狭窄。在年轻患者中,还可以看到动脉内膜增生阻塞了冠状动脉。由于冠状动脉的吻合口带主动脉壁直接和复合人工血管缝合,手术有一定的难度。因为各种原因,如人工心脏瓣膜功能不全,再次手术时,再处理冠状动脉开口和主动脉根部时相当困难。

(2)Cabrol 手术方法和 Cabrol 人工血管分流:如果左右冠状动脉开口位置异常,特别是离开瓣环或者交界很近在采用 Bentall 方法时,有一定的难度。1981 年法国医师 Cabrol 使用一段人工血管,直径 8 mm,长短相当于复合人工血管的半圆周。先将其左冠状动脉开口做端端吻合,另一端和右冠状动脉开口端端吻合。然后把带瓣复合人工血管按瓣膜置换方法缝合在主动脉瓣环上。再将这根已经和左右冠状动脉相连的人工血管选择适当的位置和复合人工血管做侧侧吻合。Cabrol 的原方法是用主动脉瘤壁把它们包起来,再在主动脉瘤壁和右心耳之间置 1 根 6 mm 的人工血管,以便引流主动脉瘤壁和升主动脉人工血管之间的出血或者渗血,减轻对升主动脉的人工血管压力,同时减少失血。这种方法又被称为 Cabrol shunt,现在被广泛用在各种主动脉瘤手术后。在使用 Cabrol 手术方法后,有相当部分病例,由于包裹在动脉瘤壁和升主动脉人工血管中的凝血块机化或者钙化等原因,使得连接左右冠状动脉的人工血管不同程度的狭窄,造成患者心肌缺血症状而再次手术,因此这种方法现在已经很少使用。

(3)升主动脉根部置换,冠状动脉直接人工血管再移植(skeletonization of the aortic root with the creation of coronary buttons):不管是 Bentall,还是 Cabrol 手术方法,两者冠状动脉口的吻合技术要求高,如果漏血,止血困难,术后吻合口狭窄率比较高。本法切除病变的升主动脉和主动脉瓣,左右冠状动脉窦从病变的主动脉壁上切下,但是要带有足够大的主动脉壁,使用带瓣的复合人工血管进行整个升主动脉根部置换。先将主动脉瓣环和复合人工血管缝合,再将人工血管和远端的升主动脉缝合,人工血管要有足够长度,避免手术后张力引起针眼漏血。最后在人工血管上选择相应的位置开纽扣样的开口将左右冠状动脉窦缝合连接。这种升主动脉根部置换、冠状动脉直接人工血管再移植的手术方法可靠、简单,止血容易。唯一不足之处在于,如果手术后纵隔感染,因为人工血管骨架化(skeletonization)样暴露在感染的心包内,人工血管作为异物,无法根治这种纵隔感染,只有再切除人工血管及人工心脏瓣膜,采用同种主动脉移植物或者 Ross 手术,才能治愈。

4.升主动脉置换保留主动脉瓣

在升主动脉瘤的病变累及根部,但是主动脉瓣大小、形态、功能正常,瓣环大小也正常时,做升主动脉瘤置换保留主动脉瓣。这种方法除能获得几乎正常的生理的血流动力学效果外,还可避免因终生抗凝治疗而存在潜在性假腔破裂或远端发生新夹层的不良后果,以及抗凝不当造成的血栓形成。常用的技术有以下几种。

（1）David I 手术方法（再植入法，reimplantation）：切除病变的升主动脉壁包括根的 3 个窦部，仅留主动脉瓣叶和小部分左心室流出道相连的主动脉壁，以便和人工血管吻合，游离左右冠状动脉开口同样带部分主动脉壁，左心室流出道多针水平褥式缝合，由心室内向外，瓣叶下穿出，在 3 个交界的瓣底部各置 1 对褥式缝线，由心外从交界下流出道内穿出。向上提拉这 3 对缝线，确定瓣叶闭合的位置，此时测量人工血管的大小，人工血管的直径按 David 医师的建议，要大于所测量的瓣环直径 3～4 mm。然后将特制的类似主动脉冠状窦的人工血管植入到瓣环，这就是所谓的再植入法的含义。把 3 个交界处的缝线固定在相应的人工血管的位置，再次提拉，以确定缝合点位置正确，也就是提拉 3 对缝线后，瓣叶对合严密。如果对合不严，要重新固定缝线。这时将预置在瓣环外水平的褥式缝线和人工血管边缘按相对应的位置缝合、打结，这是第 1 排水平缝线。再在人工血管内，利用预置在交界下的 3 对还没有打结的缝线连续缝合把主动脉瓣缘的主动脉壁固定在人工血管上，这是第 2 排缝线。左右冠状动脉窦移植在人工血管的人工窦上。

（2）Yacoub 或者 David II 手术方法（主动脉窦重塑术，remodeling）：和上面方法不同有两点。其一是只有 1 排缝线，将人工血管的窦按患者主动脉根部的佛氏窦大小剪成相应的缺口，直接连续缝合固定在瓣缘上，形成和正常解剖相类似的佛氏窦，即所谓的重塑术；其二，如果瓣环太大，往往发生在无冠状动脉窦的瓣环，这里置 1 排褥式缝线，外面用特氟纶条固定，缩窄主动脉瓣环，再移植冠状动脉。

5.同种异体带瓣升主动脉置换术

同种异体带瓣升主动脉的来源有两种，一是在心脏移植时取自患者的心脏，二是来自尸体。处理方法一般也有两种，深冻和特殊溶液处理非深冻保存。

前者可以保存多年，后者只能保存 3 周。因为来源有限，手术有一定的难度，再手术困难很大，术后的耐久性等问题，所以目前适应证是主动脉瓣膜性心内膜炎合并瓣周脓肿、累及升主动脉或者主动脉根部、带瓣复合人工血管植入后瓣膜感染、升主动脉瘤合并瓣膜病变的准备怀孕女患者、抗凝禁忌患者。在有急性和活动性感染的这类患者，使用同种异体带瓣升主动脉置换术是一个积极甚至唯一的有效方法。在整个手术中只能使用聚丙烯缝线和带生物制品的代用品，不能用任何人工毡片或者织片，这些异物将导致感染不愈，再次瓣周漏。手术后常见的并发症是瓣周漏，但是瓣周漏不是因为异物所致，而常常是因为急性感染后，瓣环及周围组织水肿在感染治愈后消退，而缝合处还没有严密的愈合，主动脉的高压血流造成的。尽管手术操作没有失误，也在所难免。小漏不影响血流动力学，可以观察。否则，在感染确定治愈后可以再手术，使用其他人工血管。

6.自体带肺动脉瓣主动脉根部置换术（Ross 手术）

对于无急性感染的成人患者是否采用 Ross 手术，手术的难度已经不是大问题。争议点是本来仅有一个心脏瓣膜病变，现在成为潜在的两个瓣膜病变。现可使用的人工心脏瓣膜无论是机械瓣还是生物瓣耐久性可以达十数年甚至几十年，再次换瓣手术在今天的外科也不成为困难。在有活动性急性瓣膜感染，而又没有同种异体带瓣主动脉时，可以考虑 Ross 手术。在小儿主动脉瓣病变，特别是涉及升主动脉 Ross 手术是最好的治疗方法，而且自体的带瓣肺动脉管道还可以和小儿一起生长。

六、主动脉弓瘤

仅局限于弓部的主动脉瘤少见，大部分弓部主动脉瘤常累及升主动脉或者降主动脉，也可以说是升主动脉瘤或者降主动脉瘤的延续病变。

（一）手术评估

1.体外循环

涉及主动脉弓部的手术都要体外循环，一般还采用深低温停循环。因此插管途径很多，看手术切口。除非是主动脉夹层撕裂，动脉插管可以经升主动脉、头臂动脉、腋动脉、股动脉，静脉可用普通双级管从右心耳到下腔静脉。一旦弓部的吻合口完成后，可以再在人工血管上进行插管，开始体外循环，至少可以进行脑部灌注。

2.脑保护

脑保护是弓部主动脉瘤首先要考虑的问题。脑保护包括深低温停循环脑缺氧的耐受时间,防止脑血管内进气和气体的滞留,以及硬化斑块、碎屑、凝血块、脂肪导致的血栓。注意要点是,在深低温停循环的有效时间内尽量缩短脑缺血时间,尽早恢复脑部循环。深低温在膀胱内温度 16 ℃,在配合其他的保护措施下,脑缺血的时间可以达 60 分钟。短时间的停循环,估计在 15 分钟之内,一般可以仅阻断头臂干即无名动脉和左颈动脉。顺灌注可以从无名动脉或者左颈动脉进行,一般选用 8 Fr 直径的插管,灌注压 5.33～6.66 kPa(40～50 mmHg)。逆灌注可以在停循环后开始,从上腔静脉进行静脉插管,直径 12 Fr 灌注压低于 2.66 kPa(20 mmHg),逆灌注量＜350 mL/min。因为患者的年龄、一般情况、术前是否有脑部损害、动脉瘤病变程度、是否有其他器官合并症等差异,在外科医师方面,手术量和经验的多少,整个手术小组的经验和配合也有所不同,所以哪一种脑保护方法好,并发症少,不能断然肯定。几十年来,根据已经发表的众多的文献和我们实际经验,各种方法都有利弊,结果和并发症也相差不大。

3.手术切口的选择

局限于主动脉弓局部动脉瘤可选用左前外侧切口,第 4 肋间进胸。正中劈开胸骨切口适合大部分弓部主动脉瘤,特别是累及升主动脉,还要进行其他心脏手术的患者。外科和介入混合手术(hybrid,又译杂交手术)也用这个切口。主动脉弓瘤累及降主动脉,只能用左后外侧切口。如果仅做主动脉弓部或者近段降主动脉段手术,第 4 肋间进胸,可以很好地显露整个主动脉弓段。在同时进行升主动脉、弓部、近段降主动脉一次性手术时,第 3 或者第 4 肋间横断胸骨双侧开胸横切口可以考虑。随着外科医师经验的积累和介入手术的混合进行,这种切口已经少用。

4.心肌保护

在整个手术中,有效地避免左心扩张是最好的心肌保护。特别是在有主动脉瓣关闭不全的病例中,采用深低温停循环时,降温前或者动静脉插管时必须同时将左心引流管正确无误地插入左心室内。而且在整个手术过程中要保障左心有效的引流。正中开胸,左心引流管通过右肺静脉插入到左心室。左后外侧切口,左心引流管直接由心尖进入左心室。一般可以不用心肌保护液。

5.降温和复温

在体外循环开始后,由于过冷的血液进入全身循环,机体应激反应,全身血管迅速收缩,使全身阻力增加。为了全身有效降温,在体外循环开始后就给大剂量血管扩张剂,头部带冰帽。血管扩张剂的使用也可以帮助缩短复温时间。一般复温时间建议不要少于 30 分钟。有效的深低温是膀胱温度 16 ℃,复温的温度是膀胱温度 36 ℃。因为整个手术野很大,在室温仅 20 ℃时,患者机体散温很快。

(二)手术

弓部主动脉瘤的外科分类可以分成 4 型,局部主动脉修补或者成形、全弓置换、升主动脉加半弓置换、降主动脉加半弓置换。

1.局部主动脉修补

局部主动脉修补适应于局限在弓部的囊状,盲袋型动脉瘤。这类病变大多数是主动脉内膜层因为各种原因局部撕裂,穿孔,破口没有继续扩大,仅被外膜和纤维组织包裹成假性动脉瘤。一般采用前外侧切口。这个部位邻近有很多重要器官,手术野显露不能很全面,主动脉又是一个压力很大的管道,患者也都有动脉硬化等,血管壁的质量很差,所以都要体外循环手术。在能够控制循环的情况下,用侧壁钳局部阻断,切除假性动脉瘤,用人工补片或者直接修补破口。如果破口很大,病变范围广就要深低温停循环手术,或者按全弓置换手术方法进行。

2.全弓置换

全弓手术的关键是人工血管要和头部 3 支血管、升主动脉、降主动脉连接。这个手术难度大,而脑缺血时间又有限,因此连接方法很多。其中以象鼻管手术最为有名,而且还有多种改良。现在逐渐为外科和介入混合手术(hybrid 手术)所替代。单纯的全弓置换,选用正中开胸切口,主动脉弓端分别和升主动脉,降主动脉离断,切除多余的弓部瘤壁,仅留头部 3 支血管和主动脉顶一部分主动脉壁做吻合用。开放式的缝合方法,先做降主动脉人工血管吻合,在人工血管没有张力的情况下,在人工血管和主动脉顶的头部3支相应的位置开口,端侧吻合,最后升主动脉人工血管吻合。开放式的缝合方法简单可靠。但是一旦降主动脉远端处理不当,回缩到胸腔,吻合将很困难,费时,将耽误深低温停循环的时间。另外,整个人工血管暴露在纵隔,在遇到感染时,处理很难。建议还是将整个主动脉瘤壁包裹人工血管为好,同时还可以起到一定的止血作用。

3.升主动脉加半弓置换

升主动脉加半弓置换是一种最简单、安全,目前也最常采用的手术方法。这类病变往往是以升主动脉瘤为主,不仅升主动脉远端有病变而且部分弓部也累及。在远端吻合口完成后,可在人工血管上插管,进行体外循环,复温,再做近段吻合。如果整个升主动脉都有病变,需要整个升主动脉替换,可将人工血管分成两段,分别用于手术,减少降温时等待的时间。在阻断升主动脉后,可以先做升主动脉近端吻合,同时继续降温到16 ℃。最后再将这两段人工血管端端吻合。

4.降主动脉加半弓置换

近段降主动脉瘤累及弓部,或者因为远端弓部主动脉壁质量差,或者弓部端无法阻断,吻合口必须开放式缝合。同样在完成近段吻合口后可以在人工血管上插管进行体外循环,脑灌注,复温,再进行远端吻合。

5.外科和介入混合手术(hybrid手术)

实际上是所谓象鼻管手术的改良。象鼻管手术的原意,不仅是方便弓部置换,还在于患者有降主动脉瘤时,在进行降主动脉瘤手术时可以利用已经旷置在降主动脉内的人工血管,给以后继续进行手术带来便利。在B型主动脉夹层撕裂,象鼻管手术置入真腔内的人工血管,可使受压的降主动脉真腔扩大,假腔内的血流变缓,形成血栓,从而达到治疗主动脉夹层的目的。然而,术后随访发现,过长的"象鼻"人工血管周围形成的血栓及"象鼻"随血流摆动,可导致重要脏器栓塞甚至截瘫等严重并发症。而且,对于慢性主动脉夹层,某些病例内膜长期受压,纤维化真腔狭小,无张力的"象鼻"非但不能使降主动脉真腔扩大,反而会引起真腔内血流阻塞,加重脏器缺血。经典的象鼻管手术是把人工血管的一半套入人工血管腔内,折叠部分和降主动脉近段连续缝合。再将套入人工血管腔内一段拉出来,分别和头部3支血管,升主动脉端缝合。另一段人工血管旷置在降主动脉内。自从主动脉内支架介入主动脉外科以后,主动脉内支架也相应地发展了。外科和介入混合手术(hybrid手术)利用主动脉内支架是一段带支架的人工血管旷置在降主动脉内的特点,克服了原创象鼻管手术的不足之处。而无支架的这段和弓部、升主动脉吻合。

七、降主动脉瘤

降主动脉瘤累及到弓部时按照弓部主动脉瘤方法手术,累及到腹部主动脉则按胸腹主动脉瘤手术方法进行治疗。孤立的降主动脉瘤是指左锁骨下动脉到膈肌段的胸主动脉。这段主动脉没有大的分叉血管,但是有众多的肋间动脉。肋间动脉是供应胸部脊髓脊柱动脉的主要血管。脊柱动脉各自发出大的前根动脉和小的后根动脉。在解剖上,虽然个体差异很大,然而,并不是全部的前、后根动脉都到达脊髓,也就是说并非都形成末梢微血管网的交通支。正是由于这一事实,脊髓前动脉突然削弱甚至完全断流,而脊柱动脉末梢的交通支如果还没有形成时,脊髓极易遭受缺血损伤。在主动脉阻断过程中,大的前根动脉是一个造成脊髓损伤的决定性影响因素。主动脉阻断的病理生理就是脊髓的血供永久的或暂时的阻断,结果造成脊髓缺血损伤、截瘫。降主动脉以下的腹主动脉担负着整个腹腔器官的血供,腹腔器官对耐缺血时间虽然较脊髓长久,但是不同的器官耐缺血时间都有一定的限制。已经有很多基础和临床研究表明,降主动脉阻断后,腹腔器官及侧支循环,肾少于30分钟,肠道系统少于60分钟,常常是安全的。采用适度降低体温(30 ℃),能够延长各脏器缺血时间,在降主动脉瘤手术时,降主动脉以下采用部分转流(主动脉-股动脉或心房-股动脉)或者并行循环,更可以延长手术时间。所以降主动脉手术对于脊髓的成功保护,也保护了腹部其他脏器。降主动脉外科手术对脊髓的保护主要包括以下几点。

(1)手术时,尽量避免牺牲和结扎那些对脊髓直接供血的肋间动脉,特别是在降主动脉近段结扎后,回血多的大肋间动脉更要保留。直接或者分别使肋间动脉和人工血管吻合。

（2）采用并行体外循环，逐渐降温到 30 ℃，严格掌握身体上下部分的血压，避免激烈的血流动力学波动。

（3）分段阻断降主动脉，使没有阻断部分的降主动脉一直有肋间血管灌注。

脊髓缺血以后，引发截瘫还需要其他因素，包括再灌注损伤、代谢和电解质的紊乱等，所以在保护脊髓方面还有其他方法，比如肋间动脉的冷灌注、引流等。基于临床经验的积累，基本上整个手术都能在有效的时间内完成。目前这些局部的脊髓保护措施不再成为争论的焦点。

在很多慢性降主动脉瘤病例中，特别是有附壁血栓的，因为血栓处的肋间血管有慢性的狭窄到完全阻塞，经年累月已经形成了丰富的侧支循环，所以在降主动脉手术后引起的脊髓缺血截瘫很少。急性夹层主动脉撕裂例外。

降主动脉瘤因为解剖学的特点，最适合主动脉内支架介入治疗，特别是对于慢性患者，并且有明显附壁血栓、老年体弱、一般情况差、急性动脉瘤破裂，经不起大手术干预者。主动脉内支架介入手术的条件：①动脉瘤近侧有一正常大小的动脉段，并且距左侧颈总动脉远侧的长度至少 2 cm，直径＜38 mm；②动脉瘤的远侧也要有一正常的动脉段，并且距腹腔干的近侧长度至少 2 cm，且直径＜38 mm；③髂动脉的直径＞8 mm。不适合放支架的病例需要手术治疗。

孤立、局限的降主动脉瘤较少见，常发生在主动脉缩窄患者早年手术后的并发症，如缝合口漏形成的假性动脉瘤、外伤后的后遗症，也有局部动脉硬化、钙化、溃疡穿孔破裂所致。这类手术简单，现在多为介入手术替代。在无法采用主动脉内支架时，也可以手术。如果外科医师经验丰富，可以在麻醉医师配合控制血压的情况下，不用体外循环完成手术。根治的方法为切除病变，使用人工血管端端吻合。如果患者年老体衰，局部动脉硬化严重，病变离开弓部很近，不适合体外循环或者停循环，可以使用近远端旁路人工血管移植。

降主动脉瘤涉及整个左侧胸腔和肺，一般建议用双腔管气管插管。切口的选择至关紧要。一般近心端选择第 4、5 肋间，远心端第 6、7 肋间进胸，全胸段的降主动脉手术，一个皮肤切口，但是要第 4 和第 7 肋间两个入口。手术要点，脊髓和腹腔脏器的保护包括以下几个方面：①使用机械辅助循环，控制血液动力，防止失血。机械辅助方法很多，有左心转流，即左心耳-股动脉或者升主动脉-股动脉，不用氧合器。体外循环，股动静脉或者胸主动脉-股静脉。估计手术需要一定时间，建议降温到 30 ℃。②如果要换全降主动脉，分段阻断，缝合（clamp-and-sew），始终保持上下身体的灌注。③不要任意牺牲吻合口附近的肋间动脉，而是尽量将人工血管切口成斜面，把肋间动脉吻合在内。在有众多肋间动脉开口的降主动脉处，分别另做吻合口和人工血管连接。④如果远端降主动脉暴露困难，建议开放吻合，也就是停体外循环。由灌注师控制血压，远端吻合口的出血可以通过体外循环机回收再由静脉管输入。

降主动脉瘤手术后是否要用瘤壁包裹人工血管也是涉及止血和防止胸腔感染的问题，无法定论。除非确定各吻合口绝对不出血，可以用瘤壁包裹。否则被包裹在内的腔因为潜在的出血逐渐增大，瘤壁腐蚀或者浸润到附近的气管、支气管、食管形成瘘、破裂，导致大出血，一旦发生，处理和预后都不乐观。当然人工血管感染也同样可以造成气管瘘、支气管瘘、食管瘘。

（贾少军）

第三节　胸腹主动脉瘤

一、概述

当某些疾病或致病因素造成主动脉壁变薄弱时，动脉壁会扩张，形成动脉瘤。胸部的降主动脉瘤是指从左锁骨下动脉至膈肌平面。动脉瘤同时累及降主动脉,并向下延续至不同部位的腹主动脉称为胸腹主动脉瘤(TAAA)。胸腹主动脉瘤因其病变广泛、手术过程艰难及截瘫等严重并发症的不可预测性等诸多因素,至今仍然对外科医师极具挑战性。自从1955年Etheredge等人首次成功地修复TAAA,这一类患者的处理已经历了重大的改进。由于检查设备的更新普及,诊断水平不断提高,TAAA的临床检出率大大增加,近年来手术技术和介入治疗技术的进步使得这一疾病外科干预治疗的频率逐年增多。

二、历史回顾

1955年Etheredge成功地进行了首例胸腹主动脉瘤切除同种主动脉移植手术,术中用1根直径5 mm的聚乙烯管,将血液从胸段降主动脉分流至腹主动脉,控制并横断近端主动脉,与移植血管端-端吻合,重建腹腔动脉,将动脉钳换至腹腔动脉远端、阻断移植血管,恢复腹腔动脉血流灌注,这样缩短了内脏缺血时间。以同样方法直接端-侧吻合肠系膜上动脉,左肾因致密粘连于瘤体而切除,在右肾动脉水平以上完成远端主动脉端-端吻合,切除动脉瘤。术后随访11年移植血管通畅。患者康复良好。1955年DeBakey用带腹腔、肠系膜上、左肾和右肾动脉的同种主动脉手术,先吻合左肾动脉和远端主动脉,阻断钳换移至左肾动脉上方,恢复左肾逆行灌注,再从远到近依次吻合其他动脉,最后吻合近端主动脉。此后10年中,DeBakey又用编织涤纶人造血管,近端不完全阻断血流,端-侧吻合施行了38例胸腹主动脉手术,手术死亡率为26%。在此基础上,1967年,Hardy开创了动脉瘤旷置的术式,从而减少了手术时间和失血。以后Papadopoulos Robicsek和Bosque相继报道了手术成功的经验。1973年Crawford在南美外科协会的年会上报道了借助辅助循环措施,进行胸腹主动脉瘤人造血管置换手术。因其方法简单合理,临床应用较广。回顾主动脉瘤手术发展的历史,从Dubost(1951年)世界上第1例肾动脉水平之下的腹主动脉瘤手术到现代的全程主动脉置换,手术方法几经改进,成功率不断提高。无论何种术式均以重建主动脉和内脏动脉为原则,尽量缩短手术时间,尤其是缩短重要脏器的缺血时间,减少内脏缺血性损伤。手术的基本方式包括:①动脉瘤切除,人造血管移植,内脏血管直接与人造血管吻合或与人造血管分支重建。②瘤囊内永久性旁路置入,内脏动脉与人造血管分支吻合,切除过多的动脉瘤壁或重叠缝合。③永久性旁路人造血管移植,内脏动脉重建于人造血管分支、旷置动脉瘤、闭合流入道。④人造血管套入,直接重建内脏动脉。

三、分型

胸腹主动脉瘤分型:胸腹主动脉瘤可涉及从左锁骨下动脉起始部至主动脉的分叉处整个的胸腹主动脉,或仅涉及一处或多处的节段。

DeBakey根据动脉瘤范围将胸腹主动脉分型如下。

Ⅰ型:锁骨下动脉以下,肾动脉以上胸腹主动脉瘤,累及肋间动脉、腹腔动脉及肠系膜上动脉。

Ⅱ型:胸腹主动脉全程累及,病变范围最广,累及肋间动脉、腹腔动脉、肠系膜上动脉及双肾动脉。

Ⅲ型:动脉瘤位于腹主动脉,累及腹腔动脉、肠系膜上动脉及双肾动脉。

Crawford分型如下。

Ⅰ型:胸腹主动脉瘤包括从左锁骨下动脉下至腹部血管的大部分,通常肾动脉不包括在Ⅰ型动脉瘤内。

Ⅱ型:动脉瘤始于左锁骨下动脉延伸至肾下的腹主动脉,甚至达腹股沟区。

Ⅲ型:动脉瘤包括远端的一半或少部分的降主动脉加大部分腹主动脉段。

Ⅳ型:动脉瘤是指那些包括上段腹主动脉加所有的肾下主动脉。

Crawford分型对TAAA的外科治疗较为有利,因为这一分型可使动脉瘤范围有一标准报道,并给予恰当的风险分析。TAAA的治疗选择是依据动脉瘤的范围决定的,TAAA修复相关的神经系统功能不全的发生率和死亡率则与TAAA类型有关联。

四、诊断

(一)临床表现

在诊断时,退变引起的 TAAA,无症状的患者占大约 43%,而有症状的占约 48%。然而,无症状的 TAAA 随时间周期的延长,大多数最终发生多种破裂前征兆,并且不可避免地导致死亡。

最常出现的症状是位于背部肩胛骨之间的疼痛。当动脉瘤的扩大在主动脉裂孔处时,可出现后背中部和上腹部的疼痛。这些症状的发生由压迫邻近组织、动脉瘤扩张、壁内的血肿,以及破裂所致。

气管或支气管的受压可引起喘鸣、哮鸣或咳嗽。远端支气管阻塞进一步发展,假如分泌物不能清除,则出现局限性肺炎。当动脉瘤侵蚀直接进入肺实质或支气管时,出现咯血。

食管受压可引起吞咽困难,腐蚀进入食管则引起呕血。同样地,腐蚀进入十二指肠引起局部梗阻或间歇性大量的胃肠道出血。肝脏或肝门部的受压是罕见的,但是当发生时,其结果是黄疸。

声音嘶哑是由于主动脉弓部扩张牵拉迷走神经,发生喉返神经麻痹。胸或腰部锥体受侵蚀引起背痛,脊柱不稳定和因脊髓受压造成的神经系统障碍。由真菌引起的动脉瘤有一个奇特的破坏锥体的倾向。急性主动夹层可发生肋间和脊髓的动脉血栓形成出现神经系统的症状,包括截瘫和(或)下肢轻瘫。

侵蚀进入下腔静脉或髂静脉的漏管形成,将出现腹部的杂音、脉压增宽、水肿和心力衰竭。胸主动脉瘤,类似于其他部位的动脉瘤,可产生远侧血栓的栓子或动脉粥样硬化碎块,逐渐地使内脏动脉和肾动脉或下肢分支血管栓塞和血栓形成。

在动脉瘤中的粥样硬化斑块和血栓的继发感染可以引起非特异性败血症。9% 的 TAAA 患者在诊断时存在明确的破裂。

(二)体格检查

体格检查可以发现大的肾下腹主动脉瘤,但一个明显的主动脉瘤累及胸主动脉是很少能在体格检查中察觉的,除非腹部的部分扩张非常严重,由于肋弓的原因触诊扪不到上极。部分患者在腹部可扪及膨胀性搏动性肿块,其上缘扪不清楚。瘤体可有轻度压痛,在对应的内脏血管开口区如肾动脉及腹腔动脉开口、双侧髂动脉处可闻及收缩期杂音。

(三)其他诊断性检查

1.胸片

胸部 X 线平片可以显示胸降主动脉影增宽,可见扩大的主动脉瘤壁突出、钙化的轮廓。动脉瘤的钙化也可以在标准的上腹部前后位或侧位片上见到。很多的钙化可存在于主动脉的壁,占诊断动脉瘤病例中 65%～75%。一张胸部 X 线平片不能排除主动脉瘤的诊断。

2.超声检查

超声检查具有较广泛的适用性、费用低、便于携带、非创伤性、没有电离辐射和检查快捷等特点。当确定一个肾下主动脉瘤的颈部不能在肾动脉的平面得到证实时,应当怀疑胸腹主动脉受累。超声波检查,虽然有助于评价肾下腹主动脉瘤,但对胸主动脉或原发于肾上的主动脉,由于肺组织重叠的原因无法成像。

3.经食管超声心动检查

经食管超声心动检查提供了一个途径检查近端主动脉,并弥补经腹超声检查的不足。这一技术需要很高的技巧以获得适当的图像并进行描述。这一技术对确定夹层的存在非常有用,但只是局限于评估横向的主动脉弓和腹主动脉上段的部分。

4.计算机断层扫描检查

计算机断层扫描检查具有较广泛的适用性,并可提供获取完整的胸腹主动脉,能有助于诊断,可提供关于部位和范围的资料,如大的分支血管包括腹腔干、肠系膜上动脉、肾动脉、髂动脉、左锁骨下动脉的图像和所有邻近器官的图像。虽非广泛适用,但计算机程序能构建矢状的、冠状的和斜位的重建图像,以及三维重建图像。增强的计算机断层扫描可提供关于主动脉的内腔、壁的血栓、主动脉夹层的存在、壁内的血肿、纵隔或腹膜后的血肿、主动脉破裂、主动脉周围纤维化伴有炎性动脉瘤。尽管血管造影依然是评估主动脉闭塞性疾病的金标准，CT 和 MRI 是首选检查，可提供极好的影像，而且无创。由于无创性成像形式的改进及血管造影存在 0.6%～1.2% 的突发风险，针对主动脉弓部血管的诊断性的血管造影受到限制。

目前螺旋 CT 成像的出现使其临床价值有很大提高。硬件设备的进步和图像处理软件的更新对阐明患者的解剖非常有帮助，大幅度提高了影像学检查的诊断水平。

5.磁共振血管造影

磁共振血管造影（MRA）超过计算机 X 线断层扫描（CTA）的一个重要优势是在于它使用无害的钆替代对肾脏有害的对比剂，并且使患者避免暴露于 X 射线。MRI 使用射频能量和一个强大的磁场产生影像。MRA 提供关于图像处理的信息与 CTA 相同容量，并进一步提供关于血流量的信息和一个与传统血管造影相似的影像。加之这一技术能提供三维空间的解剖学剖析，主动脉的 MRA 成像能阐明关于管壁构成的信息，和管腔内的血栓，而传统的主动脉造影术只能描述内腔。目前 MRA 的局限性是易受到由铁磁原料的人造物品影响。虽然花费昂贵，这一技术具有广泛的适用性，并有能力检查整个主动脉。MRA 成像能更清楚地从内脏和其他周围组织辨别动脉和静脉血管信息。

6.主动脉造影术

对于患者患胸腹主动脉瘤的术前评估，经典的主动脉造影术仍然是重要的，它能详细说明动脉瘤的范围，分支血管受累情况，以及分支血管异常狭窄的损害程度。主动脉造影术的风险包括肾脏毒性，是由于大量的造影剂充分地充填大的动脉瘤。另外还存在因血管腔内的导管操作造成沉积的血栓而发生栓塞的风险。从前、后、斜和侧位的观察可以同时得到满意的分支血管信息。在修复 TAAA 前，患者疑有肾脏和或内脏缺血、主动脉-髂动脉闭塞性疾病、马蹄肾或周围动脉瘤时，应考虑主动脉造影。假如发生肾功能不全或损害，手术过程应当推迟，直到肾功能恢复正常或是达到满意的稳定程度。

五、手术适应证

（一）主动脉瘤的症状

有症状的动脉瘤不论其动脉瘤的大小均考虑手术治疗。无症状的动脉瘤直径＜3.5 cm 可不手术。

（二）动脉瘤直径

动脉瘤的破裂与动脉瘤直径有直接关系，动脉瘤直径超过 8 cm，5 年内破裂者达 75%，动脉瘤直径＜4 cm，5 年内破裂者 25%。由于动脉瘤通常无症状，发现较晚，协和医院资料表明，患者就诊时，动脉瘤直径超过 4 cm，占 42/45，85.7%，超过 5 cm，36/45，73.4%。

（三）手术安全性及死亡率应综合考虑

腹主动脉瘤手术死亡率＜5%，胸腹主动脉瘤手术死亡率高达 26%，非手术死亡率更高。高危患者，如年龄超过 70 岁，患心脑肾重要脏器病变，胸腹主动脉瘤手术要慎重。如动脉瘤增长迅速，或有症状，濒于破裂，手术仍然是必要的。

（四）手术禁忌证

（1）无症状、直径较小的动脉瘤可暂时定期复诊观察。

（2）心、肺、肝、肾等重要器官功能不全不能耐受手术者。

六、术前准备

外科手术血管重建仍是目前治疗动脉瘤的有效方法。但该手术风险较大，围术期死亡率和严重并发症率较高，故而术前应对患者病情进行仔细评估，并做好术前准备。

术前的评估和准备：针对生理储备，一个恰当的术前评估，其目的和重要性在于评估患者的手术风险。

（一）心脏

有 30% 的患胸腹主动脉瘤的患者存在冠状动脉闭塞性疾病，加之 49% 的早期死亡和 34% 的晚期死亡的主因是心脏疾病。经胸廓的超声心动描记术是一个满意的无创检查方法，可以评价瓣膜和左右心室功能。应用双嘧达莫-铊心肌扫描识别心肌的可逆性缺血区域，比运动试验更实际，这是由于在超过中年的人群中,常因并发下肢周围血管疾病而受限。在术前常规给所有患者进行 DSA 动脉造影以筛查冠状动脉疾病。患者有明显心绞痛史或射血分数为 30% 或更低,心脏的导管检查有冠状动脉闭塞性疾病(左主干、3 支血管和左前降支近端),则在动脉瘤置换前先接受心肌的血管重建。

(二)肾脏

术前肾功能的评估是通过血电解质、血尿素氮(BUN)及肌酐测定,肾脏的大小可以从 CT 扫描、超声波检查或从动脉造影中肾 X 线照片获得。应用动脉造影证实肾动脉通畅性。依据肾脏功能可以不排除患者为外科手术的候选者。患者术前有肾衰竭并已制订血液透析计划者的并发症发生率不明显高于正常肾功能者。术后早期,患者有严重的肾功能损害,但这些患者通常不进行长期的血液透析,常需要短暂的临时性血液透析。另外,因严重的近端肾脏的闭塞性疾病而肾功较差的患者,在手术时通过双侧肾动脉内膜切除术或肾动脉搭桥术,可预期其肾功能将会稳定或改善。

(三)肺

所有患者用动脉血气和呼吸量测定法进行肺功能检查。患者的 $FEV_1>1.0$ 并且 $PCO_2<45$ 是手术候选者。对一些肺功能处于临界状态的患者,术前可通过停止吸烟,进一步治疗支气管炎,减轻体重,并经过 1～3 个月时间的一般性锻炼计划,其肺功能常常可以得到改善。然而,对于有症状的主动脉瘤和肺功能不足者的患者,其手术不应受限制。对这种患者,保存左侧的喉返神经、膈神经和横膈的功能是特别重要的。

七、手术方法

(一)麻醉管理

成功的手术需要外科医师与麻醉医师之间紧密协调。麻醉技术、监护和灌注技术的进步为改善 TAAA 的治疗结果做出了贡献。由于患者高龄且普遍伴有冠状动脉闭塞性疾病,促使实施麻醉时使用对心肌抑制风险最小的麻醉剂(芬太尼)。放置 1 条大孔径中央静脉导管(三腔,12 号导管)和 Swan-Ganz 肺动脉导管,建立通道和监测。在右侧桡动脉,而常常是双侧桡动脉内放置导管,用于监测和血液回输。应用溴化双哌雄双酯使肌肉松弛并继续药物维持。一个双腔气管内插管,利用球囊充气阻断,减少左肺通气,使肺回缩,改善显露,并减轻心脏压迫的危险。患者右侧卧位,肩部放在 60°～80°,髋部与水平倾斜 30°～40°。这一位置用垫子维持稳定。动脉的血气、电解质和血糖须经常监测(30～60 分钟)。手术过程中对心电图检查,动、静脉压力和温度要不断监测。对有明确心脏疾病史和(或)已知有心功能损害的患者,在麻醉诱导后放置食管超声探头。

在麻醉诱导后,立即使用 25～50 g 甘露醇静脉注射,促进利尿。术前预先开始静脉注射晶体溶液。第一升溶液由乳酸盐 Ringer 液加 5% 葡萄糖组成,其余的 Ringer 液不含葡萄糖,充足的容量维持中心静脉压在 7～10 mmH_2O 且肺毛细血管楔入压在正常或麻醉前的水平。通过对硝普钠和(或)硝酸甘油的调控及液体和血液丢失的补充,使近端的血压,心脏的血流动力学和外周血管阻力维持在最佳水平。在开放远端主动脉的阻断钳之前,硝普钠应特意暂停数分钟。在主动脉阻断过程中,常规以 2～3 mmol/(kg·h)速率持续地输注碳酸氢钠溶液,防止酸中毒。

在整个手术过程中,适当补充血液成分,监测和调整血色素和凝血参数。给予冷藏的新鲜血浆,并在去除主动脉阻断钳时,至少给予一个提取单位的血小板。这可以将凝血蛋白稀释所产生的关于凝血方面的问题减少到最小。在手术过程中使用血细胞回收装置,收集所有从手术区域流出的血液。

在阻断主动脉或开始左心旁路转流之前,静脉注射肝素(1 mg/kg)。肝素化的潜在益处在于保护微循环和防止栓塞,活性的凝血时间(ACT)一般在 220～270 秒。避免凝血瀑布的开始,防止弥漫性血管内凝血(DIC)的发生。

(二)手术方法

1.切口

手术体位和切口的要求是满足充分的显露需要。根据预计的主动脉置换的范围,胸腹主动脉瘤的切口变化在于长度和平面。当动脉瘤的范围到达胸的上部(Crawford Ⅰ型和Ⅱ型),胸腹主动脉切口是通过第6肋间或切除的第6肋床。当使用肋间入路时,可在上一肋的颈部离断以便增加近端的显露。对于位置较低的动脉瘤(Crawford Ⅲ型和Ⅳ型),切口经第7、第8或第9肋间,依据希望得到显露的平面而定。横向的直切口经第10或第11肋间,用于膈肌与主动脉分叉(Crawford Ⅳ型)之间的动脉瘤患者。另外,在切口横跨肋缘时,做一弧形有助于减少肌肉与骨组织瓣下部顶点的组织坏死。对近端的动脉瘤患者,切口的后部位于肩胛骨与脊柱横突之间。切口的远端向下到达脐平面。

2.显露

将牵开器固定在手术台上,提供稳定的显露。圆弧形切开横膈,保护膈神经,并尽可能保护膈肌。仅留1.0～1.5 cm边缘的膈肌组织用于手术完成时缝合关闭。使用经腹膜外路径显露腹主动脉段,在左半结肠的侧面进入腹膜后腔。解剖平面在腹膜后间隙,腰肌的前面和左肾的后面,直接延伸至主动脉的左后外侧。将左半结肠、脾、左肾和胰尾部向前向右翻起。在完成主动脉重建后,允许打开腹腔直接探查肠、腹腔的内脏和内脏的血供。完全的腹膜后的路径适用于患者有腹部的禁忌情况,原先有多次的腹部手术史或广泛粘连和(或)腹膜炎史。分开膈肌脚,并识别左肾动脉、肠系膜上动脉,腹腔动脉,但不要环绕一周游离或用带子环绕。腰部通常有一大的分支血管,左肾静脉在主动脉的腹侧横跨。如果主动脉的修复延伸至左肾静脉以下,需在血管阻断前将左肾静脉游离。假如左肾出现淤血,伴有睾丸、卵巢和肾上腺间接的肿大,需将主动脉腹侧的肾静脉直接再吻合或间位移植。

3.修复

(1)病变广泛的胸腹主动脉瘤患者(Crawford Ⅰ型和Ⅱ型)和那些有明显夹层者,最大的风险在于发生术后截瘫和轻瘫。对于这一类患者,在修复近端的主动脉的过程中,通过临时性的旁路灌注远侧主动脉,如左心房至任意一侧的股动脉(大多为左侧)或远侧的胸降主动脉,用一封闭的回路连接一个传输泵(Biomedicus,Medtronic,包括 Eden-Prairie,MN)。假如心包既往冠脉旁路移植或瓣膜置换打开过,可选择上、下肺静脉插管。对于股动脉或髂动脉闭塞性疾病的患者,远侧胸降主动脉的插管,较为适宜。由于使用这一技术没有并发症,并且避免股动脉的显露与修复,远侧主动脉的插管已经成为首选途径。仔细的CT 或 MRI 检查有助于选择适当的位置行主动脉的插管,避免管腔内血栓造成潜在的远侧栓塞。调节旁路流量维持远侧动脉压在 9.33 kPa(70 mmHg),同时维持正常的近侧动脉和静脉的灌注压。一般流量需要在 1 500～2 500 mL/min 之间。左心旁路(LHB)流量控制在接近基础心排量的 2/3。LHB 很容易快速调节近侧动脉压和心脏的前负荷,因而减少了药物干预的需要。患者的体温允许降至直肠温度在32～33 ℃。

(2)当动脉瘤受累范围超过左锁骨下动脉,应游离远侧的主动脉弓,分离病变动脉的残余部分。注意识别迷走神经和喉返神经,迷走神经可在喉返神经的下面分开,并牵开,从而将其保护以免损伤。对于慢性阻塞性肺疾病和肺功能减低的患者,保护喉返神经尤其重要。对患者术后出现声音嘶哑应当怀疑声带麻痹,通过喉镜检查可以证实。远侧横向的主动脉弓仔细环周解剖游离,先将其从肺动脉和左肺动脉及左锁骨下动脉分离开,分离左锁骨下动脉并环周游离。对原先做过左侧乳内动脉旁路移植的患者,当对左锁骨下动脉近侧使用阻断时,行左颈总动脉至锁骨下动脉旁路或者左锁骨下动脉至颈动脉转移,避免心脏缺血。

(3)远侧阻断置于 T_4～T_7 之间。远侧主动脉灌注对内脏、肾脏、下肢和低位的肋间动脉和腰动脉提供血流。在距近侧阻断钳 1 cm 横断主动脉并游离动脉壁,注意不要损伤食管。选用预凝的涤纶血管,直径22～24 mm的移植物适用于大部分的患者。所有的吻合通常使用 3-0 polypropylene 缝线连续缝合。Teflon 黏条一般不使用。对主动脉组织特别脆的患者,如马方综合征患者,可用 4-0 polypropylene 缝合。当主动脉置换到远侧时,远侧主动脉的阻断钳沿主动脉继续向低位移动,维持远侧灌注和恢复近侧血流。

（4）由于主动脉瘤过大或扭曲、壁的钙化及管腔内血栓等，造成无法钳夹阻断远侧。主动脉远侧的旁路转流在完成近侧吻合后停止，然后纵行切开整个动脉瘤，切口经左肾动脉后侧至远侧动脉瘤。远侧不用钳夹阻断，允许"开放"吻合。伴有慢性夹层分离者，位于真假腔之间的间隔完全去除。主动脉-内脏的旁路转流重新开始，使用 Y 形管从动脉灌注管道中引出，并通过球囊灌注导管置入腹腔干、肠系膜上动脉和双侧肾动脉，为腹部的内脏器官和肾脏提供氧合血。使用这一技术，即使是最复杂的主动脉重建手术中，总的肾脏和内脏缺血时间可以减少至仅仅数分钟。潜在的益处是减少肝脏和肠管的缺血，包括减低术后凝血障碍和细菌移位的风险。

（5）从 $T_7 \sim L_2$ 所有未闭合的肋间动脉被重新回植到 1 个或多个在移植物上的开口（只有少量回血或没有回血的粗大的肋间动脉特别重要）。在完成肋间动脉的吻合后，近侧的阻断钳移至下面的移植物上，恢复肋间动脉的血流。当肋间动脉都已闭塞时，应行主动脉壁的内膜剥除术，剥除钙化的病变内膜。随后，内脏和肾动脉的开口回植到 1 个或多个移植物的开口上。30%～40% 的病例左肾动脉需在移植物上做一单独的开口。至少有 25% 的病例遇到内脏动脉或肾动脉狭窄，并需要行内膜剥除术（假如解剖上可以的话）或插入旁路移植。对Ⅰ型修复时，内脏动脉的再吻合通常被合并入一斜行的远侧吻合口中。但对Ⅱ和Ⅲ型修复时，内脏动脉和肾动脉开口被回植到一个或多个移植物的开口上。在完成主动脉的修复后，可在旁路转流环路上使用热交换器使患者复温，减少心律失常或凝血障碍的风险。也可使用热水冲洗手术区域，从而反向调节体温并使患者开始复温。

对患主动脉瘤位置较低的患者（即 Crawford Ⅲ型和Ⅳ型），心房至远侧主动脉的旁路转流可以改为仅提供心房至内脏和（或）肾脏的旁路转流。这一技术避免了远侧主动脉或股动脉的套管插入，但可减低心脏的前负荷、保护肾实质、减少阻断后的酸中毒，并减少了肠缺血造成的术后细菌迁移的风险。

选择性的远侧动脉灌注技术可用于一些特殊患者，主要是患 Crawford Ⅰ型、Ⅱ型或Ⅲ型的患者，并且在技术上可行膈肌平面横行阻断，但不适合于中上和中段胸降主动脉。

对于一些病变广泛的动脉瘤，如升主动脉、弓部、胸降主动脉或胸腹主动脉均受累，可选择分期手术治疗。当远侧胸主动脉与近侧主动脉不一样大，并且远侧胸主动脉无症状时，先修复近侧主动脉。初期近侧主动脉修复术的一个重要益处是其可以对瓣膜和冠脉阻塞性病变进行治疗。采用由 Borst 描述的象鼻管技术。升主动脉和横向的主动脉弓被首先置换，留下一部分移植物在近侧的胸降主动脉中，在二次手术时使用。这样在二次手术时无须解剖和游离远侧横向的主动脉弓部周围，可以减少或消除对喉返神经、食管和肺动脉的损伤风险。

然而，对于主动脉巨大并有破裂症状（如背部疼痛）或不均衡的大的 TAAA 患者，手术时应先处理有破裂危险的主动脉段，而升主动脉和横向的主动脉弓作为二次手术处理。首次手术时，在反向的象鼻修复过程中，主动脉移植物的近侧端倒转向下放入管腔内，并留作以后使用，以便于二期的升主动脉和横向的主动脉弓部的修复手术。

4.关闭

在完成主动脉的修复后，给予鱼精蛋白硫酸盐中和肝素。这对于吻合部达到充分可靠的止血是非常重要的。评估肾脏、内脏和周围循环。将动脉瘤壁松松地包绕在主动脉移植物的周围。放置两个胸部引流管，并在关闭前放置一闭式引流于腹膜后。关闭膈肌使用不吸收线连续缝合，术后发生膈肌破裂是非常罕见的。

5.防止截瘫与术中脊髓保护策略

不可逆的截瘫是 TAAA 修复术后最具破坏性的并发症之一。据文献报道，胸腹主动脉瘤后截瘫或轻瘫的发生率差异很大，变化范围在 4%～32%。Svensson 等人对 Crawford 的经验资料报道表明，截瘫或轻瘫总的发生率为 16%，在脊髓功能不全的患者中，完全瘫痪的发生率超过一半。有学者报道的 1 108 例中，选择修复手术的患者，术后并发截瘫或轻瘫为 3.6%（40/1 099 例，7 例术前瘫痪和 2 例在术中死亡的患者除外）。在他的病例报道中，截瘫和轻瘫的发生率各半。接近 30% 的患者，术后刚醒时出现下肢的神经功能不全，功能不全继续发展时，称为延迟性截瘫。手术因素对脊髓的损伤包括，缺血的持续时间和程度、再灌注损伤、栓塞或血栓形成。依据 Crawford 分类,脊髓损伤的平均风险为 I 型 13%,II 型 28%～31%,III 型 7%,IV 型 4%。虽然在过去将主动脉夹层确定为一个风险因素,最近的经验表明,夹层不再作为术后发生截瘫或轻瘫风险因素。这是一个初步的推断,对患主动脉夹层的患者,应积极地重新回植肋间动脉。这种努力重新回植肋间动脉也很可能减少延迟性截瘫的风险。

推测低温的神经保护作用是降低组织代谢和普遍减少细胞能量需要的过程。然而,其机制可能是多因素组成,包括膜的稳定性和兴奋性神经递质释放的减少。术中宜采用适度的降低体温(31～33 ℃)。Frank 等人报道一种技术,在阻断导致的缺血期间,用部分旁路转流和适度的降低体温来保护器官。适度降低体温较深低温的优点包括稳定内在的心脏节律,不需要完全的心肺旁路转流。他们报道一组 18 例患者,采用适度降低体温(30 ℃)和部分旁路转流(主动脉-股动脉或心房-股动脉),行胸和胸腹主动脉瘤切除和置换术。其中无患者发生截瘫或严重的肾衰竭,有 2 例死亡(11%)。对 TAAA 修复术,大多数学者特意避免深低温和停循环技术,主要原因是凝血障碍、肺功能不全和大量的液体移位的危险。

Crawford 等人报道,临床使用心肺旁路转流,用深低温停循环,经后外侧入路为 25 例患者治疗胸主动脉瘤,有 21 例早期存活者,并且脑保护完全满意。对于消除截瘫,这一技术不完全有效,在缺血脊髓损伤风险方面,18 例患者中有 2 例(11%)发生神经功能不全。这可以解释为在缺血期间虽然有良好的脊髓保护,但牺牲重要的肋间动脉会造成脊髓损伤。

Kouchoukos 等人报道对远侧主动脉弓部、降主动脉和胸腹主动脉手术,附加使用深低温心肺旁路转流,并用停循环。他们评估了 161 例患者。其中 30 天死亡率为 6.2%,90 天死亡率为 11.8%。在 156 例术后生存者中,有 4 例发生截瘫,1 例轻瘫,需要肾脏透析者 4 例(2.5%)。他们认为深低温旁路转流可提供安全和真实的保护,抵御截瘫和肾脏、心脏、内脏器官系统衰竭。

据文献报道,有两种脊髓局部的深低温:直接安置冷灌注到硬膜外或鞘内的间隙和血管内的冷灌注进入隔离的胸主动脉节段。其目的是冷灌注液将通过肋间血管输送到脊髓。硬膜外冷却对脊髓局部深低温,在狗的模型上可有效预防主动脉横行钳夹阻断后的截瘫。

Davidson 等人报道硬膜外冷却的临床试验,8 例患者因动脉瘤施行胸腹主动脉置换手术。这一技术可达到局部的脊髓深低温,给予足够的保护。冷灌注到隔离的主动脉段已经用于动物模型,并证实脊髓温度能被迅速而有效地降低。

对 Crawford I 型或 II 型患者,可采用脑脊液(CSF)引流管。通过第 2 或第 3 腰椎间隙放置 18 号规格的椎管内导管。导管允许抽吸脑脊液并在术中监测压力,并于术后持续 2～3 天。脑脊液从导管引出。使用一个封闭的采集系统,在主动脉阻断期间,当需要时,补充脑脊液,保持脑脊液压力≤1.3 kPa(10 mmHg)。

综上所述,那些对脊髓直接供血的肋间动脉或腰动脉受损,是发生术后截瘫的一个重要因素。在全部或部分解剖修复中,通过维持这些动脉血流,保持脊髓缺血期在 30 分钟以内。这一观点得到文献报道的荟萃分析支持,Oppell 回顾 1 742 例治疗外伤性主动脉破裂的患者,时间跨越 25 年。单用主动脉横行钳夹阻断引起截瘫的发生为 19.2%,而转流则截瘫发生率降至 11.1%。主动增加远侧主动脉的灌注,例如左心房-股动脉旁路转流或股-股动脉旁路转流,新近的术后截瘫最低的发生率为 2.3%。假如主动脉横行阻断持续时间超过 30 分钟,而且远侧灌注没有增加,积累的截瘫风险增加。在降主动脉和胸腹主动脉瘤置换术中,采用左心旁路转流对远侧灌注。Borst 等发现,在主动脉隔断时,这一技术能有效地疏导近侧循环,并对远侧重要脏器维持适当的灌注,可减少早期死亡率和肾衰竭。此外,由于结合远侧灌注和主动将远侧肋间动脉重新回植,脊髓损害的风险减小。对继发于缺血的损伤性并发症,如截瘫和其他脏器衰竭,值得进一步研究。一些措施的联合应用,包括远侧主动脉灌注、主动将肋间动脉重新回植、深低温、避免高血糖和 CSF 引流,已经相当大地减少了这些损伤性并发症。

在主动脉横行阻断期间,肌肉运动诱发电位(MEP)监测特定的反映肌肉运动和肌肉运动追踪血流供应的电位。MEP 用于刺激皮层运动区或运动神经元,通常从外周肌肉记录。在 1997 年,Haan 等描述了这一技术,经头盖刺激皮层运动区,并记录下肢肌肉的电位,探测术中脊髓缺血。经头盖刺激目前已被美国食品和药物管理署核准,这一方法需要特殊的麻醉技术,因为完全的神经肌肉阻滞与肌肉的 MEPs 监测相互矛盾。另外,这一技术一般与左心房-股动脉旁路转流结合使用。Jacobs 等发表了一组病例报道,184 例患者经 TAAA 修复,他们的记录包括左心旁路转流、脑脊液引流和 MEPs 监测。他们发现,对脊髓缺血的评价和危及脊髓灌注的部分动脉的鉴别,MEP 是一敏感的技术,能够将神经系统功能缺损的发生率减少到 3% 以下。

八、术后处理

由于胸腹主动脉瘤的手术范围广、时间长、创面大、渗血多等原因,术后患者必须送入 ICU 严密监护,术后处理要点如下。

(1)刺激和维持肾脏功能,以小剂量的多巴胺滴注,2～3 mg/(kg・min)开始,并持续 24～48 小时。

(2)控制血压在 13.33～14.66 kPa(100～110 mmHg)之间,以避免血压反跳,导致吻合口脆弱组织撕裂出血。常用硝普钠,以微量泵控制剂量,能达到满意效果。

(3)输血补液:纠正失血,并保持水、电解质平衡。记录胸腔引流液及尿量,及时输血补液。如果中心静脉压高而尿量少,应给呋塞米等利尿药物,促进肾功能恢复。

(4)心脏监护:中老年患者居多数,病因以动脉硬化为主,因此患者可能伴有不同程度的冠状动脉硬化。术后应加强心脏监护,尤其是心肌缺血及心律失常,并及时处理。

(5)呼吸道管理:术后常规应用呼吸机辅助呼吸,及时拍摄床旁 X 线胸片及做血气分析,保持气管插管及胸腔引流通畅。患者通常过夜后脱呼吸机,并在第 2 天早上拔管。

(6)应用抗生素:涤纶血管、垫片及缝线都是异物,容易引起感染。术后必须应用大剂量广谱抗生素 3～7 天,预防感染。吻合口感染后,常形成假性动脉瘤或破裂大出血死亡。

(7)注意脑和脊髓功能:术后严密观察神志恢复情况,下肢活动、腱反射及皮肤感觉,明确有无脑缺氧及截瘫并发症,并采用相应的处理措施。

(8)引流管:在术后 36～48 小时,拔除所有的引流管。在术后第 2 天开始走动。

(贾少军)

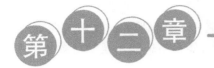

胸 部 损 伤

第一节 气管、支气管异物

气管、支气管异物是一种常见的危急重症,多发生于小儿。当呼吸道吸入异物后,可以并发急性喉炎、哮喘、肺炎、肺脓肿、支气管扩张症、肺气肿、自发性气胸甚至脓胸。体积较大的异物,突然阻塞声门、气管或主支气管会引起呼吸困难,严重者会引起窒息死亡。本病一旦发生,多数病例需在支气管镜下将异物取出。对于一些异物形状特殊者,表面光滑、异物嵌入支气管腔内过深者,经气管镜难以取出,往往需要施行剖胸手术,切开支气管摘除异物,如阻塞远端肺组织已感染实质病变,需行肺叶或全肺切除术。

一、病因

吸入的异物按性质可分为 3 类:①金属类,如缝针、大头针、安全别针、发夹、注射针头、鱼钩、硬币或钢珠等;②动植物类,如花生米、黄豆、蚕豆、玉蜀黍、瓜子、核桃、骨片等;③塑料和玻璃类,如塑料圆珠笔帽、瓶塞、玻璃串珠、纽扣等。

二、发病机制

(1)由于异物的大小、形状、性质及阻塞部位不同,对患者产生的影响也不相同。小而光滑的金属性异物吸入支气管腔内,仅产生轻微的黏膜反应,不会引起呼吸道的阻塞。随着时间的推移,金属会氧化生锈,有时还会穿透支气管壁进入肺实质。但动、植物类异物可产生支气管部分性或完全性梗阻,并引起异物周围严重的局限性炎症。大的异物可以早期引起完全性的气管、支气管阻塞,产生呼吸困难、急性肺不张、纵隔移位,进一步发展为阻塞性肺炎、支气管扩张症及肺脓肿。值得注意的是,小儿气管、支气管异物绝大多数为食物壳仁或塑料玻璃类玩具,因此,小儿应避免玩这类物品,以免发生意外。

(2)异物存留的部位,可能在喉部、气管隆嵴处,但以进入左、右主支气管及其远端多见。右侧支气管异物的发生率较左侧高,这是由于右侧主支气管比左侧粗、短、直,偏斜度较小,而左侧主支气管较细、长、斜,加之隆突位于中线偏左,因此,异物容易落入右侧。异物停留的部位,多在主支气管和下叶支气管,落入上叶及中叶的机会极少。

(3)异物落入支气管,可以产生部分性或完全性阻塞,两者均可导致不同程度肺通气功能减退。部分性阻塞时,异物的阻塞或刺激产生的局部炎症反应肿胀导致形成活瓣机制,空气可以吸入气道远端,但无法呼出,引起阻塞性肺气肿。受累的肺组织过度膨胀,产生纵隔移位、呼吸困难,肺内压力增高甚至可以产生自发性气胸。完全性阻塞时,由于异物的嵌入,加之黏膜肿胀、炎症、腔内分泌物潴留,最终使支气管腔完全阻塞,导致阻塞性肺炎、肺不张、支气管扩张症及肺脓肿。

三、诊断

由于吸入异物种类、大小、形状不同,症状也不同,从无任何呼吸困难症状到严重缺氧、窒息而致死亡均有。本病发生可有明确的吸入异物病史,并出现相关临床症状,表现为呛咳、咳嗽、咳痰、呼吸困难、咯血、发热,严重者可很短时间内窒息死亡。有学者曾遇一例6岁患儿,因口含黄瓜蒂玩耍造成误吸死亡的病例。但无明确病史的患儿甚至成年患者也不少见。

(一)临床分期

根据异物停留时间的长短,临床上分为3期。

1.急性期(24小时)

有黏膜刺激症状和呼吸困难,并伴有胸痛,少数患者出现发绀及发音困难。

2.亚急性期(2~4周)

由于异物产生呼吸道局部炎症反应,伴随有支气管黏膜刺激症状,出现黏膜溃疡、软骨坏死及蜂窝织炎等。

3.慢性期(1个月以上)

此时异物反应轻的患者可无症状,如出现较大支气管的完全性或不完全性阻塞,则可出现与局限性肺气肿、肺不张或肺化脓症及脓胸相应的症状。

(二)临床症状

在临床工作中如果发现小儿在进食或口含物品玩耍时发生呛咳、哮喘甚至呼吸困难、发绀等,要考虑有吸入性异物的可能。对于儿童不明原因的肺炎、肺不张等与常见肺炎临床症状不符时应考虑支气管异物的可能性。

(三)放射诊断

气管、支气管异物最基本的检查方法是胸部正侧位平片,对于金属和不透X线的异物可以确定异物位置,对X线不能显示者可以发现异物堵塞区肺炎、肺不张等间接征象。对高度怀疑的患者应行纤维支气管镜检查以明确诊断并给予及时治疗,少数病例尚需支气管造影、断层扫描、CT检查等,均可显示支气管管腔充盈缺损。

四、治疗

(一)误吸异物家庭自救的方法

(1)立即以示指或拇指突然按压颈段(环状软骨以下至胸骨切迹处)气管,刺激患者咳嗽反射,将异物咳出。

(2)可立即抓住婴幼儿双踝部使倒立位,并行原地转圈,迅速加快,由于离心力作用即可使异物排出。

(二)经支气管镜检查和异物摘除

气管、支气管异物能自动咳出的占1‰~2‰,因此应积极治疗,以免延误病情,发生并发症。气管、支气管吸入异物后,多数均可通过镜检顺利取出,但也有少数病例取出困难,或者出现窒息等并发症。特殊类型气管异物由于形状特殊、体积较大,一般应选择全身麻醉。全身麻醉可使患儿减少躁动、气管内平滑肌松弛,利于异物的取出。但全身麻醉应达到一定的深度,既保留患儿的自主呼吸,又尽量在置入气管镜和异物出声门时达到肌肉松弛、分泌物少和止痛的要求。

(三)剖胸手术适应证

剖胸手术仅适用于下列情况:①经支气管镜摘除困难或估计摘除过程中有很大危险;②异物已引起肺部明显化脓性感染。

(四)手术

应注意做好术前准备,确定异物形态、性质及停留部位,手术当天应复查胸片,以防止异物移位。对于球形、光滑的支气管异物,为预防由于体位变动或操作时异物滑入对侧支气管,可采用双腔管或单侧支气管插管。

手术方式有以下两种。

（1）行支气管膜部切开术时，切开胸膜，显露支气管膜部，在该处扪及异物，纵向切开膜部，取出异物，然后间断缝合膜部切口，并以胸膜覆盖。

（2）肺叶或全肺切除术适用于由于异物停留时间长，已引起严重的肺部不可逆感染或化脓，患部肺功能难以恢复者。

（姜金栋）

第二节　气管、支气管损伤

气管、支气管损伤是指环状软骨以下到肺段支气管分叉之前气道损伤，临床比较少见。国内报道占胸部伤的 1% 左右，国外报道则为 3%～6%，但伤情较重，多合并有严重创伤，发生率有增多趋势。Chesteman 等收集闭合性气管、支气管伤 200 例文献报道中，病死率 30%，其中 50% 死于伤后 1 小时，65% 发生于 30 岁以下的青少年。低氧血症是造成伤员死亡最常见的原因。多数学者认为要降低病死率和预防并发症，必须早期诊断，并立即手术。

一、病因

根据气管所处的部位，其损伤的原因亦有所不同。

（一）颈段气管

颈段气管比较表浅，多为遭受直接暴力切割、刎颈损伤所致，例如，乘坐摩托车、跑马等高速载体，颈部突然撞击电线、绳索而致伤。

（二）胸段气管

胸段气管多在交通车辆突然减速，乘客颈、胸部撞击扶手或方向盘时损伤，常合并颈胸部血管、食管或脊柱椎体等毗邻组织器官损伤，重者或因气管、支气管断裂、出血、错位、缩短、软组织嵌塞窒息立即死亡，轻者胸段气管撕裂，膜部破裂。如果轴线改变不大，除急性出血堵塞或压迫气管有危险外，一般预后较好。

二、发病机制

（一）颈段气管的损伤机制

颈段气管位置表浅，其前方仅有软组织覆盖，后方是颈椎，左右活动度较大。因此颈前锐器伤容易伤及气管，而颈前的突发钝性伤由于气管活动度小可造成气管裂伤。

（二）胸段气管、支气管损伤机制

（1）胸廓突然遭受严重撞击挤压，使胸腔压力剧增，同时伤员常作保护性反射，使声门紧闭、气管内压急剧增高，同时腹肌亦反射性收缩和屏气，使腹内压和膈肌同时升高，气管、支气管在这种内、外双重压力作用下，可导致破裂。

（2）胸廓受挤压时，前后径明显缩短，而左右径突然增大，双肺向两侧后分离，使一侧或另一侧主支气管向外侧过度分开，而气管分叉处（指隆突）较多固定。在这种动与不动剪切力的作用下，容易使一侧主支气管裂伤或横断。80%～86% 发生在主支气管离隆突约 2.5 cm 处。右主支气管损伤较左侧的多见。

三、临床表现

患者有突然受撞击伤或挤压伤史，如汽车撞伤、坠落伤及颈部刀刃刺伤病史。气管、支气管损伤的早期症状及体征取决于损伤的部位、程度、纵隔胸膜是否完整和血胸程度等因素。伤后早期出现呼吸困难，颈部、胸部大量皮下积气，有张力性气胸者可见口唇发绀、端坐呼吸、极度呼吸困难，可以伴有多发性肋骨骨折及血气胸。陈旧伤者由于支气管断裂收缩、血凝块堵塞支气管断端，造成断裂支气管所属肺不张。胸部 X 线检查显示气胸、血气胸,纵隔、颈部、胸部皮下气肿及肺不张,部分病例可出现典型的"肺坠落征",螺旋 CT 加三维重建和 MRI 可显示支气管断裂。纤维支气管镜检查见气管及支气管大小不等的裂口和裂伤,可伴有出血及支气管腔内肉芽瘢痕组织堵塞管腔。

四、诊断要点

颈段开放性气管损伤的诊断并不困难。如听到气体进出破口的嘶嘶声或以导尿管试插进入气管后,可立即吸出血痰或出现咳嗽反射,即可确诊。而闭合性气管损伤,由于损伤程度和病理变化的差异,症状、体征、X 线表现无特异性,又多有严重合并伤的掩盖,导致闭合性颈胸段气管、支气管损伤的诊断多较困难。有学者统计:伤后 24 小时内确诊不到 1/3,1 周内确诊率仅增加 15％～25％,1 个月内确诊率约50％,6 个月以上尚有 10％难以确诊,甚至有伤后 15 年在手术探查时才确诊的。

对于胸部外伤史如车祸、从高处跌下等病史者,应警惕胸内气管、支气管断裂的可能性。如表现为气胸,经胸腔闭式引流有持续大量气体溢出,而肺膨胀不良或 X 线检查表现为"肺坠落征",应考虑气管、支气管断裂可能。部分病例可以行 CT 或 MRI 诊断,必要时可以行支气管镜检查,如发现支气管裂口即可诊断。螺旋 CT 加三维重建对气管、支气管断裂的早期诊断价值非常大,因为均为无创检查,风险较小,特别适合于一般情况差的患者。陈旧伤者由于支气管断裂收缩、血凝块堵塞支气管断端,造成断裂支气管所属肺不张,纤维支气管镜检查可见断端支气管狭窄阻塞机化。

五、治疗

根据伤员就诊的早晚,临床诊断时常把气管、支气管损伤分为急性期(早期)和慢性期(晚期)损伤。

(一)急性期(早期)诊断和手术探查指征

(1)患者有严重颈、胸部外伤史和张力性气胸表现,经第 1 或第 2 肋间胸腔闭式引流,仍有持续大量漏气及低氧血症难以改善,或加负压吸引时,因对侧气道的有限气体也被吸出而呼吸困难加重,甚至发生窒息。断裂破口越大越易发生,应立即停止负压吸引,或经引流管注入亚甲蓝由气道咳出者,均应即做双腔健侧气管插管,行伤侧或正中切口急诊手术探查。

(2)早期纤维支气管镜检查是诊断气管、支气管损伤最有效的方法。该方法既可了解损伤的部位、程度和管腔阻塞情况,决定术式、切口径路,又可提供止血、吸痰、排除健侧气管阻塞内容物,还可在内镜外套上气管插管,并在内镜引导下进行健侧麻醉插管,保证气道通畅,减少因头、颈过度后伸加重脊髓损伤的危险,了解声带功能,避免因盲目插管推移气管下断端扩大损伤。但纤维支气管镜检查有一定风险,最好在手术室中进行,以便随时做气管切开和紧急开胸手术。

(3)放射学检查是提示和补充诊断气管、支气管损伤的重要参考和依据。胸片、断层片可见有以下直接、间接征象:①颈深部、椎旁、纵隔气肿,单侧或双侧气胸,经闭式引流后难以消失;②气管、支气管壁影的延续突然中断或有含气或血凝块阴影;③伤侧肺萎陷、肺不张、咳嗽、深吸气,亦不能复张,并下垂于肺门以下,又程"肺坠落征",是诊断气管、支气管完全断裂的重要依据。结合有受伤史、难治性气胸,应当确诊和手术。尚难确定时,宜尽早做纤维支气管镜检查和手术探查。

严重胸部损伤中气管、支气管断裂,多合并胸部其他脏器和其他部位器官损伤,如不能及时明确诊断、早期手术治疗,常危及生命。外伤性支气管断裂早期行重建术在操作上无多大困难,因支气管断面新鲜、解剖结构清晰,清除周围血肿后,断端稍加修整即可吻合。早期接受支气管重建术患者有较好的远期治疗效果。

(二)慢性期(晚期)诊断及手术适应证

1.陈旧性气管、支气管损伤

该病多为急性期误诊所致,一般指受伤后 7 天以上确诊。原因是伤后断端收缩移位,断裂口被软组织、血块或分泌物完全或部分堵塞。早期经胸腔闭式引流术症状明显改善,支气管断裂处为增生肉芽组织填充。

2.气管、支气管损伤的晚期手术适应证

（1）气管、支气管外伤后有吸气性呼吸困难或喘鸣，气管镜和CT断层片发现有肉芽、瘢痕或软组织狭窄，影响正常呼吸者。

（2）支气管外伤后，断端远端堵塞并发肺叶或全肺不张或感染实变完全失去肺功能者。前者即使时间久远，只要在直视下插入导尿管反复灌洗，彻底清创，绝大多数均可复张。将断端清创吻接，预后多较好。对于感染严重者可行肺切除手术。

（3）胸外伤后出现进食呛咳，尤其饮水呛咳，或口服亚甲蓝即有气管咳出蓝色痰液，又排除喉返神经损伤，应以内镜和造影确诊内瘘部位、方向、大小。一经确诊，必须考虑外伤性食管、气管、支气管瘘，行手术切除和食管、气管修补手术或行食管覆膜支架置入。

（三）手术时机选择

陈旧性气管、支气管断裂患者，手术目的是争取切除狭窄部分，重建气道，使肺复张。通常应在伤6个月后内手术为宜。也有支气管断裂后阻塞15年，术后肺功能尚可恢复的报道。有学者曾诊治一例因砖窑倒塌致左侧支气管断裂6个月后来就诊，手术发现左主支气管根部断裂并肺实变合并感染者，行支气管吻合后肺复张的病例。这种情况少见，对严重肺部感染者应做切除。但一般而言，距外伤时间越近，肺复张的概率越高，肺功能恢复越好，故在病情允许的情况下应尽早手术。

（四）手术方式和技巧

陈旧性气管、支气管断裂的患者，由于胸腔粘连，两断端回缩，加之瘢痕组织形成，寻找断端困难。手术有以下要领。

（1）分离胸内粘连，剥除肺表面的纤维膜至肺门处。

（2）解剖暴露出肺动脉干，在其分支处找到支气管远端，切除狭窄部分及瘢痕组织。判定肺功能恢复与否依下述方法进行：把远端支气管游离后切开支气管，吸去管腔内胶冻状黏液，吸净后用生理盐水反复冲洗干净，用麻醉机气囊加压充气，若肺膨胀良好，说明肺功能可全部或部分恢复，重建气道后仍具有通气和换气功能。完全断裂的主支气管管口立即回缩入纵隔并被血块等堵塞，远侧端的肺完全萎缩，但很少发生感染。

（3）最后，沿肺动脉干找到近端支气管，切除瘢痕及狭窄，与远端吻合。寻找断端和肺功能的鉴定是手术难点及关键。

（五）吻合注意事项

对于陈旧性气管、支气管断裂，一般游离范围应距上下支气管断端0.15 cm以上。对于形成瘢痕狭窄的切除范围应超出瘢痕0.12～0.14 cm，吻合时两端修剪整齐，口径大小接近，膜部稍长，以便吻合时调整，用3-0 prolene线缝合，吻合口处再缝1～2针减张丝线，同时游离下肺韧带，降低吻合口张力。经张肺试验吻合部位无明显漏气后，用附近带蒂胸膜覆盖吻合口。

由于伤员就诊较晚或急性期损伤较轻，裂口＜1 cm或横断周径不超过1/3，或气管远端、支气管两断端被血凝块、分泌物或周围组织封堵，远端为肺不张、肺炎、感染实变，断端局部瘢痕、狭窄，甚至支气管横断，两断端收缩，其间形成软组织隧道通气，也可在短时间内维持平静的呼吸，一旦活动量大，即可出现吸气性呼吸困难和喘鸣。

（姜金栋）

第三节 创伤性窒息

创伤性窒息是突发钝性闭合性胸部或上腹挤压致心肺压力骤增所造成的上腔静脉末梢损伤的综合征，其发生率占胸部损伤的2‰～8‰。

一、发病机制

当坑道、房屋倒塌等造成的胸部或腹上区突然遭受强力钝性挤压的瞬间,不仅胸膜腔内压剧增,伤员还反射性地将声门紧闭,气管和肺内空气不能排出,胸内及肺循环压力骤然升高,致使右心腔血液逆流至腔静脉系统。由于下腔静脉系统静脉瓣完整,而上腔静脉系统缺乏静脉瓣,淤滞在右心及腔静脉系统的血液,突然受到挤压,逆流而上,使上腔静脉系统压力过大,导致末梢毛细血管破裂,可出现点状出血,甚至小静脉破裂出血,从而引起一系列病理生理变化。

二、临床表现

创伤性窒息多见于胸廓弹性较好的青少年和儿童,多数不伴胸壁骨折,但在年长患者中或暴力过大时亦可伴肋骨、胸骨骨折及内脏损伤,应予注意。患者均有不同程度的呼吸困难、视物模糊等,可有烦躁不安等精神症状。表现在头、面、颈、上胸部及上肢范围的皮肤、皮下、口腔黏膜及结膜,特别是巩膜出现紫红色出血斑点和瘀斑,甚至由于结膜水肿,眼球深部组织出血可致眼球向外凸出,25%患者可有视网膜出血、视盘水肿,故有人称此现象为"外伤性发绀""挤压伤性发绀综合征"。如颅内静脉末梢出血、水肿,可表现为头昏、头胀、躁动不安、兴奋多语和一过性意识障碍;如颅内血肿增大,可引起偏瘫和昏迷。患者可合并喉头水肿;急诊胸片可以提示有肋骨骨折、血气胸、创伤性湿肺;头颅 CT 提示脑水肿;心肌酶谱示 CK-MB 和 CK 升高。

三、诊断要点

根据胸部或腹上区有突然挤压伤病史,结合上腔静脉系统末梢皮肤或黏膜有点状出血,尤其是眼结膜水肿巩膜出血诊断都不困难。但首先应排除颅内出血、合并胸腹脏器伤,以便首先处理危及伤员生命的损伤。

四、治疗

创伤性窒息可引起脑、心、肺、肾脏等各种组织和器官损害。因此在治疗上应从全局、整体考虑,围绕其血流动力学改变早期处理,同时处理合并伤,综合治疗。治疗创伤性窒息首先应保持呼吸道通畅,必要时行气管插管或气管切开,同时建立静脉通道。对于此类患者,因头颈部多有损伤,一般行股静脉置管,便于补液及中心静脉压(CVP)的监测,并适量抬高上半身,利于血液回流。对危重者,及时纠正休克、缺氧至关重要。要及时处理合并伤,解除气管痉挛,适量应用氨茶碱、激素及清蛋白。对于气管插管或气管切开者常规行痰培养、血培养及药物敏感试验,有的放矢地选用抗生素,减少不良反应。此外,还应维持水、电解质平衡,控制液体入量,减少炎性渗出,防止肺水肿及 ARDS,必要时行机械通气。该病常为突然发生,患者除生理上受到伤害外,更多的是心理上的恐慌,因此良好的镇痛及必要的镇静必不可少。因该病多有合并伤,必须重视每一个可能受累的器官,防止呼吸、循环衰竭及肾功能受损。另外,在积极治疗的同时,应注意机体营养的补充,对于卧床时间较长者更应注意。

总之,创伤性窒息一般病情较重、发生突然,早期诊断及治疗很关键。在具体治疗时应视机体为一整体,保护重要脏器,结合患者具体情况综合治疗。

(姜金栋)

第四节 创伤性血胸

胸部损伤后致胸膜腔积血者称创伤性血胸,常见于胸部穿透伤或严重钝性挤压伤,其发生率在钝性胸部伤中的占 25%～75%,在穿透伤中占 60%～80%。

一、病因

(一)肺循环出血

钝性伤造成的血胸多由于肋骨骨折断端骨膜及骨髓腔出血,难以自行收缩闭合引发。形成血肿及血凝块时出血可自行停止,但骨折端刺破胸膜,在胸腔负压的作用下很容易被吸入胸腔。如直接暴力较大,骨折断端向内刺入胸膜腔内,可刺破占据胸腔最大体积的肺组织导致损伤出血,这是最常见的出血来源(图12-1)。但由于肺循环的压力低(仅及体循环压力的1/6～1/5),损伤的肺组织因弹性回缩及局部血气的压缩,出血速度较慢,甚至全肺广泛挫裂伤出血多可自行停止吸收和愈合。单纯肺挫裂伤引起的出血,多可经胸穿(少量)和胸腔闭式引流而治愈,真正需行开胸手术探查者仅为5%左右。

(二)体循环出血

体循环出血主要指心脏大血管、主动脉及其属支肋间血管、胸廓内血管、锁骨下动静脉、腔静脉无名动、静脉破裂及肺动静脉出血,一般出血量大,速度快,休克和死亡发生率高。

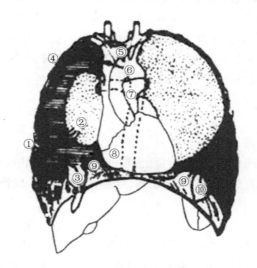

图12-1 胸血积血的来源
①肋骨骨折;②肺实质;③肝脏;④肋间动脉或胸廓内动脉;⑤主动脉分支;⑥肺血管;⑦主动脉峡间;⑧心脏;⑨膈肌;⑩脾脏

二、分类

临床上常根据出血量的多少,把血胸分成少量、中等量、大量血胸3类。单纯根据出血量分类是不够全面的,因为伤员胸腔有大有小,出血速度有快有慢,胸膜渗出有多有少。分类的目的应对判明伤情,分清轻重缓急,确定治疗原则有指导作用,据此根据液平面在X线立位胸片上的位置,估计引出的血量、症状和治疗原则分类见表12-1。

表12-1 创伤性血胸分类

项目	少量	中等量	大量
X线立位胸片液面位置	平膈肌	达前第4肋间	超过第2前肋骨
出血量/mL	300～500	500～1 500	>1 500
症状	无或轻	可有休克	重度休克
治疗原则	可行胸穿	胸腔闭式引流	闭引,必要时开胸

临床上出血量对伤员的影响固然很大,但出血速度对伤员影响更大。短时间内有中等量或以上出血,可致伤员严重休克,甚至可致呼吸心搏骤停,而缓慢大量血胸不一定发生休克。

三、发病机制

(一)急性呼吸循环功能障碍

当胸腔积血在短时间内超过中等量以上时,有效循环血量减少,不仅可发生创伤和失血性休克,而且因为心肺大赢管,尤其是心房及腔静脉受压、推移萎陷和扭曲,使呼吸面积骤减,纵隔移位回心血量减少,导致急性呼吸、循环功能障碍。

(二)凝固性血胸

少数伤员出血速度快,或使用大量止血药,当心、肺、膈肌尚未能去除或未完全去除纤维蛋白时,已经形成或部分形成了血凝块,称为凝固性血胸。血凝块占据了胸腔的部分空间,影响了肺膨胀。临床上经胸腔穿刺或闭式引流均不能引出,需在伤后 2～3 周内用胸腔镜或小切口行廓清术取出或吸出。

(三)创伤性胸腔积液

有时少量或中等量血胸没有及时处理,血细胞自行分解所产生的代谢产物刺激胸膜,渗出明显增加,可形成大量胸腔积液,使血胸稀释,此称为外伤后反应性或渗出性胸膜炎。当放置引流时,可见上为橘黄色渗出液,中为橘红色液体,下为酱油色和絮块状沉淀物。

(四)包裹性血胸

因纤维素在胸膜肺表面或叶间沉着分隔,形成包裹性血胸,使引流困难。此时,必须在 B 超定位引导下做胸穿或留置引流。

(五)血胸感染

创伤性血胸中,由于在无菌操作下及时引流及拔管,同时应用抗生素预防感染,脓胸的发生率已大为减少。战时穿透伤多,有些引流不及时,无菌操作不严格,脓胸发生率高达 3.8%～20%。

(六)纤维胸

如果凝固性血胸或合并感染后未及时处理,由于纤维素的沉积,血管内皮细胞、成纤维细胞的侵入,使胸膜肥厚形成纤维板。脏层纤维板将影响肺的膨胀;壁层纤维板收缩,既影响胸壁的活动,又使肋间变窄胸腔变小。脏、壁层纤维互相愈合称为纤维胸,可损害正常呼吸功能。

四、诊断要点

根据受伤史、内出血症状、胸腔积血体征,结合胸腔穿刺,B 超和摄 X 线立位后前位、伤侧位全胸片,诊断创伤性血胸一般并不困难。但还应明确血胸的定位、定量和定性诊断及鉴别诊断,以便尽快确定抢救和治疗原则。特别要重视对进行性出血的诊断。

(一)出血量的诊断

(1)摄立位 X 线全胸片是少量、中等量及大量胸血分类的最重要根据。但有些伤员因休克或脊柱、下肢骨折而难以站立者,在卧位下摄胸片时除看到伤侧透光度稍有减低外是很难分清出血量多少的。可摄坐、立位或健侧卧位后前位全胸片,再结合仰卧位对伤侧胸壁进行叩诊,分清浊音界的位置,并与健侧比较,凡浊音界在腋后线以下为少量,腋中线者为中量,达腋前线者为大量。

(2)根据引流量和胸血血红蛋白量测定计数丢失的循环血量,作为补充血容量的参考。因为血液进入胸腔后对胸膜多有刺激,引起胸膜反应性渗出,使胸血多有稀释。因此丢失的循环血量可按下述公式计算。

已丢失的循环血量/mL＝胸出血量/mL×测出胸血血红蛋白量/mL×8.4/100

8.4 为常数,正常血红蛋白含量为 120 g/L,即 1 g 血红蛋白含在 8.4 mL 血浆内。

(二)定位诊断

为了准确定位可摄侧位胸片或胸部 CT 片,或在 X 线透视下找出最近胸壁积血位置,也可行超声定位,对了解液体的位置、多少、深度,估计出血量,分析有无血凝块、胸壁的厚薄,找出距胸壁最近距离,确定进针方向和深度,避开邻近脏器均有实际意义。处理时应按超声检查时的体位,并在超声引导下进行胸腔穿刺。如仍不能抽出,则可能因针头细,致血液抽出很慢或针头被纤维蛋白或血凝块堵塞难以抽出。

(三)定性诊断

1.进行性血胸(胸内活动性出血)

对创伤性血胸,不仅要诊断有无胸血、胸血量和出血部位,更重要的是要判断胸内出血有无停止、出血量在减少或仍在继续。如确诊胸内进行性出血,经短暂抗休克仍不能逆转,应立即开胸止血。

凡有以下征象者应诊断为胸内进行性出血。

(1)出血症状、体征明显,休克逐渐加深,每小时血红蛋白进行性下降者。

(2)经快速补液、输血扩容后休克未能改善或改善后又复加重或补液、输血速度减缓时休克又见恶化者。

(3)胸血经胸穿或闭式引流,液面下降后又复上升者。

(4)引出的胸血迅速凝固但阴影逐渐扩大者。

(5)在留置胸腔闭式引流放净胸血后,每小时仍有 200 mL 持续 2~3 小时或 15~20 分钟内又突然出血在 500~1 000 mL 以上者。

2.迟发性血胸

自 20 世纪 80 年代起,国内对迟发性血胸也开始有多组报道,其发生率占血气胸的 11.2%~25%。其诊断标准为:①胸部创伤入院时摄胸片无血胸,但 24 小时后出现者;②入院后确诊为血胸或血气胸,已行彻底引流摄片证明无血气胸而后又出现者。

迟发性血胸有以下特点:①出血量偏大,一般达中等量或中等量以上;②休克发生率高达25%~65%;③确诊时间不一,短则 2 天,长则 18 天。

因此对严重胸部创伤的观察随访不得少于 2 周。迟发类型可分突发型和隐匿型。实发型约占 1/3,多在活动后突然发生,如咳嗽、翻身活动时,多因为血凝块脱落、骨折断端又刺破血肿或血液流入胸腔或异物感染继发性出血等。临床表现有面色苍白、出冷汗,甚至有脉快、血压降低等休克症状。隐匿型约占 2/3,为缓慢出血或血凝块破坏代谢产物刺激胸膜反应渗出增加,多在不知不觉中出现中等量或大量血胸。症状较前者平缓,也有当代偿失调时而突然出现气促、呼吸困难。迟发性血胸多在入院时无明显血胸表现而未被医护人员重视,在恢复期中突然或不知不觉中发生,容易漏、误诊而造成严重后果,应予警惕。

3.血胸感染

血胸感染多发生于开放伤、反复胸腔穿刺和长期留置引流管的患者。由于抗生素早期应用和彻底引流,近 20 年来血胸感染发生率已明显减少。但在基层医院,血胸引流不彻底、无菌操作不严格,血胸感染仍有发生。对典型病例诊断多不困难,如有明确的胸外伤病史及急性脓胸的感染症状和体征,胸穿或闭式引流有混浊、黄色脓液,即可确诊。但早期上述症状和体征并不明显。为尽早明确诊断,可借助以下方法确诊。

(1)涂片法:取胸腔引出的血性液体行常规的胸液检查,特别做胸血染色对红细胞和白细胞进行计数。正常红细胞和白细胞为 500:1(即红细胞 5.0×10^{12}/L,白细胞为 10×10^9/L 以下),如红细胞和白细胞比例小于 100:1,应考虑有感染。

(2)试管法(彼得罗夫试验):取胸血 1 mL,加蒸馏水 5 mL,充分混合及离心沉淀,3 分钟后观察。正常液体为红色,清澈透明,异常(感染)液体混浊或有絮状物。

(3)细菌培养法:细菌培养(需氧菌及厌氧菌)+药物敏感试验,可见致病菌生长。

(四)鉴别诊断

1.进行性血胸伴休克与腹内实质性脏器伤伴内出血的鉴别

有以下 3 种情况:①胸内、腹内均有出血;②出血以胸内或以腹内为主;③腹内出血伴膈肌损伤,胸内不出血,但由于胸腔负压的抽吸使腹内积血被吸入胸腔,结果腹内积血很少,胸内有大量积血。这 3 种情况有一个共同的特点,即均有内出血并伴休克,均需抗休克抢救。如果需要手术止血,因其出血的来源不同、手术切口的部位不同,术前必须明确出血的来源。

在抗休克同时,分析以下情况有助于鉴别诊断。

(1)从创伤部位分析,如较大的直接暴力作用部位在第 6 肋以上或纵隔位置,首先考虑内出血来自胸部可能性大,而在第 7 肋以下肋骨骨折,首先应考虑上腹实质性脏器伤可能性大,因为上胸部邻近胸壁的血管较多,而下胸部除近纵隔处外,血管相对较少。

(2)从胸、腹腔穿刺或加腹部灌洗,应考虑积血最多的腔隙出血来源的可能性较大些。

(3)用 B 超探查胸腹积血多少,并确定脾、肝、肾或胸腔脏器或膈肌损伤的部位。

(4)以胸腔或腹腔镜检查膈肌及胸、腹腔脏器损伤的可能性。

(5)如果仍不能确定出血来源时,可以先放置胸腔闭式引流,引出胸血量尚不能解释休克的严重程度,而腹内出血又不能除外,可先行上腹径路剖腹探查。

陈文庆等认为胸腹腔内出血休克很难分辨时,因腹内出血约占 75%,亦主张上述处理程序。

2.进行性血胸与一侧肺叶、双叶或全肺不张的鉴别

气管、支气管或肺损伤时,因血块、分泌物堵塞致肺不张,而不张肺气体吸收后,肺体积明显缩小,见肺密度增加,胸片显示亦见大片致密阴影,容易和血胸混淆。鉴别方法是肺不张时气管或纵隔向患侧移位,膈肌抬高、肋间变窄,而血胸时气管纵隔向健侧推移,膈肌下降、肋间增宽。

3.进行性血胸与一侧膈肌损伤伴创伤性膈疝的鉴别

当膈肌损伤并有腹内脏器被吸入胸腔时,可见膈肌上大片密度增高阴影,也可推移局部纵隔向健侧移位,有时亦难与血胸鉴别。此时可在透视下改变体位,血胸或血气胸阴影始终为抛物线或液气平面,并占据肋膈角和侧胸壁,而膈疝在站立位下阴影可部分回纳腹腔或仅局限在膈肌损伤部位。如做吞钡检查可见钡剂在膈上(和对侧比)显影。必要时行 B 超或胸、腹腔镜检查可以区分。当难以与创伤性膈疝鉴别时,不主张放置胸腔闭式引流,因为把疝入胸腔的胃泡误认为是血气胸的液平面而放置引流管后,会造成胃液外漏胸腔,发生组织腐蚀、自身消化,可引起严重胸腔感染,甚至造成中毒性休克。

五、治疗

(一)急救措施

急救措施强调边诊断边治疗,尤其张力性、开放性、进行性血气胸需紧急处理。在保持呼吸道通畅的同时,迅速封闭伤口,以防纵隔摆动。血气胸有张力者即行胸腔闭式引流术。循环不稳定者迅速建立有效输液通道,积极抗休克治疗。心脏压塞者立即手术。心包穿刺仅作为辅助诊断与术前准备的临时措施,不能作为有效的治疗手段。剖胸手术指征是:①胸膜腔活动性出血;②心脏投影区损伤伴有大出血、休克,或锐器伤伤道通过心脏、大血管区疑及心脏大血管损伤;③胸部开放伤口直径>6 cm,在原伤口清创,扩大探查;④胸腹联合伤。

(二)胸腔闭式引流术

胸腔闭式引流术是创伤性血胸简单、有效的治疗方法。中量以上血胸、血气胸均应及早行胸腔闭式引流术。创伤性血胸引流术上应注意以下几点。

(1)引流管应置于腋中线和腋后线之间的第 6~8 肋间,其内径应>0.8 cm。置管后应定期挤压,伤后初期每 30~60 分钟挤压一次,以防堵塞。当刚放置引流管后应逐渐或间断开放式引流,以防胸腔积液积气快速引出致胸腔压力迅速降低,肺膨胀太快引起肺水肿及纵隔摆动。

(2)中量以上血气胸宜置上、下胸腔引流管。

(3)在引流管无液体及气体流出 2 天后,如复查胸片无胸腔积液或积气,即可拔管。

(三)及时处理合并伤及并发症

胸腹联合伤应果断施行手术。首先确定威胁生命的器官伤,优先处理大出血。下列情况优先剖胸:①心脏、大血管损伤和心脏压塞;②胸腔内持续大出血;③气管、支气管和食管损伤。无剖胸指征优先剖腹。胸腹同时活动性出血者最好由两组医师经一个胸腹联合切口同时手术。创伤性血胸常伴肺挫裂伤,具备发生 ARDS 的病理基础,加上抗休克时输入大量晶体,容易诱发 ARDS。ARDS 多发生在受伤后

48 小时。创伤性血胸尤其是肺挫裂伤严重者,均应想到发生 ARDS 的可能。休克基本纠正后严格控制输液量,尤其是晶体液,适当补充血浆和清蛋白,定时行血气监测,及时发现 ARDS 倾向,一旦发生,及早使用 PEEP 机械通气及激素治疗。

(姜金栋)

第五节　创伤性气胸

凡因创伤造成气体进入胸腔者称为创伤性气胸。创伤性气胸发生率在钝性胸部伤中占 15%～50%,在穿透性胸部伤中占 30%～87.6%。

一、气胸的来源

气胸中积气的主要来源(图 12-2)分为如下几种。

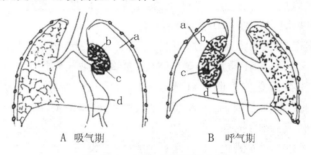

A 吸气期　　　　　B 呼气期

图 12-2　气胸中积气的来源
a.胸壁穿透伤;b.气管、支气管伤;c.肺挫裂伤;d.食管伤

(一)肺挫裂伤

肺挫裂伤是最常见的原因,多因钝性伤致肋骨骨折,骨折断端刺破胸膜及肺组织,或因刃器火器性穿透伤。偶有医源性损伤,如胸穿、臂丛麻醉、锁骨下静脉插管、针灸等引起,当针头进入胸腔即被胸壁固定,而肺组织每次因呼吸移动,在动与不动时很容易被划破成裂口。在肺大疱、肺气肿、肺结核、肺炎、肺脓肿及胸膜粘连时可因咳嗽、活动时撕裂漏气,此称自发性气胸。

(二)胸壁穿透损伤

胸壁穿透损伤即使时间短暂,在胸腔负压抽吸下,气体也可迅速进入胸腔。

(三)气管、支气管损伤

气管、支气管损伤多因暴力挤压、牵拉或气管压力骤然升高致气管破裂和膜部穿孔。

(四)食管、胸胃(膈疝时)破裂

食管、胸胃破裂多因异物刺破食管或因剧烈呕吐,食管内压骤然升高而产生自发性破裂。

二、气胸的分类

临床上根据病理生理变化把气胸分为闭合性、张力性和开放性气胸 3 类。

(一)闭合性气胸

闭合性气胸指气体进入胸腔后与外界已无交通。为了确定治疗原则,根据肺被压缩的多少和临床症状、体征分为少量气胸、中等量气胸和大量气胸 3 类(表 12-2)。

在诊断时,只要伤情允许,必须摄立位后前位全胸片,以了解肺被压缩和纵隔移位情况。如果胸膜无粘连,当胸腔积气时,肺即有压缩,胸片上可见有压缩的弧形线,弧形线外无肺纹理。由于肺组织在胸腔内呈扇形分布,越近外带(远离肺门)肺组织占据体积越大。一般肺组织外带如压缩 30% 则实际已占肺体积的 50％以上,如压缩 50％(相当于中带中点)则实际已占肺体积的 70％以上。肺组织压缩的多少和临床症状成正比,和肺的质量、代偿能力、产生气胸的速度有直接关系。肺功能低下、慢性支气管炎弥漫性肺气肿患者即使出现少量气胸,有时亦会出现明显呼吸困难和发绀,处理时应采取积极态度,尽快给氧和穿刺减压引流,但对青壮年完全可以不予处理。应该说明的是,气胸越少胸穿时越易划伤肺组织,造成更严重气胸,尤其对有肺气肿及肺大疱者,要谨慎行事。有时胸片显示大量气胸,由于缓慢发生,发生后又经代偿适应,伤员呼吸困难不太严重,因此在诊断和处理闭合性气胸时,应根据每个伤员的不同情况具体对待。

表 12-2　闭合性气胸分类及治疗原则

项目	少量气胸	中等量气胸	大量气胸
肺压缩	30％～50％	50％～70％	70％～90％
症状	无或轻	气促、胸闷	呼吸困难
体征	与对侧比呼吸音减弱	可气管移位,叩鼓音,呼吸音明显减弱	对侧代偿性增强,气管明显移位,叩鼓音明显,呼吸音消失
治疗原则	可不予以处理或胸穿	胸穿减压	胸穿或闭式引流

(二)张力性气胸

1.病因和发病机制

张力性气胸又称压力性气胸、活瓣性气胸,因伤口为单向活瓣,造成只进不出或多进少出,胸腔内气体持续增加,而致胸膜腔内压力明显增高呈进行性呼吸困难者。有学者报道:约占闭合性气胸的 14％,由于伤侧肺组织被高度压缩,并将纵隔推向健侧,致健侧肺亦被部分压缩,使有效呼吸面积骤然减少,肺循环血未经气体交换即由右向左分流,心脏右心房及上、下腔静脉受压、推移及扭曲,回心血量减少,颈静脉怒张,临床出现进行性呼吸困难、呼吸窘迫和发绀及严重的低氧血症,如不能紧急减压,可迅速发生呼吸、循环障碍,可在短时间内发生呼吸、心搏骤停。

由于气胸压力过大,气体可穿破纵隔和壁层胸膜裂口,进入纵隔、胸壁肌肉间隙,在损伤的局部胸壁、颈部、锁骨上窝及胸骨切迹处出现皮下气肿,并可很快波及至胸、腹、面、头颈部,甚至四肢及阴囊皮下。有时可见到双眼睑皮下气肿,致不能睁眼视物和阴囊肿大似充气的足球等广泛性皮下气肿。

2.临床表现和诊断要点

对张力性气胸伤员,必须从现场、运输途中或急诊科内迅速做出诊断和抢救处理,不宜做过多检查而延误救治时间。一般都有典型的临床过程:进行性呼吸困难、呼吸窘迫和发绀,以及因严重缺氧而造成伤员眼神的恐惧感,吸气时出现鼻翼翕动及三凹征(锁骨上窝、肋间隙、胸骨上窝),体瘦者和儿童尤其明显;颈静脉怒张、气管移向健侧、伤侧胸部叩呈鼓音、听诊呼吸音消失等;早期呼吸快、深,脉快,血压升高,继而呼吸转慢而不规则,血压下降,至呼吸动作难以察觉。此过程常常非常迅速,可在数分钟内发生,如不紧急处置,很快就会呼吸停止、心脏停搏。

3.急救要领

(1)根据创伤史及典型症状和体征,立即行胸腔穿刺减压,紧急情况下应立即在锁骨中线第 2 肋间插入粗针头减压,并将针头与输血器管和水封瓶连接,可见大量气泡由水封瓶的导管下泛起,如同煮沸的开水气泡一般,并随着呼气动作总有水泡泛起,说明仍有持续漏气。此时应以直血管钳夹持露于胸壁皮肤外的针管,使针头斜面保持在刚进壁层胸膜的位置,加以固定,使针头既不向内伸入,又不会向外滑出。

(2)"针头＋指套"法特别适用于现场急救无输血器及水封瓶时。具体做法是在锁骨中线第 2 肋间插入粗针头,针柄处捆扎一只乳胶指套,末端剪一小裂口,当吸气时,气体由破口处排出,呼气时胸膜腔内压变小,指套萎陷,造成气体只出不进的单相活瓣。此法,是最应急的办法,优点为简便、快捷,缺点是易堵塞、易滑落、易损伤肺组织。

4.治疗

在上述紧急处置后,可以从容地行常规的胸腔闭式引流。在有条件时,最好选用已消毒包装的较粗的(28F 或 26F)带气囊导尿管,在锁中线第 2 肋间切开小于管径的皮肤及皮下切口,以钝性分离插入胸腔,如用气囊导尿管则向气囊注水 10 mL 再向外轻轻拔出,如遇阻力蘑菇头或气囊即位于壁层胸膜内。连接相应粗细、长短的胶管,远心段置于 500 mL 水封瓶内。其最大优点是不易堵塞、不易滑脱,也不影响肺的膨胀,更不会因膨胀造成肺刺伤,是气胸及婴幼儿行闭式引流减压的最佳选择。观察水封瓶气泡和负压水柱情况,如安放胸腔引流管 5~7 天后,仍有大量气体溢出,同时 X 线胸片示肺复张不良者,说明破口较大,需手术治疗。但对于引流管内气流极多,而氧分压不能改善者也应行急诊开胸手术。

(三)开放性气胸

战时由于高速枪弹、剧烈爆炸的弹片、锐性兵器致胸壁缺损或形成隧道损伤,平时由于交通事故、高处坠落、异物及刀刃刺伤等造成胸壁破损,使胸膜腔与大气相通,空气随呼吸自由进出胸膜腔,造成一系列病理生理变化及严重呼吸、循环功能障碍。如不及时救治,将导致早期死亡。

1.发病机制

(1)呼吸面积骤减:气体一旦进入胸腔,使伤侧肺迅速压缩萎陷并推移纵隔向健侧移位,有效呼吸面积骤减,严重影响呼吸功能。

(2)纵隔摆动:在呼吸时,由于两侧胸膜腔存在较大的压力差,致纵隔器官来回摆动,吸气时移向健侧,呼气时又返回伤侧,影响静脉回流,导致循环功能紊乱。纵隔及肺门神经受到刺激,可产生胸膜肺休克(图12-3)。

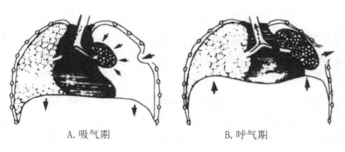

A. 吸气期　　　　　　　　B. 呼气期

图 12-3　开放性气胸的病理生理

(3)残气对流:当吸气时胸廓扩大,胸腔负压增加,健肺扩张,而伤侧进入大量气体,使伤侧肺受到挤压,留在伤侧的残气流向健肺。呼气时健肺回缩,内压增高,伤侧肺可因扩张内压无变化,致健侧肺内气体不仅排出体外,更容易"走近路"排入伤侧肺内,这样含有二氧化碳高的残气,在两侧呼吸道内往返流动,称为"残气对流"或"钟摆呼吸",结果加重了残气和二氧化碳的蓄积。

(4)静脉分流:由于伤侧肺受压、萎陷,肺泡失去气体交换功能,伤侧肺循环的血液未经氧化或氧化不完全即回左心而进入体循环,造成动脉血氧含量降低,又加重了伤员的缺氧和发绀。

2.临床表现和诊断要点

开放性气胸伤员都有明确的外伤史和严重的呼吸困难,多在早期即出现发绀和休克,表现为呼吸急促、脉搏细数、躁动不安,检查受伤的胸壁可发现胸壁创口即可确诊,小的创口多有出血和气体进出伤口时溅起的软组织颤动和细小的血滴,并可听到"嘶嘶"的响声。一经确诊,应立即置带单向活瓣的急救包加压包扎,变开放伤口为闭合创口,不应做过多检查。值得注意的是,已经现场包扎处理过的伤员,在急诊科内亦应检查包扎是否确切。常由于包扎厚度、密封不够,或敷料已有移动,其呼吸困难继续加重,迅速导致呼吸骤停。

3.治疗

(1)急救处理:必须立即封闭创口,变开放性气胸为闭合性单向活瓣引流,应在现场或运输途中、急诊科内或一线救护所内进行,超过创口边缘约 5 cm 者,要求将单向活瓣妥善固定防止滑脱。简易方法有两种:①可将一只橡胶手套罩在胸壁缺损处,指套周围应密封,同时在任一手指尖端剪一裂口。②可将一块超过伤口的塑料薄膜,三面粘贴在缺损伤口周围,一面不贴,当吸气时可紧贴胸壁,呼气时又可打开。这两种方法都是形成一个使气体可出不可进的单向活瓣。

(2)确定性治疗:包括抗休克、防治感染、另做切口开胸探查,处理继发性胸内脏器伤,同时清创修补、封闭胸膜和胸壁创口,并置胸腔闭式引流。

(姜金栋)

第六节 肺 损 伤

胸部创伤常引起肺组织损伤。胸部开放性创伤,刀刃、子弹、弹片等致伤物均可穿破肺组织。胸部闭合性损伤病例,肺组织亦可因多种情况受到损伤。

肺挫伤是常见的肺实质损伤,以受伤部位的水肿和出血而无肺表面的裂伤为特征,胸部钝性伤中常见,其发生率为钝性胸部伤的 30%～75%,病死率为 14%～40%。

一、发病原因及分类

胸部钝性伤有多种病因,如车祸、挤压伤、减速伤等,暴力局限时可引起小面积肺挫伤,暴力强大时可引起肺叶或整个肺实变。其发病机制是当暴力作用于胸壁,使胸腔受到挤压,增高的胸内压力压迫肺组织,引起肺毛细血管破裂出血;当外力消除,变形胸廓弹回时,胸内骤然的负压又可导致原损伤区的附加损伤,肺毛细血管破裂和出血加重。

二、病理生理

损伤初期,肺间质水肿、淤血,血液渗出至肺泡内,而大多数肺泡壁是完整的。12～24 小时后,肺泡结构破坏萎陷,大量炎性细胞和单核细胞渗入挫伤肺泡及间质内,且因渗出液及细胞碎屑的积聚又使损伤区周围间质毛细血管受压萎陷,肺毛细血管内压力升高,血流减少,肺组织实变,失去弹性,从而使肺损伤区及其周围的肺组织失去气体交换功能,引起全身低氧血症和二氧化碳潴留。肺血流减少、缺氧、酸中毒、肺泡水肿又造成肺泡 II 型上皮细胞损害,抑制肺泡表面活性物质的产生,形成肺泡透明膜,引致肺泡不张,右向左血液分流量增多,诱发成人呼吸窘迫综合征。

三、临床表现

临床征象常受其他合并损伤的影响。另外,与伤员体质,如伤员肥胖程度、发生创伤前肺功能状态有密切关系。根据临床征象可将肺挫伤分为单纯性肺挫伤与呼吸功能不全性肺挫伤。

(一)单纯性肺挫伤
临床症状轻微,常被并发的胸部其他损伤所掩盖。呼吸困难也可以很轻,但有咳泡沫性血痰。

(二)呼吸功能不全性肺挫伤
除咳泡沫样血性痰外,创伤后早期即有明显呼吸困难、发绀、心动过速等,如不及时处理则易发生ARDS。患侧肺有湿性啰音,呼吸音减弱甚至消失。

四、辅助检查

(一)X 线胸片
X 线胸片是诊断肺挫伤的重要手段,主要有两种基本类型。①肺浸润性病变,呈斑片状边缘模糊的阴影,最轻型者也可呈现边缘清晰的小片状密度增高影,严重者可呈现整个肺叶乃至全肺一致性高密度阴影,患侧膈肌下移。②沿支气管分布呈线状的浸润影,是由小支气管周围出血所引起。X胸片的变化于伤后1小时即可出现,但有30%伤员可延迟到4~6小时后才出现。因此,怀疑肺挫伤时应连续复查胸部摄片。经治疗后48~72小时开始吸收,2~3周后才能完全清晰。

(二)血气分析

单纯性肺挫伤 PaO_2 可正常或轻度下降,经吸纯氧1小时后, PaO_2 可以超过40.0 kPa(300 mmHg)。说明肺内无明显右向左分流。呼吸功能不全性肺挫伤,动脉血气分析有明显低氧血症,而 $PaCO_2$ 可正常或稍低,肺内右向左分流比值(Qs/Qt)显著升高,可达20%或以上。

五、诊断与鉴别诊断

(一)诊断

根据胸部钝性伤史、泡沫样血性痰、呼吸困难、X线胸片显示片状浸润阴影叶实变或线状不规则浸润阴影、低氧血症可诊断肺挫伤。

(二)鉴别诊断

肺脂肪栓塞:伤员有误吸史。胸部钝性伤后可以发生肺脂肪栓塞,其临床症状和血气分析结果可与肺挫伤相似。但脂肪栓塞的胸片可表现为特征性的雪花样或细粒状或粟粒状改变。脂肪栓塞常可累及脑部,产生各种类型的意识障碍。此外,约60%的脂肪栓塞伤员可以发现特征性的皮肤瘀斑。

六、治疗与预后

治疗原则:及时处理合并伤,保持呼吸道通畅,吸氧,防治感染,应用肾上腺皮质激素,限制水分及晶体液输入,利尿,呼吸机治疗等。

(一)单纯性肺挫伤

无须特殊治疗,止痛、鼓励排痰即可很快康复。但在治疗早期仍需密切临床观察、重复胸片和血气分析,监视单纯性肺挫伤转变为呼吸功能不全性挫伤之可能。

(二)呼吸功能不全性肺挫伤

应及时有效处理并发伤:如胸廓骨折及浮动胸壁、内脏损伤、气胸、血胸等。凡有多发性合并伤者应施行预防性机械呼吸;肺挫伤合并心脏挫伤并伴有低排血量时,应行预防性机械呼吸;若伤员因合并伤手术已做气管插管,则应继续应用1~2天 PEEP;反常呼吸本身不是应用机械呼吸的指征,但由于软化的胸壁阻碍挫伤肺组织的膨胀,故应考虑早期应用机械呼吸。

(三)保持呼吸道畅通

在应用止痛药的前提下,拍击伤员背部,变换伤员体位,鼓励伤员咳嗽,做深吸气及腹式呼吸运动,协助伤员排痰,必要时可采用鼻导管吸痰。呼吸困难显著,潮气量低,有分泌物潴留时应及时行气管切开,有支气管痉挛时可应用解痉药物,目的在于避免肺不张、预防感染,尽可能不应用机械呼吸。

(四)吸氧

5~10 L/min。

(五)防治感染

肺部感染是常见的合并症,可加重呼吸功能不全,故所有肺挫伤伤员均应给予广谱抗生素。

(六)应用肾上腺皮质激素

皮质激素能阻止许多胺类的互相作用,从而减轻炎症反应,抑制毛细血管壁通透性增高及渗出,促进肺泡表面活性物质的产生,以促进肺挫伤康复,预防 ARDS 发生。氢化可的松30~50 mg/(kg·d),或地塞米松1~1.5 mg/(kg·d),但不宜长期应用,一般以3天为宜。

(七)限制水分及晶体液输入

医源性原因是促使肺挫伤并发呼吸功能不全的重要原因。如果大量输入晶体溶液,可触发 ARDS 使病情恶化。可适量输注清蛋白、血浆或全血以补充血容量之不足。如果复苏时已输入大量液体,可给利尿剂。呋塞米能减轻肺静脉收缩,先降低肺毛细血管床的静脉压,继而产生利尿效果。一般用量为 40～80 mg,有助于肺水肿的消退。

(八)呼吸机治疗

若伤员出现呼吸窘迫和低氧血症,$PaO_2<8.0$ kPa(60 mmHg),$PaCO_2>6.65$ kPa(50 mmHg),肺内分流≥25%,应立即进行气管内插管或气管切开连接呼吸机治疗。早期应用机械呼吸,可预防 ARDS 的发生,较之产生病理改变后再治疗更为有效。机械呼吸时以采用呼气终末正压(PEEP)最为有效。呼吸机治疗肺挫伤能防止和减少肺出血,促进不张肺膨胀,改善气体交换,纠正低氧血症。但长期使用呼吸机可产生严重并发症,待血气正常后即可停止使用。

(姜金栋)

第七节　胸壁软组织损伤

胸壁软组织损伤临床非常多见。单纯胸壁软组织损伤主要为外力或用力不当致胸壁肌肉的损伤或撕伤。由于胸壁对疼痛刺激比较敏感且伤后无法完全限制活动这一特殊的解剖学特点,使此类损伤的自然病程远较其他部位软组织损伤为长,多在 4～6 周以上。严重胸部外伤中均合并有胸壁软组织损伤,本节仅涉及单纯胸壁软组织损伤。

一、病因

胸壁软组织受到钝性或锐性暴力损伤时,均可以引起胸壁软组织(包括胸壁皮肤、皮下组织、肌肉、胸膜,其中包含有神经、血管和淋巴组织)的挫伤和(或)裂伤,有时损伤的原因很轻微以致患者不能准确叙述受伤原因及时间。

二、临床表现

损伤部位均有明显压痛,部分患者伴局部组织肿胀、皮下瘀斑或皮肤划伤痕迹,胸部锐器伤可以有伤口。

三、诊断

胸壁软组织伤诊断时,应特别注意以下几点。

(1)有无伤口及伤口的深浅、损伤的轻重,要排除是否穿入胸膜腔,以便决定清创的范围和麻醉的选择。通常可在清创时以质地较硬的导尿管顺其自然地反复试探,以了解伤道及其深浅和方向。污染严重时,可注入亚甲蓝,以便彻底清创、预防感染。

(2)闭合伤时注意皮肤挫伤痕迹或发绀,有无血肿,血肿的深浅和大小。浅层血肿可触及波动感,深部血肿张力较大时难以触摸或可触及"硬块",可做双侧对比检查,必要时可行 B 超定位和血肿穿刺。血肿早期可加压包扎,以防止扩大、促其吸收;较大血肿尽量以粗针头抽吸,以防血肿继发感染变成胸壁脓肿。一旦深部脓肿形成,可有红、肿、热、痛,应行早期切开引流。

(3)胸部异物,特别是与纵隔重叠的金属异物,在诊断时应摄高电压 X 线后前位及侧位或加摄切线位全胸片,以防漏诊。

四、治疗

(一)镇痛

根据受伤的程度可给予止痛、化痰等中西药物治疗,皮肤完整者局部受伤可外敷跌打损伤药物。

（二）理疗

外伤后 6 小时内局部肿胀处可用冷敷,6 小时后可用热敷,或以音频电疗法或运动创伤治疗机进行方波治疗,有一定效果。

（三）清创

有胸壁伤口者必须常规清创,清除异物及坏死组织,充分止血。术后常规做破伤风抗毒血清（TAT）皮肤试验,如为阴性则肌内注射,如为阳性应脱敏分次肌内注射,并根据伤口污染情况给予抗生素治疗。只有深部较大异物（2 cm 以上）或表浅可触及异物才考虑取出,但术前定位诊断很重要,一种简便的办法是先以针头扎探,只有在碰及异物后,手术成功率才能提高。

（姜金栋）

第八节　肋　骨　骨　折

肋骨是构成骨性胸廓最主要的成分。肋骨富有弹性,由后上向前下走行,同一根肋骨前后水平距离几乎相差 4 根肋骨宽度。正因为这种结构,肋骨不仅保护着胸腔和腹上区脏器,而且参与呼吸运动。吸气时,胸廓向前上、外上抬举,使前后径和左右径同时扩大,胸腔负压亦加大、双肺随之膨胀;呼气时,由于肺的弹性回缩作用,使肺又恢复到自然状态,从而保证了氧气和二氧化碳的交换。

肋骨骨折是平时和战时最常见的胸部损伤,尤其是钝性挤压伤的发生率更高。根据报道,在平时住院的胸部伤员中有 60%~80% 可见肋骨骨折。

一、病因

（一）直接暴力

骨折多在暴力作用部位,骨折端多向内刺,容易损伤肋间血管、胸廓内血管、胸膜、肺组织及邻近脏器。

（二）间接暴力

骨折多由于胸廓受到挤压,暴力沿前后肋骨传导引起肋骨成角处折断,一般多在胸廓外侧,如腋中线、腋后线或腋前线处骨折,骨折断端多向外侧,内脏损伤机会减少。如暴力过大,除传导骨折外,暴力点处也可发生直接骨折,此时亦应注意暴力局部内脏损伤的可能性。

二、好发部位

由于胸廓后上背部有肩胛骨,前上胸部有锁骨及厚实的肌群保护,第 9、10 肋连接于更富于弹性的肋弓,第 11、12 肋为游离肋骨,所以以上肋骨不易发生骨折。一般骨折的好发部位多在第 3~8 肋骨。骨折与年龄亦有明显关系,其发生率与年龄成正比,少儿、幼儿肋骨富于弹性,一般不易骨折,即使骨折亦常为青枝骨折,而成年人,尤其老年人,骨质弹性减弱和骨质疏松,容易发生骨折,且比较严重。同样暴力强度下,年轻人发生的肋骨骨折较少、较轻,而老年人更易发生多根多处骨折,甚至 1 根肋骨有 3 或 4 处折断者也有所见。有时老年人在剧烈咳嗽、打喷嚏时就可引起骨折,而 Trinkle 报道 80 岁以上老年人肋骨骨折病死率达 20%。

三、合并内脏损伤

一般骨折部位尤其是直接暴力导致的肋骨骨折,易造成骨折断端下的内脏损伤,应特别引起警惕。例如:低位肋骨骨折,不仅可伤及膈肌,还可刺破脾脏、肝脏;近脊柱旁低位肋骨骨折,由于骨折两断端各向后内、外着力而致后腹膜内肾脏和十二指肠降、横部刺破和牵拉破裂;左前近心包部肋软骨骨折有致心包、心脏、大血管损伤;锁骨和第 1、2 肋骨骨折应警惕锁骨下动静脉损伤。Albers 等报道第 1~2 肋骨骨折病死率约为5%,与暴力大、常有严重血管合并伤有关。

四、分类

患者仅发生1根肋骨骨折者称为单根骨折。发生1根肋骨2处或2处以上骨折者称单根2处或多处骨折。发生2根或2根以上骨折者称为多根骨折。多根相邻的肋骨如发生骨折并有多处骨折称多根多处系列骨折。

五、临床表现

单纯肋骨骨折都有明显疼痛,甚至平静呼吸时亦如此,在咳嗽、深呼吸和身体转动时加剧,这不仅给伤员带来痛苦,也可使伤员胸壁肌肉产生反射性痉挛,导致呼吸表浅,不敢咳痰而导致胸部伤后可能产生的呼吸道分泌物或血痰不易咳出,常出现轻度呼吸困难和低氧血症,有时伤员在短期内可并发肺不张、肺炎,尤其老年人发生的概率明显增高。体格检查可以发现骨折部位肿胀、皮肤瘀斑、压痛,有时可以触到骨擦感和听到骨擦音。

六、辅助检查

(一)X线检查

1.常规胸部平片上肋骨骨折直接征象

(1)由于断端重叠形成线形或带状密度增高影。

(2)骨折处外形改变,断端分离、移位、骨折片存在。

(3)骨痂生成,骨折线模糊或消失。

2.可疑骨折表现的间接征象

(1)与对侧肋骨及邻近序列肋骨比较,肋骨走行及肋间隙有改变,骨折处软组织改变。

(2)心影后及膈下肋骨与心影及膈面重叠而掩盖,腋段肋骨由于近矢状面走行较陡,肋骨重叠及此处胸壁软组织厚度增加显示较差。

(3)有一部分肋骨骨折在X线片中不易被发现,因而误诊、漏诊的可能性较大。透视下能多角度地观察患处,使本来重叠的影像分离开来,把最佳角度观察到的肋骨骨折情况拍摄下来,准确地显示肋骨骨折的部位、骨折的数目、骨折的类型及移位情况,有时需要行高电压肋骨像检查。

(二)CT检查

普通CT受扫描速度慢、重建质量差等因素限制,观察肋骨骨折效果不佳,而应用多层螺旋CT容积再现技术(volume rendering technique,VRT)和三维重建诊断肋骨骨折,通过曲面重建像可有效观察骨折的部位、数量、形态和移位方向及是否有骨痂形成。对不全骨折、前肋骨折,特别是靠近肋软骨和胸椎、无明显移位的骨折,多层螺旋CT三维重建具有明显优势。

(三)超声波检查

高频超声具有X线胸片所不具备的优点。

(1)高频超声检查不受患者骨折部位的影响,可从多方位探测,而X线胸片受摄片体位影响较明显。

(2)高频超声对肋骨、肋软骨具有很高的分辨率,(5~10)MHz的频率能清晰地分辨出骨膜和软骨组织,能较为清晰地显示骨皮质的连续性,对不完全骨折或移位微小的骨折能做出诊断。

(3)高频超声能动态地显示图像,可以在患者呼吸过程中或体位改变过程中发现骨折。此外高频超声还能鉴别骨折所致局部肿胀是血肿还是软组织水肿,可以弥补X线胸片的某些不足。

七、诊断要点

根据胸部受伤病史、局部体征及X线表现一般诊断并不困难。由于常规胸片经济、快速,目前仍是肋骨骨折的主要检查手段,但它同时也存在一些缺点,如在合并有腹部脏器损伤时,平片便很难发挥作用。

因此,在临床工作中,根据具体情况配合 CT 等进一步检查或可加摄特殊体位,常采用电透下多体位观察点片,以避免肋骨相互间重叠及其他器官的影响,提高肋骨骨折检出率。

诊断重点是把影响伤员预后的浮动胸壁(连枷胸)、胸部和腹上区脏器继发性损伤和可能发生的并发症、肺挫伤、急性呼吸窘迫综合征(ARDS)、肺不张、肺炎等诊断出来。

八、治疗

(一)单纯肋骨骨折的治疗原则

治疗原则是止痛、固定和预防肺部感染。可口服或肌内注射止痛剂。肋间神经阻滞或痛点封闭有较好的止痛效果,且能改善呼吸和咳嗽功能。肋间神经阻滞可用 0.5% 或 1% 普鲁卡因 5 mL 注射于脊柱旁 5 cm 处的骨折肋骨下缘,注射范围包括骨折肋骨上、下各 1 根肋骨。痛点封闭是将普鲁卡因直接注射于肋骨骨折处,每处 10 mL,必要时阻滞或封闭重复一次。半环式胶布固定具有稳定骨折和缓解疼痛的功效,方法是用 5～7 cm 宽的胶布数条,在呼气状态下自后而前、自下而上做叠瓦式粘贴胸壁,相互重叠 2～3 cm,两端需超过前后正中线 3 cm,范围包括骨折肋骨上、下各 1 根肋骨。但因其止痛效果并不理想、限制呼吸且有皮肤过敏等并发症,所以除在转送伤员时才考虑应用外,一般不常规应用。临床上应用多头胸带或弹力束胸带,效果很好。预防肺部并发症主要在于鼓励患者咳嗽、经常坐起和辅助排痰,必要时行气管内吸痰术。适量给予抗生素和祛痰剂。

(二)对于连枷胸的处理

除了上述原则以外,尤其注意尽快消除反常呼吸运动,保持呼吸道通畅和充分供氧,纠正呼吸与循环功能紊乱和防治休克。当胸壁软化范围小或位于背部时,反常呼吸运动可不明显或不严重,可采用局部夹垫加压包扎。但是,当浮动幅度达到 3 cm 以上时可引起严重的呼吸与循环功能紊乱,当浮动幅度超过 5 cm 或为双侧连枷胸(软胸综合征)时,必须进行紧急处理。首先暂时予以夹垫加压包扎,然后进行肋骨牵引固定。以往多用布巾钳重力牵引,方法是在浮动胸壁的中央选择 1～2 根能负重的肋骨,局麻后分别在其上、下缘用尖刀刺一小口,用布巾钳将肋骨钳住,注意勿损伤肋间血管和胸膜,用牵引绳系于钳尾部,通过滑车用 2～3 kg 质量块牵引 2 周左右。目前,已由类似原理设计出多种牵引器,采用特制的钩代替布巾钳,用胸壁外固定牵引架代替滑车重力牵引,方法简便,患者能够起床活动且便于转送。对于需做开胸手术的患者,可同时对肋骨骨折进行不锈钢丝捆扎和缝扎固定,或用克氏针做骨髓内固定。目前已不主张对连枷胸患者一律应用控制性机械通气来消除反常呼吸运动(呼吸内固定法),但对于伴有严重肺挫伤且并发急性呼吸衰竭的患者,及时进行气管内插管或气管切开后应用呼吸器治疗,仍具有重要作用。

(三)肋骨骨折转归

肋骨骨折多可在 2～4 周内稳定并能够自行愈合,治疗中也不像对四肢骨折那样强调对合断端。单纯性肋骨骨折本身并不致命,治疗的重点在于对连枷胸、各种合并伤的处理及防治并发症,尤其是呼吸衰竭和休克。

(姜金栋)

第九节　胸骨骨折

胸骨骨折在胸部创伤中较少见,多为严重胸外伤所致,可合并心脏大血管、胸壁血管及气管损伤而引起胸腔积血、气胸和胸廓反常呼吸运动等严重并发症,伤情复杂,易导致严重后果。

一、病因及发病机制

胸骨骨折既往罕见,但随着高速交通工具的迅速发展,发生率也有所增加。国外统计胸骨骨折占胸部伤的1.5%～5%。其多因直接暴力撞击挤压,如牛顶、马踢,特别是汽车紧急减速时,驾驶员前胸撞击方向盘造成所谓"方向盘骨折"或称"方向盘综合征",也有间接暴力引起者。胸骨各处均可发生骨折,但最多见部位是胸骨柄、体交界处及胸骨体部。其多为横形骨折,骨折上断端有锁骨和肩胛骨的支撑和缓冲作用,且第1或第2肋骨骨折机会较少,故移位的机会很少,而下部骨折端如伴双侧肋软骨或肋骨骨折,可向后上方移位,如果胸骨体下部同时骨折,即胸骨双骨折与其相连接的两侧肋骨或肋软骨均发生骨折,可引起反常呼吸运动,这种损伤多是在强大直接暴力下造成的,其中半数以上可发生纵隔血肿、心脏压塞、心包裂伤、心肌挫伤、瓣膜损伤、冠脉挫伤或急性外伤性心肌梗死、心脏或胸主动脉破裂,以及支气管断裂等继发性损伤,病死率可高达30%～47%。

二、临床表现

单纯胸骨骨折可仅表现为局部肿胀、疼痛、压痛及皮肤软组织挫伤,如有移位可见畸形,如合并内脏损伤,根据受伤脏器的不同可有不同的临床症状及体征,如肺挫伤临床表现为进行性呼吸困难、咳血痰或泡沫样痰、缺氧表现、低氧血症、气胸等,心脏挫伤可以出现心率加快、心律失常、气短等。X线及CT检查表现为胸骨骨折及合并伤的表现。

三、诊断

典型的胸骨骨折诊断并不困难,患者有明确的外伤史,体检中有明显的胸前区压痛,胸部触诊可触及骨折摩擦感,骨折断端重叠,严重者可形成胸骨畸形。此时摄胸骨的侧位或斜位X线片多能做出诊断。诊断中要注意是否有胸腹脏器的损伤,这些合并伤的存在是死亡的主要原因。B超及CT扫描是重要的诊断手段。胸骨骨折是由强大的外力直接作用于胸骨区或挤压所致,常引起胸腔器官损伤或多发性肋骨骨折、连枷胸和心脏压塞等,出现呼吸、循环功能障碍时病死率较高,应引起临床医师的高度警惕。

四、治疗

(一)胸骨骨折无移位的处理
胸骨骨折无移位采取非手术治疗,取半卧位卧床休息,应用胸带固定,防止胸骨骨折移位,给予镇痛、吸氧、抗生素预防肺部感染及对症处理,同时应注意迟发性血气胸及肺不张的发生。

(二)单纯胸骨骨折有移位的处理
此类患者的治疗应根据移位的程度、患者体质、一般状况等因素综合考虑,选择非手术或手术治疗。一般可在局麻镇痛的基础上手法复位,成功后则按单纯胸骨骨折无移位处理。

采用闭式复位方法时患者取仰卧位,背部中间垫一枕头,助手立于床头,两手按压患者两肩部前方使患者处于挺胸位,视骨折移位情况而选用不同的复位手法和处理措施。骨折上断端向内移位时,术者两掌根相叠按压在胸骨骨折下端凸起处,逐渐用力向下按压,同时令患者屏气鼓胸用力咳嗽数次;胸骨骨折下端向内移位时,术者左手掌根按压在胸骨骨折上端凸起处,右手掌根按压在胸骨剑突部,两手逐渐用力向下按压,同时令患者屏气鼓胸咳嗽数次。此时术者可闻及或感觉到骨折复位时滑移声响,检查骨折端移位畸形是否消失,如骨折端已平正即告成功。胸前加垫,以胸部固定带或肋骨固定带固定。定期调整,2周后便可下地行走,做深呼吸锻炼。损伤10天以内的新鲜骨折固定6周,10天以上者固定4～5周。复位时应注意操作适当,以免造成胸骨后心包和心脏的损伤及胸廓内动脉撕裂出血。闭式复位不成功则需手术治疗。

(三)合并有胸腹脏器损伤的胸骨骨折的处理
对此类患者应实施急诊剖胸剖腹探查术,手术应以处理脏器损伤和恢复胸廓的完整性为目的。术中先处理脏器损伤,对于不同的脏器伤给予相应处理:心包挫伤、心包积血者应电灼止血并清除积血;多发肋骨骨折形成连枷胸者可用钢丝内固定;支气管破裂者实行支气管成形术,应用5 mm×15 mm双头针带垫片无创线间断缝合,针距 2～3 mm;心脏挫裂伤者应用 3-0 无创线带垫片间断褥式缝合;肝脏损伤者可根据情况行修补或部分切除;脾脏损伤者可行修补或摘除。最后处理胸骨骨折,首先以咬骨钳咬除骨刺,使骨折断端基本平整,然后应用 2～3 根钢丝"8"字形固定胸骨。术后应用抗生素预防感染,必要时用呼吸机辅助呼吸。胸骨骨折常合并肺挫伤,对肺挫伤的处理应慎重。急救处理包括保持呼吸道通畅、给氧、纠正软化胸壁及反常呼吸。需动态观察血气分析,以对肺挫伤的程度进行判断,如呼吸频率大于 40 次/分、$PO_2 < 8.0$ kPa(60 mmHg)、$PCO_2 > 6.7$ kPa(50 mmHg)即为呼吸机应用指征,同时予以止痛、利尿,合理应用抗生素,积极抗休克治疗,限制液体量,慎用晶体液。

（姜金栋）

参考文献

[1] 亓志玲.心胸外科疾病诊疗思维[M].长春:吉林科学技术出版社,2019.

[2] 王臣.心胸外科疾病诊疗新进展[M].南昌:江西科学技术出版社,2020.

[3] 陈瑜.现代心胸外科治疗学[M].长春:吉林科学技术出版社,2019.

[4] 王万忠.实用胸外科诊疗精要[M].天津:天津科学技术出版社,2018.

[5] 蒋良双.心胸外科临床诊断与治疗[M].北京:科学技术文献出版社,2019.

[6] 华克胜.胸外科疾病处置与并发症防治[M].兰州:兰州大学出版社,2018.

[7] 孙兆义.胸心外科疾病临床诊疗要点[M].北京:科学技术文献出版社,2018.

[8] 胡荣杭.临床胸外科疾病诊疗学[M].开封:河南大学出版社,2020.

[9] 刘鑫.心胸外科疾病临床规范诊疗[M].北京:科学技术文献出版社,2019.

[10] 翟波.现代心胸外科疾病诊断与处置[M].长春:吉林大学出版社,2019.

[11] 史玉波.胸外科急症与常见病诊疗[M].哈尔滨:黑龙江科学技术出版社,2018.

[12] 刘洪涛.心胸外科学理论与临床实践[M].北京:科学技术文献出版社,2019.

[13] 关庆民.胸外科基础与临床[M].天津:天津科学技术出版社,2018.

[14] 程遥.临床胸心外科诊疗学[M].北京:中国纺织出版社,2020.

[15] 王颜.现代胸心外科疾病诊疗理论与实践[M].长春:吉林科学技术出版社,2019.

[16] 焦建国.临床外科疾病诊疗精粹[M].北京:科学技术文献出版社,2018.

[17] 吴福林.实用胸外科诊疗精要[M].昆明:云南科技出版社,2019.

[18] 张志辉.胸外科疾病临床诊疗思维[M].长春:吉林科学技术出版社,2018.

[19] 张杰.临床常见胸心外科诊疗技术[M].长春:吉林科学技术出版社,2020.

[20] 陈龙奇,袁勇.胸外科基本操作规范与实践[M].长沙:中南大学出版社,2018.

[21] 马鸣.胸外科疾病诊疗学[M].昆明:云南科技出版社,2019.

[22] 奚小祥.现代胸心外科诊疗技术[M].天津:天津科学技术出版社,2019.

[23] 徐志成.胸外科诊治方法与临床[M].北京:科学技术文献出版社,2020.

[24] 张兴伟.胸心外科疾病临床诊疗要点[M].长沙:湖南科学技术出版社,2020.

[25] 吕洪钦.现代临床胸外科疾病诊疗技术[M].北京:科学技术文献出版社,2019.

[26] 梁伟.现代胸心外科常见病诊疗学[M].昆明:云南科技出版社,2019.

[27] 袁耒.现代胸外科疾病与微创治疗[M].哈尔滨:黑龙江科学技术出版社,2018.

[28] 刘玉枝.临床外科疾病现代诊疗精要[M].长春:吉林科学技术出版社,2020.

[29] 陈建广.现代胸心外科常见病诊疗实践[M].昆明:云南科技出版社,2019.

[30] 魏兰,秦学博,冯军鹏.胸外科疾病手术技巧及并发症防治[M].北京:中医古籍出版社,2018.

［31］钟才能.现代外科临床诊疗精要［M］.长春:吉林科学技术出版社,2019.

［32］章晔.实用胸外科临床治疗［M］.北京:科学技术文献出版社,2020.

［33］王艳丽.现代外科疾病诊疗［M］.青岛:中国海洋大学出版社,2019.

［34］郭立新.心胸外科手术技术与要点［M］.北京:科学技术文献出版社,2019.

［35］宗良.现代心胸外疾病诊疗实践［M］.北京:科学技术文献出版社,2020.

［36］沈涛,卢珠明,梁湘源.巨大前上纵隔肿瘤的外科诊疗体会［J］.国际医药卫生导报,2021,27(6):
807-809.

［37］沈旭,朱云柯,张含露.多发肋骨骨折及连枷胸的临床治疗研究进展［J］.中国胸心血管外科临床杂志,
2021,28(7):858-862.

［38］胡盛寿.《先天性心脏病外科治疗中国专家共识》述评［J］.中国胸心血管外科临床杂志,2021,28(1):
1-3.

［39］朱奕帆,蒋琪,张文.145例先天性主动脉瓣狭窄外科治疗的回顾性队列研究［J］.中国胸心血管外科
临床杂志,2021,28(6):675-681.

［40］闫德欣,王超,何开明.多学科诊疗模式在食管异物患者中的应用［J］.成都医学院学报,2021,16(3):
360-362,366.